结直肠肿瘤
微创治疗手术学

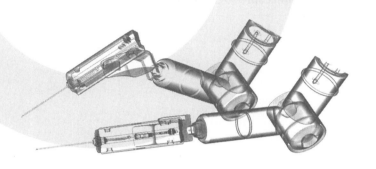

主　编　许剑民　Conor P. Delaney（美国）
　　　　吴兆文（Simon Siu-Man Ng）

副主编　常文举　韦　烨　何国栋

人民卫生出版社
·北 京·

图书在版编目（CIP）数据

结直肠肿瘤微创治疗手术学 / 许剑民，（美）康纳·
P. 德兰尼（Conor P. Delaney），吴兆文主编. -- 北京：
人民卫生出版社，2024. 10. -- ISBN 978-7-117-36971-8

I. R730.56

中国国家版本馆 CIP 数据核字第 20249S0Q52 号

人卫智网	www.ipmph.com	医学教育、学术、考试、健康，购书智慧智能综合服务平台
人卫官网	www.pmph.com	人卫官方资讯发布平台

结直肠肿瘤微创治疗手术学

Jie-Zhi Chang Zhongliu Weichuang Zhiliao Shoushuxue

主　　编：许剑民　　Conor P. Delaney（美国）　吴兆文
出版发行：人民卫生出版社（中继线 010-59780011）
地　　址：北京市朝阳区潘家园南里 19 号
邮　　编：100021
E - mail：pmph @ pmph.com
购书热线：010-59787592　　010-59787584　　010-65264830
印　　刷：三河市宏达印刷有限公司
经　　销：新华书店
开　　本：889×1194　1/16　　印张：21
字　　数：511 千字
版　　次：2024 年 10 月第 1 版
印　　次：2024 年 10 月第 1 次印刷
标准书号：ISBN 978-7-117-36971-8
定　　价：188.00 元

编者

（以姓氏汉语拼音为序）

Conor P. Delaney　美国克利夫兰医学中心

Huimin Liu　新加坡陈笃生医院

Ipek Sapci　美国克利夫兰医学中心

Kim Seon Hahn　高丽大学安岩医院

Michael A Valente　美国克利夫兰医学中心

Piozzi Guglielmo Niccolò　意大利 IRCCS 国家肿瘤研究所

Takashi Akiyoshi　日本癌研有明病院

卞丽娟　中山大学孙逸仙纪念医院

蔡正昊　上海交通大学医学院附属瑞金医院

常文举　复旦大学附属中山医院

陈竟文　复旦大学附属中山医院

陈威智　台北医学大学附设医院

冯　波　上海交通大学医学院附属瑞金医院

冯青阳　复旦大学附属中山医院

关　旭　中国医学科学院肿瘤医院

郭立人　台北医学大学附设医院

韩方海　广东省第二人民医院

何国栋　复旦大学附属中山医院

黄　颖　福建医科大学附属协和医院

李建明　南昌大学第一附属医院

李太原　南昌大学第一附属医院

连玉贵　郑州大学第一附属医院

林　奇　复旦大学附属中山医院

刘　彧　复旦大学附属中山医院

楼　征　上海长海医院

毛翌皓　复旦大学附属中山医院

齐志鹏　复旦大学附属中山医院

任　黎　复旦大学附属中山医院

沈灏德　陆军军医大学陆军特色医学中心（大坪医院）

谭德炎　复旦大学上海医学院

汤文涛　复旦大学附属中山医院

童卫东　陆军军医大学陆军特色医学中心（大坪医院）

王锡山　中国医学科学院肿瘤医院

王照元　高雄医学大学

王自强　四川大学华西医院

韦　烨　复旦大学附属华东医院

吴兆文（Simon Siu-Man Ng）　香港中文大学

项建斌　复旦大学附属华山医院

许剑民　复旦大学附属中山医院

杨　斌　中山大学附属第一医院

姚宏亮　中南大学湘雅二医院

姚宏伟　首都医科大学附属北京友谊医院

叶乐驰　复旦大学附属中山医院

袁维堂　郑州大学第一附属医院

郑　鹏　复旦大学附属中山医院

郑民华　上海交通大学医学院附属瑞金医院

钟芸诗　复旦大学附属中山医院

周声宁　中山大学附属第一医院

周岩冰　青岛大学附属医院

朱德祥　复旦大学附属中山医院

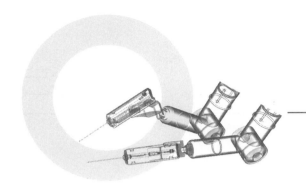

序一

结直肠癌是常见的恶性肿瘤之一,其发病率居消化道恶性肿瘤的第一位,外科治疗是结直肠癌治疗最重要的手段。自20世纪90年代开始,经过几十年的迅速发展,以内镜-腹腔镜-机器人为代表的微创外科技术在结直肠癌的治疗中充分展示出微创优势,并逐渐发展成熟。复旦大学附属中山医院结直肠外科在微创外科领域取得了令人惊喜的成就,作为上海结直肠肿瘤微创工程技术研究中心牵头单位,许剑民教授领衔的结直肠肿瘤团队的微创诊疗水平在国内处于领先地位,是国内唯一的机器人结直肠外科临床手术教育示范中心,年结直肠癌手术超2 000例,机器人结直肠手术量位居全国首位。

这本由他们组织编写的《结直肠肿瘤微创治疗手术学》邀请到美国、日本、新加坡等海内外结直肠微创外科领域的顶尖专家执笔,全面系统阐述结直肠癌微创外科的理论和实践,主要内容来自多位微创外科领域著名专家的经验与体会,具有较强的实用性。书中详细解析了各种微创术式的操作流程,结合编者实践经验,毫无保留地介绍了实际操作过程中的技巧,并采用术中实景图片,生动直观地讲解手术的关键步骤与操作方式。本书图文并茂,资料丰富,内容精美,是各位结直肠领域专家的呕心沥血之作,是不可多得的结直肠微创外科手术参考工具书,值得临床中高年资医师学习和珍藏。

樊嘉

2024年2月

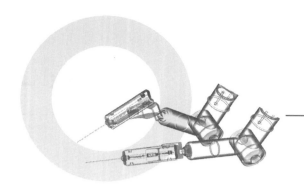

序二

　　1983 年,微创外科(minimally invasive surgery,MIS)概念被提出。自此,外科手术做得"更大、更彻底"的观念逐渐发生转变,外科医生们开始追求在实现同样治疗效果的前提下将手术做"小",尽可能减少患者的近期与远期痛苦。40 余年来,微创外科的理念和技术飞速发展,一系列新技术如机器人手术、单孔腹腔镜技术、经自然腔道外科技术日新月异;外科手术的技术、外科治疗的理念、外科医生的工作方式,以及外科患者的生活都迎来了变革。结直肠癌的微创治疗是微创外科理念进入肿瘤领域的标志,1991 年 Jacobs 首先开展的腹腔镜下结肠切除术标志着微创外科进入了恶性肿瘤的治疗领域。在 30 余年的发展历程中,结直肠癌微创治疗的安全性、有效性及成本-效益均被多项大型临床研究证实。以腹腔镜和机器人技术为代表的微创外科技术已经成为结直肠癌外科治疗的主流。我们有幸邀请到美国克利夫兰医学中心消化疾病中心主任 Conor P. Delaney 教授、中国台湾台北医学大学附设医院结直肠外科主任 Li-Jen Kuo 教授、中国台湾高雄医学大学附设中和医院副院长王照元教授、韩国高丽大学安岩医院肿瘤外科主任 Kim Seon Hahn 教授等著名微创外科专家共同参与编写《结直肠肿瘤微创治疗手术学》。本书全面系统地阐述了微创外科的发展、结直肠的解剖、结直肠癌微创治疗的手术方式,贯穿结直肠癌微创治疗术前准备、微创手术治疗,以及术后管理的全程,解读括约肌间切除术、经肛全直肠系膜切除术等新术式。本书凝集了数十位结直肠癌微创外科领域专家的心血与智慧,是站在前人肩膀上对现有微创外科理念与技术的总结,希望能够为未来结直肠微创外科的发展提供方向。

秦新浩

2024 年 2 月

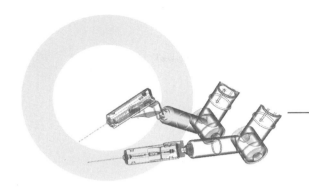

前言

　　结直肠癌是世界范围内影响人类健康的重要危险因素,发病率和死亡率均居高位。截至目前,手术仍是结直肠癌最主要的治疗手段,也是唯一有可能治愈结直肠癌的治疗手段。自1983年微创外科(MIS)的概念被提出以来,外科手术不再是一种"大切口与大创伤"的治疗技术,而逐渐发展为一种"小切口甚至无切口根治疾病"的治疗技术。微创技术是一场大范围的变革,某种意义上也是一次深层次的具有颠覆意义的外科技术革命。以腹腔镜外科为代表的一系列微创外科技术及由此形成的微创理念不仅仅是传统外科手术的点缀,更是传统外科学从技术到理念的换代升级。微创的治疗理念,也逐渐演变成为让肿瘤病人在创伤最小、痛苦最轻的前提下,获得最有尊严的治疗。在结直肠癌领域,英国的CLASICC、欧洲的COLOR、美国的COST、中国的REAL等RCT研究陆续开展,研究内容涉及肿瘤根治、远期疗效、生命质量和成本-效益分析等各个方面,从循证医学的高度,为结直肠癌微创手术的广泛开展提供了切实可信的临床依据。

　　在此背景下,本书主编邀请世界范围内结直肠肿瘤微创治疗领域的专家学者,围绕结直肠癌微创治疗手术,从结直肠应用解剖、结直肠癌手术治疗、术前准备与术后处理方面较为全面地进行了阐释,涵盖了目前微创治疗领域常用术式与新术式。由于邀请多位国外大咖参与编写,本书有部分英文章节,均由国内一线外科医师翻译,力图最大程度还原编者原文本意。为了便于读者理解手术过程与方式,本书还在手术图片的基础上添加了手术视频,文字、图片、视频多层次展示微创手术的细节与魅力。本书阐述由浅入深、层层递进,希望能使不同年资的读者均有所收获。

　　本书从内容收集整理、编撰、翻译、校稿,经历了数十位专家学者近3年的共同努力。本书能够成稿,要感谢他们的辛勤付出!同时也要感谢各位读者的支持,各位读者的宝贵意见也将成为我们修订与再版的动力。

2023年10月

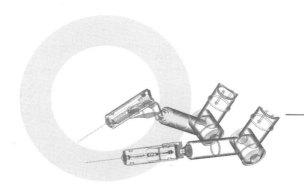

目录

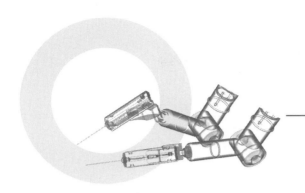

视频目录

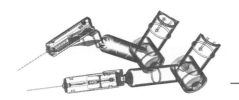

结直肠肿瘤外科诊治进展

第一节　微创外科的发展历史

一、微创外科的兴起

腹腔镜外科的发展经历了近百年的历史，从最初的用作对疾病的诊断，发展到现在成为涉及几乎所有外科专业的一种手术技术。它不仅是一种专科技术，更是一种外科思维方式与哲学的体现。外科的进展之一就是使外科手术对患者的创伤降到最低，最显著的转变发生于一些不久前外科医师还在直视下用手操作的手术中。图像技术、内镜技术、手术器械的不断创新与进步使各类外科专业的许多手术从传统的开放式转向用内镜和腔镜的方法完成。

20 世纪 70—80 年代，外科界尚没有内镜外科的需求，一方面是由于大量疗效好的药物的应用以及危重症医学、急诊医学、麻醉学的进步，使得外科手术做得更大、更彻底。"切口越大，显露越清楚"深深地影响着一代外科医师的思维观念。Wickham，一位对泌尿内镜深有造诣的英国泌尿外科医师，于 1983 年首次提出了微创外科（minimally invasive surgery，MIS）的概念。直至1987 年法国 Mouret 成功施行了世界上首例腹腔镜胆囊切除术，以腹腔镜手术为代表的微创外科的概念才逐渐被广泛接受。微创外科的兴起源于 20 世纪 70 年代以来出现的整体治疗概念，即认为患者治疗后心理和生理上最大限度地康复应成为外科治疗的终极目标。在不低于甚至高于传统治疗效果的前提下，尽可能地减少患者因手术带来的近期和远期痛苦，已成为广大外科医师们日益关心的现实问题，这也是近年来迅猛发展的微创外科手术学的基础之一。微创手术利用高清晰图像系统及微型器械将传统手术操作的创伤减少到最小。如果说 20 世纪外科发展的里程碑是麻醉、无菌、营养、器官移植、腹腔镜技术等的出现，那么 21 世纪外科发展的里程碑将是肿瘤的基因诊断与治疗、器官克隆与移植、修复外科与微创外科的发展。

二、微创理念的发展

微创手术并不仅仅意味着小切口，更在于整体治疗中使机体身心受到最小的创伤，其真正的理念，体现在"不低于甚至高于传统治疗效果的前提下，尽可能地减少患者因手术带来的近期和远期痛苦"。纵观微创外科概念提出至今的 40 余年，以腹腔镜技术为代表的一系列微创外科技术,以及相应的微创技术理念,不但改变了手术技术,更改变了整个治疗理念、患者的生活、外科医师的工作方式,此后机器人手术、经单孔腹腔镜技术、经自然腔道取标本手术等技术,以及加速康复外科等理念的发展,均建立在腹腔镜微创外科技术这一基础之上。可以说,以腹腔镜为代表的微创技术引领了一个全新的外科理念,改变了外科手术的整体格局,亦使患者获得了一种全新的体验更佳的医疗服务。因此,微创技术是一场大范围的变革,某种意义上也是一次深层次的具有颠覆意义的外科技术革命。以腹腔镜外科为代表的一系列微创外科技术及由此形成的微创理念不仅仅是传统外科手术的点缀,更是传统外科学从技术到理念的换代升级。

腹腔镜手术技术从只能初步诊断疾病发展到可以治疗多种外科疾病;从只能进行某些外科手术如胆囊切除术,发展到肝胆外科、胃肠外科、胰腺外科、甲状腺外科、乳腺外科、疝与腹壁外科等普通外科的几乎所有专科,并在胸外科、骨科、妇产科、泌尿外科等外科系统各个领域均蓬勃发展;从良性疾病局部脏器手术到恶性肿瘤大范围根治性手术;从多孔操作(5 孔、4 孔)到单孔甚至无孔操作(经自然腔道);从粗糙发展到精细;从摸索发展到纯熟;从尝试发展到常规;从辅助发展到主流……微创技术和理念与外科结合的 20 余年中,从稚嫩到成熟,从质疑到认同,从争议到共识,在外科领域获得了巨大的发展空间,同时也反过来赋予外科更大的发展活力和动力。

但是,在微创外科取得巨大发展的同时,对微创外科的理念还需要有正确的认识,即微创外科的意义,绝不是简单地体现在"切口更小",更多的是要体现患者安全、疗效和生命质量等更为广义的"创伤更小"这一目的。在对患者进行治疗时,应避免为了微创而微创的盲目观念,比如初期开展微创手术的医师,应当清醒认识到,手术安全、手术疗效才是治疗的根本目的,切忌为了实践微创而使患者暴露于长时间手术或高并发症发生率的风险下。又如对肿瘤的治疗,

2018 年 *New England Journal of Medicine* 上的两项针对妇产科微创手术的前瞻性随机对照试验(randomized controlled trial,RCT)研究结果显示微创手术在肿瘤远期疗效上并不占优势,从而引起了广泛争议。虽有大量观点认为上述研究在试验设计方面存在缺陷,但由此争议引发的思考是非常必要的。比如,在微创外科取得巨大进步的今天,传统开腹手术是否仍然具有重要地位?我们相信,在许多情况下,对于晚期病例、困难病例、并发症处理或者青年医师的培训等各个方面,传统开腹手术始终具有重要意义。又如,是否所有肿瘤,或者所有分期的肿瘤都适合微创手术?我们相信,在当今的治疗模式和治疗理念下,肿瘤疾病作为一种全身性的疾病,外科只是治疗的一部分而非全部,哪怕再彻底的外科清扫,也并不意味着肿瘤根治的全部,而只是肿瘤的局部切除。而微创手术同样只是肿瘤治疗的策略之一。如何全局考虑,选择合理方案,使肿瘤患者在创伤最小、痛苦最轻的前提下,获得最有尊严的治疗,才是真正"微创"理念的体现。相信类似的问题都值得我们认真思考。

三、现代腹腔镜技术在普通外科的初期实践

1. **腹腔镜胆囊切除术** 1985 年,Filipi 和 Mall 在狗的身上做了第一例腹腔镜胆囊切除术。Mouret 于 1987 年在法国里昂做了第一例腹腔镜胆囊切除术,但当时他并没有进行任何官方的报道,直到巴黎医师 Dubois 宣称自己的小切口胆囊切除术拥有世界上最小的该类手术切口时,Mouret 的一名护士 Jeupitre 才公布了这个消息。一语惊四座,在随后的一年内,Perissat、Cuscheiri、McKernan 和 Saye,以及 Reddick 和 Oslen 等多名外科医师分别在大西洋的两岸开展了腹腔镜胆囊切除术。来自德国的 Muhe 宣称自己于 1985 年在德国实施的腹腔镜胆囊切除术才是第一例该类手术,这使得"第一"再次引发争议。他利用 Veress 穿刺法制造气腹,并在 2 小时内完成

了手术。Muhe 在 1986 年 9 月慕尼黑举行的德国外科医师协会会议上展示了他的成果,并无视别人的议论在 1986 年 10 月的 Colague 外科会议以及同年的 Mainz 外科会议上展示了自己的成果。在胆囊切除术的成功基础上,20 世纪 90 年代起,各类腹腔镜术式开始不断涌现,使得腹腔镜外科从此成为最为活跃的外科领域。

2. 胆总管探查术 作为腹腔镜胆囊切除术的衍生,Berci 在 1991 年报道了腹腔镜下术中胆道造影。Sackier 曾做了经胆囊的胆总管探查术,而 Stroker 则同时做了腹腔镜胆囊切除术 + 胆总管探查术,并于术后在胆总管留置了 T 管。在这些实践之后,关于腹腔镜胆总管探查术的报道逐渐增多,其可行性和安全性也得到了逐步论证。现在,在设备和人员技术允许的情况下,腹腔镜下胆总管探查术已成为术前经内镜逆行胆胰管成像(endoscopic retrograde cholangiopancreatography,ERCP)失败后的最佳选择。

3. 腹腔镜下腹壁与疝疾病的手术 1982 年,妇产科医师 Ger 在一次手术中利用不锈钢的夹子拉紧了内环口。而后,出现了新型疝修补方法,如:网栓填塞 + 补片置入法和腹腔内补片修补术(intraperitoneal onlay mesh,IPOM)。其中 1991 年由 Tay 和 Smoot 提出的 IPOM 对较小的缺损很有效,但对于较大的缺损仍有复发率较高的报道。Arregui 和 Dion 以及 Dulucq 和 McKernan 分别提出了经腹腹膜前补片置入术(transabdominal preperitoneal prosthesis,TAPP)和完全腹膜外补片置入术(totally extraperitoneal prosthesis,TEP)这两种不同的经腹膜外的疝修补术式,足以改变疝修补理念的一种革命性的创新。现在,在有相关经验的大型医疗中心,腹腔镜下疝修补术已经成为优先开展的疝修补术式。近年来,腹腔镜腹壁疝、切口疝的治疗成为更受关注的话题。对于腹壁切口疝而言,腹腔镜技术更能显示出优势,不仅具有微创的优点,且可获得几乎与开腹手术相同的治疗效果,操作甚至比

开腹手术更方便,尤其适用于过度肥胖的患者。其手术方法与开放式完全腹腔内修补方法类似,只要补片足够大(至少超过缺损边缘 5cm)就能保证手术成功。补片的放置和固定也较为容易,材料学的迅速发展为腹腔镜手术提供了更多合适的修补材料。2015 年,中华医学会外科学分会腹腔镜与内镜外科学组、中华医学会外科学分会疝与腹壁外科学组牵头制定了《切口疝腹腔镜手术的规范化操作专家共识》,2017 年,在中华医学会外科学分会腹腔镜与内镜外科学组、中华医学会外科学分会疝与腹壁外科学组的牵头带领下,《腹腔镜腹股沟疝手术操作指南(2017 版)》发表,对进一步推广腹腔镜腹股沟疝、切口疝的修补理念、规范手术操作流程、推动学术学科发展起到了积极的作用。

4. 腹腔镜阑尾切除术 1983 年 Semm 在一项常规的妇科手术中完成了世界上第一例腹腔镜阑尾切除术。他运用 Roedor 打结法在阑尾根部结扎了阑尾系膜,部分操作在体外完成。1986 年,加拿大的 O'Regon 成为第一个在腔镜下进行急性阑尾炎切除术的医师。但由于他的这种行为受到同行强烈的谴责,该成果直到 1991 年才被报道。直到 Grotz 等公布了其 625 例腹腔镜阑尾切除术的数据分析结果后,腹腔镜在急性阑尾炎治疗中的地位才得到了确立。

5. 腹腔镜下迷走神经切断术和胃十二指肠切除术 Katkhouda 曾成功地施行腹腔镜下胃前壁浆肌层切开术来治疗胃溃疡。1992 年,Goh 首先为一位溃疡患者进行了腹腔镜下胃部分切除术。法国的 Dubois 于 1989 年第一个开展了高选择性迷走神经切除术。次年,美国的 Bailey 和 Zucker 普及了腹腔镜下胃前壁高选择性迷走神经切断术合并胃后壁迷走神经干切断术。比利时的 Dallemagne 第一个施行了胃前后壁联合的高选择性迷走神经切断术。

6. 其他腹腔镜手术 1991 年 Dellemagne 成功完成了第一例腹腔镜胃底折叠术(Nissen 手术),Delaitre 进行了第一例腹腔镜脾切除术,

Goh 完成了第一例胃部分切除术,Jacobs 等和 Sclinkert 等分别成功进行了结肠部分切除术,Kitano 等完成第一例腹腔镜远端胃癌 D1 根治术。1992 年,Cardiere 使用改良的 Kuzmak 带实施了第一例腹腔镜下胃减容手术。1993 年 Fatkhouda 开展了第一例腹腔镜肝囊肿切开引流术,Belachew 和 Legrand 使用生物材料的束带施行了腹腔镜束带手术,Clark 和 Wittgrove 完成了第一例腹腔镜下 Roux-en-Y 吻合的胃旁路手术。后者由于具有减重效果好、并发症少等优点,一直被推崇为减重外科的首选术式,也是目前糖尿病代谢外科最流行的术式。近年来,美国及欧洲已经广泛采用 Roux-en-Y 胃旁路术治疗 2 型糖尿病(diabetes mellitus type 2,T2DM)伴肥胖症患者。2010 年中华医学会糖尿病学分会首次将该术式列入《中国 2 型糖尿病防治指南(2010年版)》。

7. 腹腔镜下的缝合与打结 Szabo 是位对腹腔镜事业作出标志性贡献的外科医师:他发展了腹腔镜下的缝合技术。正是由此,腹腔镜技术才得以真正走向大众。实践证明:只要经过足够的训练,任何腹腔镜手术都可安全完成而不需要高科技的止血、吻合工具。

四、腹腔镜技术在普通外科的进一步实践——肿瘤外科时代的到来

随着腹腔镜手术的不断普及,大量关于腹腔镜的临床及基础相关研究得以深入开展,其技术上的可行性和安全性早已得到证实;而且腹腔镜手术相对传统手术具有创伤小、术后疼痛轻、胃肠功能恢复快、机体免疫功能影响小、住院时间短及切口美观等优点。能够保证肿瘤的根治原则又具备如上的自身优势,使得外科医师产生了探索恶性肿瘤微创治疗的浓厚兴趣。其中,消化系统恶性肿瘤无疑是开展最早、发展最快的领域。

(一)腹腔镜结直肠癌手术

腹腔镜结直肠癌手术目前在全世界范围内广泛开展,是腹腔镜消化系统肿瘤外科最成熟的手术方式。1991 年,Jacobs 首先开展的腹腔镜结肠切除术标志着腹腔镜外科进入了恶性肿瘤的治疗阶段。随后 1992 年 Kokerling 首次成功地实施了腹腔镜下的腹会阴联合直肠癌切除术。作为最早开展的腹腔镜下恶性肿瘤手术之一,腹腔镜结直肠癌根治术已被多项大型临床研究证明是一种安全有效的手术方式,它保留了所有腔镜手术的优点,近期疗效明显优于开腹手术,而且远期效果业已得到肯定,其中包括大宗的前瞻性 RCT 研究。

欧美在 20 世纪末即开始了一系列腹腔镜与开腹结直肠癌手术的大宗病例 RCT 研究。1993 年,西班牙的巴塞罗那试验率先开展了腹腔镜与开腹结肠癌手术的 RCT 研究,此后英国的结直肠癌的传统与腹腔镜辅助手术(conventional versus laparoscopic assisted surgery in colorectal cancer,CLASICC)、欧洲的结肠癌腹腔镜或开放切除术(colon cancer laparoscopic or open resection,COLOR)与美国的手术治疗的临床结果(clinical outcomes of surgical therapy,COST)等 RCT 研究陆续开展,我国香港地区的 Leung 等也进行了针对腹腔镜与开腹直乙结肠手术的 RCT 研究。2002 年,巴塞罗那试验首先发表了关于腹腔镜结肠癌短期、远期疗效的 RCT 研究结果;此后,上述 RCT 试验先后完成并发表,研究内容涉及肿瘤根治、远期疗效、生命质量(quality of life,QoL)和成本效益分析(cost-benefit analysis)等各个方面,从循证医学的高度,为腹腔镜结直肠癌手术的广泛开展提供了切实可信的临床依据。

随着安全性、可行性和短期疗效的优势得到认同,更多的注意力集中到了腹腔镜结直肠癌手术的肿瘤根治远期疗效。早期一度受争议的关于腹腔镜技术是否能达到肿瘤根治并且不增加肿瘤细胞种植转移可能的问题,就目前所能得到的国内外临床研究资料显示,腹腔镜结直肠癌手术同样可做到严格遵循根治原则,并有着理想的短期恢复和长期生存率。特别是术后长期生

存,欧洲的 COLOR 研究组针对腹腔镜结肠癌手术和开腹结肠癌手术开展了多中心临床 RCT 研究,经过长达 6 年的随访,2009 年发表的结果显示:腹腔镜组和开腹组患者的 3 年、5 年生存率差异无统计学意义;对两组中临床不同分期的结肠癌患者进行生存率对照比较,差异无统计学意义。腹腔镜组和开腹组的局部复发率、远处复发率以及总复发率都未显示统计学差异;两组总的无瘤生存率以及其中各不同分期的亚组无瘤生存率也无差异。英国 CLASICC 研究组关于腹腔镜与开腹结直肠癌手术远期疗效的 RCT 结果于 2007 年发表,亦证实了腹腔镜组的总体生存率、无瘤生存率以及局部复发率方面与开腹手术差异无统计学意义。而 Lacy 等的 2008 年关于腹腔镜结肠癌长期疗效的 RCT 研究中,经长达 95 个月的中位随访之后,腹腔镜组肿瘤相关病死率为 16%,有低于开腹组(27%)的趋势;而在Ⅲ期病例中,腹腔镜在总体生存率、肿瘤相关生存率和无瘤生存率方面均具有显著优势;腹腔镜手术作为独立预后因素,显著降低肿瘤复发和肿瘤相关死亡的风险。可见,腹腔镜结肠癌手术已从循证医学Ⅰ级证据的高度,证实了其长期生存问题。而这些 RCT 研究在成本效益分析中也证实了腹腔镜总的治疗成本并不高于传统开腹手术。美国结直肠外科医师协会基于 2004 年 COST 研究的结果,发表了认可声明:对于结肠癌根治术,有经验的外科医师进行的腹腔镜手术与开腹手术有相同的疗效。而美国国家综合癌症网络(National Comprehensive Cancer Network,NCCN)早在 2006 年版的《结肠癌临床实践指南》中已明确指出,由经验丰富的外科医师进行操作的腹腔镜辅助结肠癌手术已被纳入治疗结肠癌的规范手术方式。

1982 年,Heald 首次提出全直肠系膜切除术(total mesorectal excision,TME)概念,已被广泛认可,并成为当今低位直肠癌根治术的“金标准”。与开腹 TME 相比,腹腔镜具有以下优势:对盆筋膜脏、壁两层之间疏松组织间隙的判断和入路的选择更为准确;对盆腔自主神经丛的识别和保护作用更佳;超声刀锐性解剖能更完整地切除含脏层盆筋膜的直肠系膜。在欧美,由于疾病谱与亚洲不尽相同,结直肠疾病中炎症性肠病等占有重要比例,而结直肠恶性肿瘤比例相对小,中低位直肠癌比例更小。因此,关于腹腔镜直肠癌手术远期疗效的循证医学证据出现相对较晚,初期一些研究如 CLASICC 的一个分层研究曾对腹腔镜直肠癌根治术的环周切缘阳性率、TME 完整性等方面有所质疑,到 2015 年,欧洲的 COLORⅡ研究结果在 *New England Journal of Medicine* 报道:腹腔镜直肠癌根治术局部复发率与开腹手术相同,3 年无瘤生存率、总体生存率与开腹组均相当。对于腹腔镜直肠癌根治术,在《NCCN 直肠癌临床实践指南》中,则先后经历了“不推荐(2012 年以前)”到“推荐在临床试验中应用(2012 年起)”,再到 2016 年版表达了谨慎而客观的推荐。

在我国,首例腹腔镜直乙结肠癌根治术于 1993 年报道,仅比欧美报道晚了两年。随着一系列关键技术的建立,以及在全国范围内的规范化推广,腹腔镜结直肠癌手术的根治技术已完全成熟。2006 年,在中华医学会外科学分会腹腔镜与内镜外科学组的牵头下,国内首部《腹腔镜结直肠癌根治术操作指南》发表。2023 年,该指南已完成更新。当前,对于符合手术适应证的结直肠癌患者开展腹腔镜手术,已具备充分依据。而一些腹腔镜下的新技术,如经肛入路的腹腔镜全直肠系膜切除术已开始崭露头角,成为大家关注的焦点。

(二)腹腔镜胃癌手术

1994 年,日本 Kitano 等首次报道腹腔镜胃癌根治术,虽然腹腔镜胃癌手术时间较传统开腹手术要长,但微创优点明显,如术后疼痛轻、胃肠功能恢复快、下床早、住院时间短、腹壁瘢痕小以及对机体免疫功能影响小,并发症发生率也比较低,显示了腹腔镜手术的优越性。各类针对未发现淋巴结转移的早期胃癌的腹腔镜下胃癌局部切除术也在部分国家蓬勃开展。与腹腔镜大肠癌手术相比,胃癌手术由于血供丰富、解剖层次多、吻合复杂等而对手术技术要求高,所以腹腔镜手术治疗胃恶性肿瘤在发展早期相对缓慢。但近年来随着手术技术的成熟、器械的进步,腹腔镜胃癌根治术的开展,特别是在中国、日本和韩国等东亚胃癌高发地区,其势头相当迅猛。

亚洲以日本为首的一系列国家在腹腔镜胃癌手术的开展上要领先于欧美。早先日本即已通过循证医学证据证实了腹腔镜早期胃癌根治术的安全性、可行性和根治疗效,并在日本《胃癌处理规约》中明确将腹腔镜技术应用于早期胃癌的临床实践。Kitano 等关于 1 294 例早期胃癌的腹腔镜根治术的远期疗效研究证实其ⅠA期、ⅠB 期和Ⅱ期的 5 年生存率分别为 99.8%、98.7% 和 85.7%。2011 年,Keisuke 等的 meta 分析提示腹腔镜早期胃癌根治术的 5 年生存结果与开腹手术相当。一系列小样本的前瞻性 RCT 研究亦提示腹腔镜进展期胃癌根治术的根治性和远期疗效与开腹手术相当。而现在,针对进展期胃癌 D2 根治术的大宗病例的临床 RCT 研究正在日本腹腔镜手术研究组(Japanese Laparoscopic Surgery Study Group,JLSSG)的指导下展开,该研究包含了 $T_2 \sim T_3$、$N_0 \sim N_2$ 而无远处转移的病例。韩国腹腔镜胃肠外科研究组(Korean Laparoscopic Gastrointestinal Surgery Study Group,KLASS)也已有相似的前瞻性多中心随机临床对照研究。最近,关于腹腔镜进展期胃癌 D2 根治术远期疗效的韩国 KLASS 02 和日本 JLSSG 0901 的研究结果已经公布,更有力地阐述了腹腔镜手术治疗进展期胃癌的地位。我国胃癌患者占亚洲胃癌新发病数的 42%,80% 以进展期为主,因此,腹腔镜下胃癌 D2 根治术的合理规范开展更显意义重大。自 2009 年 11 月起,在中华医学会外科学分会腹腔镜与内镜外科学组的指导下,中国腹腔镜胃肠外科研究组(Chinese Laparoscopic Gastrointestinal Surgery Study Group,CLASS)就腹腔镜进展期胃癌根治术的前瞻性临

床对照研究在全国多个中心逐步开展。至 2012 年,针对"腹腔镜和开腹 D2 根治术治疗局部进展期远端胃癌肿瘤学疗效的多中心、随机、对照临床研究"(CLASS 01)启动,2014 年 12 月,1 056 例受试者入组完毕,初期分析结果显示,两组的术后并发症发生率、手术病死率等方面差异无统计学意义,得出结论:由具备丰富经验的团队施行腹腔镜远端胃癌 D2 根治术治疗局部进展期胃癌安全可行;而关于手术远期疗效的最终结果也证实了腹腔镜远端胃 D2 根治术长期预后与开腹手术相似。

由于早期胃癌手术的效果已得到肯定,腹腔镜技术在早期胃癌中的应用已达成基本共识;目前胃癌 D2 根治术亦已普遍开展,脾门淋巴结清扫、保留幽门的胃大部切除等都已成功开展,消化道重建亦有突破,如全腔镜下 Billroth Ⅰ式三角吻合、Roux-en-Y 吻合、全胃切除术后利用 OrVil 器械的吻合及食管空肠侧侧吻合等。近年来,随着腔镜下吻合器械的改进以及手术技术的成熟,全腹腔镜下全胃切除术后的食管空肠侧侧吻合又有了更多改良与革新,功能性端端吻合法、overlap 法、π 法等均成为研究和探讨的技术热点。但对腹膜播散的担心使得选择手术适应证方面仍有一定限制,如浆膜侵犯面积 >10cm^2、淋巴结融合成团等。对晚期胃癌患者的姑息性治疗,如各类内转流术或胃肠造瘘术,腹腔镜手术在技术上也是完全可行的,且术后患者的耐受度和恢复更有着开腹手术无可比拟的优点。

2007 年,在中华医学会外科学分会腹腔镜与内镜外科学组的牵头下,《腹腔镜胃癌手术操作指南》发布,初步规范了我国腹腔镜胃癌根治术的开展与推广。鉴于我国近 10 年来腹腔镜相关设备、器械的迅速发展,腹腔镜胃癌手术技术的不断成熟,中华医学会外科学分会腹腔镜与内镜外科学组和中国研究型医院学会机器人与腹腔镜外科专业委员会在 2023 年又发布了《腹腔镜胃癌手术操作指南(2023 版)》,进一步从手术指征、手术入路、淋巴结清扫、消化道重建等方面

更新并规范了我国腹腔镜胃癌手术。

（三）腹腔镜肝脏肿瘤手术

虽然 1996 年就有采用腹腔镜进行肝脏切除手术的报道，但由于肝脏本身解剖和生理的特殊性，腹腔镜肝脏手术发展迟缓。主要因素有：①肝脏属实质性脏器，血运非常丰富，腹腔镜下不宜行肝门血流阻断，切面出血难以控制；②腹腔镜下失去"手指触觉"，难以判断肿瘤位置；③解剖复杂，位于右半肝深部、肝右叶后段及靠近门静脉分叉等原发或继发肿瘤的腹腔镜手术难度大、风险高；④腹腔镜手术治疗肝恶性肿瘤的根治性尚存在争议。超声刀、内镜式胃肠离断钉合器等器械以及国内多功能手术解剖器的刮吸法断肝技术的发明，基本解决了腹腔镜肝脏手术出血问题。而腹腔镜下超声显像技术的应用，不仅能准确判断肿瘤位置、足够（>1cm）的游离切缘，而且还能识别大血管、胆管等重要管道结构，避免管道损伤造成大出血与二氧化碳气体栓塞等严重并发症的发生，大大增加手术安全性。我国开展腹腔镜肝脏切除手术的难度、范围已基本与国际上处于同一发展水平，但与国外发达国家相比，国内开展腹腔镜肝切除的中心仍较少，手术的总体例数偏少，地域间发展水平亦有较大差别。经过近年来的努力，我国的腹腔镜肝脏外科医师已经探索出一套控制腹腔镜肝切除术中出血的技术，这些技术主要包括腹腔镜区域性血流阻断技术、刮吸解剖法断肝技术、肝静脉阻断技术。上述三种技术的应用阻断了来自门静脉/肝动脉途径、断面上的交通血管途径和肝静脉途径的血液，使腹腔镜肝切除术达到了"无血切肝"的境界，同时也从根本上预防了气体栓塞的发生，使整个腹腔镜肝切除术，尤其是腹腔镜半肝切除术的安全性大大提高，从而使得腹腔镜下的精准肝脏切除手术成为可能，并扩大了腹腔镜肝切除的适应证。目前，腹腔镜半肝切除、尾状叶切除等高难度腹腔镜手术已经能在国内一些大型的腹腔镜肝脏外科中心常规开展。在 2013 年由中华医学会外科学分会肝脏外科学组制定的《腹腔镜肝切除术专家共识与手术操作指南》中指出，对于肝尾状叶切除、左三叶切除、右三叶切除、肝中叶切除（段Ⅳ、段Ⅴ、段Ⅷ）以及供肝切取，由于手术操作难度较大，目前尚未被广泛推广应用。

（四）腹腔镜胰腺与壶腹部肿瘤手术

腹腔镜胰腺手术由于技术难度相对较高，其推广程度尚不普及，不如腹腔镜胃肠手术和腹腔镜胆道手术等，特别在欧美国家，开展仍较少，有些地方仍多用于胰腺癌的腹腔镜探查、临床分期评估及姑息性短路手术等。使用腹腔镜探查胰腺癌有无腹膜转移及取病理活检可以追溯到 20 世纪 60 年代。由于晚期胰腺癌转移往往以直接浸润、周围脏器血管侵犯等表现为主，而较少出现腹膜转移、腹水等表现，因此，单纯使用腹腔镜进行腹腔探查在胰腺癌分期中的实用价值并不优于高分辨率 CT 在此方面的表现，仅在 CT 难以发现的腹膜播散等方面，腹腔镜有一定优势。而随着技术发展，腹腔镜胰腺癌根治术也已非常成熟，国内许多中心都已具备完成包括腹腔镜胰十二指肠切除术在内的各类胰腺癌根治术的能力，并已积累了较多的经验。因此，就国内而言，腹腔镜在胰腺癌中的应用，以实施根治性手术更为多见，即腹腔镜探查发现没有转移证据，则完全可以继续在腹腔镜下完成根治性手术。

腹腔镜胰体尾切除术是目前报道最多、最为普及、最为成熟的一类腹腔镜胰腺手术，且目前更多是首先考虑采用保脾手术。保脾手术根据方法不同，又可分为 Kimura 法和 Warshaw 法。完全腹腔镜胰十二指肠切除术主要存在的困难及问题在于手术时间长、牵引困难、完全切断胰腺尤其在处理钩突部时有一定技术难度；由于缺乏触觉感受，确定适当的切除平面有一定困难；腹腔镜下对消化道吻合口的重建技术要求极高。尽管已有相当一部分外科医师从手术技术上证实了腹腔镜胰十二指肠切除术的技术可行性和安全性，然而对于绝大多数外科医师而言，这一手术仍有相当高的技术要求,且风险亦相对较大,而从目前有限的证据和经验来看,该手术虽能减小患者创伤和加快恢复,却并未能在缩短住院时间和减少费用方面显现出优越性,而所需要的手术时间却长于传统开腹手术方法。

另外,随着超声内镜、双气囊小肠镜等内镜介入诊断技术的问世和普及,一些以前无法正确诊断定位的疾病如胃肠道间质瘤(gastrointestinal stromal tumor,GIST)、小肠憩室等,都能在腹腔镜下得到治疗。

五、微创外科的未来

微创外科的兴起使外科医师处理患者的方式产生巨大改变,由最初靠直觉诊断(视、触、叩、听)、观察患者状态、施以非创伤治疗到患者的解剖情况全由放射成像或视频输出,术中可动态观测,这一切都因微创外科。随着高清晰度电视、组合式手术室内镜系统、数字化报告显示及储存系统、悬吊式监视器、机器人外科、虚拟仿真训练系统以及B超、CT和MRI等多种影像工具的应用,外科医师得以更有效地治疗患者。

腹腔镜手术的发展与进步,离不开腹腔镜摄像与显示系统的发展与进步。在2D高清腹腔镜的基础上,3D腹腔镜、4K超高清摄像显示系统、裸眼3D等技术不断呈现。未来,3D与4K的融合、裸眼3D与超高清的融合将有可能是发展方向之一。当具备3D立体视野的腹腔镜手术,乃至兼具裸眼3D和4K超高清性能的腹腔镜手术系统应用于临床实践中,手术微创化、精准化将成为今后外科医师的日常。

微创手术只是有创手术走向无创的一个过渡阶段,它最终将可能会被基因、物理、化学等治疗手段所取代。物理的或热化学去除胆囊将使腹腔镜胆囊切除成为历史,某些手术将不需要在全身麻醉下进行,而只是通过人的自然孔道,如嘴、鼻孔、肛门、阴道、尿道、耳道等伸入内腔镜进行治疗。近年来的新兴微创技术如单孔腹腔镜技术和经自然腔道内镜手术(natural orifice translumenal endoscopic surgery,NOTES)等,从微创的角度在技术层面上起到了创新和推动作用,并在美容效果、手术微创化方面具有更进一步的优势。同时我们也应当看到,当前一系列新兴发展起来的新技术如NOTES、单孔腹腔镜等本身尚存在一些难以克服的困难和限制,因此短期内上述这些新技术仍将在实践中不断探索、谋求发展。

机器人手术的逐渐成熟,无疑将成为微创外科发展的另一重要阶段,它主要是通过术者操纵电脑来遥控机器人进行手术操作,使手术变得更精确。新一代宽带因特网使远程诊断迈向远程手术成为可能,人们可以为远在千里之外的患者进行手术治疗。纳米技术的不断发展使得微型机器人的制造成为可能,心脑血管疾病的诊治将有质的飞跃。用纳米技术制成的微型机器人其直径仅2mm,用记忆合金制成,它的外表包着一层树脂,装有数个微型传感器及一个微型摄像头,当传感器感觉到前方血管壁有障碍物时,记忆合金丝就会被加热而收缩,而后通过障碍物,医师只需看着电脑屏幕就可操作并可实时监测。模拟技术将成为微创外科医师临床培训的一个重要手段,利用新一代的高性能计算机和图像软件,现在已有微创手术的电脑模拟器,外科医师在培训中可对手术操作技术进行不限次数的练习,这可使他们在对患者进行真正手术前就积累丰富的经验。另外,借助CT、MRI和其他成像技术所获的信息可再现患者的解剖模拟结构,这样,在对患者进行手术前可在电脑模拟器上对其解剖模拟结构进行操作。也许有一天,我们可以通过电脑模拟器,在患者模拟解剖结构上制订手术方案,预演手术进程,以决定采用最佳方法为其进行肿瘤的根治。

在手术方式不断改良、手术设备器械不断革新、疾病治疗理念不断发展的这一大环境下,微创外科以往的理念也受到挑战与冲击:NOTES概念的提出,使内镜与腹腔镜产生更多的会合与碰撞;疾病的治疗不仅仅是外科切除了多少,还要看功能保留了多少;哪怕再彻底的外科清扫,也并不意味着肿瘤根治的全部,而只是肿瘤的局部切除。微创外科的进步与发展,并不仅仅体现在微创设备、微创器械、微创技术等技术层面上,更体现在微创外科理念随着新时代整个疾病治疗理念的不断进步而与时俱进。

我们应当注意到,随着微创外科技术的不断成熟,其在技术上亦已进入了一个发展的平台期。真正革命性的创新技术在短期内尚未出现,而以"传统的"腹腔镜技术为主的微创外科技术则仍将在今后相当长的一段时期内作为微创普通外科领域中的主流技术得到进一步推广与发展。作为青年一代的医学生,我国未来外科事业的实践者,更应紧跟疾病谱的变化,看准未来发展趋势及时调整方向,以创新为驱动,以技术革新、术式规范、人民需求为导向,以高质量技术作为主线,不断开拓微创外科的发展之路。

(郑民华)

第二节 微创外科的热点和发展方向

对大多数结直肠和肛门疾病来说,微创手术已成为首选的手术方式。在过去三十年间,全世界范围内微创技术、器械和平台得到了稳步发展。本节主要讲述微创结直肠手术的概念及技术,包括腹腔镜的应用,先进的腔内、机器人和经肛技术的应用。

一、腹腔镜结肠和直肠切除

(一)结肠癌

腹腔镜在20世纪90年代首次用于结肠切除。在首次报道应用腹腔镜进行结肠切除后,由于多种原因这一技术的推广相对较慢。推广缓慢的原因主要是肿瘤学结局,即癌症复发(尤其是穿刺孔转移)和腹腔镜手术的生存数据不足。现在我们知道,基于现有充足的证据,结肠恶性肿瘤腹腔镜手术的复发率和生存率均优于开腹

手术。除了最初的肿瘤学担忧,腹腔镜手术的技术复杂是这一方法在临床中应用较少的另一原因。通过使用累计和控制图(cumulative sum control chart)分析,证实了腹腔镜手术需要大量专业知识和训练,研究发现掌握右半结肠切除术需要经历至少55例手术,左半结肠切除术则需要至少62例。尽管如此,在过去的数十年间,整个外科领域手术的数量和经验都在增加。

在21世纪早期,有关腹腔镜手术的研究就证明这一手术方式安全且生存结局良好,包括多个重要的临床RCT研究,如COST试验、CLASICC试验。这些临床试验对结肠癌的腹腔镜手术和开腹手术进行了比较,结果发现两者有着相似的局部复发率和总生存率。COST试验纳入48家机构872例患者,随机分为开腹手术组和腹腔镜手术组,3年肿瘤复发(腹腔镜组16% vs.开放组18%)、切口复发(两组均小于1%)和总生存率(腹腔镜组86% vs.开放组85%)方面差异没有统计学意义,两组术中和总体并发症发生率也相似,腹腔镜组围手术期恢复更快。另一项大型研究CLASICC试验在英国开展,结果发布于2007年。来自英国27个中心的794例患者以2:1的模式随机分入腹腔镜组(526例患者)和开放组(268例患者),3年总生存率(腹腔镜组68.4% vs.开放组66.7%)、无疾病生存率(腹腔镜组66.3% vs.开放组67.7%)、局部复发、远处复发和切口复发方面差异均无统计学意义。这一研究再次证实了在肿瘤复发和长期生存层面,腹腔镜结肠癌手术不劣于开腹手术。此外,亚组分析发现腹腔镜下直肠癌切除术的总生存期、无病生存期和局部复发率与开腹手术相似。

2012年,CLASSIC试验的长期结果发表,结果发现开放组和腹腔镜组的总生存期、无病生存期差异无统计学意义,长期结果支持腹腔镜在结肠癌的应用。

2017年,荷兰研究者公布COLOR试验的长期生存和复发数据(随访10年),腹腔镜组无病生存率为45.2%,开放组为43.2%;腹腔镜组

总生存率为48.4%,开放组为46.7%。这说明对非转移性结肠癌,腹腔镜手术在10年随访下与开腹手术有相似的无病生存率、总生存率和复发率。

许多其他研究也报道,腹腔镜手术与开腹手术相比,住院时间缩短,疼痛出血减少,胃肠功能恢复早,恢复时间短,伤口更小且其他并发症发生率下降,这使腹腔镜手术成为标准术式。

(二)直肠癌

相比结肠癌,腹腔镜用于直肠癌发展更缓慢,遇到的问题更多。与腹腔镜结肠节段性切除相比,腹腔镜直肠切除在技术上更具有挑战。肠及肠系膜的操作受到窄而长的骨盆的限制,特别是在男性、身高较高和肥胖的患者中。在避免损伤重要结构,如输尿管、盆腔自主神经和骶前静脉的同时,操作者必须行肿瘤学方面安全的全直肠系膜切除术。尽管有这些限制,腹腔镜手术通过提供更高放大倍率的视野,让经验丰富的术者可以更好地完成骨盆清扫。笔者认为腹腔镜手术可以和开腹手术一样识别正确的解剖平面。尽管可以改善肿瘤学结局并降低局部复发率,但在临床RCT研究中不太可能表现出来,因为患者、医师和技术具有多样性,以及当存在腹部手术史、超重和男性等复杂因素时,术者通常更倾向于开腹手术。

直肠癌腹腔镜手术的安全性和可行性在多个研究中有报道。Heriot等发表meta分析比较直肠癌腹腔镜手术和开腹手术,纳入了2 071例患者。研究显示腹腔镜手术与开腹手术在肿瘤学结局上相似,腹腔镜手术在短期结局具有优势,例如能够缩短住院时间和禁食时间。

对于腹腔镜直肠癌手术,少有研究评估肿瘤学结局。一些研究报道了腹腔镜手术有良好的结局。在CLASSIC试验中,794例患者中约50%是直肠癌患者。直肠癌患者的中转开腹率高达34%。经历腹腔镜前切除术的患者中切缘阳性率较高(12% vs. 6%),但差异无统计学意义(P=0.19)。3年随访发现腹腔镜手术和开腹手术患者的总生存期、无病生存期和局部复发差异无统计学意义。10年长期随访数据发现两组的总生存期(65.8个月 vs. 82.7个月)和无病生存期(67.1个月 vs. 70.8个月)差异无统计学意义。

2014年的COREAN(comparison of open versus laparoscopic surgery for mid or low REctal cancer after neoadjuvant chemoradiotherapy)试验是一项非劣效RCT研究,纳入340例患者,对比新辅助放化疗后中低位直肠癌的开放和腹腔镜手术。研究发现开放组3年无病生存率为72.5%,腹腔镜组为79.2%,两组总生存率和局部复发率相似。

2015年澳大利亚开展的ALaCaRT(Australasian laparoscopic cancer of the rectum trial)试验,纳入了475例患者,包括澳大利亚和新西兰的24个中心,距离肛缘小于15cm的$T_1 \sim T_3$期直肠腺癌患者被随机分入腹腔镜组与开放组。基于病理学和手术标准的替代指标,该研究未能证明腹腔镜与开腹手术治疗直肠癌的非劣效性。来自ACOSOG Z6051随机对照试验的原始数据也是如此。2019年ACOSOG Z6051的随访结果发现,2年无病生存率开放组为83.2%,腹腔镜组为79.5%,局部和区域复发率开放组为4.5%,腹腔镜组为4.6%。研究发现基于无病生存和复发结局,腹腔镜直肠癌切除与开放切除相比差异无统计学意义。

值得一提的是,腹腔镜直肠癌切除手术的质量与外科医师的技术水平相关。笔者相信,经验丰富的结直肠外科医师可以完成一台安全且高质量的直肠癌手术。

为了优化和推进腹腔镜手术方法,已经开发了不同的手术方式,如单孔腹腔镜、经肛门全直肠系膜切除术和机器人手术。

二、单孔腹腔镜

为了提高传统腹腔镜的优势并进一步减少组织损伤,经单孔腹腔镜技术(laparoendoscopic single-site surgery,LESS)得以发展。LESS在20

世纪 90 年代晚期首先用于结肠切除,并用于回结肠切除术以及节段性和全结肠切除术。系统综述发现 SILS 用于结肠切除的可行性。

这一技术仍使用常规的腹腔镜器械,通过单孔进入腹腔。GelPOINT path 或类似器械用来稳定器械。首个美国食品药品监督管理局(Food and Drug Administration,FDA)批准用于 SILS 的手术系统是 TriPort+。当前的替代产品有 QuadPort+、SILS™Port、Uni-X 和 GelPOINT。

切口可以是脐,也可以是已有的穿刺孔。最常使用的是脐穿刺孔,这样做的好处是可以掩盖瘢痕,即无瘢痕手术。SILS 遵循常规腹腔镜的基本步骤。SILS 的显著缺点是器材距离过近,这是该技术的主要挑战,因为手术过程中手术工具的碰撞可能会带来问题。尽管存在挑战,这种创新方法可能对特定患者有益。

三、腔内手术和内镜-腹腔镜联合手术

先进的内镜技术,如内镜黏膜切除术(endoscopic mucosal resection,EMR)和内镜黏膜下剥离术(endoscopic submucosal dissection,ESD)不断发展用于切除大的良性病变并保留结肠。这些方法在亚洲普遍应用而在西方国家没有广泛应用。ESD 旨在完整切除病灶并提供足够的样本用于组织病理学检查,该方法包括注射液体,抬高病灶并使用电灼设备在内镜下实施黏膜剥离术。Saito 等报道用 ESD 治疗超过 1 000 例结直肠腺瘤、黏膜内癌和黏膜下癌,黏膜完整切除率为 88%。最近研究发现 ESD 用于结直肠肿瘤时有更高的完整切除率和更低的局部复发率。

已经有新的平台问世,ESD 可以应用外科手术原理,如牵引和对抗牵引。这些新的器械使得结直肠外科医师可以进行内镜下微创手术并得以保留器官。

内镜-腹腔镜联合手术整合了这两种方法,在特定病例中实现了保留器官手术。腹腔镜穿刺点用于引入肠抓钳,以辅助困难病变的结肠操作。接下来行内镜切除,腹腔镜又可用来观察结肠浆膜,一旦发现破损,可行腹腔镜下缝合。二氧化碳结肠镜用来了解结肠切除区域的通畅性。对于难以内镜切除部位的病变(如盲肠),腹腔镜吻合器可以用来切除肠段。

四、经肛门微创手术

经肛门微创手术(transanal minimally invasive surgery,TAMIS)为经肛门通过单个切口进行局部切除。该方法使用腹腔镜器械来完成腔内切除,可以用于直肠腺瘤切除,早期癌症和神经内分泌肿瘤的根治性切除。在特定病例中可以用于分期为 T_1N_0 的肿瘤。最近报道发现与"金标准"肿瘤学切除相比,该方法局部复发风险更高。该方法也可以用于 T_2N_0 期肿瘤,然而复发率更高。

五、经肛门直肠系膜切除

常规情况下,微创手术从上方到达切除平面。最近数年,经肛全直肠系膜切除术(transanal total mesorectal excision,TaTME)不断发展并为直肠癌切除提供了一个不同的角度。如前所述,对于狭窄骨盆远端 1/3 的肿瘤,尤其是肥胖的男性患者,TME 非常困难。在直肠癌病例中,实现合适的阴性远端切缘也非常困难。当前可用的吻合器可能很难完成标本的安全远端横切。为了克服常规腹腔镜手术这一缺点,TaTME 得以发展,从下方进行初始解剖,从肿瘤下方完成解剖最困难的部分,并可获得更精确的远端切缘以及更高质量的 TME 标本。TaTME 通常需要两个手术组,一组通过常规腹腔镜经腹操作,另一组经肛操作。两组执行切除的不同步骤并匹配切除平面。

研究报道专业团队的 TaTME 更安全和可行,且其短期肿瘤学结局更好。必须提到的是,TaTME 学习曲线陡峭,需要大量的练习。TaTME 的学习曲线为 40~50 例,且需要每年操作 20~30 例来维持熟练。最近一项涉及技术熟练的外科

医师的病例研究报道了该技术在复杂病例（如局部复发性癌症）中的应用。研究发现环周切缘阳性率为 3.7%，其中 94.4% 的标本具有完全或接近完全的直肠系膜分级。

Ma 等的 meta 分析比较了腹腔镜 TME 和 TaTME 的肿瘤学和术前结局，纳入了总计 7 个研究 573 例患者（TaTME 270 例，腹腔镜 303 例）。TaTME 组更容易达到完全直肠系膜切除，环周切缘（circumferential resection margin，CRM）阳性标本较少。TaTME 组手术时间也更短，中转开放率更低。另一大型多中心研究发现在 1 594 例 TaTME 患者中总吻合口漏发生率为 15.7%，并发现男性、吸烟、糖尿病和手术时间延长是吻合口漏的危险因素。

最近有对多位点局部复发的担忧，而大样本研究报道这一方法具有很好的效果。大样本前瞻性研究和随机对照试验对证明这一直肠癌切除新方法的有效性是必要的。

美国克利夫兰医学中心因高效和并发症较少，更倾向于腹腔镜手术。TaTME 应选择性使用，多用于肥胖、男性、远端肿瘤的患者。

六、机器人手术

机器人手术为骨盆下部器械提供了自由度和网状结构、3D 可视化、增强的放大倍率以及在骨盆下部进行吻合的能力。理论上，这些有利于获得更好的全直肠系膜切除样本和环周切缘。

ROLARR（robotic versus laparoscopic resection for rectal cancer）试验是研究机器人结直肠手术中最重要和最新的研究。该研究是一个全球多中心试验，纳入 400 例患者，随机分入机器人手术组和腹腔镜手术组，主要终点是术中转开腹率，次要终点是 CRM 阳性率和 3 年局部复发率。患者大多数是 T_2 期（27%）和 T_3 期（49%）。68% 的患者行低前位切除术，20% 的患者行腹会阴联合切除术。机器人手术组中转开腹率较低，但二组差异无统计学意义。亚组分析发现机器人对于男性和超重的患者有较低的中转开腹率。最常见的中转开腹原因是不能完成骨盆清扫。两组的 CRM 阳性率、术中并发症发生率和 30 天发病率相似。两组吻合口漏发生率均约为 10%。

最近对参与该试验的患者进行了低位前切除综合征的调查。共有 132 例患者接受了问卷调查，结果表明，腹腔镜手术组和机器人手术组的低位前切除综合征的发生率相似。另一项纳入 ROLARR 试验和 27 个相似研究的系统综述发现，机器人 TME 有更长的手术时间、更早的首次肛门排气时间和更短的住院时间。机器人和腹腔镜 TME 的环周切缘阳性率和复发率相似。

如果不提到成本和手术时间，那么对机器人手术的讨论是不完整的。机器人系统的购置成本可能高达 200 万美元，并且在购买时除了需要使用的所有一次性物品，还需要和公司签一份维护合同，每年约需要 20 万美元。Tyler 等将机器人与腹腔镜结肠切除术进行比较，发现在患者量较小的非教学医院中，机器人的使用更为普遍，并发现在直接住院费用上，机器人手术的成本要高得多（19 000 美元 vs. 14 500 美元）。迄今为止，机器人手术与腹腔镜手术相比，尚未见到功能上的差异。已有数据表明机器人手术可能对肥胖男性有益，并可能降低该人群的转化率，但是必须强调的是，避免 1 例中转开腹发生的花费接近于治疗 11 例病例，这意味着避免一次中转开腹的花费可能会超过 40 000 美元，操作时间最多可能会延长 60 分钟。

单孔机器人平台也在开发中，该平台在行经肛手术时可应用机器人手术的原理。该方法已在尸体试验中应用，并被证明是可行的。该平台的安全性和有效性仍有待进一步研究证实。

七、人工智能和微创手术的未来

微创手术的最新进展之一是人工智能的应用。人工智能的进步有望为外科医师提供帮助，而不是取代外科医师。Park 等报道了他们在大肠切除术中基于人工智能的微灌注分析程序的经验,能够创建彩色映射图像,以实时评估切除平面的安全性。将来,将这种方式用于微创手术中可能有助于确定安全的切除计划,进一步减少并发症。

八、微创手术和外科医师培训

正确、安全地向受训中的外科医师教授腹腔镜结直肠外科手术是一项艰巨的任务,之前相关的研究结果不尽相同。Gorgun 等的最新文章分析了 5 000 例有住院医师参与的腹腔镜结直肠癌手术,发现住院医师参与的手术时间延长,住院时间增加,总体并发症发生率无明显差异。Raval 等和 Iannuzzi 等报道有住院医师参与的开放和腹腔镜结肠切除术的术后并发症增加。Iannuzzi 等报道住院医师参与的结肠部分切除术的主要并发症、次要并发症增加,再手术率升高,手术时间延长。由于文献中的数据并不统一,对受训人员参加腹腔镜结直肠外科手术时,拥有多少手术自主权而不会增加患者的并发症和降低治疗效率尚无定论。最近的一项研究使用了美国外科医师学会国家外科手术质量改进计划的数据来评估住院医师在腹腔镜结直肠切除术中的参与情况。他们分析了 20 785 例腹腔镜结直肠癌手术,并仔细匹配有无住院医师的参与。作者报道有受训人员参与的腹腔镜病例花费的时间要长得多,但有无受训人员参与两组的并发症发生率差异无统计学意义。现如今,上级医师必须花费时间和精力在微创结直肠手术技术方面培训未来的外科医师,以利于该领域有更好的发展。

九、微创结直肠手术中的快速康复护理路径

结直肠切除术被认为是与长期住院相关的大手术,有并发症的风险。除了对患者康复造成负面影响,长期住院还给医疗保健系统增加经济负担。1999—2000 年,结直肠切除术的花费估计为 17.5 亿美元。这引发了更多关注有效术后

护理的研究。

加速术后康复主要关注康复的不同层面,包括减少住院时间、相关并发症发生率及相关费用。研究表明,快速康复护理路径可以缩短住院时间,并更快恢复日常活动。腹腔镜手术自然被纳入早期康复方案。Delaney 等比较采用早期活动和饮食控制康复方案的腹腔镜手术与开放结肠切除术的短期结局,研究报道快速康复护理路径可以在所有年龄段的人群中安全实施。在老年患者中,住院时间缩短还有一些其他好处,包括并发症发生率和病死率降低。研究还报道这些方法可以与腹腔镜结合使用,从而缩短住院时间,多达 10% 的患者在术后 24 小时出院。快速康复护理路径可以改善术后功能,通过早期康复和缩短住院时间使患者受益。

术后疼痛管理是优化术后护理的重点,对术后康复有重要影响。术后疼痛控制旨在最大限度地减少患者的痛苦,同时尽可能减少副作用。研究报道多模式疼痛管理方法为患者带来了最大的好处。笔者所在机构采用的方法为:使用非甾体抗炎药(nonsteroidal anti-inflammatory drug,NSAID)、阿片类药物和硬膜外麻醉。非甾体抗炎药提供额外的抗炎作用,与其他药物合用时,可减少镇痛需求。阿片类镇痛药以静脉注射形式使用,也可用于患者自控镇痛(patient-controlled analgesia,PCA)。通过 PCA 使用阿片类药物可使患者控制剂量,这可能使得患者接受的剂量更低。已有对硬膜外麻醉的疼痛处理研究,研究发现它可以减少术后肠梗阻的持续时间。一项随机对照试验比较了早期康复中使用阿片类药物与常规护理,发现对照组出院后阿片类药物的使用明显更多。

术后肠功能的早期恢复也得到关注,术后肠梗阻已成为术后处理的热门话题。术后肠梗阻是术后肠蠕动的暂时停止,一般认为是神经性的,由术中操作、局部炎症反应和阿片类药物的使用引起。小肠是术后最先恢复功能的肠段,其次是胃和大肠。研究表明,男性和肠管吻合与术

后肠梗阻的风险升高有关。腹腔镜手术和年龄小与术后肠梗阻风险降低相关。认识到患者中的这些危险因素有助于术后肠梗阻的早期诊断和处理。

肠梗阻的常规治疗包括胃肠减压和静脉输液支持治疗。近年来,已有针对药物制剂在预防和治疗术后肠梗阻中作用的研究。其中一种药物是阿片受体拮抗剂爱维莫潘(alvimopan)。结果表明爱维莫潘可有效减少术后恶心和术后肠梗阻。

Liska 等报道了经历结直肠手术后 269 例未实施快速康复患者和 135 例实施快速康复的患者,所有患者中炎症性肠病占 45.8%,恶性肿瘤占 19.6%。研究发现快速康复组患者术后住院时间更短,住院费用降低了 13.4%。多因素分析发现,采用快速康复方案和腹腔镜手术是缩短住院时间的独立预测因素。

十、结论

作为癌症治疗的一部分,结直肠癌的微创外科手术已被广泛接受。如今大多数结肠和直肠肿瘤手术都可以采用微创方法进行,微创手术有良好的短期和长期的功能学和肿瘤学结局。手术的结局比具体用于手术的微创手术模式更加重要。随着新技术的发展,外科医师对用于不同肿瘤和患者的各种方法都要适应。

(Conor P.Delaney,Ipek Sapci,
Michael A Valente 著;许东浩 译)

参考文献

[1] Clinical Outcomes of Surgical Therapy Study Group, NELSON H,SARGENT D J,et al. A comparison of laparoscopically assisted and open colectomy for colon Cancer [J]. N Engl J Med,2004,350(20):2050-2059.

[2] JAYNE D G,GUILLOU P J,THORPE H,et al. Randomized trial of laparoscopic-assisted resection of colorectal carcinoma:3-year results of the UK MRC CLASICC Trial Group [J]. J Clin Oncol,2007 25(21):3061-3068.

[3] JEONG S Y,PARK J W,NAM B H,et al. Open versus laparoscopic surgery for mid-rectal or low-rectal cancer after neoadjuvant chemoradiotherapy (COREAN trial):survival outcomes of an open-label,non-inferiority,randomised controlled trial [J]. Lancet Oncol,2014,15(7):767-774.

[4] STEVENSON A R,SOLOMON M J,LUMLEY J W,et al. Effect of laparoscopic-assisted resection vs open resection on pathological outcomes in rectal cancer:The ALaCaRT randomized clinical trial [J]. JAMA,2015,314(13):1356-1363.

[5] FLESHMAN J,BRANDA M,SARGENT D J,et al. Effect of laparoscopic-assisted resection vs open resection of stage II or III rectal cancer on pathologic outcomes:The ACOSOG Z6051 randomized clinical trial [J]. JAMA,2015,314(13):1346-1355.

[6] LACY A M,TASENDE M M,DELGADO S,et al. Transanal total mesorectal excision for rectal cancer:outcomes after 140 patients [J]. J Am Coll Surg,2015,221(2):415-423.

[7] JAYNE D,PIGAZZI A,MARSHALL H,et al. Effect of robotic-assisted vs conventional laparoscopic surgery on risk of conversion to open laparotomy among patients undergoing resection for rectal cancer:The ROLARR randomized clinical trial [J]. JAMA,2017,318(16):1569-1580.

[8] BARBASH G I,GLIED S A. New technology and health care costs--the case of robot-assisted surgery [J]. N Engl J Med,2010,363(8):701-704.

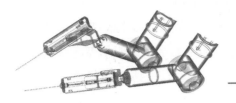

第二章

设备、器械与使用技巧

第一节　能量平台

　　能量平台（energy platform）是一种用以剥离和切割病变部位，并对损伤界面进行凝血和血管闭合处理的微创手术的执行设备。微创手术的能量平台主要包括高频电刀、超声手术刀、血管闭合系统和氩气刀等。它将电外科单极切割凝血、双极切割凝血、血管闭合、组织闭合等功能集于一身，与传统手术相比，大大缩短了手术时间，减少了手术出血量，降低了术后并发症发生率，可广泛用于消化系统手术、女性生殖系统手术，如食管、胃肠、肝、胰腺、子宫全切术等各类腔镜手术。所以，作为一名外科医师，应熟练掌握能量平台的结构原理、功能、使用及保养方法，以便更好地完成手术，提高仪器的使用寿命。

一、结构与原理

　　能量平台具有三个独立彩色显示屏，可独立控制相对应的模式及功能。主机面板输出端口由两个单极手控输出端口、一个腔镜输出端口、一个双极输出端口、两个血管闭合输出端口、一个负极板输出端口组成（图2-1）。能量平台的工作原理包括单极模式、双极模式和大血管闭

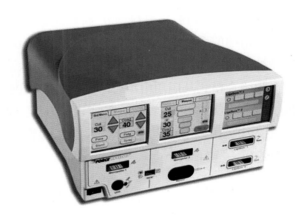

图2-1　能量平台

合模式。单极模式是用一完整的电路来切割和凝固组织，该电路由高频电刀内的高频发生器、患者极板、接连导线和电极组成。在大多数情况下，电流通过有效导线和电极穿过患者，再由患者极板及其导线返回高频电刀的发生器。高频电刀的加热效应能摧毁病变组织，但它并不是像电烧灼器那样，由加热电极或刀头产生的，而是将高电流密度的高频电流聚集起来，直接摧毁位于与有效电极尖端相接触一点下的组织。当与有效电极相接触或相邻近的组织或细胞的温度上升到细胞中的蛋白质变性的时候，便产生凝血，这种精确的外科效果是由波形、电压、电流、

组织的类型和电极的形状及大小决定的。为避免在电流离开患者返回高频电刀时继续对组织加热以致灼伤患者,单极装置中的患者极板必须具有相对大的和患者相接触的面积,以提供低阻抗和低电流密度的通道。另外,与地隔离的输出系统使得高频电刀的电流不再需要和患者、大地之间的辅助通道,从而减少了可能和接地物相接触的体部被灼烧的危险性。若采用以地为基准的系统,灼伤的危险性要比绝缘输出系统大。双极模式是通过双极镊子的两个尖端向机体组织提供高频电能,使双极镊子两端之间的血管脱水而凝固,达到止血的目的。它的作用范围只限于镊子两端之间,对机体组织的损伤程度和影响范围远比单极方式要小得多,适用于对小血管(直径 <4mm)和输卵管的封闭。故双极电凝多用于神经外科、显微外科、五官科、妇产科以及手外科等较为精细的手术中。双极电凝的安全性正在逐渐被人们所认识,其使用范围也在逐渐扩大。大血管闭合模式是应用组织感应技术和智能主机技术,输出高频电能,结合血管钳口压力,使人体组织内胶原蛋白和纤维蛋白溶解变性,血管壁熔合形成一透明带,产生永久性管腔闭合。

二、功能

(一) 电刀功能

1. 能量平台中的电刀功能包括切割和凝血。切割是指难以辨认的火花导致细胞的快速爆裂。凝血是指低密度电流导致细胞脱水和皱缩,细胞内液蒸发。电刀分单极模式和双极模式。单极模式包括纯切、混切、凝切、电灼、喷凝。纯切是指在几乎不止血的情况下对组织进行干净且精确的切割,如整形、烧伤切痂等。混切是指"切-凝-切-凝"的混合模式,适用于任何组织,相对能满足切的需要,同时又能提供良好的凝血效果。凝切是指将止血与分离独特地结合在一起,可减慢速度以提高止血效果,或加快速度以实现快速分离。其散热能力相当于或优于切割或混合模式。电灼是指激活电极发出的

电火花经过空气到达患者的组织而使组织凝固。因为在电灼期间电极会意想不到地喷出火花,所以对敏感组织或在狭小的范围内采用电灼会使手术复杂化。当手术部位的组织变干燥并对电流形成较大的电阻时,会偶然向邻近处射出火花。喷凝能实现更广泛的电灼,穿透较浅、受影响的组织面积大,适用于大面积的组织渗血而只造成非常浅表的组织焦痂层。双极模式分为双极切割和双极凝血,其中,双极切割是比较理想的模式,双极凝血目前用双极镊子比较多。双极凝血包括精细凝、标准凝和强凝。精细凝可精确和精细地控制干燥量。标准凝为传统的低压双极输出。强凝可在进行双极切割或快速凝血时采用,在很大的组织类型范围内保持功率恒定。

2. 能量平台中的电刀功能有 2 个电刀笔接口、1 个腔镜下单极器械接口、1 个双极接口、1 个负极板接口。能量平台有 3 个独立控制的触摸式液晶屏,都有智能接口,可自动识别器械类别,激活相应功能条块,自动设置输出(图 2-2)。电刀笔和血管闭合器械均有脚踏和手动设置。一般采用手动设置,触摸式液晶屏上有脚踏板标记设置成 "X" 的形式即可。

功率调节键

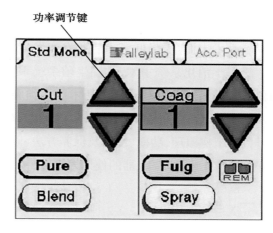

图 2-2 显示屏

3. 能量平台中的电刀功能相比常规电刀具有一定优势。新一代的 Valley lab/威利模式实现了单极切割和凝血的完美结合,通过采用更低的功率设置达到更低的热损伤、更少的电弧、更少的

焦痂,比传统电凝更平滑地穿过组织,大大增强了传统单极切割和凝血的可控性,穿过组织快速,具有平滑的切割效果,慢速或点凝都具有极好的凝血效果。另外,能量平台中的电刀功能更容易平滑地穿过组织。与使用能量平台的手术效果比较,传统手术的淋巴结清扫,多使用电刀、剪刀进行解剖与分离操作,不仅费时、费力而且存在异物残留、线结松脱、手术时间长、出血量大等弊端。而使用能量平台(LigaSure)可安全闭合人体直径7mm内的动、静脉,具有热传导范围小、组织粘连、焦痂形成少等优点,有效解决了传统手术存在的弊端,缩短了手术时间,减少了手术创伤与术后感染、粘连等并发症的发生,已成为目前胃肠手术尤其腹腔镜胃肠手术较理想的手术设备。

4. 多功能刀笔上有五个挡位可以调节功率,还可以通过触摸屏来调节功率。对于特殊情况,可通过手动调节选择预设功率等级外的功率大小(图2-3)。

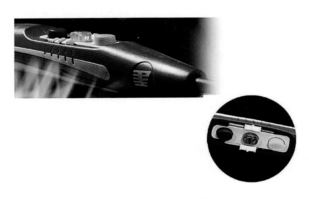

图 2-3　多功能刀笔

(二)双极功能
包括三种双极输出模式。

1. **精确双极**　用于神经外科和显微外科。

2. **标准双极**　用于神经外科和普通双极电凝手术。即当两镊子中间的组织或血管已被凝固而电阻达到100Ω时,输出功率直线下降,从而有效地防止了镊子的粘连和对组织的过度灼烧(图2-4)。

3. **宏双极**　用于现代腔镜外科,即腔镜中使用的双极切割和双极凝血。

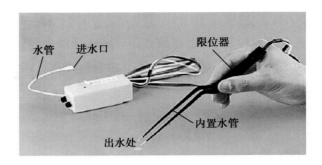

图 2-4　双极镊

(三)大血管闭合功能
1. 能直接闭合直径7mm以下的动、静脉血管。屏幕下方有2个大血管闭合器械接口,器械可以手控激活或脚控激活,自动设置血管闭合强度,无须手动调节(图2-5)。

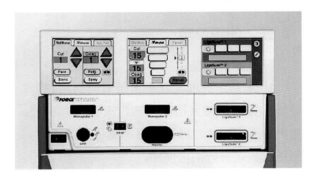

图 2-5　器械接口

2. 能量输出设置,推荐设置两个条块,接上器械后机器会自动地默认为2个条块设置,闭合能量较低不适用于中等或较厚的组织,可能会出现重夹警示。三个条块设置时,闭合时间更长不适用于闭合孤立的小血管(图2-6)。

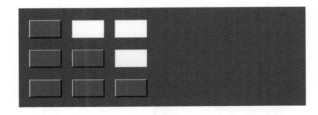

图 2-6　能量输出设置

3. 使用大血管闭合器械时会发生主机报警,在对应的显示屏上会有中文对话框提醒报警的原因,发生比较多的原因包括:①使用器械夹取的组织过多或者过少;②闭合的时间不够。在夹取组织时,要将组织放在钳口两条黑线之间。使用时一定要听到机器报警后再进行分离。术中、术后清洗器械要耐心仔细。每激活 3~4 次即清洁器械,用湿纱布清洁钳口表面和边缘,不可用刀片刮。不建议将血管闭合器与其他腔镜器械放在一起消毒。

4. 该系统能安全地永久性闭合直径 1~7mm 的血管、淋巴管和组织束,直接闭合组织束无须切开或剥离。单极电切和电凝的完美结合,减少了焦痂、热损伤和电火花,比传统的电凝模式更容易穿过组织,大大缩短了手术时间,减少了手术出血,减轻了手术创伤,降低了术后并发症的发生率。

三、使用说明

(一)术前准备

1. 术前 1 天准备好手术所需的用品、敷料、器械。普通器械采用高压蒸汽灭菌,能量平台、超声刀等不耐热器械用低温等离子灭菌法,确保所用器械在有效期内使用。

2. 检查各种仪器、设备的工作状态,保证仪器、设备性能完好。

3. 打开电源开关,确认自检成功完成,此时患者回路电极板会报警,REM 红灯闪亮;将患者回路电极板贴在患者身体适当位置,此时 REM 报警解除,绿灯闪亮。

4. 根据手术需要将脚踏开关(图 2-7、图 2-8)及单极、双极、LigaSure 等外科手术器械连接到

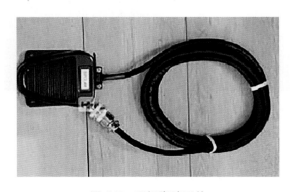

图 2-7 双极脚踏开关

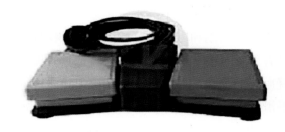

图 2-8 电凝钩脚踏开关

相应的插座。第一个屏幕和第二个屏幕下方的插槽只能同时插一把器械,第三个屏幕下方的插槽可同时插入两把 LigaSure 器械,但不能同时激活或输出。

(二)术后维护

1. **断开附件的连接** 关掉电源,从患者身上拆除回路板。断开所有附件与前面板的连接,如果是一次性附件,根据使用说明处置使用后的附件。如果是可重复使用附件,请根据生产商的说明对附件进行清洗、消毒。存放使用过的脚踏开关。

2. **清洗机器** 清洗前,请关闭电源,拔掉电源插头。术后在流动水下冲洗前端(器械把手部分不可浸泡),再选用酶洗,酶浸泡 5~10 分钟,用高压水枪彻底冲洗,用气枪吹干后采用低温等离子灭菌消毒,灭菌时防压,避免受压变形,这样可有效延长仪器使用寿命。打包后用低温等离子消毒灭菌,注意消毒时打开钳口,并套保护帽保护。能量平台的各种手柄都比较精密,最好定专人保养管理。一般每年对设备进行 2~3 次常规维护与保养。根据设备的运行情况,对主机内部定时清洁灰尘,用柔性清洁剂或消毒剂溶液及湿布彻底擦洗能量平台的表面及电源线。注意防止液体流入机壳。禁止使用磨蚀剂、消毒液(如甲醛)、有机溶剂或其他可能擦伤面板或损坏机器的物质清洗机器。

四、注意事项

1. 使用前要检查主机接地点,应可靠接地,防止因接地点悬空而带电。

2. 检查所有器械及其连接情况,确认器械

的工作性能达到要求。

3. 术前应确认功率设定值是否正确,如不知正确的功率设定值,则应调到低设定值,然后小心增加功率,直至达到期望的效果。

4. 进行电外科手术时,患者不得与接地的金属物直接接触,如无法避免,则尽可能在患者与接地物间垫衬干纱布,并且不要使用金属针电极。

5. 在使用间隙,尽快清洁器械的前端电极,去除残留的焦痂,可用湿纱布擦拭干净,切记不可用刀、剪等硬质物品刮洗,可用生理盐水浸泡电极前端,以保证器械的使用效果。

6. 在单机操作时,注意尽可能不要采用止血钳止血的方式,单机使用时,要粘贴双片负极板,使负极板与皮肤紧密接触,并随时检查患者回路电极板。

7. 使用腔镜器械时,能量平台大功率长时间工作情况下会在套管上感应到大电流,要确保腹腔镜的绝缘层完好无损,绝缘层的损坏会导致金属间产生火花,刺激神经肌肉以及对相邻组织外发出火花。

第二节 微创设备和器械

结直肠癌的微创手术主要指腹腔镜、机器人以及内镜手术,相较于传统开腹手术,其腹腔清扫范围和操作并无太大区别,但微创手术切口小,出血少,手术视野清晰,术后恢复快,疼痛更轻,不仅手术切口相对美观,还减少了并发症的发生。一般普通外科手术配有气腹机、成像系统、光源系统、灌流系统、高频电刀或超声刀,以及配套手术器械,如穿刺器、转换器、电钩、电针、各类钛夹钳、抓取钳、剥离钳、打结钳、活检钳、去石钳、剪刀等。

一、腹腔镜系统

腹腔镜手术是利用腹腔镜及其相关器械进行的手术。其工作原理是创造人工气腹作为

观察和操作空间,用穿刺器通过腹壁几个直径为0.5~1.0cm的小孔建立腹腔与外界的通道(图2-9),使用冷光源提供照明,将腹腔镜镜头插入腹腔内,运用现代成像技术将镜头拍摄到的手术视野通过光导纤维传导至后级信号处理系统,实时显示于监视器上,医师可通过图像进行分析判断,并使用腹腔镜器械进行手术。

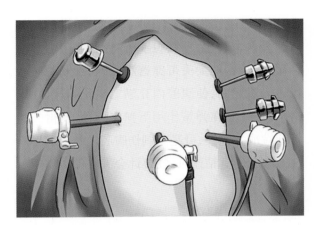

图 2-9 腹腔镜手术器械布局

(一) 气腹系统

气腹系统主要有气腹机、气腹针、充气导管和二氧化碳气瓶。

1. **气腹机** 气腹机是向腹腔内充气,建立和维持气腹的装置,通过气腹机的机械加压充气,使腹壁与脏器分开,为手术提供足够的操作空间,同时可以避免穿刺套管刺入腹腔时损伤脏器(图2-10)。一般多采用二氧化碳气体建立气腹,因为二氧化碳有很强的脂溶性和弥散作用,易溶解于血液,不易造成气体栓塞,且具有不助燃性,价格低廉。

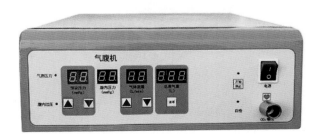

图 2-10 气腹机

目前使用的全自动气腹机充气速度最高可达 40L/min，不仅可以自动控制和调节腹内压及流量，有些还有气体预热功能，可以减少镜头气雾的形成，保持术野清晰。

2. **气腹针**　气腹针主要用于腹腔穿刺，外鞘直径一般为 2mm，长度有 80mm、120mm、150mm 等不同规格，由尖锐的针鞘和钝头的针芯组成（图 2-11）。针芯的前端圆钝、中空、有侧孔，可以通过针芯注气、注水和抽吸；针芯的尾部有弹簧保护装置，穿刺腹壁时，针芯遇阻力缩回针鞘内，针鞘的尖头可穿透腹壁，当针鞘刺破腹膜进入腹腔内，使腹腔内充满二氧化碳气体，阻力消失，针芯在弹簧作用下弹出针鞘，使得气腹针前端成为钝头，可避免刺伤腹腔内脏器。但应注意腹腔内有粘连时，气腹针会失去保护作用。

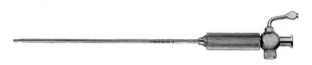

图 2-11　气腹针

（二）光学系统

腹腔镜摄像系统由腹腔镜、光源、摄像机、信号转换器、监视器等组成。

1. **腹腔镜**　腹腔镜是一种带有微型摄像头的医疗器械，按直径有 10mm、5mm、2.5mm 各种规格，按角度有 0°、30° 等不同视角，0° 为前视镜，视野小，方向固定；30° 为前斜视镜，视野大，适合开展比较复杂的腹腔镜手术（图 2-12）。

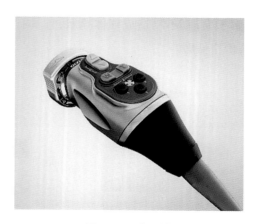

图 2-12　腹腔镜

2. **光源**　现均为冷光源，作用是为医用内镜或微创手术提供照明。主要由光源主机、导光束组成。目前有卤素灯、金属卤化物灯和氙灯 3 种光源。导光束通常有玻璃纤维和液态水晶两种类型。

3. **摄像机**　由摄像头、摄像电缆及信号转换器组成。摄像头与腹腔镜目镜相接，其传感器一般选择电荷耦合器件（charge-coupled device，CCD）。CCD 是一种半导体器件，可以根据光学原理将光学影像转换成电信号。

4. **信号转换器**　信号转换器将摄像头传入的电信号转换为视频信号，输入到监视器。

5. **监视器**　术者可通过观察监视器图像清晰地观察患者腹腔内病变并进行分析和操作。

（三）冲洗吸引系统

冲洗吸引系统包括冲洗吸引装置和冲洗吸引管，作用是保证术野清晰，可以观察和保护组织、防止粘连、止血、修复组织等。

（四）电外科系统

切割止血是腹腔镜手术主要的操作之一，目前最常用的切割止血设备是高频电刀及超声刀。

1. **高频电刀**　高频电刀的高频电流透过器械（电刀笔）作用在人体组织时，会使具有黏滞性的体液急剧振动，因摩擦而产生热量，使组织内的水分快速蒸发，以致组织分离或者凝固，这就是以电能代替传统手术刀的基本原理。而人体的神经、肌肉系统对此高频电刺激的反应极微小，故不会有影响。另外，电刀笔为针形或刃形的金属电极，接触组织的面积很小，故作用在组织中的电流密度很大，可以在一瞬间产生大量的热，电极下的组织瞬间爆发性地蒸发掉，便可以分裂成一个窄而平坦、深几毫米的切口，而且还可以使血管中的血液凝固，代替结扎，完成切口止血工作。

高频电刀是目前腹腔镜手术最常用的切割止血工具，使用十分方便、有效且经济，在外科、妇科腹腔手术中都有广泛应用。高频电刀的工作机制核心是利用电流通过机体所产生的热损害作用进行电凝和电切,其工作温度可达100~200℃,电凝损伤可波及周围5mm范围。一般电刀输出功率为150~200W,手术时常用功率为60~80W,最大输出功率不应超过200W,以保证患者安全。因为在密闭体腔内使用电刀,电流运动存在"趋肤效应",有意外伤及远处器官特别是空腔脏器如肠管等的可能,控制较低频率、负极板贴在手术邻近部位有助避免意外损伤。

2. 超声刀　超声刀的工作原理是将电能转化为机械能,通过超声频率发生器使金属刀头以55.5kHz的超声频率进行机械振荡,带动组织振动,凝血是借助组织细胞内的高频振荡摧毁蛋白的氢键和振动组织时产热导致蛋白变性进而达到封闭血管的目的。超声刀具有分离、抓持、凝血、切割的功能,一般配备有5mm、10mm剪刀型刀头、5mm钩型及球型刀头等。其中10mm刀头有平面、钝面及锐面三种构造,适用于不同情况的组织分离。超声刀刀头有两叶,一叶是施加超声波的工作叶,另一叶带有一个有齿纹的白色护垫。此白色护垫的作用是为了更好地夹持组织,加强凝血效果,利用其工作叶可像电刀一样直接切割。

在腹腔镜外科手术中广泛使用的单极电刀的工作原理,是电流通过人体组织时电阻增大引起发热至100~200℃高温而使组织细胞变性、坏死、干燥皱缩、气化、炭化、焦痂,达到止血或切割的目的,对于操作比较简单的腹腔镜外科手术,是一种有效和常用的工具,但是由于电刀能够凝固的血管比较细,对于需要处理大小网膜、肠系膜、粘连带等血管多而粗的组织,电刀就显得不够理想,不但出血多,需要的时间长,而且使用钛夹等也比较多。旧式超声刀的振荡频率为24~35kHz,只能切割部分实质性组织,如肝、脑,并保留其中的结缔组织。而新式超声刀的振荡频率为55.5kHz,能够切割除骨组织以外的任何人体组织,且其凝血效果比较好,可以安全凝固直径3mm以下的动、静脉,甚至可以凝固直径5mm的血管。和电刀比较,超声刀在腹腔镜外

科手术中的应用具有明显的优点,如其精确的切割作用,使它可安全地在重要的脏器和大血管旁边进行分离切割;少烟、少焦痂使腹腔镜手术视野更清晰、缩短手术时间;无电流通过人体使手术更安全,减少了并发症的发生;超声刀使腹腔镜胃肠道手术等操作比较复杂的手术时间和手术出血量明显下降,手术难度下降,使其推广普及成为可能。

HARMONIC超声止血刀的工作频率为55.5kHz,刀头振动幅度为50~100μm,配备有10mm剪刀型超声止血刀头(LaparoSonic Coagulating Shears,LCS)、5mm LCS(有直和弯形刀头)、5mm钩型及球型刀头;10mm LCS有平面、钝面及锐面三种功能,以适合不同情况的组织切割,5mm LCS为圆柱形,还有适于开腹手术使用的短形刀头,功率输出设定为5挡(图2-13)。

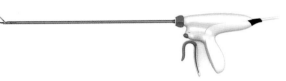

图2-13　HARMONIC HD 1000i 超声刀

3. 氩气刀　采用氩气可增强电外科凝血作用。这类装置可对血管丰富的脏器的出血表面进行快速止血,氩气增强系统也可用来控制其他组织如骨髓、肺和肌肉出血等。有的高频电刀组有氩气增强系统;氩气增强系统也有单独式的,可与某些高频电刀配合使用。

4. 动力系统　配置要求:动力主机1台/套、2.3m微型短轴1根、防水脚踏开关1个、小型矢状锯手柄1个、直身往复锯2个、直身手柄2个、显微反角手柄1个、枪式显微矢状锯2个、笔试显微往复锯1个、显微直身钻手柄1个、显微摆动锯手柄1只、无菌润滑油1只、喷油1只。

5. LigaSure　LigaSure血管闭合系统是一种新型的止血设备。其工作原理是使血管壁的胶原蛋白和纤维蛋白溶解变性,血管壁熔合形成透明带,产生永久性管腔闭合,从而使血管封闭,可以封闭直径7mm以下的血管和组织束,无须

事先分离和骨骼化。在大血管封闭或肝叶、脾切除中，有明显的优越性，手术时无须做任何结扎，减少操作，节省手术时间，但不能做精细的解剖。

6. **百克钳** 其优点为血管无须单独剥离；配件与VIO主机同步配合可产生快速有效的电凝效果；高经济效益，可重复使用，可节省手术时间及缝合材料；具有"自动停止功能"，安全，避免过度电凝；配件插入主机时，整个系统将自动进行参数配置。

7. **双极钳** 为双极，用于分离和凝固。

8. **负极板** 有效帮助避免局部电流过强，以及局部组织温度过高对患者的影响，是一种比较薄而有弹性的材料，可自由贴附于皮肤表面，具有良好的导电性能和黏附力。

（五）腹腔镜手术器械

1. **套管针与转换帽** 套管针包括穿刺锥和套管鞘，按材料分为两类：可反复使用的金属套管针和一次性使用的塑料套管针。套管鞘的前端有平头和斜头两种，术中套管鞘不慎脱出时，斜头套管容易重新插入腹腔。穿刺锥有圆锥型和多刃型，两者各有优缺点：前者穿刺时不易损伤腹壁血管，但较钝，穿刺时较费力；后者穿刺时省力，但对腹壁损伤较大。套管针尾端有自行关闭的阀门防止漏气。套管针内径为3~33mm，腹腔镜外科最常用5mm和10mm两种。转换帽与套管针尾端相接，可在不同外径之间变换，容纳不同外径的手术器械通过。

2. **分离钳** 分离钳有直头与弯头两种。钳杆及柄绝缘，尖头及尾端导电，不通电时用作组织分离，通电时可用作电凝止血。分离钳外径5mm，一般可360°旋转，便于操作。分离钳主要用于分离、止血、牵引及缝合打结。

3. **抓钳** 抓钳常根据对组织抓持损伤程度分有创和无创两类。杆柄可无绝缘层。常用有锯齿形抓钳、鼠齿形抓钳、匙形咬口抓钳。外径有5mm和10mm两种，长度为320mm，器械手柄长，有棘轮结构状锁扣，有助减轻手术时手控疲劳。抓钳主要作用是对组织钳夹、牵引及固定。

4. **电凝钩** 电凝钩是腹腔镜手术常用而重要的器械，可用于解剖、分离、电切和电凝止血，有L形和直角形（图2-14）。电凝钩是一种消耗性器械，使用时间过久绝缘层易磨损，应注意定期检查。

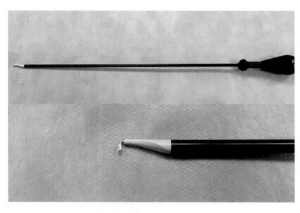

图2-14 电凝钩

5. **生物夹钳施夹器与金属钛夹** 腹腔镜手术的血管、胆囊管等可用金属夹夹闭后离断，以替代结扎。常用的金属夹为钛夹，有大、中、小号，可根据组织的宽度灵活选用。施夹器外径为10mm。

6. **剪刀** 手术剪外径有5mm和10mm两种，一般都带有绝缘层和电极头，可同时止血。常见有直头剪、弯头剪、钩形剪，弯头剪有左弯剪、右弯剪，大多可360°旋转。

7. **持针器** 持针器分直头和弯头两种，一般外径5mm，长度450mm，不带绝缘层，夹持面有罗纹。

8. **电圈套器** 圈套器可用于结扎胆囊管、阑尾根部、含血管的较大块组织，有成品出售，常用可吸收线或者合成线，已经做好一个滑结，套扎拉紧滑结后，在组织液的作用下，线结会部分膨胀，从而使线结更紧不会松脱。

9. **标本袋** 腹腔镜手术标本取出时为避免污染腹腔，需要装进标本袋，便于取出。理想的标本袋应不透水、够结实。有时也可根据手术标本大小用安全套、塑胶手套、一次性尿袋、普通塑料胶袋等自制。

10. 牵开器与腹腔镜拉钩 不同类型的牵开器与腹腔镜拉钩可便于腹腔镜手术时显露某些组织器官。扇形牵开器可用于牵开术野的肝脏、结肠、大网膜等脏器;带翼牵开器适合在食管下段或胃近端手术中用来牵开肝左叶。腹腔镜拉钩以五爪扇形拉钩为代表,拉钩末端有调节旋钮可控制张开范围及弯曲角度。

11. Endo-Stitch 缝合器 Endo-Stitch 一次性缝合器可通过所有适当尺寸的套管套筒或使用转换器的较大尺寸套管套筒,可应用于内镜手术,在软组织中进行间断缝合或连续缝合。

12. 吻合器 腹腔镜线型切割吻合器多用于腹腔镜胃肠手术和其他一些复杂腹腔镜手术,如用来切割和关闭胃和肠管、切割大的血管、行吻合手术等。它可以打出相互咬合成排的钉子,每侧二排或三排互相错开,在钉合时中间的刀片同时将组织切开。钉子的高度为 2.5mm、3.5mm、4.8mm 不等,钉仓的长度有 35mm、45mm、60mm 不等,可根据组织的厚度与宽度灵活选用。部分腹腔镜用线型切割吻合器前端可部分弯曲。

腹腔镜圆形吻合器用于空腔脏器之间的吻合。器械头外径一般有 21mm、25mm、29mm、33mm 四种可供选择。

13. 腹腔镜疝修补钉合器 腹腔镜疝修补钉合器是腹腔镜疝修补的主要器械,也可用于胃底折叠术、阴道悬吊术等的钉合。其外径有 12mm、10mm、5mm 三种,前两种钉合后,金属小钉为"B"字形,后者为小弹簧状。

二、机器人手术系统

机器人手术系统是集多项现代高科技手段于一体的综合体,设计理念是通过使用微创的方法实施复杂的外科手术。

(一)发展历程与临床现状

达芬奇机器人技术是现代外科史上的跨越性进步,是微创外科拓展至复杂疑难手术的大飞跃,是一种完美融合了工业技术和现代医学的疾病诊疗模式。经过几十年发展,达芬奇机器人系统性能大大提升,手术优势日益凸显,全球装机数迅速增长,应用范围广泛覆盖,开展的手术例数快速攀升。余佩武等通过对比分析达芬奇机器人手术系统与传统 2D 腹腔镜和 3D 腹腔镜系统的技术性能,得出达芬奇机器人手术系统在技术方面具有视野清晰、机械臂灵活、术者不易疲劳等显著优势。

1920 年,捷克剧作家 Capek 在《罗萨姆万能机器人公司(R.U.R)》剧本中,首次提出"机器人"这个词语。1959 年"达芬奇机器人之父"Joseph Engelberger 研制了世界首台工业机器人。1985 年首台医用机器人生产,即 PUMA560,用于脑组织活检的导向定位。在此之后,全世界机器人研发相关机构投入很多人力财力来进行医用机器人的生产研究。回顾医用机器人发展历程,临床上最具影响力、覆盖范围最广的是 1993 年美国摩星有限公司(Computer Motion)生产的扶镜机器人伊索(AESOP)和操作机器人宙斯(ZEU)系统,以及美国直观医疗公司(Intuitive Surgical)1999 年开始生产并不断改进的达芬奇机器人系统(Da Vinci surgical system)。宙斯达芬奇机器人由于其局限性,后被美国直观医疗公司收购。当今世界上应用最多、最有效的机器人手术系统是达芬奇机器人手术系统。

截至目前,美国直观医疗公司已推出 3 种类型的达芬奇机器人系统,即 Da Vinci Standard、Da Vinci S System 和 Da Vinci Si System。应用范围最广、最成功的是第三代达芬奇机器人。达芬奇机器人 2000 年获得了美国 FDA 认证,标志其手术功能和疗效得到了官方机构的认可。2003 年开始用于各种心脏外科直视手术,2005 年被正式批准用于妇科微创手术。目前达芬奇机器人已基本涵盖外科手术的大部分领域。2012 年 7 月,我国成立了中国医师协会医学机器人医师分会。随后,我国达芬奇机器人辅助手术开始快速发展,越来越多的达芬奇机器人投入使用,越来越多的手术医师开展达芬奇机器人辅助手术,在达芬奇机器人手术医师及其团队和相关从业人员的共同配合和努力之下,我国在达芬奇机器人手术的部分领域如心脏外科已达到世界先进水平,其他领域如普通外科和泌尿外科等已慢慢跟上世界最高水准。相信在各部门的通力合作之下,我国达芬奇机器人手术将进入一个高峰,随着达芬奇机器人的覆盖,我国微创外科将进入一个新的时期,给患者带来更多福音。

(二)系统组成与常用器械

达芬奇机器人系统由手术机械臂、手术微器械医师控制台、3D 腹腔镜等组成。

1. **控制台** 主刀医师坐在控制台中,位于手术室无菌区之外,使用双手(通过操作两个主控制器)及脚(通过脚踏板)来控制器械和一个 3D 高清内镜。正如在立体目镜中看到的那样,手术器械尖端与外科医师的双手同步运动。

2. **机械臂系统** 机械臂系统是外科手术机器人的操作部件,其主要功能是为器械臂和摄像臂提供支撑。助手医师在无菌区内的床旁机械臂系统边工作,负责更换器械和内镜,协助主刀医师完成手术。为了确保患者安全,助手医师比主刀医师对于床旁机械臂系统的运动具有更高优先控制权。

3. **成像系统** 成像系统内装有外科手术机器人的核心处理器以及图像处理设备,在手术过程中位于无菌区外,可由巡回护士操作,并可放置各类辅助手术设备。外科手术机器人的内镜为高分辨率 3D 镜头,对术野具有 10 倍以上的放大倍数,能为主刀医师带来患者体腔内 3D 立体高清影像,使主刀医师更能把握操作距离,更能辨认解剖结构,提升了手术精确度。

三、三代外科手术技术特点比较

表 2-1 分别从多个层面详细比较了三代外科手术技术的特点。

表 2-1　三代外科手术技术的特点

	传统开腹手术	腹腔镜手术	达芬奇机器人手术
眼手协调	自然的眼手协调	眼手协调降低,视觉范围和操作器械的手不在同一个方向	图像和控制手柄在同一个方向,符合自然的眼手协调
手术控制	术者直接控制术野,但不精细,有时受限制	术者须和持镜的助手配合,才能看到自己想看的视野	术者自行调整镜头,直接看到想看的视野
成像技术	直视 3D 立体图像,但细微结构难以看清	二维平面图像,分辨率不够高,图像易失真	直视 3D 立体高清图像,放大 10~15 倍,比人眼更清晰
灵活性和精准程度	用手指和手腕控制器械,直观、灵活,但有时达不到理想精度	器械只有 4 个自由度,不如人手灵活、精确	仿真手腕器械有 7 个自由度,比人手更灵活、准确
器械控制	直观的同向控制	套管逆转器械的动作,医师须反向操作器械	器械完全模仿术者的动作,直观地同向控制
稳定性	人手存在自然的抖动	套管通过器械放大了人手的震颤	控制器自动滤除震颤,使得器械比人手稳定
创伤性	创伤较大,术后恢复慢	微创,术后恢复较快	微创,术后恢复较快
安全性	常规手术风险	常规手术风险外,存在一些机械故障的可能	常规手术风险外,死机等机械故障的概率大于腔镜手术系统
术者姿势	站立	站立	坐姿,利于完成长时间、复杂的手术

第三节　微创器械的使用技巧

现代外科的快速发展,很大程度上得益于外科手术器械的发展和应用,特别是超声刀和LigaSure血管结扎系统在腹腔镜外科中的应用,使手术切除率明显提高、并发症发生率降低、手术时间缩短。本节将详细介绍超声刀和LigaSure血管结扎系统的使用技巧。

一、超声刀

近年来,超声刀由于在使用时烟雾和焦痂少、手术视野清晰、切割速度快、产生的热能低、对组织损伤小、止血效果好等优点,被引入腹腔镜外科,广泛应用于腹腔镜手术中。目前临床常用的超声刀集切割、分离、止血、牵拉等功能于一体,更大程度上方便了手术医师的操作,可以说是目前腹腔镜手术主要的手术器械,尤其在腹腔镜胃癌和结直肠癌手术中应用比例可达95%以上。但是,只有正确、熟练地使用超声刀,才能使其发挥最大功效,不当或错误的操作还可能导致超声刀的切割、止血效果不理想、设备容易损坏、发生副损伤。因此,了解超声刀的工作原理、掌握正确有效的超声刀使用技巧、避免错误操作,是腹腔镜外科医师顺利开展腹腔镜结直肠手术的必备技能。

(一) 组成及原理

超声刀由主机、手柄、刀头、脚踏板等主要部件组成。主机是一种可控的微处理机,通过交流电在手柄中驱动声波系统,使变频器产生超声频率。手柄中有一个换能器,通过这个特殊转换装置把主机发生器提供的高频电能转换成超声机械振动能传递至刀头,同时传递超声能量对组织进行止血、切割或凝固。刀头的振动频率约为55.5kHz。经超声刀刀头高频超声振荡,使所接触组织细胞内水分汽化,蛋白氢键断裂,细胞内蛋白质变性,细胞崩解,组织蛋白变性凝固,组织被切开,再通过机械振动产生摩擦热量,组织蛋白受摩擦热量,管腔被凝闭,能在比电外科器械更低的温度下,以最小的组织热损伤达到切割和凝闭同时完成。超声刀的手柄上或脚控器上一般有两个激发装置,一个为高挡位激发装置(MAX),另一个为低挡位激发装置(MIN)(图2-15)。高挡位激发时超声刀切割速度快,但止血效果较差;低挡位激发时超声刀切割速度慢,但止血效果较好。因此,在切断血管或富含血管的组织时,咬合组织后先低挡激发使组织、血管充分凝固后再使用高挡激发切断组织以避免出血。

(二) 超声刀刀头的分类

超声刀刀头有多种类型,可根据使用情况选择刀头来完成不同的手术。钳式超声刀刀头是一种能同时完成凝闭、切割的机械能手术设备,超声刀具有分离、抓持、凝血、切割的功能,一台手术从头到尾只要两把刀头就够了。配备有5mm、10mm剪刀型刀头,5mm钩型及球型刀头等。其中10mm刀头有平面、钝面及锐面三种构

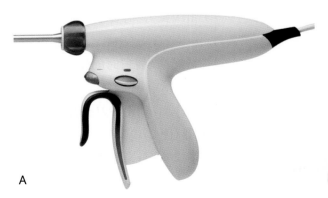
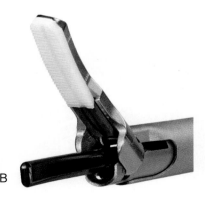

图 2-15　低挡位激发装置
A. 手柄;B. 刀头。

造,适用于不同情况的组织分离。超声刀刀头有两叶,一叶是施加超声波的工作叶,另一叶带有一个有齿纹的白色护垫。此白色护垫的作用是为了更好地夹持组织加强凝血效果,利用其工作叶可像电刀一样直接切割。

(三)超声刀基础操作

1. 切割(图 2-16)

(1)钳口状态:完全关闭,此时钳口张力恒定。

(2)组织张力:适当牵拉,保持张力。

(3)组织位置:置于钳口前 2/3。

(4)工作挡位:使用 MAX 挡激发(5 挡)。

(5)停止操作:观察/感受到组织离断后立即停止。

(6)工作状态:实际是边凝闭边切割,最终切断。

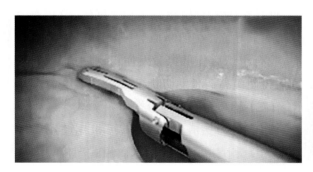

图 2-16 切割

【注意事项】

(1)切割、凝闭同时进行,脉管封闭。

(2)最终完成组织切割。

(3)使用钳口前 2/3(白色垫片)。

(4)根据提示音,及时停止激发。

2. 凝闭(图 2-17)

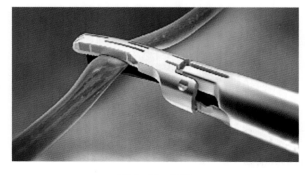

图 2-17 凝闭

(1)钳口状态:完全关闭,此时钳口张力恒定。

(2)组织张力:原位处理,没有张力。

(3)组织位置:钳口码线中间。

(4)工作挡位:使用 MIN 挡激发(视组织情况推荐 1~3 挡)。

(5)停止操作:观察/感受到脉管离断后立即停止激发。

【注意事项】

(1)完全夹闭血管:血管安全关闭。

(2)血管保持原位:确保蛋白质充分变性凝固。

3. 背切(图 2-18)

(1)钳口状态:张开钳口。

(2)组织张力:牵拉组织。

(3)组织位置:置于背切面下方。

(4)工作挡位:使用 MAX 挡激发(5 挡)。

(5)停止操作:观察/感受到组织被切开后,停止激发。

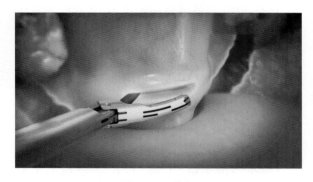

图 2-18 背切

【注意事项】

(1)组织张力:需要牵拉显露提供更好的组织张力。

(2)持续激发:长时间激发温度高,应提升背切速度。

(3)工作面:利用好刀头背面的锐度。

4. 打孔(图 2-19)

(1)钳口状态:张开/微张钳口。

(2)组织张力:适当牵拉,保持张力。

(3)组织位置:紧贴钝头。

(4)工作挡位:使用 MAX 挡激发(5 挡)。

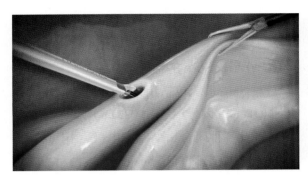

图 2-19　打孔

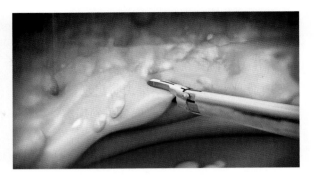

图 2-21　夹持

（5）停止操作：观察/感受到打孔完毕后立即停止激发。

【注意事项】

（1）安全性：注意整个刀头工作面的组织。

（2）钳口状态：微张/张开，避免垫片过多磨损。

5. 分离（图 2-20）

（1）钳口状态：钝性分离时，器械不激发，钳口可以打开/关闭。

（2）组织位置：将目标组织置于钳口前端（不含在钳口内）进行推的动作，或将组织置于钳口侧端进行拨的动作。

（3）工作挡位：不激发能量。

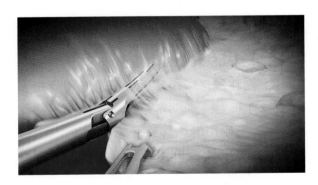

图 2-20　分离

【注意事项】

合理使用推、拨等钝性分离操作，以加快组织处理速度，注意刀头温度，降低不必要的热损伤。

6. 夹持（图 2-21）

（1）钳口状态：关闭。

（2）工作挡位：不进行能量激发。

【注意事项】

注意夹持组织时的刀头温度。

（四）超声刀的优势

与普通电刀比较，超声刀具有如下优势。

1. 热损伤小。单极电刀是利用高频电流发生器产生高频电流使机体组织局部产生高温，从而达到凝固止血目的，其本质上属于热损伤，而超声刀是属于机械损伤部分热损伤，超声刀的工作温度远小于电刀和激光（高频电刀 150℃，激光 350℃），产热少，不会因热传递而损伤周围组织，通常使用的电刀电凝时工作温度为 150~400℃，热效应达 2.5~4mm^2，易损伤周围组织。超声刀使用时局部温度低于 85℃，与传统电刀相比热损伤小；与电刀相比超声刀具有明显优势。

2. 通常术中止血常用结扎、钳夹和电凝等，存在诸多不便。一把超声刀可以完成抓持、切割、凝血等多个操作，可减少器械更换。

3. 切割时超声刀产生的烟雾相对较少，在腹腔镜手术时视野不受影响。

4. 单极高频电刀因工作时电流需要经过身体，易引起邻近组织的损伤。超声刀由于采用超声切割凝固原理，没有电流通过机体，不会发生传导性组织损伤。超声刀刀头分为工作端和非工作端，使用时使非工作端刀头靠近血管或重要脏器，可安全地在重要的脏器和大血管旁边进行分离切割，不会损伤血管和脏器。

（五）使用注意事项

1. 每次开机前连接好脚踏开关及手柄连线

后打开发生器电源开关,机器通过 10 秒自检进入待机模式,每当发生器退出待机方式被激活时,握住刀头使其在空气中悬空并按压脚踏开关或功率水平键,图形显示屏上将出现"正在进行测试"字样,5 秒后检查完成会听到提示音,将刀头放到组织上激活可使用。

2. 启动时发生器默认功率设置为 3 挡(MIN)或 5 挡(MAX),可根据凝血速度和切割速度进行能量调节。除球形凝固器外,所有刀头都使用较高的功率水平以便获得较快的组织切割,使用较低的功率以便进行较大范围的凝固。

3. 使用刀头闭合夹持时间不要过长,不得超过 10 秒,时间过长会损坏刀口上的白色护垫,使超声功率降低导致刀头报废,使用 10 分钟左右把刀头浸泡在生理盐水中按压工作键轻轻抖动,借助气流冲出血块和组织清洗刀头,严禁使用刀头夹持金属物、骨,以免刀头断裂,夹持组织不宜太多。

4. 当系统不使用时将发生器调至待机方式。更换刀头时用刀头扳手顺时针拧紧刀头,不要过分用力,听到两声"咔咔"即可。

二、LigaSure 血管闭合系统

LigaSure 血管闭合系统(LigaSure vessel sealing system),又称双极电热血管闭合装置(electrothermal bipolar vessel sealer,EBVS),是由美国威利公司(Valleylab™)于 1999 年在美国推出的一种新型止血设备,可用于闭合直径 7mm 以内的任何动、静脉,可替代血管夹、缝线及其他一些结扎、止血方法。传统的以能量来闭合血管的技术(如超声刀等设备),只能达到闭合直径≤3mm 血管的水平,而 LigaSure 系统却可以闭合直径达 7mm 的血管,且闭合包含在组织束中的血管时,无须对组织束进行分离,闭合速度快,无异物残留,安全性能好,无烟雾和异味,不产生炭化和焦痂,现已广泛应用于胸、腹腔镜手术和传统的开腹手术中。因此,在腹腔镜手术中,应用 LigaSure 系统联合超声刀是行之有效的方法,而

规范的手术配合也是保证手术顺利完成的至关重要的环节。

(一)LigaSure 的结构原理

LigaSure 系统包括用于开腹手术的标准闭合钳(18cm)、大号闭合钳(23cm)、加长闭合钳(28cm)及各种闭合钳的匹配电极,用于腔镜手术的闭合钳(包括直径 5mm、10mm 两种),以及主机、脚踏开关、电源连接线。LigaSure 结合了实时反馈技术和智能主机技术,可自动识别且不断即时反馈钳间组织的阻抗,并瞬时调整输出的电流、电压,结合电凝钳间加大的压力,使血管壁内胶原蛋白和纤维蛋白溶解变性,血管壁熔合形成透明带,产生永久性的管腔闭合,形成的透明带可以抵御 3 倍于正常人体动脉收缩压的压力,可用于安全闭合直径 7mm 以内的各种血管,同时可用于韧带和组织束的处理(图 2-22)。

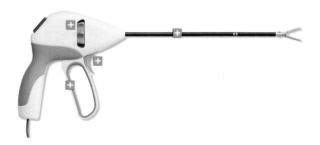

图 2-22　LigaSure 5mm 钝头 23cm 密封和分隔

(二)LigaSure 的基本操作

1. **操作程序**　接通电源—安装闭合钳和电极—打开主机—调节主机输出参数(常规调至 2~3 格),使用时踩脚踏开关。接通电源时,应先确认主机电源开关处于"关"位置。安装 LigaSure 脚踏板插头时要注意颜色相配,当手持器械安装完毕并连接至主机后,打开主机电源开关,系统进行自动检测,确认脚踏板电源线手持器械是否连接正常。如显示灯呈绿色表示正常,红色则提示连接错误。安装电极时应先将不锈钢手持钳的尾部突起嵌入电极尾部的槽中,然后再将电极的中间部分嵌入不锈钢手持钳的钳身,最后将电极前端两边的咬合栓由近至远地轻轻嵌入不锈钢手持钳前端钳口上对应的洞中,最后

放一块湿纱布于钳口中,轻轻关闭,以确保电极前端的咬合栓完全正确地嵌入。

2. 止血方法 将需要结扎的血管分离,用闭合钳夹闭血管或组织束并施加适当压力,踩下闭合器脚踏开关,主机以 200 次/s 的速率传递探测电流到器械前端,并即时进行反馈和决定合适的输出能量。当主机感知闭合完成时,自动停止输出,并提供声音提示。然后在闭合带上靠近切除端剪断血管,如遇较粗血管(如胃左动脉)可闭合 2 次。血管较细可连同组织束一并闭合、切断。

3. 使用注意事项 接电源时,不要与高频电刀使用同一个插线板,应放置在离电刀至少 1m 远处,以免互相干扰。

(三) LigaSure 的优势

1. 可以闭合直径 7mm 以内的血管和组织束。

2. 闭合组织中的血管时无须过多分离。

3. 形成的闭合带可以抵御超过正常收缩压 3 倍的压力。

4. 闭合速度较快,无烟雾,不影响手术视野。

5. 闭合时无异味,不产生炭化,故闭合后无异物残留。

6. 闭合时局部温度不高,热扩散少,热传导距离仅 1.5~2mm,对周围组织无损伤。

(四) LigaSure 的清洁保养与灭菌

LigaSure 系统是手术室精密贵重设备之一,应建立严格的使用和保养制度,专人负责保管,定期检查,保证完好使用。设备使用前应先对使用者进行培训和考核,防止使用过程中因操作失误导致人为损坏,尽量延长使用寿命,在保证手术顺利进行的同时加快手术速度,提高手术质量,以取得较高的社会效益和经济效益。

1. 清洁 手术结束后,应及时彻底地清洗闭合钳和电极,先用适酶浸泡 1 分钟以上,可以分解血液和蛋白质,腔镜用的闭合钳只浸泡钳口端,不要把手柄泡在液体中。清洁开腹手术用的电极时,应用软毛刷轻轻将表面的附着物和微生物刷干净,注意用力不可过大,以免损坏止血面的咬合栓,不可用乙醇擦洗以免产生裂缝,一旦有上述损坏,则不可再用。

2. 保养 使用过程中,不要在没有钳夹组织时闭合钳端、空踩脚踏,长时间使用时,应每隔 10~15 分钟把钳端浸在生理盐水中,以免温度太高形成结痂块,注意保持钳口端清洁,如出现焦痂凝结,洗手护士应及时清理。

3. 灭菌 金属闭合钳选用高压灭菌,电极和腔镜闭合钳选用环氧乙烷、过氧化氢等离子低温灭菌等方法。

LigaSure 与超声刀均为切割止血系统,各有其优缺点,超声刀的应用有利于精细操作,对于较大的组织束及较粗血管的切割止血不如 LigaSure,而 LigaSure 对于精细解剖、根治性淋巴结清扫则显得笨拙,联合应用两者可以取长补短,对缩短手术时间,减少创伤、出血和并发症,会发挥更大的作用。同时也满足了患者减少医疗痛苦的需求,极大地提高了手术的安全性与有效性。随着微电子技术的发展,相信这些尖端技术的普及在外科手术中将有广阔的发展前景。

(任黎 朱德祥)

参考文献

[1] 王旭,张青主. 腹腔镜器械构造与标准操作程序[M]. 上海:上海交通大学出版社,2016.

[2] 彭远飞,冯波,郑民华. 腹腔镜外科设备和器械的发展与应用[J]. 中国医疗器械信息与应用,2006,12(8):9-13.

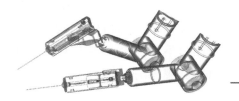

第三章

结肠和直肠的胚胎发育与解剖基础

随着肿瘤微创手术的开展,外科学不断细化了对解剖学结构的认识与应用,并从胚胎发生学角度提出肿瘤微创手术的新理念。本章结合临床,尝试从发生的角度介绍结肠和直肠的胚胎发育与解剖。

第一节　大肠的发生

成体的各种细胞、组织和器官,均来自三胚层最早分化形成的上皮与间充质,此乃是胚胎早期,可以识别,并能够决定形态发生的原基。原基的形成为以后的发生、分化奠定了形态、结构和功能上的基础保证。同时,原基也确定了各自在区域空间上的"边界",最终形成人体器官在出生后的基本位置安排,以及各自在形态结构上的三维空间。

胚胎第3~4周,胚盘的周边向腹侧卷折,形成一条由内胚层构成的纵行上皮管道,称原始消化管或原肠。原始消化管的中段腹侧与卵黄囊通连,称中肠,其头侧和尾侧分别称为前肠和后肠。前肠将分化为十二指肠大乳头以上的消化管,以及肝、胰等消化腺。中肠分化为自十二指肠大乳头至横结肠右侧2/3的消化管。后肠分

化为自横结肠左侧1/3至肛管齿状线以上的消化管,以及膀胱和尿道的大部分。

一、结肠的发生

在内胚层被卷入形成原始消化管的同时,紧贴在内胚层外面的脏壁中胚层同时被卷入,分化形成上皮外面的固有层、黏膜肌层、黏膜下层、固有肌层和外膜等肠壁结构。肠壁结构的分层安排,与其功能相适应。

同时,连于体壁与原始消化管背侧和腹侧的脏壁中胚层,从两侧向正中线靠拢、相贴,形成双层膜状的原始系膜,分别称为背系膜和腹系膜。系膜的两侧覆盖有体腔上皮,以后发育成浆膜。大部分腹系膜在胚胎早期便退化消失(图3-1)。

胚胎第4~7周,随着胃背系膜发育形成网膜囊,和胃顺时针90°旋转,致使不断增长的十二指肠袢以C形弯曲,转向腹腔右侧,其背系膜由正中线移向右侧,并与体后壁愈合消失,使十二指肠大部固定于体后壁,成为腹膜外器官。

快速增长的中肠以矢状位的U形袢(中肠袢)凸向腹侧,并借相连的卵黄蒂,将中肠袢分为头侧的头支和尾侧的尾支。之后,中肠袢以背系膜中的肠系膜上动脉为轴,先后做90°和180°

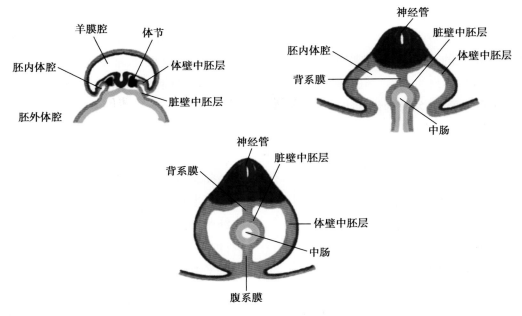

图 3-1 原始系膜的形成

的逆时针旋转,致使肠袢头支从胚体头侧转到右侧,继而转至腹腔左侧;尾支从尾侧转到左侧,再转至腹腔右侧。因此,源于中肠袢头支的空肠和回肠大部位居腹腔中部,源于中肠袢尾支的盲肠芽移至肝右叶下方。盲肠芽以前的部分形成回肠末段,以后的部分发育形成向左横过十二指肠腹侧的横结肠右侧 2/3。盲肠芽发育为盲肠和阑尾,并从肝下方逐渐降至右髂窝,升结肠随之形成。源于后肠的结肠后段被推向腹腔左侧,形成横结肠的左侧 1/3、降结肠、乙状结肠、直肠和肛管的大部分。

中肠袢的增长和定向旋转,使升结肠和降结肠的背系膜分别移向两侧,与体后壁融合而消失。升结肠和降结肠随之被固定于体腔后,成为腹膜间位器官。保留的横结肠系膜由原来的矢状位转变成冠状位,其前叶向上延伸至胰、左肾、左肾上腺表面,构成网膜囊的后壁;后叶向下延续于后腹膜。原始肠管发育上的变化,奠定了结肠在腹腔中的最终位置与形式。

二、直肠的形成与尿生殖窦的发育

后肠末端的膨大部分,称泄殖腔,其腹侧与尿囊相连,尾端由泄殖腔膜封闭。胚胎第 6~7 周,尿囊与后肠之间的间充质增生,由头侧向尾侧、两侧向中线生长,形成突入泄殖腔内的隔膜称尿直肠隔。当尿直肠隔与泄殖腔膜接触后,泄殖腔即被分为腹侧的尿生殖窦和背侧的肛直肠管。随着尿生殖窦的发育,直肠被推向盆后壁,转变成为腹膜间位和外位器官。

尿生殖窦形成后,其上段发育为膀胱,中、下段发育为尿道和阴道前庭。胚胎第 6 周以后,在尿生殖窦的背侧壁,分别由来自间介中胚层的中肾管(沃尔夫管,Wolffian duct)和中肾旁管(米勒管,Müllerian duct)尾端突入并开口。中肾管发育成为输精管、附睾管和开口于尿道前列腺部的射精管,同时衍生出精囊。输精管随睾丸下降,与性腺血管一起构成精索。中肾管尾端发出的输尿管芽,发育成为输尿管,并与尿囊一起形成膀胱三角;如果生殖腺分化为卵巢,中肾旁管的中、上段发育为输卵管,下段两侧合并形成子宫。中肾旁管尾端的窦结节(Müllerian 结节)增生,并与尿生殖窦的内胚层细胞共同形成窦阴道球,发育形成阴道大部。由此可见,泌尿和生殖系统的主要器官和结构均来自间介中胚层,其中由中肾旁管与尿生殖窦分化形成的子宫、阴道、膀胱,与尿道的胚胎源性比直肠更为接近,这可能是子宫肿瘤容易侵犯尿道而较少侵犯直肠的原因。

　　随着泄殖腔的分隔,泄殖腔膜也被分为腹侧的尿生殖膜和背侧的肛膜。肛膜外周的外胚层向内凹陷形成原肛,发育为齿状线以下的肛管部分。尿直肠隔尾端与尿生殖膜的融合部分形成会阴中心腱(图 3-2)。

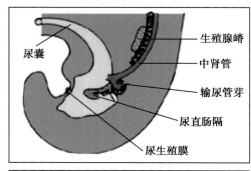

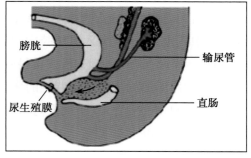

图 3-2　泄殖腔的分隔

三、盆底肌的发生

　　盆底肌来自轴旁中胚层的体节(或泄殖腔周围的间充质)。其中,肛提肌由骶部体节分化形成。尾部体节发育形成的会阴肌,由于尿直肠隔的出现,被分隔为尿生殖膜附近的会阴浅横肌、球海绵体肌、坐骨海绵体肌和会阴深横肌,以及肛膜周围的肛门外括约肌。

第二节　大肠的解剖

　　大肠是消化管的下段,于右髂窝起自回盲口,止于肛门,全长约 1.5m,大约是小肠长度的1/4。大肠全程形似框型,围绕空、回肠的周围,

可分为盲肠、阑尾、结肠、直肠和肛管。与小肠相比,大肠有较粗的管径和较薄的管壁,大肠的主要功能是吸收水分、维生素和无机盐,并形成、推送、储存粪便和控制排便。

一、组织学

　　盲肠、结肠和直肠的组织学结构基本相同。

　　黏膜:黏膜表面光滑,无绒毛。在相对于横沟处有半月形皱襞。黏膜上皮为单层柱状,由吸收细胞和杯状细胞组成。固有层为疏松结缔组织,内有稠密的大肠腺,分泌黏液。黏膜肌层为薄层平滑肌。

　　黏膜下层:为结缔组织,内含有小血管和淋巴管。

　　肌层:由内环和外纵两层平滑肌组成。环形肌和纵行肌分别在对应的横沟与结肠带处局部增厚。

　　外膜:大肠外膜由浆膜和结缔组织组成。浆膜由薄层结缔组织与间皮共同构成,主要分布于盲肠、横结肠、乙状结肠等内位器官,以及升结肠与降结肠的前侧壁,直肠上 1/3 段的大部分和中 1/3 段的前壁。其余大肠外膜均为结缔组织,称纤维膜,与周围结缔组织无明显界限。

　　肠壁结缔组织呈三维立体结构,且为相互通联的网络,含有流动的组织液和丰富的毛细血管及毛细淋巴管。这种结构可能是结直肠肿瘤出现早期转移或扩散的主要原因(图 3-3)。

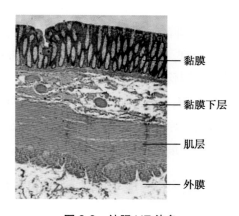

图 3-3　结肠 HE 染色

二、结肠和直肠的解剖

除直肠、肛管和阑尾外,结肠和盲肠外形具有鲜明特征,即结肠带、结肠袋和肠脂垂。结肠带有 3 条,由肠壁的纵行肌增厚所形成,汇聚于阑尾根部。3 条结肠带分别称为网膜带、系膜带和独立带。网膜带因大网膜附着横结肠而得名;系膜带位于横结肠的系膜缘,在其他各段结肠位于肠管的后内侧缘;独立带位于横结肠下缘的大网膜后面,在其他结肠的前壁。结肠袋由肠壁横沟间隔,呈向外的节段状膨隆,因结肠带短于肠管,由肠壁皱缩形成。横沟处肠壁环形肌层较发达,致使肠黏膜突起,形成半月状皱襞,称结肠半月襞。肠脂垂沿结肠带两侧分布,为从浆膜下突出的脂肪附属物。

(一)盲肠

盲肠是结肠的起始部,长 6~7cm,位于右髂窝。其下端为盲端,呈囊袋状,向上续为升结肠。在盲肠的后内侧壁,有回肠末端突入的开口,称回盲口。回肠环形肌在此增厚,形成覆以黏膜的上、下两片回盲瓣。盲肠多为腹膜内位器官,有一定的活动度。约 5% 的盲肠后壁无腹膜,或后壁直接被结缔组织固定于髂窝。

(二)阑尾

阑尾是一条外形呈蚓蚓状的管状器官,直径约小于 1.0cm,长 5~7cm。阑尾根部较为固定,多在回盲口的后下方约 2cm 处,开口于盲肠。阑尾的远端位置变化较大,其中以回肠下位和盲肠后位多见。盲肠后位阑尾,多数与腹后壁相贴,较为固定。3 条结肠带汇聚于阑尾根部,形成一完整的外纵肌被膜。阑尾系膜呈三角形,悬挂于回肠系膜后方,或由回肠系膜延续形成。

(三)结肠

结肠是介于盲肠与直肠之间的一段大肠,分为升结肠、横结肠、降结肠和乙状结肠 4 部分,其起始端直径约 6cm,随着走向远端管径逐渐变小,至乙状结肠末端约为 2.5cm,这是结肠腔最狭窄的部位。

1. **升结肠** 升结肠长约 15cm,起自右髂窝的盲肠上端,沿腰方肌向上,至肝右叶下方,右肾下极前面,转折向左移行于横结肠。转折区为结肠肝曲(或右曲)。升结肠属腹膜间位器官,前面和两侧有腹膜覆盖。后面借结缔组织(Toldt's 筋膜)贴附于腹后壁,活动度甚小。有报道男性和女性分别有约 16% 和 11% 的升结肠被腹膜完全包裹,或伴有短窄的系膜。

2. **横结肠** 横结肠长 45~50cm,始于结肠肝曲,向左后上至脾门下方,向前下转折形成结肠脾曲(或左曲),续于降结肠。横结肠属腹膜内位器官,活动度较大,中间部分可下垂至脐水平或脐以下。结肠肝曲由肾结肠韧带固定于腹后壁,结肠脾曲被脾下方的膈结肠韧带固定。因此,结肠脾曲角度大于结肠肝曲,且位置更高、深,毗邻胰尾及脾门。横结肠系膜根横过右肾下极、十二指肠降部和胰头前面,沿胰下缘至左肾前方的结肠脾曲。

3. **降结肠** 降结肠长约 25cm,起自结肠脾曲,沿左肾外侧缘和腰方肌前面下降,至髂嵴水平附近续于乙状结肠。降结肠与升结肠一样,同为腹膜间位器官,借结缔组织(Toldt's 筋膜)贴附于腹后壁,但位置更靠后,管径亦小于升结肠,前方常被小肠袢覆盖。

4. **乙状结肠** 乙状结肠长约 40cm,于髂嵴处起自降结肠,沿髂窝转入盆腔内,全长呈"乙"字形弯曲,至第 3 骶椎平面续于直肠。乙状结肠通过系膜连于盆腔左后壁,属腹膜内位器官,活动度较大。乙状结肠系膜中间部分较宽长,两端逐渐变短而消失。乙状结肠系膜根沿髂窝行向内上,于腰大肌表面越过性腺血管,腰大肌内侧缘越过输尿管和深面的髂总动脉分叉。因此,整个系膜根呈一开口向下的倒 V 形凹陷,称乙状结肠间隐窝,其顶端深面即为输尿管和髂总动脉的分叉点。

(四)直肠

直肠位于盆腔内,全长 12~14cm。上端于第 3 骶椎水平续接乙状结肠,下端至肛提肌平面连接肛管。直肠沿骶、尾骨前下行。直肠外形不具有结肠特征。除上段的前、侧壁,和中段的前壁覆有腹膜,其余均无腹膜覆盖。在第 4~5 骶椎水平,在直肠前面腹膜反折至男性的膀胱,或女性的阴道后穹隆,形成直肠膀胱陷凹或直肠子宫陷凹,两个陷凹分别距肛门约 7.5cm 和 5.5cm。

冠状面上直肠有 3 个轻度且不甚恒定的侧曲,其中上、下侧曲凸向右;中间侧曲凸向左,也是较明显的一个。直肠在矢状面上有两个明显的弯曲,分别为直肠骶曲和直肠会阴曲。直肠骶曲是直肠上段沿骶尾骨盆面下降,形成与骨面弧度一致、凸向后的弓形弯曲,距肛门 7~9cm;直肠会阴曲位于直肠末段,绕过尾骨尖,转向后下,形成凸向前的弓形弯曲,距肛门 3~5cm。直肠会阴曲由耻骨直肠肌牵拉所致,也是肛管与直肠的交界处。

直肠周围脂肪结缔组织较疏松,其上半肠腔显著扩大,称直肠壶腹。直肠近盆底趋于缩窄,其腔面有三个半月状的黏膜皱襞,称直肠横襞(Houston 瓣)。直肠横襞由黏膜和环形肌构成。最上方的直肠横襞接近直肠与乙状结肠交界处,位于直肠的左侧壁,距肛门约 11cm;中间的直肠横襞,大而明显,位置恒定,环形肌发达,位于右前壁,距肛门约 7cm,相当于直肠前壁的腹膜反折水平;最下方的直肠横襞位置不恒定,一般位于直肠左侧壁,距肛门约 5cm。

(五)肛管

外科学肛管长 3.5~4cm,上界起自肛提肌上缘平面,相当于耻骨直肠肌上缘;下界为肛缘,前壁较后壁稍短。解剖学肛管长 1.5~2.0cm,始于直肠壶腹下端变细处,上界为齿状线,下界为肛缘(图 3-4)。外科学肛管的意义偏重于肛管相关解剖结构与临床应用的有机结合;解剖学肛管的意义则侧重于其发生、解剖结构及其功能。总之,外科学和解剖学肛管两种定义各有千秋和临床意义。

肛管腔面有 6~10 条纵行的黏膜皱襞,称肛柱。连于相邻肛柱下端的半月形黏膜皱襞,称肛

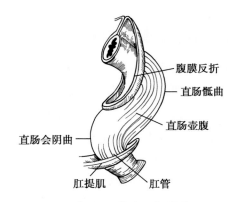

图 3-4　直肠、肛管外形与腹膜反折

瓣。各肛瓣边缘与肛柱下端彼此连成锯齿状的环行线,称齿状线。通常将肛柱上端连接形成的环线,称肛直肠线(Herrmann 线),此线为直肠与肛管在腔面的分界线。肛瓣与肛管壁之间形成一开口向上的隐窝,称肛窦。肛窦深 3~5mm,窦底有肛腺开口,感染可引起炎症乃至肛门周围脓肿,肛瘘内口常见于此。

齿状线上、下的肛管上皮分别来自内胚层的泄殖腔和原肛周围的外胚层。前者结构与结肠相同,为单层柱状上皮,后者覆以复层扁平上皮。此外,齿状线上、下的动脉来源,静脉回流,淋巴引流以及神经支配方面也都不同(表 3-1)。

表 3-1　肛管齿状线上、下部的比较

	齿状线以上	齿状线以下
覆盖上皮	单层柱状上皮	复层扁平上皮
动脉来源	直肠上、中动脉	肛门动脉(直肠下动脉)
静脉回流	直肠上静脉→肠系膜下静脉→脾静脉→肝门静脉	肛门静脉→阴部内静脉→髂内静脉→髂总静脉→下腔静脉
淋巴引流	肠系膜下淋巴结和髂内淋巴结	腹股沟浅淋巴结
神经分布	内脏神经	躯体神经

在齿状线下方有宽约 1.0cm 的环状区域,称肛梳(或称痔环)。肛梳表面光滑,因深面含静脉丛而显浅蓝色。肛梳下缘有一不甚明显的环行线称白线(或称 Hilton 线),该线位于肛门内括约肌下缘与肛门外括约肌皮下部之间,肛诊白线为两者之间的环形浅沟,即括约肌间沟。病理学发

现,在齿状线以下约 0.5cm 宽度区域,上皮构成一移行区,即黏膜由单层柱状上皮变成立方上皮,近肛缘处移行为非角化的复层扁平上皮。移行区不具有皮肤的附属结构,肛门部肿瘤多起源于此。肛门是肛管的下口,为一前后纵行的裂孔,前后径 2~3cm,肛门周围皮肤富有色素,呈暗褐色,并有汗腺(肛周腺)和丰富的皮脂腺。

(六)肛管的相关结构

肛管是大肠的末段,也是消化道的出口所在。对肛管相关解剖结构的认识,及其协同功能的理解,有助于手术入路设计更合理,结构保护更科学。

1. **肛门外括约肌** 肛门外括约肌是围绕于肛管周围的一组横纹肌,略呈暗红色。它既是构成肛门括约肌复合体的主体,也是形成肛管收缩压的主要动力来源。按其所在位置深浅,可分为深部、浅部和皮下部。矢状面显示,外括约肌腹侧部较背侧浅而水平;在冠状面,肛门外括约肌纤维存在部分重叠(图 3-5)。

(1)皮下部:位于肛缘周围,为皮肤深层的环形肌束。皮下部上缘与肛门内括约肌下缘相邻,两者之间为可触及的括约肌间沟。皮下部具有收拢肛周皮肤、协同缩小肛门的作用。

(2)浅部:位于皮下部的深面,为环绕在肛管中段的椭圆形肌束,肌束起于尾骨背面及肛尾韧带,向前分两束绕经肛管两侧,止于会阴中心

腱。肌束的内侧面围绕在联合纵肌的外面,有利于联合纵肌的活动。浅部是外括约肌中唯一附着于骨的肌束,对肛管具有重要的固定和矢状位的缩窄作用。

(3)深部:为较厚的环形肌束,环绕于肛管上段。其内侧面围绕在肛门悬带或联合纵肌的外面,上缘与耻骨直肠肌下份纤维有部分重叠或融合。有研究认为,肛门外括约肌的深部和耻骨直肠肌有结构与功能上的联系,是控制排便的重要协同肌。

2. **肛门内括约肌** 肛门内括约肌由肠管末段的环形肌逐渐增厚形成,呈浅粉红色。通常以肛管上缘作为内括约肌的上界,白线为其下界。整个内括约肌位居肛管的上 3/4 段,呈灰白色。括约肌的下半部分较厚,为 2~5mm,其中前壁最厚。矢状面显示,内括约肌的环形肌束自上而下由联合纵肌纤维插入,两者紧密相连。特别在肛管前壁,内括约肌犹如短小肌束附着于联合纵肌或会阴中心腱。肛门内括约肌具有维持肛管静息期张力的作用,也是肛管被动性扩张和缩窄的主要结构。

3. **肛提肌** 肛提肌为一对宽薄的扁肌,起于耻骨背面、坐骨棘和两者之间的肛提肌腱弓,纤维向后下内侧,止于会阴中心腱、尾骨和尾骨与肛管之间的肛尾韧带。肛提肌靠内侧的肌束以 U 形祥围绕直肠和阴道后方,并发出纤维至

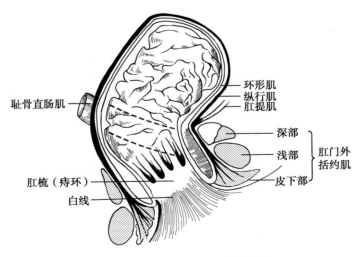

图 3-5 肛门外括约肌、肛管直肠环

直肠,参与构成联合纵肌。在直肠后方,两侧肛提肌的腱肌样纤维交叉相连,形成肛尾缝。在直肠和耻骨联合之间,左、右肛提肌的前内侧缘围成的裂隙,称盆膈裂孔(亦称提肌裂隙),男性有尿道通过,女性有尿道和阴道通过。盆膈裂孔的前壁较浅,后壁较深,下方由尿生殖膈封闭。由肛提肌及其被覆于表面的盆膈上、下筋膜一起组成盆膈,为封闭骨盆下口的主要结构,对承托和支持盆腔脏器具有重要作用。盆膈中央有直肠穿过,其形态随肛提肌收缩呈轻度上下起伏。肛提肌依其纤维起止和排列,分为耻尾肌和髂尾肌两部分。

(1)耻尾肌:起于耻骨和肛提肌腱弓的前1/3,是肛提肌最内侧的部分,纤维向后下内,根据与毗邻器官的关系,分为三部分,绝大部分三者分界不明显。

耻骨前列腺肌是耻尾肌最内侧的部分,紧靠前列腺尖和尿道两侧,也称耻骨尿道肌。该肌附着于会阴中心腱。对于女性患者,亦有纤维围绕并附着于阴道侧后壁,称耻骨阴道肌。

耻骨直肠肌是耻尾肌的中间部分,于肛管的后外侧游离于耻尾肌的下面,并在直肠颈后方左右相连,形成 U 形的腱肌样带状结构。肌带汇聚了较多纤维,呈扁圆索状,构成直肠与肛管之间的肛直角。肌带的后上与肛尾韧带相连,腹侧与肛尾韧带之间为脂肪间隙;肌带(或耻尾肌)与直肠侧壁之间亦间隔筋膜脂肪组织,为 MRI 显示的脂肪信号结构。耻骨直肠肌外侧面与肛门外括约肌深部存在部分重叠。

耻尾肌固有部,是耻尾肌的外侧部分,在直肠后方参与构成肛尾缝,并附着于尾骨和肛尾韧带(图 3-6)。

(2)髂尾肌:起于坐骨棘盆面和肛提肌腱弓的后 2/3,两侧肌束向后下内,参与构成肛尾缝,附着于肛尾韧带、骶骨和尾骨。发生上该肌甚薄,以致部分肌纤维缺损。

4. **肛尾韧带** 肛尾韧带是从尾骨延伸至肛管,由骶前筋膜和骨膜构成的致密结缔组织,主

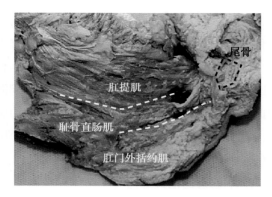

图 3-6 肛提肌与耻骨直肠肌

要为弹性纤维和平滑肌纤维。按深浅位置,分为自骶尾骨前延伸至肛管的腹侧份,和自尾骨背侧向后下贯穿皮下,穿经肛门外括约肌的背侧份。腹侧份为粗大、强韧和致密的纤维束,与肛管后壁和肛提肌相连,对盆底与肛管具有重要的固定、支持和悬吊功能。肛尾韧带也是肛管后壁联合纵肌的主要来源(图 3-7)。

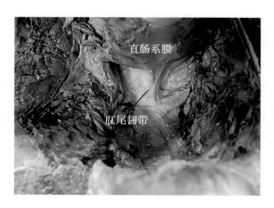

图 3-7 肛尾韧带

5. **裂孔韧带** 裂孔韧带又称 Hiatal 韧带,连于盆膈裂孔周缘与其中器官之间,主要由增厚的盆膈筋膜组成,并与盆底肌筋膜相连。于直肠颈周围可见韧带穿插入肠壁。后面因有肛尾韧带纤维加入,裂孔韧带明显强于两侧,难以钝性分离。裂孔韧带除对肛管起固定支持作用外,还有被动牵拉直肠颈扩张的作用。盆膈裂孔处除裂孔韧带以外,还汇聚了盆底壁筋膜和脏筋膜组织,具有固定器官和封闭裂孔的作用(图 3-8)。

6. **会阴中心腱** 会阴中心腱位于会阴缝深部,两侧会阴肌间,为尖向上、底朝下近似楔形的

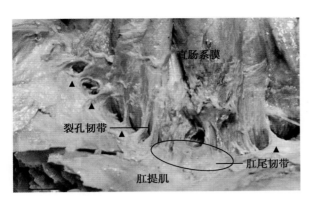

图 3-8 裂孔韧带

腱性结构。会阴中心腱是肛门外括约肌、球海绵体肌、会阴浅横肌、会阴深横肌和肛提肌的重要附着点。正中矢状面（右侧半）显示，会阴中心腱呈"人"字形，由一撇和一捺相连的两条腱组织构成。撇的上端由直肠纵行肌延续而来，明显增厚，下端抵会阴皮下；一捺由后下行向前上，与撇的后面相连。"人"字形的腹侧由会阴肌附着；背侧为肛门内括约肌；肛门外括约肌位置最表浅，附着于人字腱的下方。会阴中心腱为会阴部各层次肌的立体附着点，具有重要的"吊床"功能和锚地作用，有利于盆底结构的加固、力学的平衡与弹性功能的发挥（图 3-9）。

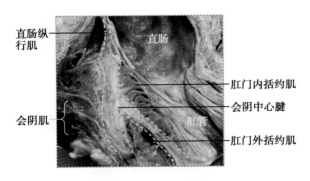

图 3-9 会阴中心腱

7. 联合纵肌 联合纵肌位于肛门内括约肌和外括约肌之间，为源于肛管内、外，以弹性纤维为主的纵行结缔组织束，故有肛门肌间隔之称。联合纵肌的厚度多为 1.2~1.7mm。由于发育上的原因，肛管两侧的上 1/3，联合纵肌不同程度含有平滑肌成分。

（1）联合纵肌的来源：①在直肠与肛管交接的上、下区间，由直肠纵行肌层演变形成，这是联合纵肌的主要来源。在会阴侧，腱性的直肠纵行肌明显增厚，延续成为会阴中心腱的上端。②围绕直肠颈的肛提肌发出至直肠的腱肌性纤维，称肛门悬带，该悬带插入纵肌层，一起组成联合纵肌。肛门悬带是联合纵肌的主要参与者，尤其在肛管的两侧。③在盆膈裂孔附近，肛尾韧带发出的结缔组织束，从后面插入直肠加入联合纵肌，这是联合纵肌纤维来源最集中、粗大的部分。

（2）联合纵肌的去向：①自上而下穿入肛门内括约肌，越向远端穿入纤维越为密集。纤维与内括约肌筋膜交织，或成为肌内的腱性结构。在肛管腹侧，联合纵肌与会阴中心腱相连，成为肛门内括约肌的附着点。从内括约肌内侧面穿出的银白色细丝纤维，连于肛管黏膜，称黏膜支持韧带。大部分纤维汇聚成水帘状的腱性结构，成为黏膜下的 Treitz 肌（肛管黏膜下肌）。Treitz 肌下端止于齿状线，并与痔环组织融合。因此，痔环的皮下结构较致密，皮肤亦较固定。在齿状线水平以上，Treitz 肌与内括约肌之间为黏膜下间隙，含有滑囊样筋膜组织和动静脉直捷通路的内痔静脉丛。在粪便通过肛管的物理性冲击下，这种筋膜有利于 Treitz 肌向下滑动，起到对黏膜的顺应性保护与防止脱垂作用。由黏膜、Treitz 肌、筋膜和静脉丛一起构成的垫子样结构，称肛垫，肛垫有助于密封肛管。②在外括约肌皮下部的上缘，联合纵肌纤维呈爪形向下穿过皮下部，与肌筋膜和皮肤相连。联合纵肌的末端经括约肌间沟穿出，沿肛周皮肤深面转向外延伸，形成一喇叭口的纤维布局。具有固定肛周皮肤和向肛门呈放射状收拢的作用。③于肛管腹侧，联合纵肌或直肠纵行肌直接与会阴中心腱相延续，并与肛门内括约肌发生附着关系，或成为肛门内括约肌的重要附着点。

（3）联合纵肌的功能：联合纵肌源于平滑肌、横纹肌和肛尾韧带等不同组织，当肌演变成结缔组织后，不再具有主动收缩功能。解剖显示,联合纵肌作为肛管结缔组织的主轴,通过与内括约肌和外括约肌皮下部等结构的特殊联系,保证了肛管在缩窄时肛门上提、收拢与关闭的同步性,以及盆底与肛管下降和肛门开放的协同性。因此,联合纵肌对肛管生理性活动具有重要的支持和力的传递与汇聚等功能(图 3-10)。

(七)肛管相关结构的功能假说

由耻骨直肠肌、肛门外括约肌的深部和浅部、联合纵肌以及肛门内括约肌共同组成的肛管直肠环,是控制排便功能的重要肌环。在排便过程中,肛管直肠环的各组成结构发挥协同作用。

人体静息时,肛提肌与其他横纹肌一样,具有一定张力,与腹压保持反射性平衡,位置处于盆底上下运动的中间位。耻骨直肠肌在同等张力的作用下,使直肠颈处于闭合状态。当腹压增高时,肛提肌进一步收缩,抬高盆底并向中线靠拢,盆底形成轻度圆弧状隆起。高张力的耻骨直肠肌在肛门外括约肌的共同作用下,紧锁直肠颈,肛管变得缩窄。肛提肌通过联合纵肌的牵拉,使肛门上提。随着直肠壶腹粪便积聚,肛管内静息压明显升高,便意加重。肛提肌舒张与直肠颈开放,使盆底下降和肛直角变大,排便被启动。伴随着肛门外括约肌放松,肛管下降并肛门张开,粪便排出。

三、结肠、直肠的脉管与神经

(一)动脉

1. 肠系膜上动脉　肠系膜上动脉起于腹主动脉的胰后段,距腹腔干起点 1.0~1.8cm,如果与腹腔干共干起于腹主动脉(约占 0.9%),起点位置可接近胰上缘。主干于胰颈下缘穿出,越过左肾静脉和十二指肠水平部进入小肠系膜根,在系膜内向右下越过下腔静脉、右腰大肌和输尿管,末端至右髂窝与回结肠动脉分支吻合。肠系膜上动脉左缘发出 10 多支空、回肠动脉,分布于空、回肠;右缘自上而下发出胰十二指肠下动脉、中结肠动脉、右结肠动脉和回结肠动脉。

(1)胰十二指肠下动脉:为肠系膜上动脉进入小肠系膜之前的分支,向上经肠系膜上静脉后面,于胰头后分为前、后支,分别与胰十二指肠上动脉前、后支吻合。

(2)中结肠动脉:起自肠系膜上动脉者占 72.3%~81.2%,通常在胰下缘向前偏右进入横结肠系膜,起于右结肠动脉者约占 13.6%。主干在系膜内分为左、右支,右支向右分布于结肠肝曲和部分升结肠,并与右结肠动脉升支吻合;左支向左或至结肠脾曲,与左结肠动脉升支吻合。约有 63.0% 的中结肠动脉不分布于结肠脾曲。副中结肠动脉的出现率为 10.0%~24.6%,其中一支

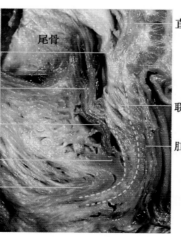

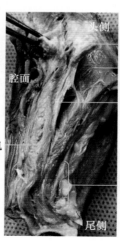

图 3-10　联合纵肌
A. 正中矢状面;B. 肛管侧方冠状面。

占 28.9%，二支和三支分别占 6.0% 和 0.4%，起点多偏左。如果副中结肠动脉较粗，边缘动脉多较完整。约 36.3% 中结肠动脉的分支间缺乏动脉弓或动脉弓较细，尚有 2.8%~5.0% 无中结肠动脉，由左、右结肠动脉升支的吻合支供血。约有 7.0% 的中结肠动脉左支与左结肠动脉升支之间存在狭窄的里奥兰（Riolan）动脉弓。

（3）右结肠动脉：于中结肠动脉起点远端 1~3cm 处起自肠系膜上动脉，向外在升结肠内侧分为上、下两支，分别与中结肠动脉及回结肠动脉分支吻合，供应升结肠上 2/3 及结肠肝曲。右结肠动脉的起点及行径变异较大，其中起自肠系膜上动脉者仅占 40%，来自中结肠动脉和回结肠动脉的分别占 21.2%~30.0% 和 12.0%~22.6%。另有 18.0%~21.8% 无右结肠动脉，由回结肠动脉或中结肠动脉供应。亦有 7.9% 出现一支副右结肠动脉，与中结肠动脉或回结肠动脉共干的占 0.7%。

（4）回结肠动脉：出现率 100%。多在右结肠动脉起点稍下方发自肠系膜上动脉，两者合干占 20.0%。动脉向右下进入小肠系膜根末端，至回、盲肠结合处分为上、下干，分别供应盲肠、近端升结肠和回肠末端及阑尾。上干为主干的延续，分为结肠支和盲肠支。结肠支与右结肠动脉降支吻合，盲肠支分前、后支至盲肠；下干为回肠支及其发出的阑尾动脉。有的回结肠动脉与回

肠动脉终末支吻合不甚充分，当回结肠动脉被阻断，回肠末端的血供或许受到影响（图 3-11）。

2. **肠系膜下动脉**　肠系膜下动脉起于十二指肠水平部下方的腹主动脉左前壁，距主动脉上方 3~4cm。于腹后壁行向左下方，经左髂总血管前面进入乙状结肠系膜根，沿系膜入盆移行为直肠上动脉，主干平均长度男性为 4.1cm，女性 3.9cm。分支如下。

（1）左结肠动脉：一般距肠系膜下动脉起点约 4.0cm（2.8~5.9cm）处发出。向外至降结肠附近，在距起点约 9.0cm（5.3~12.4cm）处分为升支和降支。升支经左肾前面至结肠脾曲，进入横结肠系膜与中结肠动脉左支吻合；降支在乙状结肠系膜内与乙状结肠动脉分支吻合。亦有肠系膜下动脉单独发出降支，参与边缘动脉的组成。我国左结肠动脉起自肠系膜下动脉者占 36.0%~60.0%，起自中结肠动脉者占 0.6%~1.6%，与乙状结肠动脉共干者占 28.0%~62.4%。

（2）乙状结肠动脉：以 2 支者居多，占 45.6%~72.8%，多在左结肠动脉起点的稍下方发自肠系膜下动脉。次为起自左结肠动脉，约占 10%，起于中结肠动脉仅为 0.8%。乙状结肠动脉沿腹后壁斜向左下方，进入乙状结肠系膜，越过左输尿管、性腺血管和腰大肌，在乙状结肠系膜内分为升支和降支，两支间形成互为吻合的动脉弓。有

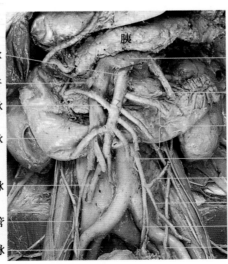

肠系膜上动、静脉
胃结肠干
中结肠动脉
回结肠动脉

回肠动脉

右输尿管、性腺血管
髂内动脉

胰

脾静脉
肠系膜下静脉
空、回肠动脉
肠系膜下动脉
左结肠动脉
乙状结肠动脉
直肠上动脉
左输尿管

图 3-11　肠系膜上、下动脉

报道降支中最下的分支与直肠上动脉多无吻合,与直肠之间为乏血管区,血供较差。

（3）直肠上动脉:为肠系膜下动脉的直接延续,经乙状结肠系膜下降至第3骶椎水平（距骶骨岬5.0~5.5cm）,于直肠后面分为2支,沿直肠两侧下行。在齿状线上约5cm处再分为前、后支至直肠前、后面。

3. 直肠中动脉 直肠中动脉的出现率变化较大,解剖学最新研究报道出现率<20%。直径为1.0~2.5mm。来源与行径变异较大,多数起于髂内动脉前干或其中的分支,阴部内动脉占49.4%,臀下动脉占27.7%,臀下阴部干占10.8%。国外报道40%~60%来自前列腺动脉。84%~95%的直肠中动脉从直肠侧韧带,或从尾侧,或从腹侧进入直肠。76.8%的直肠中动脉为每侧一支,供应直肠下段和邻近肛提肌,亦有细支至精囊、前列腺或阴道后壁,并与直肠上动脉、直肠下（肛门）动脉和膀胱下动脉吻合。调查发现,直肠中动脉缺如者占17.3%,血管较粗者为10.0%。根据动脉的分布原则,直肠中动脉缺如的分布区主要由直肠上动脉替代,而较粗的直肠中动脉,其分布范围会超出原有的分布区。直肠中动脉是盆腔内唯一贯通直肠深筋膜进入直肠系膜内的血管（图3-12）。

肠系膜上、下动脉各结肠支之间,在结肠内侧缘均相互吻合,形成从回盲部至乙状结肠末端之间的完整动脉弓。该动脉弓被称为结肠边缘动脉,由边缘动脉的分支分出长支与短支,与肠管垂直进入肠壁。其中短支多起自长支,少数起自边缘动脉,供应系膜缘侧2/3肠管的浅层肠壁;长支先行于结肠带之间的浆膜下,然后穿入肌层发出分支,供应系膜缘侧2/3的深层肠壁,其终末支穿入网膜带及独立带附近的肠壁,分布于系膜缘对侧1/3的肠壁。长支和短支之间除在黏膜下层有吻合,其余部位少有吻合。动脉在接近肠管系膜边界时分裂,发出许多分支,在固有肌肉层延伸至黏膜下,形成黏膜下动脉丛,供应黏膜。尽管肠系膜内有丰富的动脉吻合网络,但靠近肠壁的末端分支之间亦很少有吻合。

尽管肠系膜上、下动脉各结肠支之间均存在不同形式的吻合,但是,由于发生上的原因,动脉来源与分布的变异,以及吻合支或边缘动脉纤细等因素,均有可能在不恰当的位置结扎血管后影响远端肠管的血液供应,或导致吻合口漏的发生。因此,术中应注意血管变异,选择合适部位截断肠管与血管尤其重要。例如:当右结肠动脉缺如时,来自回结肠动脉的边缘支有可能不足以供应至结肠肝曲以远;勿将中结肠动脉与右结肠动脉共干结扎,避免影响其中一条动脉的供血;不保留中结肠动脉与左结肠动脉间吻合不充分的肠段。

（二）静脉

1. 肠系膜上静脉 肠系膜上静脉多由两支回肠静脉,或由回结肠静脉与回肠静脉合干

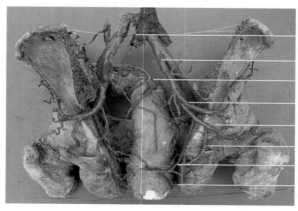

骶正中动脉
髂内动脉
直肠上动脉
臀上动脉
臀下动脉
阴部内动脉
直肠中动脉
直肠下动脉

图3-12 直肠上、中、下动脉

形成。在同名动脉的右侧经肠系膜根上行,至胰颈下缘潜入胰后间隙,与脾静脉会合注入肝门静脉。除接受同名动脉分布区域的静脉外,还收集胃十二指肠动脉分布区的静脉。主要属支包括:①回结肠静脉,汇入肠系膜上静脉;②右结肠静脉,汇入肠系膜上静脉或胃结肠干(亨勒干,Henle trunk),分别占50.3%~56.4%和44%~49%;③中结肠静脉,多数汇入肠系膜上静脉,少数经升结肠静脉、胃网膜右静脉或胃结肠干回流;④胃网膜右静脉和胰十二指肠上前静脉,多汇入胃结肠干;⑤空回肠静脉,汇入肠系膜上静脉。

介于回结肠静脉汇入点至胃结肠干注入点之间的一段肠系膜上静脉,被称为"外科干",该干是完整系膜切除术(complete mesocolic excision,CME)中间入路的解剖中心。肠系膜上静脉作为右半结肠切除术中最重要的血管标志,可于右髂窝处打开结肠系膜,进入右结肠后间隙,从回结肠血管开始向上分离,逐一处理右结肠血管和中结肠血管等,直至横结肠后间隙的胃结肠干。

胃结肠干是行于横结肠后间隙内较粗短的静脉干,平均外径约5.0mm(2~10mm)、长度14.0mm(2.0~47.0mm),出现率为69%~89%。多于胰腺下缘2.2cm附近注入肠系膜上静脉,距离中结肠动脉与回结肠静脉分别为(1.0±0.6)cm和(3.4±1.0)cm。由于胃结肠干组合形式多样,又是右半结肠癌根治术的上缘标志,因此,熟悉胃结肠干解剖是减少术中并发症的重要保障。

胃结肠干有5条属支,包括:胃网膜右静脉、右结肠静脉、中结肠静脉、右结肠上静脉、胰十二指肠上前静脉。其中胰十二指肠上前静脉和胃网膜右静脉为胃结肠干比较恒定的属支,见于各类型。而右结肠静脉、中结肠静脉和右结肠上静脉存在粗细和数目的变异,其中粗的称为主静脉,细的为副静脉。中结肠静脉数目变异最常见,1支以上的出现率达50.6%~62.1%,可分别汇入胃结肠干、肠系膜上静脉和脾静脉等不同血管。

根据右结肠静脉、中结肠静脉和右结肠上静脉的走行及与胃结肠干的解剖关系,可将胃结肠干分为4种类型(图3-13)。

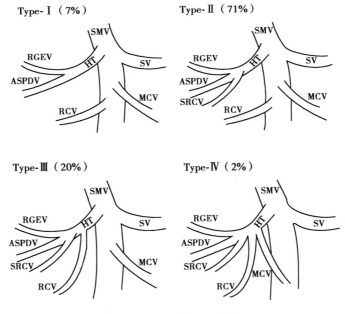

图3-13 胃结肠干分型

SMV. 肠系膜上静脉;SV. 脾静脉;HT. 胃结肠干;ASPDV. 胰十二指肠上前静脉;
MCV. 中结肠静脉;RCV. 右结肠静脉;SRCV. 上右结肠静脉;RGEV. 胃网膜右静脉。

Ⅰ型:胃结肠干由胃网膜右静脉和胰十二指肠上前静脉会合而成,无结肠静脉汇入,占7%。

Ⅱ型:除Ⅰ型属支外,尚有右结肠上静脉汇入胃结肠干,该型最为常见,占71%。

Ⅲ型:在Ⅱ型基础上,增加了右结肠静脉或中结肠静脉的汇入,组成了由4条属支构成的胃结肠干,占20%。

Ⅳ型:5条属支均注入胃结肠干,此型较为少见,仅占2%。

2. **肠系膜下静脉** 肠系膜下静脉始于直肠上静脉,自接受左结肠静脉和乙状结肠静脉后,与动脉分开。于结肠系膜内略呈弧形行向上内,至十二指肠空肠曲左侧襞深面,向内潜入胰后间隙。汇入脾静脉者占50.3%;汇入肠系膜上静脉者占34.6%;汇入脾静脉与肠系膜上静脉交角处者占14.9%。手术将十二指肠空肠曲左侧襞和胰尾作为定位肠系膜下静脉的标志,并保持在左结肠后间隙解剖。直肠上静脉以上血管缺少静脉瓣,不利于血液回流。

(三) 淋巴结

1. **发生** 胚胎第2~3周,在毛细血管网完全建立的基础上,静脉长出淋巴管芽内皮,发育形成淋巴管。以后则由淋巴管分化发育,继续形成淋巴管内皮细胞。至胚胎第7~8周,全身毛细淋巴管网基本形成。与此同时,局部间充质腔隙融合扩大,形成许多淋巴囊,如髂淋巴囊、肠系膜淋巴囊、乳糜池等,各淋巴囊均与引流一定区域的淋巴管相连。以后,淋巴细胞随血管一起迁入淋巴囊和大淋巴管周围的细胞群内,并在此增殖,形成淋巴结群。到胚胎第10周,淋巴囊均已发育成淋巴结群,与淋巴结相连的毛细淋巴管分别发育为输入和输出淋巴管。

2. **淋巴管与淋巴回流** 毛细淋巴管以盲端始于组织间质,互相吻合成网,会合形成的淋巴管连于淋巴结。毛细淋巴管的特点是管腔较毛细血管大,延展性强,壁薄,内皮细胞间有较宽的间隙,无基膜,通透性大,大分子物质和癌细胞容易进入。淋巴管的结构与静脉相似,但管径大而壁薄,瓣膜较多。淋巴管大部分与血管伴行,淋巴结则沿淋巴管分布。

安静状态下,淋巴管压力甚低,淋巴液流动缓慢,流量仅为静脉的1/10。淋巴管通过平滑肌的收缩和瓣膜的开闭,推动淋巴液向心流动。但是,小淋巴管容易受到体位或脏器等的外力影响,而改变淋巴液的回流途径。同静脉回流一样,淋巴管变异也可改变器官的淋巴流向,甚至汇入非局部淋巴结,以致出现常规清扫后的淋巴结残留。

大肠淋巴管始于黏膜固有层内的毛细淋巴管,在黏膜下层形成淋巴管网,经固有肌层汇入外膜淋巴管。根据淋巴结在结肠及其系膜内的分布,可将结肠淋巴结分为4组:①肠壁淋巴结,位于肠脂肪垂内;②肠旁淋巴结,位于边缘动脉与肠壁之间;③中间淋巴结,沿各结肠动脉分支分布;④中央(主)淋巴结,沿肠系膜上、下动脉根部至各结肠动脉主干根部排列。肠系膜上、下淋巴结和腹腔淋巴结的输出淋巴管会合形成肠干,注入乳糜池。乳糜池为胸导管的起始部,位于左肾静脉后方,腹主动脉右后与右膈脚之间,相当于第1腰椎水平。通常将引流器官至第一级的淋巴结称为局部淋巴结或前哨淋巴结。

3. **肠系膜上淋巴结** 肠系膜上淋巴结位于肠系膜上动脉根部和肠系膜上静脉外科干周围,接受沿肠系膜上动脉各分支排列的淋巴结输出管,包括:回结肠淋巴结、右结肠淋巴结、中结肠淋巴结和肠系膜淋巴结。收纳十二指肠下半部分至结肠脾曲的淋巴回流。

4. **肠系膜下淋巴结** 肠系膜下淋巴结位于肠系膜下动脉根部,接受沿肠系膜下动脉各分支排列的淋巴结输出管,包括:左结肠淋巴结、乙状结肠淋巴结和直肠旁淋巴结,收纳横结肠左半至直肠上段的淋巴回流(图3-14)。

5. **直肠的淋巴引流** 根据直肠淋巴的流向,以齿状线为界,分为上、下两组。上组始于齿状线以上的肠壁淋巴管网,淋巴管在直肠外面形

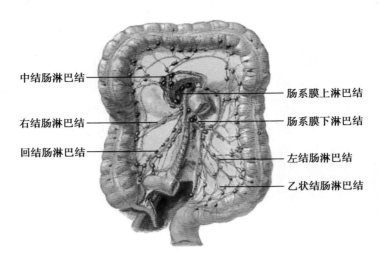

中结肠淋巴结 —

右结肠淋巴结 —

回结肠淋巴结 —

— 肠系膜上淋巴结

— 肠系膜下淋巴结

— 左结肠淋巴结

— 乙状结肠淋巴结

图 3-14 肠系膜淋巴结

成广泛交通的淋巴管丛,由丛汇集的淋巴管回流去向:①大部分淋巴管沿直肠上动脉向上,经直肠旁淋巴结,注入肠系膜下淋巴结。②向两侧,沿直肠中血管汇入髂内淋巴结。少数血管来源变异或增粗,则沿泌尿生殖器血管汇入髂内淋巴结,或超出原有直肠的淋巴引流范围。③向下穿肛提肌,在坐骨直肠间隙沿肛门血管或阴部内血管,注入髂内淋巴结。④少数沿骶外侧和骶正中动脉向后注入骶淋巴结。下组始于齿状线以下,引流包括肛门外括约肌及肛门周围皮下的淋巴管,部分淋巴管向上与上组淋巴管吻合;部分汇入腹股沟浅淋巴结。

(四)自主神经

大肠的自主神经包括交感神经和副交感神经,交感神经来自交感干,副交感神经来自迷走神经和盆内脏神经。

1. 交感神经

(1)内脏大、小神经:分别由胸交感干发出的节前纤维组成,向下穿过膈脚,主要终于腹腔神经节和主动脉肾神经节,分别位于腹腔动脉根部两旁和肾动脉与主动脉连接处附近。由神经节发出的节后纤维,分布至肝、脾、肾等脏器和结肠脾曲以上的消化管。

(2)腰内脏神经:由腰交感干发出的节前纤维组成,终于腹主动脉丛和肠系膜下丛内的神经节,节后纤维分布至结肠脾曲以下的消化管及盆腔脏器。

2. 副交感神经

(1)来自迷走神经的节前纤维终于器官附近或壁内的神经节,节后纤维分布至结肠脾曲以上的消化管。

(2)盆内脏神经:由第2~4骶神经发出,其中以第3、4骶神经为主,偶由第5骶神经加入或第2骶神经缺如。经相应骶前孔离开骶神经,加入下腹下丛。由下腹下丛分支终于器官附近或壁内的神经节,节后纤维支配结肠脾曲以下的消化管及盆腔脏器。

3. 自主神经丛 自主神经丛由交感和副交感神经分支互相交织构成。神经丛多攀附于动脉表面,或位于脏器附近,并由互为融合的筋膜相连。

(1)腹腔丛:是最大的内脏神经丛,位于腹主动脉上段前面及腹腔动脉和肠系膜上动脉根部周围。含有腹腔神经节、肠系膜上神经节、主动脉肾神经节等。神经丛由来自左、右内脏大、小神经和迷走神经后干的腹腔支,以及腰上部交感神经节的分支共同构成。由神经丛及神经节发出的分支,除沿主动脉下降外,还形成多个副丛,沿腹腔动脉各分支至相应脏器(图3-15)。

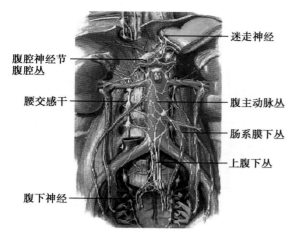

腹腔神经节
腹腔丛

腰交感干

腹下神经

迷走神经

腹主动脉丛

肠系膜下丛

上腹下丛

图 3-15 自主神经丛

（2）腹主动脉丛：位于腹主动脉前面及两侧，由延续而来的部分腹腔丛和第 1~2 腰交感神经节的分支组成。神经丛随血管分出肠系膜下丛，分布于结肠脾曲至直肠上段的肠管。其余纤维继续沿主动脉向下形成腹下丛、髂总动脉丛与髂外动脉丛。

（3）上腹下丛：位于第 5 腰椎椎体前面，腹主动脉末端及两髂总动脉之间，由腹主动脉丛向下延续形成，两侧接受腰内脏神经。上腹下丛向下发出腹下神经至下腹下丛。

（4）下腹下丛：也称盆丛，由上腹下丛发出的腹下神经、骶交感干的节后纤维和盆内脏神经一起组成，分支组成直肠丛、膀胱丛、前列腺丛、子宫阴道丛等，分布于相应脏器。

下腹下丛位于直肠两侧的直肠膀胱襞或直肠子宫襞的深面，在近盆底的筋膜脂肪组织内为后上至前下略呈长方形板状或网束状的神经组织。外侧面与盆底侧壁相邻，含有少量筋膜、脂肪，为外侧直肠旁间隙（Latzko 间隙），其外上方与髂内血管下缘筋膜相连；内侧面与直肠系膜侧缘相邻，两者之间为内侧直肠旁间隙（Okabayashi 间隙），含有相互联系、融合的筋膜脂肪组织，并与直肠侧韧带、子宫主韧带和腹膜会阴筋膜（迪氏筋膜，Denonvillier's fascia）相融合；

后上角与腹下神经相连；后下角约在第 4 骶椎水平，由密集的盆内脏神经加入；后下缘与盆底筋膜移行；前上缘游离，与输尿管系膜（泌尿生殖筋膜）相连。前下缘位于膀胱与前列腺的侧后方，因分支而不明显。

下腹下丛分支主要起于神经丛的内侧面和前下缘。内侧面的后 1/3 处发出经直肠侧韧带的直肠丛，网束状下腹下丛多分散至直肠；在女性，下腹下丛中份的前下发出经子宫主韧带的子宫阴道丛；下腹下丛前下缘或前 1/3，发出走向前内的膀胱丛和前下方的前列腺丛。膀胱丛位于精囊以上（头侧），含有膀胱下动脉，是"膀胱精囊角"内除筋膜脂肪外的主要结构。支配膀胱、输尿管和输精管；前列腺丛位于精囊的外下（尾侧），以 Y 形分成前后两束至前列腺底的侧后方，即神经血管束，含有前列腺动脉和阴茎海绵体神经。阴茎海绵体神经经前列腺尖侧方，约 5 点钟和 7 点钟位置穿过盆底（图 3-16）。

（5）肠壁内存在大量的肠神经元，肠神经元突起彼此连接成肠壁各层的网络状神经丛，如肌间神经丛、黏膜下神经丛等，并在丛内聚集有团块状的神经节。肠神经丛发出神经纤维分布于肠壁的所有组织，包括上皮组织。肠神经元中有感觉、中间和运动神经元，其间形成突触联系，构成了肠管内相对独立反射活动的结构基础。

神经系统具有其功能特性，当肠管被切断与中枢失去联系时，肠管亦能够对局部刺激产生复杂的反射性活动。肠神经系统还能够调节肠管多种运动和感觉活动，如肠壁的蠕动性收缩与黏膜肌的运动，调控腺体的分泌和血管的舒张与收缩，水分的吸收与电解质交换，以及局部神经免疫和周围组织的神经营养调节等。肠神经系统也接受来自外部的交感神经和副交感神经对其的调节作用，感觉信息则通过内脏感觉神经传入中枢。

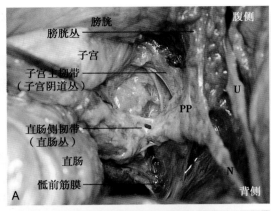

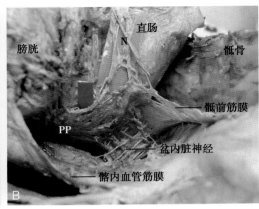

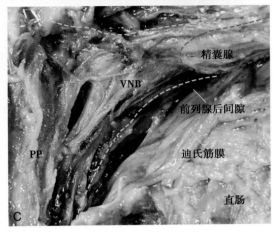

图 3-16 下腹下丛及其主要分支

A. 右侧,后上向前下观;B. 左侧,外上向内下观;
C. 左侧,由后向前观。

PP. 下腹下丛;U. 输尿管;N. 神经;VNB. 血管神经束。

第三节 结肠和直肠的应用解剖

一、筋膜发生与筋膜结构

(一) 筋膜发生与命名

1. **筋膜发生** 筋膜作为结缔组织,发生于中胚层的间充质。在细胞诱导、基因表达和细胞外微环境等因素影响下,根据与器官形态、结构和功能部位相适应的原则,分化形成不同形态结构的筋膜组织。筋膜是以胶原纤维、弹性纤维和脂肪为主,含有较多基质的结缔组织,呈透明或半透明状,具有一定韧性和弹性,广泛分布于体壁、器官与组织表面或周围。

2. **筋膜命名** 解剖学所指的筋膜包括浅筋膜和深筋膜。前者为富含脂肪的疏松结缔组织,位于体表真皮下;后者是以胶原纤维为主的致密结缔组织,又称固有筋膜,包被在肌、脏器或血管、神经外面,为肉眼可见的结缔组织。器官

外膜中的结缔组织是最薄的筋膜组织,经甲醛固定后显得更加明确。对内脏来说,与之相关的血管、神经、淋巴管等的筋膜组织,共同构成了一个整体的连续的筋膜系统。筋膜系统对于肿瘤的生长、转移,乃至手术具有重要的临床意义。一般位于体腔壁的深筋膜称壁(层)筋膜,位于器官表面或周围的称脏(层)筋膜。由于深筋膜在分布上具有的普遍性与延续性,结构上又缺乏特定含义,故在实际应用中常根据分布部位、所在器官或结构特点衍生出具体名词。

(二) 筋膜结构

1. **结肠系膜筋膜** 结肠系膜筋膜又称Toldt's 筋膜,是由原始升结肠和降结肠背系膜后叶间皮,与体壁腹膜间皮融合形成的膜状结构。Toldt's 筋膜是组成结肠系膜的后叶结构,其腹侧面向系膜内筋膜,背侧与肾前筋膜之间为 Toldt's 间隙,并与十二指肠降部、水平部和胰表面之筋膜融合,形成菲薄的胰十二指肠前筋膜,筋膜深

面为胰十二指肠前间隙；外侧缘与结肠旁沟处的腹膜反折融合，形成 Toldt's 线；右侧的内侧缘与小肠系膜根右缘筋膜融合，左侧的内侧缘与腹主动脉神经丛左缘之筋膜融合；向上与肾筋膜融合，向下经乙状结肠系膜根与直肠系膜筋膜相延续。

2. 泌尿生殖筋膜 泌尿生殖筋膜源于间介中胚层器官周围的独立的筋膜层，被覆于泌尿生殖器官和性腺血管的腹侧和背侧。在腹部，泌尿生殖筋膜被覆于肾的前后，分别称为肾前筋膜（Gerota 筋膜）和肾后筋膜（Zuckerkandl 筋膜），两层在头侧融合，与膈下筋膜延续；在肾外侧缘两层融合形成侧锥筋膜，与腹横筋膜相延续；向内侧与腹主动脉表面的内脏神经丛筋膜融合；向尾侧包绕输尿管和性腺血管。在盆腔，泌尿生殖筋膜从盆后壁、盆底延伸向腹前壁，形成面向直肠的泌尿生殖筋膜脏层和朝向盆壁的壁层。在盆腔后方，泌尿生殖筋膜位于直肠系膜与骶前筋膜之间，两层间含有上腹下丛和腹下神经，并在第 3 骶椎水平上下经直肠骶骨筋膜与直肠深筋膜融合。在直肠后侧方，泌尿生殖筋膜随腹下神经筋膜延伸至下腹下丛，并通过直肠侧韧带与直肠深筋膜融合，在直肠前外侧，沿腹膜反折前行至直肠前方，于中线两侧相连，并向下延伸构成精囊和膀胱背侧的深筋膜，终于精囊和前列腺的交界处。泌尿生殖筋膜侧方延续为髂血管鞘，其脏层向外被覆于输尿管和输精管的内侧表面，向内经前列腺侧韧带（神经血管束）与膀胱、前列腺侧面的深筋膜相融合；向前外，从膀胱侧方延伸至脐动脉，形成所谓的膀胱腹下筋膜，外侧方在腹股沟管深环处构成精索内筋膜。

3. 骶前筋膜 骶前筋膜为骶骨（骶骨骨膜）表面的壁筋膜，也称泌尿生殖筋膜壁层。筋膜上、下分别与椎前筋膜和肛提肌筋膜相延续；两侧与髂血管筋膜融合；背侧覆盖有与髂内静脉、椎静脉等交通的骶前静脉丛，以及骶正中血管、骶交感干和盆内脏神经。骶前筋膜在第 3、4 骶椎水平上下（约在腹膜反折平面），或与骶骨骨

膜一起构成直肠骶骨筋膜（Waldeyer 筋膜），终于直肠系膜。该筋膜含有骶正中血管分支，宽 1~1.5cm，呈单叶或分叶状，向下与肛管直肠环上方的直肠深筋膜牢固连接，也可能参与肛管后壁的联合纵肌（图 3-17）。

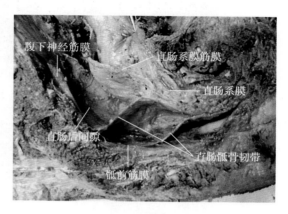

图 3-17 直肠后筋膜结构

4. 直肠系膜筋膜 胚胎第 7 周后，由于肛门被固定，以及尿生殖窦和肛直肠管的发育，直肠被推向盆后壁，成为腹膜间位和外位器官。与此同时，直肠背系膜与盆后壁腹膜相贴，形成由两者间皮融合构成的直肠系膜筋膜，外科称直肠深筋膜。直肠系膜筋膜为膜样的致密结缔组织，两侧缘止于直肠系膜的背外侧，相当于腹膜反折的膜桥处；头侧与结肠系膜筋膜相延续，尾侧至盆底，与盆底筋膜融合；腹侧围绕直肠系膜，背侧毗邻直肠后间隙。

5. 腹下神经前筋膜 腹下神经前筋膜由上腹下丛筋膜延续而来，为形成于左、右腹下神经及其分支之间的膜状结构，为泌尿生殖筋膜的一部分。腹下神经前筋膜介于骶前筋膜与直肠深筋膜之间。其腹侧和背侧分别为直肠后间隙和骶前间隙；两侧与髂血管筋膜融合，并沿腹下神经至下腹下丛，经直肠侧韧带与直肠深筋膜融合。随着腹下神经前筋膜下缘逐渐消失，直肠后间隙与骶前间隙也随之相通（图 3-18）。

6. 腹膜会阴筋膜 腹膜会阴筋膜也被称为直肠膀胱隔或直肠阴道隔。胚胎第 6~7 周，由间充质形成的尿直肠隔突入泄殖腔内，将泄殖腔分

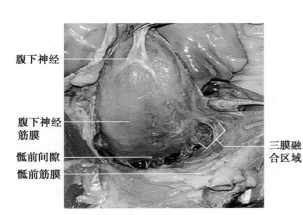

图 3-18　腹下神经前筋膜

（左侧标注）
腹下神经
腹下神经筋膜
骶前间隙
骶前筋膜
（右侧标注）
三膜融合区域

隔为尿生殖窦与肛直肠管，尿直肠隔暂时成为两者共享的组织。以后，尿生殖窦与肛直肠管各自发育成为独立的膀胱与直肠，腹膜随之伸入形成直肠膀胱陷凹。随着直肠与前列腺等器官的发育，直肠膀胱陷凹的两层腹膜被挤压，形成成体后的单层筋膜结构。该筋膜为致密的膜状结缔组织，上与直肠膀胱陷凹底相连，下抵会阴中心腱；侧缘与下腹下丛和盆底筋膜融合；腹侧为泌尿生殖筋膜脏层，两者之间为前列腺后间隙，其腹外侧面与前列腺侧韧带筋膜融合；背侧为薄层疏松的直肠深筋膜，之间为直肠前间隙（图 3-19）。

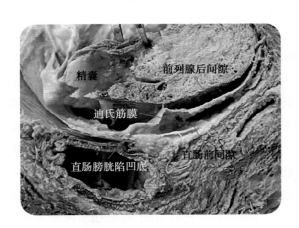

图 3-19　腹膜会阴筋膜

（标注）
精囊
前列腺后间隙
迪氏筋膜
直肠前间隙
直肠膀胱陷凹底

二、结肠系膜及其入路解剖

（一）结肠系膜

结肠系膜是由结肠深筋膜围绕升结肠和降结肠及其原始系膜组成的"信封样"结构，内含有包括升结肠和降结肠在内的血管、神经、淋巴结、淋巴管以及筋膜脂肪等组织。结肠的完整系膜切除理念，已被外科视为结肠癌根治术的手术标准。

结肠系膜近端起自回盲部，远端至乙状结肠；系膜后叶为 Toldt's 筋膜，前叶为腹膜外筋膜；上界至横结肠系膜根，向下与直肠系膜相续；右侧和左侧的内侧界分别为肠系膜上、下血管，外侧界为 Toldt's 线深面结肠系膜脂肪和腹壁脂肪的黄白交界线。右侧 Toldt's 线上起肝结肠韧带，下至盲肠外侧襞；左侧 Toldt's 线上自膈结肠韧带，下至乙状结肠第一曲外侧与腹壁交界处。

结肠系膜背侧面，毗邻非同源的肾前筋膜（Gerota 筋膜），两者具有明显的层次关系，并相隔潜在无血管的 Toldt's 间隙。基于整个结肠系膜分别含有肠系膜上和肠系膜下脉管系统，故也可被分为右（半）结肠系膜和左（半）结肠系膜。根据右半结肠和左半结肠完整系膜切除术的需要，外科建立了相应的入路平面。

（二）右半结肠系膜切除术的入路解剖

1. **右结肠后间隙**　右结肠后间隙又称右 Toldt's 间隙，位于右结肠系膜后面，是右结肠系膜切除术的外科主要平面。间隙前面与盲肠、升结肠、结肠肝曲及系膜结构相邻，后面为右肾前筋膜。内侧至肠系膜上动脉主干；外侧为黄白脂肪的交界线，为外侧入路进入 Toldt's 间隙的解剖标志；头侧为十二指肠水平部下缘；尾侧为小肠系膜根和回盲部。中间入路在右髂窝回结肠血管下方切开结肠系膜进入 Toldt's 间隙，沿肠系膜上动脉右侧向上解剖，直至胰腺下缘。处理的血管包括回结肠血管、右结肠血管和中结肠血管，其中，结肠静脉在肠系膜上静脉的右侧壁注入，动脉多从肠系膜上静脉前面经过。向头侧拓展右 Toldt's 间隙，可在胰十二指肠表面处理胃结肠干及其属支。右结肠后间隙经十二指肠水平部下缘可进入横结肠后间隙。

2. **横结肠后间隙**　右侧横结肠后间隙位于横结肠系膜根右侧半与十二指肠降部和胰腺之间。间隙前为横结肠系膜根，后面为胰和十二指肠表面;上界为横结肠系膜根前叶,右侧界和下界分别为十二指肠降部和水平部的外侧缘与下缘。沿十二指肠降部和胰的表面,向内解剖可显露胃结肠干及其属支,直至肠系膜上静脉或肠系膜上动脉右侧壁。清扫肠系膜上动脉根部周围淋巴结时,会遇到比淋巴结更紧贴血管的神经丛。右横结肠后间隙是右结肠系膜直接与脏器相贴的区域。

3. 右侧系膜间间隙 右侧系膜间间隙位于胃结肠韧带或大网膜后层与横结肠系膜之间。此间隙是游离横结肠系膜的必经之路,经横结肠系膜前叶也可进入横结肠后间隙。

(三) 左半结肠系膜切除术的入路解剖

1. 左结肠后间隙 左结肠后间隙又称左 Toldt's 间隙,位于乙状结肠、降结肠、结肠脾曲的系膜筋膜与左肾前筋膜之间,是左半结肠切除术的主要分离平面。间隙比较疏松,前面与乙状结肠、降结肠和结肠脾曲的系膜相邻;后面为左肾前筋膜;内侧界为肠系膜下动脉主干;外侧界为结肠系膜脂肪和腹壁脂肪的黄白交界线;头侧为胰体尾下缘;尾侧至骶骨岬水平。切开乙状结肠系膜根,进入左结肠后间隙。向内在主动脉杈水平旁找到肠系膜下动脉主干,沿其向上分离,逐一处理各结肠分支,直至肠系膜下动脉根部。于头侧胰下缘,可进入横结肠后间隙和胰后间隙,或向右进入右横结肠后间隙。左侧黄白脂肪交界线也是游离左半结肠的入路标志。

2. 横结肠后间隙 左横结肠后间隙位于横结肠系膜根左侧半与胰体、尾之间,为含有较多脂肪筋膜而疏松的狭窄间隙。在胰尾下缘切开横结肠系膜根即为横结肠后间隙。沿间隙向外游离结肠脾曲,可拓展至左 Toldt's 线的上端。横结肠后间隙是左、右相通,术中可被相互借用的间隙。

3. 左侧系膜间间隙 左侧系膜间间隙位于大网膜左侧半后面与横结肠系膜之间,是游离横结肠左侧半的入路平面。于此间隙切开横结肠系膜或胃结肠韧带,可完全游离至结肠脾曲。该

间隙是游离胃或进入网膜囊的最佳途径。

三、直肠系膜及其入路解剖

(一) 直肠系膜

直肠系膜是由直肠后方的直肠系膜筋膜和前、侧面的直肠深筋膜所包裹形成的囊状结构。系膜内含有直肠及其原始系膜内的结构,包括与肿瘤生长、转移密切相关的血管、淋巴结、淋巴管、神经以及脂肪筋膜(亦称系膜内筋膜)等组织。直肠全系膜切除术就是围绕直肠系膜筋膜与深筋膜平面进行的标准术式。

(二) 直肠全系膜切除术入路解剖

1. 直肠后方入路

(1) 提起乙状结肠系膜远端,经系膜或直肠上动脉背侧向尾侧分离。在盆缘附近,须保持髂血管筋膜(泌尿生殖筋膜)的完整,避免误伤筋膜深面的输尿管和性腺血管,或沿髂血管筋膜深面,避免误入腹下神经筋膜背侧的骶前间隙。低位入路可于直肠侧缘切开膜桥,向前牵拉直肠,直接进入直肠后间隙,沿直肠上动脉背侧向头、尾侧分离。膜桥入路初始的直肠后间隙空间相对较小,容易误伤同侧的腹下神经。

(2) 直肠后间隙为少有血管的疏松筋膜间隙,腹侧为围绕系膜的直肠系膜筋膜,背侧为腹下神经筋膜。在直肠原位状态下,三者间隔甚小,几乎相贴。于第 1 骶椎水平,骶骨中线旁 1.0~1.5cm 处,左、右腹下神经离开盆后壁,呈"人"字形行向前下。此处神经内侧面呈半游离状态,容易被损伤。因此,向前牵拉直肠,围绕直肠系膜向前、外、下呈 U 形分离直肠后间隙,并保持分离平面在神经内侧,是避免损伤腹下神经的保证。至第 3 骶椎水平以下,两侧腹下神经主干之间基本已无分支,腹下神经筋膜已不完整,故向下分离相对容易。至第 4 骶椎水平,应适时离断直肠骶骨韧带,避免向前误入直肠系膜。经肛 TME 也应不高于此平面离断直肠骶骨韧带,避免误入骶前间隙。向下继续保持在正确的疏松间隙内分离,直至盆底处的肛尾韧带。

2. 直肠侧方入路

（1）由直肠后间隙转至侧方，约在第 3 骶椎以下，直肠系膜侧面基本失去"光滑"的直肠系膜筋膜，外侧与下腹下丛之间为内侧直肠旁间隙（Okabayashi 间隙）。该间隙宽度为 0.8~2.5cm，女性较男性宽，间隙内含有相互连接或融合的筋膜组织，缺乏明显的分离界面。向对侧牵拉系膜，以增加与下腹下丛之间的安全距离。

（2）于第 4 骶椎水平附近，随着腹下神经和盆内脏神经分别从后上和后下方加入下腹下丛，相随的腹下神经筋膜和骶前筋膜也随之与下腹下丛筋膜相融合。在此，腹下神经亦可作为识别筋膜中下腹下丛的位置。盆内脏神经于骶前孔外下方 1.0~2.5cm 处加入下腹下丛，覆盖于表面的骶前筋膜也随之融合于下腹下丛筋膜。

（3）约第 5 骶椎水平，下腹下丛的后 1/3 发出直肠丛，经直肠侧韧带至直肠。直肠侧韧带结构较致密，离断时有别于周围筋膜。亦有部分直肠丛以分散形式走向直肠系膜，其中多见于网束状下腹下丛，分离侧韧带时难以察觉致密结构。直肠侧韧带伴有血管的占 37.5%，其他的或从系膜尾侧，或从腹侧进入直肠。直肠侧韧带是腹下神经前筋膜、骶前筋膜和直肠深筋膜的"三膜"融合反折区。从直肠后间隙向前观察，两侧狭窄的筋膜反折区恰位于直肠系膜的侧后方，其深面为直肠侧韧带，外侧为下腹下丛。于反折处靠系膜侧向前分离为安全平面。

3. 直肠前入路 基于腹膜会阴筋膜头侧与直肠膀胱陷凹或直肠子宫陷凹底相连，选择前方或后方切开腹膜入路，将分别进入前列腺后间隙和直肠前间隙。

（1）前列腺后间隙：于直肠膀胱陷凹底前方切开腹膜进入该间隙，沿腹膜会阴筋膜的腹侧面分离。由上向下可见膀胱底、输精管壶腹、精囊和前列腺。腹膜会阴筋膜与这些器官之间含有少量疏松筋膜组织。但是，在精囊尾侧向外至下腹下丛，腹膜会阴筋膜与前列腺丛交织相连，其中的神经血管束与腹膜会阴筋膜的前外侧面紧密相贴。因此，离断腹膜会阴筋膜的安全线，应该在精囊尾端以内，并尽可能远离前列腺背面，避免在前列腺尖部侧缘损伤阴茎海绵体神经。

（2）直肠前间隙：于直肠膀胱陷凹底后方切开腹膜，在腹膜会阴筋膜背侧面与直肠深筋膜之间做 U 形分离。该间隙筋膜疏松，沿腹膜会阴筋膜背侧面分离，可与直肠后间隙同一层次会合。

四、括约肌间隙

括约肌间隙位于肛门内括约肌和外括约肌之间，上自盆膈裂孔水平，下至白线的括约肌间沟，内有联合纵肌、神经、血管等重要结构。肛管前壁的括约肌间隙较致密，前侧方有相对粗大的纵行血管，两侧后方相对疏松，肛尾韧带与其后方的间隙毗邻，切除后可显示入口处的 Hiatal 韧带。由其中的联合纵肌进一步分为内侧括约肌间隙和外侧括约肌间隙。解剖显示，括约肌间隙是一个需要通过钝性分离结合锐性分离才得以形成的间隙。

（一）内侧括约肌间隙

内侧括约肌间隙位于联合纵肌与肛门内括约肌之间。分离要点：①切断肛尾韧带（腹侧份），于盆膈裂孔处离断裂孔韧带（Hiatal 韧带），游离直肠颈，并与肛提肌（耻骨直肠肌）分离；②离断直肠纵肌进入内侧括约肌间隙；③紧贴联合纵肌垂直向下分离，一路离断由联合纵肌穿入内括约肌的纤维；④间隙下 1/3 段，联合纵肌发出纤维最为密集，周围结构致密，在肛管前壁血管尤其丰富，分离间隙不易掌握，多由经肛入路完成，从括约肌间沟切开，弧形绕过内括约肌下缘，沿联合纵肌内侧面直上分离，与腹侧入路会合；⑤经肛入路在进入盆腔前，既要避免过早离断联合纵肌而伤及耻骨直肠肌，也要避免过晚离断直肠纵肌而误入直肠系膜内，较佳位置应该在盆膈裂孔水平，肛门悬带上缘离断直肠纵肌；⑥肛管腹侧联合纵肌为直肠纵肌的延续，其下端明显增厚，并与会阴中心腱上端相接，过早离断直肠纵肌有可能伤及会阴中心腱，安全离断位置应该在略高于盆底上缘水平,相当于直肠前间隙底以上水平。

(二)外侧括约肌间隙

外侧括约肌间隙位于联合纵肌与肛门外括约肌之间。此间隙含有少量筋膜组织,少有联合纵肌纤维向外穿过,分离相对较容易,但存在较多血管。分离要点如下。

经括约肌间沟入路:①内括约肌下端结构较为致密,需离断由联合纵肌发散穿入外括约肌皮下部的会阴中央腱纤维;②向上紧贴联合纵肌外侧面分离容易与腹侧会合,如需分离进入盆腔,则在盆膈裂孔下应及时离断肛门悬带,避免误入系膜内。反之,腹侧入路在盆膈裂孔下,需先离断肛门悬带才能进入间隙。在实际操作中,术者为了避免损伤外括约肌,分离层面多走联合纵肌中间,即紧贴直肠纵肌外侧层次,其表面有3~4支纵行细小血管可作为解剖标记。

(谭德炎 项建斌)

参考文献

[1] 邱健,苏军龙,阎立昆,等. 男性泌尿生殖层的层面解剖及其临床意义研究[J]. 中国实用外科杂志,2021,41(1):107~113.

[2] 刘龙海,常毅,林谋斌. 科学解读膜解剖理论 规范应用膜解剖名词[J]. 中华胃肠外科杂志,2020,23(7):634~642.

[3] 刘海山,蔡正昊,马君俊,等. 腹腔镜右半结肠癌完整系膜切除术经尾侧-中间联合入路回顾性研究[J]. 外科理论与实践,2020,25(3):211~216.

[4] 林谋斌,刘海龙,常毅. 从膜手术到腔室手术:求源与辨析[J]. 中华胃肠外科杂志,2019,22(10):920~925.

[5] STELZNER S,BÖTTNER M,KUPSCH J,et al. Internal anal sphincter nerves-a macroanatomical and microscopic description of the extrinsic autonomic nerve supply of the internal anal sphincter [J]. Colorectal Dis,2018,20(1):O7-O16.

[6] MURAOKA K,HINATA N,MORIZANE S,et al. Site-dependent and interindividual variations in Denonvilliers' fascia:a histological study using donated elderly male cadavers [J]. BMC Urol,2015,15:42.

[7] AIGNER F,HÖRMANN R,FRITSCH H,et al. Anatomical considerations for transanal minimal-invasive surgery:the caudal to cephalic approach [J]. Colorectal Dis,2015,17(2):O47-O53.

[8] 李心翔. 结直肠肿瘤腹腔镜手术学——新理念,新技术[M]. 上海:复旦大学出版社,2018:35~45.

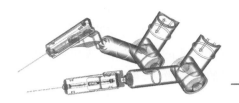

第四章

结直肠癌的病理学诊断、分类和特点

由于生活方式的改变,结直肠癌(colorectal carcinoma,CRC)的发病率在全球范围内不断上升。结直肠癌是最常见的胃肠道肿瘤,是目前为止在分子特征和发病机制研究方面被研究得最深入的肿瘤之一。结直肠癌是肠上皮发生的恶性肿瘤,主要包括腺上皮来源的结直肠腺癌和神经内分泌细胞来源的神经内分泌肿瘤。结直肠腺癌具有特定的前驱病变(癌前病变),为全面认识结直肠腺癌,需先充分了解这些前驱病变。另外,结直肠也可发生继发性肿瘤,即他处转移至结直肠的恶性肿瘤,本章将一并讨论。

第一节　结直肠腺癌前驱病变

在过去的十年中,对结直肠腺癌前驱病变的不断认识和筛查检测手段的发展完善,使全世界范围内的结直肠癌人群筛查日益广泛。结直肠腺癌的前驱病变包括结直肠锯齿状病变和息肉、传统的结直肠腺瘤以及炎症性肠病相关的结直肠异型增生。现在我们对不同类型的结直肠锯齿状病变和息肉的形态及其生物学特性有了更好的理解,包括增生性息肉、无蒂锯齿状病变和传统的锯齿状腺瘤。经过仔细临床、内镜和病

理评估,一些锯齿状的病变并不总是能被可靠地归为上述三大类之一,所以还增加了第四类:未分类的锯齿状腺瘤。世界卫生组织(World Health Organization,WHO)消化系统肿瘤分类2019年第5版中使用的术语与前一版有所不同,例如,无蒂锯齿状息肉或腺瘤现在被称为无蒂锯齿状病变,原因有很多,最明显的原因是,并非所有属于这一类的病变在外观上都必然是息肉样的。新版WHO消化系统肿瘤分类,对传统的结直肠腺瘤增加了基本的诊断标准,明确了炎症性肠病相关的结直肠异型增生是一种肠上皮的肿瘤性病变。

一、结直肠锯齿状病变和息肉

(一) 定义

结直肠锯齿状病变和息肉是上皮呈特征性的锯齿状(锐齿状或星芒状)结构的结直肠黏膜病变,包括非肿瘤性病变:增生性息肉(hyperplastic polyp,HP)、无蒂锯齿状病变(sessile serrated lesion,SSL),以及肿瘤性病变:无蒂锯齿状病变伴异型增生(SSL with dysplasia,SSLD)、传统锯齿状腺瘤(traditional serrated adenoma,TSA)、未分类的锯齿状腺瘤(unclassified serrated

51

adenoma, USA）。SSL 涵盖了既往的所谓的无蒂锯齿状息肉和无蒂锯齿状腺瘤，但现已不推荐使用后两者分类。相较于其他结直肠锯齿状病变和息肉，SSLD、TSA 和 USA 的恶性潜能更高。

（二）临床病理学特征

据报道，平均风险人群中发生锯齿状病变和息肉的频率差异很大，但 SSL 和 HP 可能分别占所有结直肠息肉的 10% 和 30%。大多数（75%~90%）的 HP，包括微小泡状型增生性息肉（microvesicular HP，MVHP）和杯状细胞型增生性息肉（goblet cell rich HP，GCHP），好发于结肠和直肠的远端；而 SSL 则偏爱近端结肠（70%~80% 的病例），尤其是 SSLD；约 70% 的 TSA 发生在远端结肠和直肠。大多数锯齿状病变和息肉是无症状的，出血罕见，常偶然在内镜检查中发现，多呈无蒂，因此以粪便和血为基础的筛查和虚拟结肠镜检查并不是它们的有效筛查方法。

（三）病因学和致病机制

病因学与结直肠腺癌的病因学相似。SSL 和 TSA 是已知的结直肠腺癌前驱病变，而 HP，尤其是近端 MVHP，可能是 SSL 的前驱病变，GCHP 和一些 MVHP 也可能导致 TSA。

部分结直肠癌是通过锯齿状通路发生的，尤其是锯齿状腺癌。锯齿状通路包括一系列的遗传学和表观遗传学改变，这些改变会导致有或无微卫星不稳定性（microsatellite instability，MSI）的高甲基化散发性癌的发生。在 MVHP、SSL 和 TSA 中 *BRAF* 的突变激活，或在 GCHP 和 TSA 中 *KRAS* 的突变激活，被认为会启动锯齿状病变和息肉的发展，它们是相互排斥的（图 4-1）。

SSL 中各种 CpG 岛的广泛甲基化导致 CpG 岛甲基化表型（CpG island methylator phenotype，CIMP），并与异型增生和侵袭性癌的最终发展相关。在 75% 的 SSLD 中，*MLH1* 启动子甲基化是一个关键步骤，导致错配修复（mismatch repair，MMR）缺陷，进而导致 MSI，而 *MLH1* 启动子甲基化通常伴有 *BRAF* 突变。剩下的 25% 的 SSLD 是 MMR 正常型，经常携带有 *TP53* 突变。进展性 CpG 岛甲基化导致明显的上皮异型增生，从而导致 SSL 进展为癌。WNT 信号通路的改变发生在从 SSL 到明显的异型增生和癌的转变中。

TSA 显示了与 SSL 的一些差异，包括更频繁的 *RNF43* 改变和 *RSPO* 基因家族融合的存在，两者都增强了 WNT 信号，以及某种程度的 CIMP。*KRAS* 和 *BRAF* 突变在 TSA 中发生的频率没有差异，其中约 10% 的 TSA 缺少这些基因的突变。TSA 在发展为癌的过程中也出现明显的异型增生和低水平的 CpG 岛甲基化。多数 TSA 是 MMR

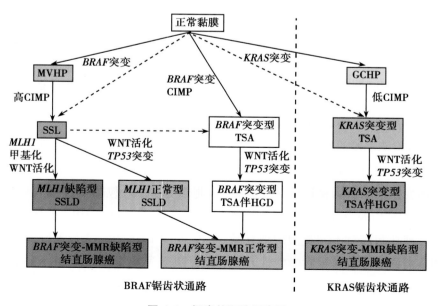

图 4-1　锯齿状通路示意图

功能完整的，处于微卫星稳定性（microsatellite stability，MSS）状态。*KRAS* 突变的 TSA 进展与低水平 CIMP 和 *TP53* 突变相关。*BRAF* 突变的 TSA 更常与 CIMP 相关，它们进展为预后较差的 MMR 正常型癌。WNT 信号通路的激活也发生在 TSA 向重度异型增生的转变过程中。

SSL 可直接由正常黏膜新生或由 MVHP 发展而来，具有 *BRAF* 突变。导致 SSL 向恶性肿瘤进展的一个关键分子事件，要么是 *MLH1* 甲基化（继发于高水平的 GIMP，进而发展为 MMR 缺陷型结直肠癌），要么是 *TP53* 突变（发展为 MMR 正常型结直肠癌）。TSA 可由正常黏膜新生，也可由 SSL 或 GCHP 发展而来。TSA 通过 *BRAF* 或 *KRAS* 途径进展为高级别异型增生和 MMR 正常型结直肠癌。WNT 信号通路的激活通过不同机制发生在所有通路上，并发生在向异型增生的转变过程中。

（四）组织学

结直肠锯齿状病变和息肉的共同形态学特征是上皮呈锯齿状（锐齿状或星芒状）结构，但它们之间仍具有差异性。

1. 增生性息肉

HP 由表面的锯齿状上皮细胞和漏斗状的均匀间隔的隐窝组成，锯齿状可见于表面上皮和隐窝的表面部分，其增殖区限于隐窝基底部。隐窝未见基底扩张、实质性扭曲或黏膜下移位，但可出现个别隐窝分支。

MVHP 的诊断是一个排除性诊断，需排除其他锯齿状病变和息肉。MVHP 的上皮细胞成熟较早，丰富的细胞质中含有细小的顶空泡的微泡上皮细胞和数量不等的杯状细胞，细胞核小，圆形至卵圆形，位于基底部。锯齿状存在于表面上皮，局限于隐窝的上 2/3，导致在横切的隐窝中形成星状管腔，对应 Kudo 腺管开口分型为 Ⅱ 型。

GCHP 病灶通常很小，它们的形态变化非常细微，很容易被忽视，易被误诊为上皮增生或反应性改变。表面和隐窝的上皮细胞多为杯状细胞，核小而均匀，位于基底部。GCHP 的隐窝比正常黏膜更高更宽，偶有分支或弯曲。上皮细胞呈轻微锯齿状，局限于表面上皮和隐窝口。横切的隐窝腔是圆形的而不是星状的（图 4-2）。

2. 无蒂锯齿状病变

SSL 与 HP（尤其是 MVHP）和 TSA 的区别主要基于组织结构，尽管细胞学特征也起着重要作用。SSL 由杯状细胞和含有微囊状黏液液滴的细胞混合构成，但这些细胞学特点缺乏特征性。SSL 的显著特征是正常隐窝结构的全面扭曲破坏，这可能是由增殖带的改变造成的。SSL 中的隐窝结构变化被定义为沿黏膜肌层水平生长、近基底部 1/3 隐窝基底部扩张、向隐窝基底部延伸的锯齿状（与 HP 中表面的锯齿状相反）和不对称的增殖（图 4-3）。这些改变导致内镜

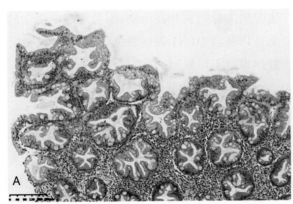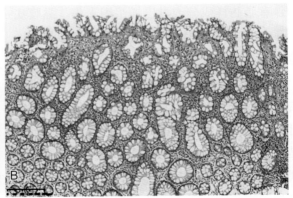

图 4-2　增生性息肉的组织学表现

A. 微泡型增生性息肉；B. 杯状细胞丰富型增生性息肉。

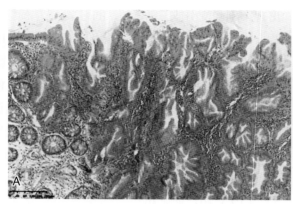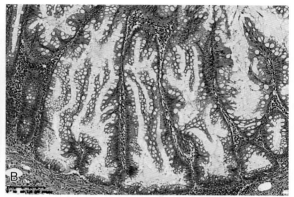

图 4-3 无蒂锯齿状病变（SSL）的组织学表现
A. 结构上扭曲的锯齿状隐窝是 SSL 的特点；B. 扭曲的锯齿状隐窝，隐窝基底部扩张明显。

Kudo 腺管开口分型为Ⅱ型。隐窝的结构扭曲破坏至少存在以上这些特征中的其中一个。≥1 个明确的扭曲破坏的锯齿状隐窝结构的存在，如上述定义，足以诊断为 SSL。术语"明确的"很重要，因为只有细微结构异常的隐窝不应被视为 SSL 的诊断标准。隐窝基底部轻度对称扩张对于 SSL 的诊断是不够的。在隐窝基底部中有成熟细胞如杯状细胞的隐窝也不能诊断 SSL。重要的是，不能仅根据 SSL 的大小、位置和内镜外观来诊断，但是这些特征对含糊不清的病例或定位不良的切片可能是做出诊断的有用辅助特征。此外，内镜测量的 SSL 大小可能不准确，特别是考虑到很难描绘这些息肉的边界，这导致不完全内镜切除的发生率较高。黏膜疝的存在是 SSL 的诊断陷阱，因为平滑肌纤维可能会扭曲隐窝结构。锯齿状隐窝可通过黏膜肌层疝入黏膜下层，常伴有脂肪样成分或淋巴样组织聚集。黏膜疝的存在不应与浸润相混淆，尤其是当存在异型增生时。

因为 SSL 的诊断主要依赖于隐窝的组织结构，所以定向良好的切片对隐窝基底部的评估是有帮助的。对定向不良的切片进行深切片可能是有助于诊断的。SSL 和 MVHP 都与不寻常的间质增生有关，这些间质类似于神经束膜细胞。这种间质增生可能是一种与相邻锯齿状上皮相关的反应性现象，而不是真正的间质肿瘤，没有临床意义。

3. 无蒂锯齿状病变伴异型增生

某些 SSL 可以出现异型增生，可能是其向癌进展的一个过渡步骤。异型增生的部分通常与 SSL 区有明显界线，并且比传统腺瘤表现出更大的形态学异质性。组织结构的变化包括绒毛状结构、隐窝延长、隐窝拥挤，并伴有复杂的分支、筛状结构，以及与背景 SSL 相比过多的或减少的腔缘锯齿。在细胞学上，细胞可表现为肠型异型增生，类似于传统腺瘤的异型增生；或锯齿状异型增生，核不典型圆形，核仁突出，有大量有丝分裂，胞质嗜酸性；或少见情况下轻微的细胞学异型性，包括富黏液性改变（图 4-4）。异型增生的多种形态模式常出现在一个单一的息肉里。当异型增生的变化很细微时，MLH1 表达的丢失可能会对诊断有所帮助，然而，并非所有的异型增生模式都是 MLH1 缺陷的。不建议将异型增生分层为低级别和高级别，因为形态学变化的异质性以及与 MLH1 表达缺失欠缺相关性，分层可能困难且不可复制。

4. 传统锯齿状腺瘤

TSA 可表现为结直肠远端为主的巨大隆起性息肉，也可表现为结肠近端为主的扁平病变。TSA 的两个最明显的特征是裂隙状锯齿，让人联想起正常小肠黏膜的窄缝，以及胞质嗜酸性强、细胞核呈铅笔状的高柱状细胞（图 4-5）。异位隐窝的形成，即上皮芽不锚定于黏膜肌层，通常在突起性 TSA 的绒毛状突起的两侧发现，但在

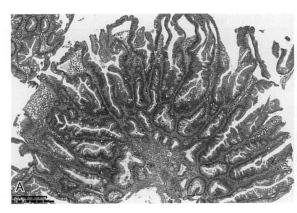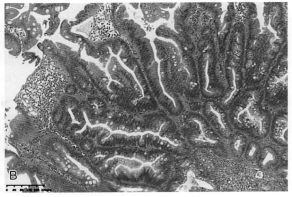

图 4-4 锯齿状病变伴异型增生的组织学表现

A. SSLD 的特点是隐窝拥挤,固有层减少,伴有胃小凹分化;B. 异型增生的细胞黏液减少,胞质嗜酸性。

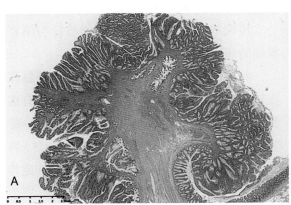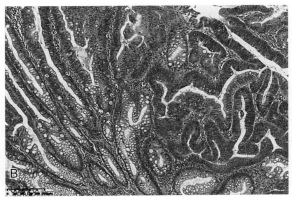

图 4-5 传统锯齿状腺瘤的组织学表现

A. 突起性 TSA 显示复杂的绒毛状突起和裂隙状锯齿;B. 绒毛周围的细胞主要是高柱状,有丰富的嗜酸性细胞质和位于中央的卵圆形核,假复层,但没有有丝分裂活性。沿绒毛可见多个异位隐窝,内有分化的杯状细胞。

扁平 TSA 中很少出现,并且它对于诊断不是必须的。尽管富含黏液细胞或杯状细胞的 TSA 已经有所描述,但大多数 TSA 只含有分散的杯状细胞。在多达 50% 的 TSA 中可以找到相邻的前驱息肉,如 MVHP、GCHP 或 SSL。与 SSLD 类似,TSA 也有明显的异型增生。这种异型增生被描述为肠型或锯齿型,具有重叠性,不同于典型 TSA 细胞的退行性变化。目前还没有针对这种分类的具体监测指南,但这些息肉可能代表更具侵袭性的病变,当存在高级别异型增生时应单独报告。

5. 未分类的锯齿状腺瘤

经过仔细临床、内镜和病理评估,一些具有锯齿状结构的异型增生性息肉很难归类为 TSA 或 SSLD,可统称为未分类的锯齿状腺瘤。锯齿状管状绒毛状腺瘤这组病变也包括在内。

(五)分子病理学

无临床相关性,见前文致病机制。各种结直肠锯齿状病变和息肉的相关分子特征见表 4-1。

(六)TNM 分期

高度异型增生的病变为 pTis。

(七)预后和预测因素

小的远端 HP 没有实质性的恶性潜能,也不影响结肠镜检查间隔。不论组织学如何,SSL、TSA 和大的(≥1cm)锯齿状息肉的出现,均增加大的异时性锯齿状息肉的风险。大的锯齿状息肉也会增加结直肠癌的风险。推荐的随访间隔时间基于低水平的证据,并因国家而异。同时性

表 4-1 各种结直肠锯齿状病变和息肉的相关分子特征

类型	分子特征			
	BRAF 突变	*KRAS* 突变	CIMP	微卫星状态
MVHP	70%~80%	0.1%	+	MSS
GCHP	0	50%	—	MSS
SSL	>90%	0	++	MSS
SSLD	>90%	0	+++	MSI
TSA	20%~40%	50%~70%	+	MSS

传统腺瘤可能影响监测间隔。

二、传统的结直肠腺瘤

(一)定义

传统的结直肠腺瘤是一种由异型增生上皮构成的癌变前的良性肿瘤。描述为"传统的"将其与锯齿状通路中的病变区分开来。传统的结直肠腺瘤包括管状腺瘤(tubular adenoma)、管状绒毛状腺瘤(tubulovillous adenoma)和绒毛状腺瘤(villous adenoma),每种分类均可伴有低级别异型增生(low-grade dysplasia,LGD)或高级别异型增生(high-grade dysplasia,HGD)。限定单纯的腺瘤必须缺乏真正的浸润,如伴有黏膜层或黏膜下层的浸润则为腺瘤伴发黏膜内癌或早期浸润性癌。

(二)临床病理学特征

传统的结直肠腺瘤与结直肠腺癌的流行病学特征有重叠。传统的结直肠腺瘤可发生于整个结直肠,从回盲瓣到肛门直肠交界处。

大多数不复杂的腺瘤患者是无症状的。隐匿性出血是常见的,是常用筛查检测的基础。症状和体征可出现在较大的病变,包括明显的出血、腹痛和排便习惯的改变。罕见的是,远端大绒毛状腺瘤可引起分泌性腹泻,伴有电解质紊乱(McKittrick-Wheelock 综合征)。

在肠镜检查或病理标本检查中,腺瘤可呈有蒂的、无蒂突起的、稍升高/平坦的或凹陷的等各种外观。这些特征增加了成像和可视化的检测难度。高清晰度的放大成像、染料喷剂、改良的光波长度、经吹气或腔内液体灌注的结肠扩张等可用来提高内镜检出率。

(三)病因学和致病机制

传统的结直肠腺瘤的病因学特征与结直肠腺癌的病因学特征重叠。

腺瘤的形成主要涉及由正常的结肠黏膜上皮转变为良性前驱病变(腺瘤),少数腺瘤有进一步发展为腺癌的危险。这种转变与小部分驱动基因(主要是 APC、KRAS、SMAD4 和 TP53)的改变有关,从而带来了生长优势。其中一些遗传变化发生在形态上可识别的肿瘤形成之前,发生在干细胞或祖细胞中。

最早的变化涉及 WNT 信号通路的异常,最常导致 APC 功能改变,通常是通过突变来影响的,这些突变截短了 APC 蛋白进而降低 β-catenin(β-连环蛋白)的降解,从而导致 WNT 信号的积累和异常调节。与非肿瘤性黏膜相比,干细胞数量的增加和层次的丧失是明显的,由此导致的形态改变成为可识别的组织病理学上的异型增生。单个隐窝异型增生(单隐窝性腺瘤,类似于实验模型中异型增生的异常隐窝病灶),显示分化改变的细胞异常增生和隐窝分裂率增加,这些导致只有少数隐窝含有异型增生上皮的微腺瘤的形成。遗传性(先天性)APC 致病突变可导致家族性腺瘤性息肉病,其中可见大量腺瘤(经典家族性腺瘤性息肉病综合征中 >100 个腺瘤性息肉),包括单隐窝性腺瘤和微腺瘤。

这些病变的增大形成小腺瘤,最终形成大腺瘤(>10mm),这是通过进一步的分子异常积累而发生的,这些异常影响了少量的关键信号通路。KRAS 致癌基因的激活通过 MAPK 信号通路导致生长失调。TGF-β 生长抑制性通路中断的异常,通常是由于 18 号染色体上的 SMAD4 缺失或突变。由于抑癌基因 PTEN 的缺失或突变,或致癌基因 PIK3CA 等的突变,导致 PI3K 通路异常,抑制细胞凋亡,促进肿瘤细胞存活。TP53 的改变最常见,下调了 p53 蛋白质的功能,通过抑制 p53 介导的 DNA 损伤反应而使细胞幸免于大量的 DNA 损伤和其他细胞压力。

当腺瘤体积增大时,新生血管生成增加血液供应,肿瘤间质形成,包括周围固有层内的炎症细胞、免疫细胞以及间质肌纤维母细胞。小部分腺瘤获得 DNA 错配修复基因缺陷,散发性病例是由于 MLH1 启动子甲基化,少数在林奇综合征家族里的病例是由于 MLH1 或 MSH2(很少数为 PMS2 或 MSH6)的遗传性突变,这些可能演变成错配修复缺陷型腺癌。

人群差异似乎会影响腺瘤的形态发生,亚洲患者中扁平型和凹陷型腺瘤的发生率较高就是证据。

(四)大体检查

腺瘤可呈有蒂的、无蒂突起的、稍升高或平坦的,甚至凹陷的。腺瘤的大小,通常以毫米为最大尺寸来评估,对于确定其在筛查项目中的风险水平很重要。

(五)组织学

传统腺瘤可根据其是否有绒毛结构而分为三种亚型:管状腺瘤、管状绒毛状腺瘤和绒毛状腺瘤(图 4-6)。管状腺瘤是人群筛查中最常见的一组传统腺瘤。在管状腺瘤中,正常的隐窝结构大体保存,隐窝伸长不一,腺体数量增多。上皮细胞可见增大的浓染细胞核,核的细长度和层次数不同,极性消失。随着杯状细胞和吸收细胞数量的减少,出现假复层和分化缺失;少量绒毛成分(<25%)在管状腺瘤中是可接受的。类似小

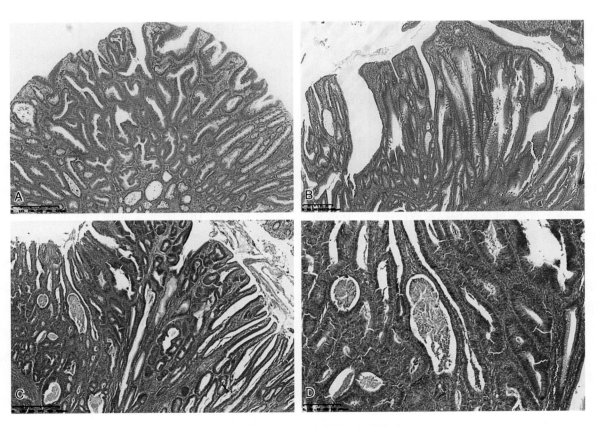

图 4-6　传统的结直肠腺瘤的组织学表现
A. 管状腺瘤;B. 绒毛状腺瘤;C. 管状绒毛状腺瘤;D. 管状绒毛状腺瘤伴 HGD。

肠绒毛的绒毛状结构 >25% 的腺瘤通常被诊断为管状绒毛状腺瘤。如果腺瘤 >75% 为绒毛状结构,通常诊断为绒毛状腺瘤。尽管传统腺瘤分型的观察者内变异性较差,但该方法仍被用于临床。根据传统,这是腺瘤的组织学分类方法,然而,这种方法背后的有限证据值得进一步研究。

(六) 进展性腺瘤

"进展性腺瘤"一词已被创造出来用于国际上人群筛查项目的比较。这组腺瘤包括大小 >10mm、管状或绒毛状结构、具有 HGD 或黏膜内腺癌的所有腺瘤。进展性腺瘤的切除对癌症的预防作用最大,是人群筛查的基础。进展性腺瘤与同时性或异时性腺瘤的高风险相关。与同时性病变的相关性研究表明,在乙状结肠镜筛查计划中需要进行全结肠镜检查,而与异时性腺瘤的相关性是对这些患者进行更严格监测的指征。

(七) 形态亚型

罕见的传统腺瘤形态亚型已被描述。最常见的是富含帕内特细胞(Paneth cell)的亚型。帕内特细胞在多达 20% 的腺瘤中可见,多见于近端腺瘤和年轻患者中。有 <0.1% 的腺瘤可存在鳞状成分,以桑椹小体或真鳞状上皮化生的形式存在,包括角化。<0.1% 的腺瘤可有透明细胞。

(八) 腺瘤的分级

对于传统腺瘤的异型增生分级,笔者使用 LGD 和 HGD 的两层分级,尽管观察者之间有高度的变异。HGD 的特点是明显的复杂腺体聚集和腺体不规则、筛状结构以及腔内坏死。这些可以在低倍放大镜下观察到。HGD 的诊断必须伴有 HGD 的细胞学特征,包括大量的细胞失极性,细胞核明显增大,核仁突出,染色质分散,常伴有非典型的有丝分裂象。

(九) 假浸润(上皮错位)和浸润性癌

假浸润,有时称为上皮错位,表现为腺上皮向息肉头、柄或更深处脱出,常伴有细胞外黏液、出血和含铁血黄素沉积,提示蠕动和脱出所致的创伤。这些表现有时可与恶性肿瘤混淆。很难将假浸润与 T₁ 期结直肠癌区分开,尤其是

在有 HGD 的情况下。这类病例需要超过 1 名的病理学家(通常是多名)进行组织学检查,或转介给亚专科病理学家专家组。

(十) 分子病理学

无临床相关性,见前文致病机制。

(十一) TNM 分期

高度异型增生的腺瘤为 pTis。

(十二) 预后和预测因素

大多数腺瘤不通过腺瘤—癌序列进展,只有少数腺瘤是可进展及癌变的,这可由人群中腺瘤相对于结直肠腺癌更高的发病率所证明。腺瘤数目越多、体积越大、绒毛状结构比例越高、HGD 范围越广,在识别腺瘤的时候已存在癌或随后发展为癌的可能性越大。通过内镜息肉高频电切除术、内镜黏膜切除术或内镜黏膜下剥离术等方式切除腺瘤,可降低结直肠腺癌的风险。

三、炎症性肠病相关的结直肠异型增生

(一) 定义

与炎症性肠病(inflammatory bowel disease,IBD)相关的结直肠异型增生是一种明确的肠上皮肿瘤性改变,它仍然局限在其起源的基底膜内。

(二) 临床病理学特征

总体来说,在美国,<1% 的 CRC 与 IBD 有关。溃疡性结肠炎和克罗恩病的癌症风险对于受累结肠长度相同的患者大致相同。两项基于人群的研究显示,IBD 中瘤变的相对危险度克罗恩病为 1.9~2.6,溃疡性结肠炎为 2.4~2.7。在 2001 年对 116 项研究的 meta 分析中,溃疡性结肠炎患者 10 年后的癌症风险估计为 2%,20 年后为 8.5%,30 年后为 17.8%;然而,在英国后来的一项研究中,溃疡性结肠炎的异型增生和癌症风险较低(在 20 年、30 年和 40 年时分别为 2.5%、7.6% 和 10.8%)。

在溃疡性结肠炎中,大多数异型增生发生在左侧或远端结肠。仅直肠、乙状结肠就占异型增生病例的 44%~72%,反映了溃疡性结肠炎相

关结直肠癌的好发部位。克罗恩病的异型增生更均匀地分布于整个结肠,80%的病例存在于癌旁。

在 IBD 中没有与异型增生相关的特殊体征或症状。抬高的溃疡和息肉样病变可能导致出血,但这在癌症发生之前是不常见的。在内镜检查中,异型增生根据 SCENIC(international consensus statement on surveillance and management of dysplasia in inflammatory bowel disease)分类分为可见病变和不可见病变。可见病变可分为息肉样病变(有蒂的或无蒂的)或非息肉样病变(浅表的、扁平的或凹陷的)。SCENIC 分类还建议根据其生长特征(如有无溃疡)和边界特征(明显或模糊)对异型增生进行分类。

(三) 病因学

溃疡性结肠炎患者异型增生和/或癌症风险增加的因素包括疾病持续时间的增加、疾病受累严重程度、存在原发性硬化性胆管炎、结直肠癌家族史、早期发病年龄、内镜和组织学炎症的严重程度。IBD 发病 8~10 年后,异型增生/癌症的相对风险显著增加。在最近的 meta 分析中,广泛结肠炎的异型增生或结直肠癌风险增加 4.8 倍。2%~5% 的溃疡性结肠炎患者发生原发性硬化性胆管炎。在一项 meta 分析中,发现原发性硬化性胆管炎和溃疡性结肠炎患者发生异型增生或癌症的风险增加了 4 倍。多项研究表明,炎症严重程度与结直肠肿瘤发生的风险具有良好的相关性。在美国的两项研究中,肿瘤的风险随着炎症积分的增加而增加。随着时间的推移,风险随着长期的平均活动而增加,而不是随着单个严重疾病发作而增加。

(四) 致病机制

与 IBD 相关的致癌作用被认为是由于结直肠内的持续炎症,以及遗传、免疫、感染和其他环境因素的结合。基因遗传因素包括一个或多个癌症易感基因突变或多态性,已在某些 IBD 相关性结直肠癌中得到确认,虽然尚不清楚这是否在 IBD 中容易形成异型增生或从异型增生发

展到腺癌。持续炎症导致肿瘤形成,通过引起 DNA 突变的活性氧产生和溃疡相关的上皮细胞再生作为肿瘤启动子,促进突变上皮干细胞和祖细胞(如 TP53 突变细胞)的增殖,这种增殖可以一直沿着 IBD 受累肠管的全长发生。

IBD 相关肿瘤的发生是持续炎性微环境的产物。在分子水平上,它涉及炎症相关细胞损伤的宿主反应的诱导,通过 IL-1、IL-6、TNF-α 以及基质蛋白酶、促血管生成和抗凋亡因子等细胞因子的直接或间接作用,与 NF-κB 等肿瘤转录因子相互作用。IBD 相关的结直肠异型增生和癌症频发的多灶性反映了一种场效应,即黏膜的广泛区域被含有非整倍性或有害突变的上皮克隆所占据,并具有扩展和进展的能力。因为活性氧的产生和积累增加,炎症环境促进氧化应激引起细胞损伤。它们通过产生致突变的 DNA 加合物(加速细胞衰老)和增强免疫反应进一步增强组织损伤,参与肿瘤的发生和发展。IBD 的肠道菌群失调也会产生反应性代谢物和致癌物。DNA 氧化损伤和上皮细胞更新加速导致的端粒缩短促进了非整倍性。在对促炎性细胞因子的反应中,诱变酶激活诱导的胞苷脱氨酶引起 TP53 突变。炎症还会促进表观遗传的 DNA 修饰,从而破坏关键的稳态基因功能,包括 DNA 修复过程。

IBD 的炎症—异型增生—癌序列伴随的致癌突变的进展与散发性腺瘤—癌序列的经典范式不同。TP53 的致癌突变发生在 60%~89% 的相关癌症中,它们不是晚期事件,而是频繁的初始突变,甚至可能早于组织学上可观察到的异型增生。与散发性癌相比,二代测序显示 IBD 相关性癌的 MYC 扩增比例较高,KRAS 和 APC 突变率较低,并且观察到一些可能致病的突变,如 MLH1、RNF43 和 RPL22 中的突变。一部分(>25%)IBD 相关性癌具有很高的主要与错配修复缺陷有关的突变率,偶尔与 POLE 的 DNA 校正功能缺陷有关。

(五) 大体检查

没有明显的特征。需要对多个区域进行取

样以评估异型增生的存在,这通常会导致许多小的内镜活检。

(六)组织学

异型增生可根据 Vienna 或 Riddell 体系来分类。在美国流行的 Riddell 体系中,异型增生分为阴性、不明确、LGD 或 HGD。

IBD 中最常见异型增生的形态学亚型包括肠型(腺瘤样)和锯齿状型(图 4-7)。一般来说,不论组织学类型如何,异型增生都是根据上皮细胞的细胞学和结构改变来分级的。在 LGD 中,隐窝可能是管状和/或绒毛状或锯齿状,它们没有或只有轻微的隐窝出芽和拥挤。异型增生的细胞表现为核增大、伸长、核质比增高、着色过度、胞质基底部的核分层、染色质团块或多个小核仁。在锯齿状异型增生中,异型增生细胞可能表现为高嗜酸性、细胞质黏液缺失或微泡上皮,类似于散发的无蒂锯齿状病变。异型增生的上皮通常包括隐窝和表面上皮,但早期病例可能只涉及隐窝,这被称为隐窝异型增生。LGD 的其他不太常见的特征包括营养不良的杯状细胞以及内分泌细胞、Paneth 细胞化生。

在 HGD 中,细胞明显增大,常常多形性,细胞核浓染,显著的细胞极性丢失和涉及全部细胞质的核分层。典型的和非典型的细胞有丝分裂都更频繁,经常出现在上层部分隐窝和表面上皮。HGD 常伴有大量的结构异常,如腺体拥挤、筛状增生、明显的出芽和分枝,并有可能出现腔

内坏死。对于将活检标本从低级别升级为高级别所需的高级别异型增生隐窝的比例,并没有统一的意见,但如果活检标本有任何部位的高级别病灶,大多数权威机构都会将其归类为高级别。

其他不太常见的异型增生类型包括黏液亚型、嗜酸性胞质和明显的杯状细胞耗损亚型,以及由细胞核不典型但接近正常细胞质分化的上皮细胞构成的"隐窝细胞"亚型。黏液亚型异型增生常表现为管状绒毛状生长,上皮细胞核小而浓染,位于基底,细胞异型性小。通常杯状细胞数量很少,但一般细胞质有明显的黏液分化。

IBD 患者也可能出现增生性息肉样病变或无明显核异型性的无蒂锯齿状样病变,但这些病变的自然史和进展风险未见增加或未知。锯齿状改变的异型增生表现为更大量的核增大、着色过度和分层,通常到达上皮表面。在许多异型增生患者中,存在混合型异型增生。最常见的是肠型和锯齿状异型增生的混合,从增生性改变到高级别锯齿状改变不等。传统锯齿状腺瘤样病变也可能发生在 IBD,但很少。

(七)分子病理学

无临床相关性,见前文致病机制。

(八)TNM 分期

高级别异型增生为 pTis。

(九)预后和预测因素

异型增生的自然史和治疗根据生长模式而

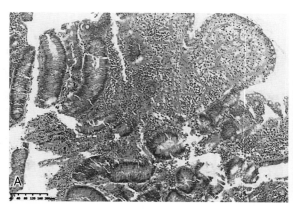
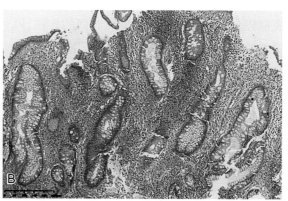

图 4-7 炎症性肠病相关的结直肠异型增生的组织学表现
A. 肠型;B. 锯齿状型。

不同。内镜下隐匿性 LGD,平坦的、随机的或非靶向病变,5 年内发展为 HGD 或癌的概率高达 54%。如果异型增生在初次结肠镜检查中发现,广泛的异型增生或者是多灶性的,则进展概率更高。隐匿性 HGD 与可能在结肠切除术中发现癌或进展为癌(40%~67%)的相关性更高,5 年预测值为 40%~90%。息肉样异型增生,尤其是腺瘤样异型增生,进展为癌的概率很低。在长期随访中,息肉样异型增生到后续随访研究的进展率,在平均 82.1 个月的随访后,继发平坦型异型增生或癌的风险为 2.9%。在最近的一项研究中发现,克罗恩病患者的息肉样异型增生也有类似的进展速度。

第二节　结直肠腺癌

一、定义

结直肠腺癌是起源于大肠的恶性上皮性肿瘤,表现为腺性或黏液性分化,包含锯齿状腺癌、腺瘤样腺癌、微乳头状腺癌、黏液腺癌、低黏附性癌、印戒细胞癌、髓样癌、腺鳞癌、伴有肉瘤样成分的癌、未分化癌等多个亚型。

二、临床病理学特征

结直肠癌(colorectal carcinoma,CRC)是女性第二常见、男性第三常见的癌症。据估计,2020 年全球约有 193 万例新病例。发病率差别很大,高收入国家的发病率较高。在许多低收入和中等收入国家中,CRC 发病率正在迅速增加,而在高收入和高发病率国家中,CRC 发病率已趋于稳定或下降。最近在澳大利亚、加拿大和美国报道了年轻人发病率上升的趋势。

出于实用目的,CRC 按部位分为右半结肠癌或近端结肠癌(包括盲肠、升结肠和横结肠)、左半结肠癌(从脾曲至乙状结肠)和直肠癌。大多数结直肠癌位于左半结肠或直肠。左半结肠癌的发生率相对降低,可能是由于内镜检查的增加。

筛查策略包括粪便隐血检测,对左半结肠肿瘤更加敏感。CRC 的分子背景也表现出位点特异性特征。不同部位的肿瘤治疗方法不同,新辅助放疗或放化疗对直肠癌有显著作用。手术并发症在右半结肠癌的治疗中更为常见。肿瘤的位置也与 CRC 转移的结果有关,并且与系统治疗的成败有关。

常见的症状包括排便习惯的持续改变、贫血和便血以及腹痛。随着人群筛查的广泛应用,CRC 的临床谱正在发生变化,无症状的患者越来越多。依赖于公认的筛查策略,这些患者的肿瘤是在各种类型的粪便隐血检测或内镜检查中发现的。

内镜检查可以在大肠黏膜表面观察到 CRC 和前驱病变。早期病变的治疗性切除也可以通过内镜息肉高频电切除术、内镜黏膜切除术或内镜黏膜下剥离术等方式进行。先进的技术,如窄带成像技术(narrow-band imaging,NBI)和放大彩色内镜,提高了 CRC 的内镜检测和评估水平。

CT 结肠镜成像可以应用于 CRC 的无创检测,但需要通过活检或切除来明确诊断。临床影像的主要用途是对 CRC 进行分期。各种技术均可以应用。可以应用直肠内超声检查确定早期直肠癌的浸润深度。对于更严重的病变,MRI 检查是必要的,特别是在确定肿瘤与直肠系膜筋膜的关系时。淋巴结状态的评估仍然是困难的。在进行广泛的手术之前,可以使用 CT 或 PET/CT 来确定远处转移。近年来,利用影像学评价肿瘤反应(再分期)变得越来越重要。

三、病因学

在具有高收入国家饮食习惯和久坐不动的生活方式的人群中,CRC 发生率一直很高。已确定的危险因素包括加工肉类和红肉的摄入、乙醇的摄入和多余的身体脂肪。吸烟与 CRC 的关系存在争议;一些研究把吸烟作为一个危险因素,而另一些则没有。食用膳食纤维和乳制品以及增加体育活动水平可以降低风险,长期使用非甾体抗炎药(NSAID)和女性激素替代疗法也可以降低风险。可能由于复杂的相互作用,对这些流行病学关联背后的分子途径还知之甚少。事实上,饮食干预对 CRC 预防的影响似乎很小,有效的化学预防形式仅限于 NSAID。

遗传易感性是 CRC 的一个重要危险因素,取决于突变的类型。现已所知,有多种 CRC 的遗传性癌症综合征(表 4-2),包括常染色体显性(autosomal dominant,AD)和常染色体隐性(autosomal recessive,AR)遗传,家族性腺瘤性息肉病患者的终身风险可增加至 100%。表 4-2 提供了涉及 CRC 的遗传性癌症综合征的概述。

慢性肠道炎症是 CRC 的一个确定的危险因素。炎症性肠病(克罗恩病和溃疡性结肠炎)相关异型增生是明确的结直肠癌癌前病变。其他罕见但已确定的危险因素包括盆腔照射、囊性纤维化、输尿管-乙状结肠吻合术和肢端肥大症。

四、致病机制

大多数 CRC 是通过传统途径,即经典的腺瘤—癌变的发病过程,而其余的 CRC 则是通过高突变途径或超突变途径进展的,包括从正常的黏膜上皮干细胞到腺瘤再到癌的转变,以及在肿瘤细胞进化中以高度可变的模式逐步积累的遗传和表观遗传异常。CRC 表现出与三种主要的遗传不稳定性机制相关的潜在分子变化,并具有传统的结直肠腺瘤—癌通路中最常见、最具特征性的遗传改变。

(一)染色体不稳定性通路

大多数的 CRC 都通过染色体不稳定性(chromosome instability,CIN)通路癌变,约占 84%。CIN 导致高水平的 DNA 体细胞拷贝数改变(somatic copy number alteration,SCNA),DNA 的获得/扩增和丢失/缺失影响较小的一组基因,包括 APC、KRAS、TP53、SMAD4 或 PIK3CA 等基因的改变。APC 的改变主要是失活突变,约 80% 的腺瘤和癌都有 APC 的改变,发生在早期,并在腺瘤刚开始形成时就已出现。通常这些突变导致 APC 蛋白的截断,其直接降解 β-catenin 的能力降低,导致 β-catenin 的聚积并引起 WNT 通路信号异常。约 40% 的腺瘤和癌具有 KRAS

表 4-2 CRC 的遗传性癌症综合征

综合征	相关基因	遗传方式	CRC 风险
林奇综合征	MLH1、MSH2、MSH6、PMS2、其他	AD	10%~50%[a]
家族性腺瘤性息肉病	APC	AD	100%[b]
MUTYH 相关性息肉病	MUTYH	AR	30%~70%[b]
NTHL1 相关性息肉病	NTHL1	AR	未知
聚合酶校对相关息肉病	POLD1、POLE	AD	30%~70%[c]
结构性错配修复缺陷综合征	MLH1、MSH2、MSH6、PMS2	AR	未知
遗传性混合息肉病综合征	GREM1	AD	未知
NSH3 相关性息肉病	MSH3	AR	未知
AXIN2 相关性息肉病	AXIN2	AD	未知
免疫缺陷相关性息肉病	多种	多种	未知
锯齿状息肉病	未知	未知	未知
幼年性息肉病综合征	SMAD4 或 BMPR1A	AD	68%[d]
波伊茨-耶格(Peutz-Jeghers)综合征	STK11(LKB1)	AD	39%[c]
考登(Cowden)综合征	PTEN	AD	9%[b]
利-弗劳梅尼(Li-Fraumeni)综合征	TP53	AD	未知

注:[a]75 岁风险(因基因、年龄和性别而异);[b]终身风险;[c]60~70 岁风险;[d]60 岁风险。

特定位点(密码子 12、13、61 和其他)的突变,*KRAS* 突变通过降低或灭活其固有的 GTP 酶活性来激活 KRAS 癌蛋白,从而将蛋白锁定在其与 GTP 结合的活性状态。像 *BRAF* 的激活突变一样,通过 RAS-RAF-MEK-ERK(MAPK)增殖信号通路发送组成性信号。此外,*KRAS* 还可通过 *PIK3CA* 或 *PTEN* 突变而激活 PI3K 抑制凋亡通路。*SMAD4* 基因通常是通过 18 号染色体大部分缺失(在 60% 的癌中)或少数点突变而失活的,失活后降低 TGF-β 抑制信号通路。编码 p53 蛋白的 *TP53* 肿瘤抑癌基因,有时被称为基因组的守护者,因为它对 DNA 损伤和其他压力的反应要么是通过 p21 诱导细胞周期阻滞从而有机会修复少量的 DNA 损伤,要么是在 DNA 损伤更严重时通过 BAX 和其他蛋白质诱导细胞凋亡。在约 60% 的癌症中发现了使 p53 功能失活或破坏的突变,这一突变事件通常发生在散发性癌从腺瘤向癌转变的晚期,尽管它发生在炎症性肠病相关的癌变早期,也见于炎症性肠病相关的结直肠上皮异型增生。

(二) 微卫星不稳定性——高突变通路

与错配修复(MMR)蛋白缺陷相关的锯齿状腺癌和其他腺癌通过此通路癌变,约占所有 CRC 的 13%。遗传性或散发性 DNA 错配修复基因缺陷,包括 *MLH1*、*PMS2*、*MSH2*、*MSH6* 等基因,导致高突变率的 MSI,影响大量的基因。林奇综合征相关性 MSI CRC 是最常见的遗传性 CRC,占 MSI CRC 的 13%~26%,是由于 *MMR* 基因胚系突变所致。散发性 MSI CRC 约占 80%,主要是由于 *MMR* 基因体细胞突变或甲基化所致,锯齿状腺癌是其主要组成成分。锯齿状腺癌的前驱病变是锯齿状病变和息肉,包括增生性息肉、无蒂锯齿状病变、传统的锯齿状腺瘤和混合型息肉,而不是传统的腺瘤。锯齿状病变和息肉通常有 *BRAF*(较多)或 *KRAS*(较少)的激活突变和 CpG 岛甲基化表型,其中一系列易感基因发生表观启动子高甲基化,经常包括 *MLH1*,从而抑制其表达,导致错配修复缺陷和 MSI。

(三) 超突变通路

约 3% 的腺癌发生影响 *POLE* 校正域的突变,具有极高的突变率。缺陷型校对聚合酶影响大量基因,主要是乘客突变,驱动突变较少。

五、大体检查

CRC 的表现形式多种多样,包括内生型或外生型,隆起型或凹陷型,以及不同程度的纤维化。常见的类型是有卷边并扩展到周围结肠的溃疡(图 4-8)。

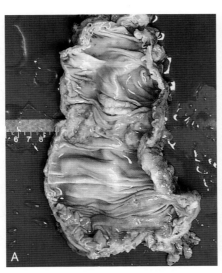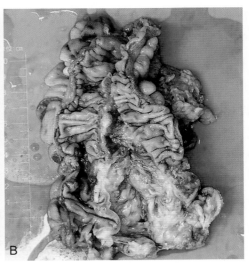

图 4-8　结直肠癌的大体特征

A. 横结肠隆起型肿物,有卷边并伴溃疡形成;B. 乙状结肠凹陷型肿物,伴溃疡形成。

六、组织学

诊断结直肠腺癌的决定性特征是癌组织通过黏膜肌层侵入黏膜下层,当癌局限于黏膜时,典型的纤维组织增生是不存在的,它的出现实际上可能是黏膜下浸润。除此之外,还具有一些其他重要的组织学特性(表4-3),并与预后相关。当癌细胞或腺体侵犯固有层,或进入但不穿透黏膜肌层,定义为黏膜内癌,在结直肠属于原位癌。

表 4-3　CRC 的组织学预后因素

危险因素	HR(95% CI)单变量	HR(95% CI)多变量	备注
亚型			
黏液癌	1.05(1.02~1.08)		与腺癌相比
印戒细胞癌	1.49(1.39~1.59)	2.66(2.35~3.01)	与腺癌相比
髓样癌	0.94(0.80~1.00)		与腺癌相比
相关组织学特性			
神经周围浸润	2.09(1.68~2.61)	1.85(1.63~2.12)	与无神经周围浸润相比
IMVI	2.04(1.39~2.99)	1.60(1.15~2.24)	与无 IMVI 相比
EMVI	3.6(2.4~5.5)	1.72(1.39~2.12)	与无 EMVI 相比
淋巴侵犯	2.15(1.72~2.68)		I/II 期 CRC
肿瘤沉积	2.90(2.20~3.92)	2.19(1.72~2.77)	与无肿瘤沉积相比
肿瘤出芽	4.51(2.55~7.99)		与无肿瘤出芽相比
治疗相关因素			
环周切缘	1.72(1.28~2.27)		与无环周切缘阴性相比
肿瘤反应	0.49(0.28~0.85)		部分缓解与无反应相比
	0.44(0.34~0.57)	0.54(0.40~0.73)	完全缓解与其他相比

注:HR.风险比;95% CI.95% 置信区间;IMVI.壁内血管侵犯;EMVI.壁外血管侵犯。

七、重要的组织学特性

(一)淋巴侵犯

淋巴侵犯是指单细胞或肿瘤细胞群存在于淋巴管中(通常定义为覆盖着内皮细胞的没有红细胞的通道),是存在淋巴结转移的 pT_1 期 CRC 的形态学危险因素。额外的免疫组织化学可以帮助诊断。

(二)壁内和壁外血管侵犯

血管侵犯可根据定位再分类为肠壁内的壁内血管侵犯(intramural vascular invasion,IMVI)和肠壁外的壁外血管侵犯(extramural vascular invasion,EMVI)。据报道,IMVI 的发病率为 4%~40%(12.5% 的总报告发病率),并且与不良预后相关。EMVI 的发病率高于 IMVI,但这一特征仍被认为低估了。EMVI 的不良预后影响高于IMVI。有助于识别 EMVI 的特征是孤立动脉征(一个在假定的静脉中与动脉相邻的肿瘤结节)和舌状突出征(一个舌状的肿瘤突起,突出于肿瘤边界之外进入周围脂肪的静脉)。弹力纤维染色或免疫组织化学有时被用来提高检测。

(三)围神经侵犯

肿瘤沿神经生长称为围神经侵犯。根据定义,肿瘤细胞应环绕至少 1/3 的神经周,并可存在于神经的三层(神经外膜、神经束膜和神经内膜)中的任何一层。据报道,发病率约为 20%,在直肠、较高的肿瘤分期以及存在其他危险因素(如血管和淋巴侵犯)的情况下发病率增加。神经束膜侵犯与局部复发、远处复发和存活率降低有关。

(四)肿瘤沉积

转移淋巴结周围的静脉常易于受到癌组织

的侵犯,有时癌组织会在血管周围、神经周围或者血管内等部位形成孤立性的肿瘤结节,被称为结肠旁肿瘤沉积(pericolonic tumor deposit,PTD)。PTD 外观上类似于转移淋巴结,存在于结肠周围和结肠系膜脂肪组织中,过去的研究常将 PTD 与转移淋巴结混淆在一起,将两者等同对待。随着对 PTD 研究的不断深入,现已发现 PTD 与淋巴结是两个不同的概念,应区别对待。第 7 版的 TNM 分期标准已提出 PTD 是一种新的癌旁转移结节类型,归类为 N_{1c} 期。

(五) 肿瘤出芽、低分化肿瘤细胞簇和生长模式

肿瘤出芽被定义为肿瘤浸润边缘的单个细胞或多达 4 个的肿瘤细胞簇,根据国际共识,采用三层评分系统在 HE 染色上对浸润前沿热点进行判定。在 CRC 的不同亚群中,高水平的出芽与较差的结果相关。出芽被认为是上皮-间充质转化的形态学表现。低分化肿瘤细胞簇是≥5 个肿瘤细胞的细胞群,没有腺管形成,是一个不利的预后特征。生长模式有两种类型:浸润性生长和推挤性边界。推挤性边界与改善的预后和较低的分期相关(图 4-9)。

(六) 免疫反应

免疫反应与预后的关系已被证实。肿瘤内淋巴细胞和克罗恩样反应与较好的预后相关,这两个特性都与 MSI 相关,然而,与预后的关系似乎独立于 MSI 状态。最近,使用免疫组织化学检测 CD3 和 CD8,对肿瘤侵袭性前缘淋巴细胞的存在进行标准化检测,结果显示该特征具有显著的预后作用。

八、组织学亚型

绝大多数(约 90%)的 CRC 是腺癌(图 4-10)。虽然大多数病例被诊断为腺癌 NOS,但仍有几种组织病理学亚型可被区分,并具有特定的临床和分子特征。

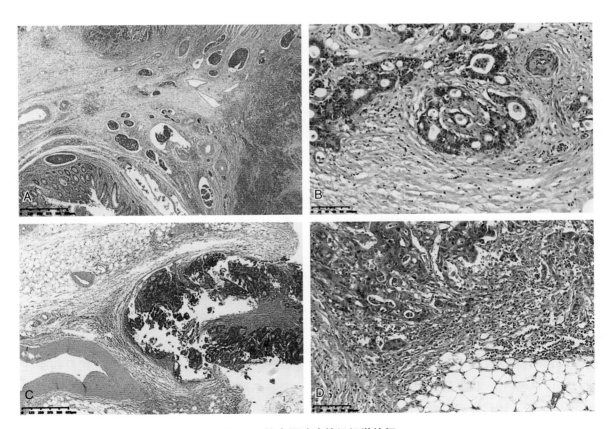

图 4-9 结直肠腺癌的组织学特征

A. 淋巴侵犯,大量淋巴管内癌栓;B. 围神经侵犯;C. 肠系膜血管旁肿瘤沉积;D. 低分化肿瘤细胞簇。

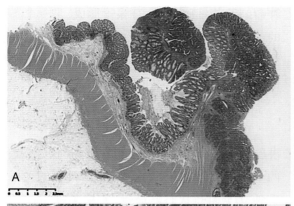
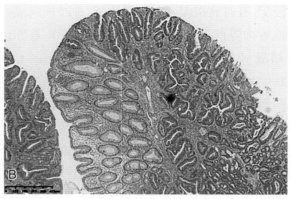
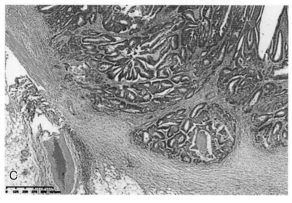

图 4-10　结直肠腺癌（NOS）的组织学表现
A. 癌组织与正常黏膜移行；B. 移行区；C. 肿瘤突破固有肌层浸润至浆膜下层。

（一）黏液腺癌

如果 50% 的病变是由细胞外黏液湖组成，这些黏液湖含有明显的恶性上皮细胞，如上皮团块、上皮层或单个肿瘤细胞（包括印戒细胞），则肿瘤被指定为黏液腺癌。这是最常见的亚型，患病率为 5%~20%。与腺癌 NOS 相比，在预后方面没有差异，尽管在有转移的情况下，系统治疗的反应相对较差。与腺癌 NOS 相比，MSI 的比例增加。MSI 的存在没有独立的预后价值；因此，分级应基于腺体的形成和上皮的成熟。黏液区域 <50% 的癌被归类为具有黏液成分（图 4-11A）。

（二）印戒细胞癌

如果 50% 的肿瘤细胞有明显的胞质内黏蛋白，典型的表现为细胞核的移位和压扁，则肿瘤被指定为印戒细胞癌。这种亚型的患病率较低，约为 1%，并且偏爱右半结肠。肿瘤通常出现在晚期，但与腺癌 NOS 和黏液腺癌相比，分期纠正后的预后更差。转移发展迅速且为多个部位，这在其他 CRC 中是不典型的。MSI 发生率高，与林奇综合征密切相关，且可能富集 MSI/PDL1 可用药表型。印戒细胞 <50% 的癌被归类为具有印戒细胞成分（图 4-11B）。

（三）髓样癌

这种亚型的特征是大量片状恶性肿瘤细胞有泡状核、明显的核仁和丰富的嗜酸性细胞质，伴有显著的淋巴细胞和中性粒细胞浸润。单中心研究估计其患病率为 4%。在癌症登记处，这种亚型被低估了。常含有 MSI，最常共存有 *BRAF* 突变，并与良好的预后相关。值得注意的是，这种 CRC 表现出异常的免疫组织化学模式，CDX2 和 CK20 缺失。免疫组织化学神经内分泌标志物阴性（图 4-11C）。

（四）微乳头状腺癌

这种亚型的特征是小簇肿瘤细胞位于易于与血管腔混淆的间质腔隙内，≥5% 的肿瘤成分表现为这种形态应诊断此亚型。其发病率在单中心系列研究中为 5%~20%。这种亚型有很高的淋巴结转移风险，预后差的因素包括淋巴侵犯、壁外血管侵犯和神经周围侵犯，是经常出现的（图 4-11D）。

(五) 锯齿状腺癌

这种亚型的定义是形态上与锯齿状病变和息肉相似,腺体呈锯齿状,可伴有黏液区。肿瘤细胞的核质比很低。10%~15% 的 CRC 可归类为锯齿状腺癌(图 4-11E)。

(六) 腺瘤样腺癌

这一亚型先前被描述为"绒毛状腺癌"和"浸润性乳头状腺癌",定义为≥50% 的浸润性区域具有绒毛状结构的腺瘤样外观且为低级别外观的浸润性腺癌。观察到的促纤维反应极小,并有推挤性生长模式。其发病率为 3%~9%。这种亚型的特征是在活检中难以确定浸润性成分从而诊断困难,KRAS 突变率高,预后良好(图 4-11F)。

(七) 腺鳞癌

这种罕见亚型的发病率 <0.1%,同时具有腺癌和鳞状细胞癌的特征,类似于在胃肠道其他部位可见的腺鳞癌。

(八) 伴有肉瘤样成分的癌

一小群 CRC 具有部分未分化的组织学和肉瘤样特征,如梭形细胞成分或横纹肌样特征。一

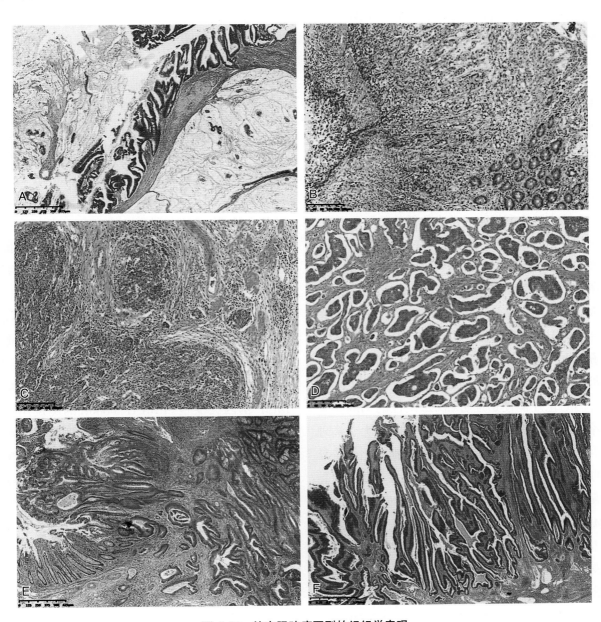

图 4-11　结直肠腺癌亚型的组织学表现
A. 黏液腺癌;B. 印戒细胞癌;C. 髓样癌;D. 微乳头状腺癌;E. 锯齿状腺癌;F. 腺瘤样腺癌。

般情况下,患者的预后较差。典型的肿瘤体积较大,组织学呈特征性的横纹肌样细胞,胞质内可见丰富的嗜酸性横纹肌样体。肿瘤细胞黏附性差,常嵌在黏液样基质中。多形性巨细胞或梭形细胞,以及腺体分化区也可见。SMARCB1(INI1)是 SWI/SNF 染色质重构复合物的核心亚基,其免疫组织化学染色细胞核缺失是伴有肉瘤样成分的癌的典型特征。这些肿瘤似乎有多个 SWI/SNF 家族成员的缺失/共激活,包括 SMARCA4、SMARCA2 和/或 SMARCB1(提示 SWI/SNF 缺陷和横纹肌样表型之间的联系),有些有 ARID1A 异常。

(九)未分化癌

此亚型罕见,缺乏形态学、免疫组织化学和分子分化的证据。与髓样癌的不同之处在于缺乏边界的推进、合胞体的生长模式和显著的淋巴细胞、浆细胞浸润,只偶尔显示 MSI。

九、免疫组织化学

结直肠腺癌细胞通常表达低分子量角蛋白,如 CK8、CK18、CK19、CK20,但常不表达 CK7。多数 CRC 表达尾型同源框转录因子 2(CDX2)、特异 AT 富集序列结合蛋白 2(SABT2)、黏蛋白 2(MUC2)。CDX2 可作为结肠上皮细胞分化的特异性标志物。有研究表明,缺乏 CDX2 表达的结肠癌更具侵袭性,患者在无疾病生存期、总生存期和疾病特异性死亡方面都显示出更差的结果,而辅助化疗能使Ⅱ/Ⅲ期 CDX2 阴性的结肠癌患者获益,同时对于复发的预测,CDX2 优于病理学分期。SABT2 也是结肠上皮细胞分化较特异的标志物,一般不表达于卵巢、宫颈等原发的黏液腺癌。结直肠腺癌细胞表达 MUC2 而不表达 MUC1、MUC5AC,而胃癌、胆管癌、胰腺癌则常表达 MUC1、MUC5AC 而不表达 MUC2。CRC 同时表达 CK20、CDX2、SABT2、MUC2 而不表达 CK7,这一点可应用于与其他腺癌如胃癌、胆管细胞癌、胰腺癌、肺腺癌等的鉴别,这些腺癌多数表达 CK7 而不表达或仅弱表达 CK20、CDX2、SABT2、

MUC2。部分 CRC,尤其是伴有肉瘤样成分的癌和未分化癌,可表达波形蛋白,这些肿瘤往往预后更差,与其更低的肿瘤分化、更晚的分期有关。肿瘤浸润前沿的出芽肿瘤细胞簇、低分化肿瘤细胞簇,也可表达波形蛋白,提示上皮-间充质转化的存在。

《中国结直肠癌诊疗规范(2023版)》推荐对所有结直肠癌患者进行 MMR 蛋白表达或 MSI 检测,用于林奇综合征筛查、预后分层及指导免疫治疗等。MSI 常用检测为 PCR 及片段分析方法,MMR 蛋白检测用免疫组织化学方法,相关报道其一致率为 90%~97.5%,但国内的情况可能不乐观,相关报道仅为 50%~60%。近年来,二代测序方法检测 MSI 进入临床应用,它比 PCR 方法更准确,但由于价格昂贵,目前应用较局限。推荐检测 MLH1、PMS2、MSH2、MSH6 这四种 MMR 蛋白的表达情况,具有任何一蛋白表达缺失时即为 MMR 缺陷。MLH1 缺失的 MMR 缺陷型肿瘤应行 *BRAF V600E* 突变分子和/或 *MLH1* 甲基化检测。*MLH1* 缺失时如 *BRAF* 突变检测或 *MLH1* 甲基化检测阴性,或仅为其他 MMR 蛋白检测阴性时,则应行 *MMR* 基因胚系突变检测以评估发生林奇综合征的风险(图 4-12)。

确定为无法手术切除的结直肠癌时,建议检测 *KRAS*、*NRAS*、*BRAF* 基因突变情况及其他相关基因状态。这些基因状态一般用 PCR 及测序方法检测,但也有相关的免疫组织化学检测。*BRAF* 基因突变蛋白 BRAF V600E 的免疫组织化学检测已广泛应用,且与分子检测结果匹配良好。目前已有些单位应用免疫组织化学检测 *RAS* 的突变情况,但尚未得到广泛认可。一些结直肠癌抗 HER-2 治疗的临床研究获得了可喜的成果,但目前尚无规范的检测判读标准,有条件的单位可适当开展相关工作。

十、分级

基于腺体形成,CRC 分为低级别(以前的高分化到中分化)和高级别(以前的低分化)。评分

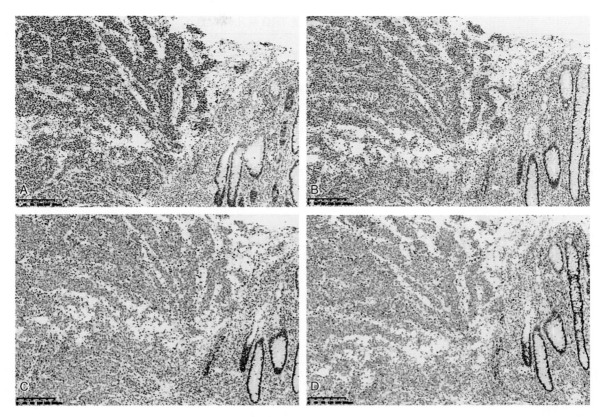

图 4-12 MMR 缺陷型结肠癌，患者罹患林奇综合征
A. MLH1 表达；B. PMS2 表达；C. MSH2 缺失；D. MSH6 缺失。

基于最低分化的组成部分。侵袭前缘，即肿瘤出芽和低分化肿瘤细胞簇是上皮-间充质转化的标志，在给肿瘤分级时不应予以考虑，但应单独报告。

十一、切缘与完整切除

"切缘"一词是指被外科医师或内镜医师切除的标本的边缘部分，切缘不是像浆膜表面那样的自然结构。可以有各种被定义的切缘，但近端切缘和远端切缘是最容易区分的。这些切缘很少呈阳性，但当肿瘤位于这些纵向切缘附近时，局部复发的风险增加，特别是在术前未进行放疗的直肠癌。环周切缘更为重要，对局部复发和总生存期有较强的影响，如果肿瘤与切除边缘的距离≤1mm，则认为环周切缘阳性。对于盲肠癌，环周切缘或系膜切缘也很重要，但证据较少。与预后联系最紧密的是原发肿瘤累及切缘，因阳性淋巴结、肿瘤沉积、血管侵犯、神经周围生长而导致的切缘累及发生率较低且对预后的影响较小。对于局部切除的标本，最重要的切缘是基底切缘，侧切缘阳性不影响局部复发率。

因与切缘评估密切相关，对切除标本的完整性和切除平面的宏观评估已被确立为一个重要的预后因素和质量指标。直肠和结肠肿瘤的最佳手术平面分别为直肠系膜筋膜和结肠系膜平面。手术切面不佳与预后差有关。

十二、对治疗的反应

新辅助治疗的应用，即直肠癌的放疗或放化疗，或 CRC 的全身治疗，会干扰组织病理学。可以观察到一系列的肿瘤反应，从完全的病理反应到没有可检测到的作用。可以通过降低分期（依赖于可靠的治疗前影像）或评价肿瘤退缩分级（tumour regression grade，TRG）来进行分类。虽然提出了各种分类系统，且有一些共同的特征，但都缺乏再现性（表 4-4）。

表 4-4 最常用的评估 TRG 的几种系统

级别	Mandard	AJCC2010	Rodel	MSKCC
TRG0	—	无残余肿瘤细胞	无退缩	—
TRG1	无肿瘤残余,食管各层广泛的纤维化(完全退缩)	单个或小群肿瘤细胞	纤维化 <25% 肿瘤体积	100% 有治疗反应
TRG2	少数残余肿瘤细胞分散于纤维化间质中	残余肿瘤细胞,伴有促纤维反应	纤维化占 25%~50% 肿瘤体积	86%~99% 有治疗反应
TRG3	增多的残余肿瘤细胞,纤维化仍显著	微小的肿瘤治疗反应	纤维化 >50% 肿瘤体积	<86% 有治疗反应
TRG4	残余的肿瘤细胞超越纤维化		完全退缩	—
TRG5	无退缩反应		—	—

注:AJCC.American Joint Committee on Cancer,美国癌症联合会;MSKCC,Memorial Sloan Kettering Cancer Center,纪念斯隆-凯特琳癌症中心。

十三、细胞学

细胞学与临床无关,除了在转移的情况下,细针穿刺抽吸术可能有帮助。

十四、分子病理学

目前,最常用及最具临床价值的 CRC 分子病理学分类有以下两种不同的方法:基因组(基于 DNA)分类,由癌症基因组图谱(The Cancer Genome Atlas,TCGA)工作组进行的综合分子分析;转录组(基于 RNA)分类,由结直肠癌分型联盟(Colorectal Cancer Subtyping Consortium,CRCSC)使用 RNA 测序或基于阵列的技术而进行的综合分子分析。

十五、基因组学分类

由 TCGA 工作组在 2013 年进行的这种分类方法,根据突变率将 CRC 分为两大类:高突变肿瘤和非高突变肿瘤。这种分类与微卫星不稳定性通路和染色体不稳定性通路匹配良好,与以前的基于 DNA 的分类系统一致。

高突变肿瘤,约占 CRC 的 15%,其突变频率高,多表现为 DNA 错配修复缺陷所致的 MSI,包括由 MLH1 启动子高甲基化或错配修复基因体细胞性突变所致的散发性 MSI 结直肠癌,以及少数由错配修复基因遗传性突变所致的遗传

性 MSI 结直肠癌,共约占 13%。MLH1 启动子高甲基化导致 MLH1 表达缺失和 DNA 错配修复失活,几乎所有这些肿瘤都具有 CpG 岛甲基化表型,许多其他基因被启动子高甲基化沉默,并且大多数病例具有 BRAF 突变。错配修复基因遗传性突变最常见的病因是林奇综合征,其所致的 CRC 通常不具有 BRAF 突变。

在高突变病例中,另外 2%~3% 是超突变肿瘤,具有极高的变异率,且具有特征性的核苷酸碱基变化谱(增加的 C→A 颠换),是由于存在一种使 DNA 复制酶 POLE(或少数为 POLD1)的核酸外切酶域的校对功能失活的突变所致,导致在 DNA 复制或修复过程中,突变体 POLE(或 POLD1)不能纠正核苷酸的错误插入。

超突变和高突变的肿瘤通常合并为一个单一组,与非高突变的 CRC 相比,该组中有更多显著的重现性突变基因。高突变 MSI CRC 的 DNA SCNA 比非高突变的 CRC 少得多,但它们表现出相同的染色体臂和亚臂受影响的模式。

另一类非高突变肿瘤,约占 CRC 的 85%,其突变频率较低,属于 MSS,但其 DNA SCNA 的频率较高,多为染色体片段(臂和亚臂)的得或失。非高突变 MSS CRC 中发生显著重现性突变的基因包括 APC(80%)、TP53(60%)和 KRAS(45%),以及其他许多低频率的基因。

最常见的由基因突变、缺失、扩增或易位导

致的信号通路改变是 WNT、MAPK 和 PI3K 生长信号通路的激活，以及 TGF-β、p53 抑制通路的失活，并且与靶向治疗相关。WNT 信号通路在 93% 的非高突变肿瘤和 97% 的高突变肿瘤中被激活，包括 APC 的双等位失活或 >80% 的 CRC 中 CTNNB1 的激活，以及许多涉及 WNT 通路调控的其他基因的改变。

十六、转录组分型

2015 年，CRCSC 从多项研究中收集了 RNA 表达谱数据，产生了一个共识，结合临床病理特征，确定了四个主要的共识分子亚型（consensus molecular subtype，CMS）。几乎所有的高突变 MSI 肿瘤都属于第一类，CMS1（MSI-免疫型），约占 14%。其余的 MSS 肿瘤主要分为三组：CMS2（经典型），约占 37%；CMS3（代谢型），约占 13%；CMS4（间质型），约占 23%。其余未分类的组具有混合特征，约占 13%，可能代表过渡表型或瘤内异质性。

CMS1 与微卫星不稳定性、启动子高甲基化、BRAF 突变和免疫细胞浸润活化有关，具有好的预后，但更差的复发后生存。CMS1 肿瘤由于 MLH1 沉默以及相应的 CpG 岛甲基化表型而发生高突变 MSI，伴发频繁的 BRAF 突变，SCNA 数量较少。这等同于先前 TCGA 分类中的具有良好特征的散发性 MSI 高突变 CRC 亚群。基因表达谱进一步揭示了在 CMS1 中有很强的免疫激活的证据，与肿瘤显著的浸润性 CD8+ 细胞毒性 T 淋巴细胞的病理描述一致，表明了对免疫检查点抑制剂的潜在治疗反应。其他三种 CMS 亚型则相当于把先前 TCGA 分类中的非高突变肿瘤细分为三种亚型。CMS2 也称为上皮型，是最常见的 CRC 亚型，具有 CRC 最常见的基因组特征——染色体不稳定性，显示典型的结直肠癌癌变特征，具有高的体细胞拷贝数改变，包括 WNT 和 MYC 通路的激活，预后相对较好。CMS3 主要表现为代谢紊乱和 KRAS 突变，MSI 可高可低，体细胞拷贝数和 CpG 岛甲基化表型均比较低，

预后也相对较好。CMS4 肿瘤基质丰富，间质浸润明显，EMT 和间质浸润的基因如 TGF-β 活化，与预后不良有关。

CMS 分类系统是基于基因表达模式揭示的生物学过程，并被建议在临床试验和其他基于亚型的潜在靶向干预的研究中作为未来临床分层的基础，尽管还需要进一步的研究来验证这一点。

另一种系统是 CRC 固有特征（CRC intrinsic signature，CRIS），关注于癌细胞的固有表达特征，以避免基质细胞来源的瘤内异质性。这使得肿瘤样本无论来自哪个区域都能一致聚类，但需要进一步验证。

十七、TNM 分期

在分期方面，人们提倡对 T_3 期肿瘤和 T_1 期肿瘤进行细分以改善预后。随着引入人群筛查后病例的增加，T_1 期 CRC 的细分得到了越来越多的关注。这些肿瘤局部切除后，淋巴转移的风险在各种因素的基础上可以被估计，这些因素包括浸润深度（对于无蒂息肉，黏膜下细分为 SM1~SM3；对于有蒂息肉，使用 Haggitt 分类）、分化等级、淋巴侵犯和肿瘤出芽等。另外，黏膜下浸润深度的报告应以毫米为单位。

淋巴结状态取决于原发肿瘤区域内阳性淋巴结的数量：无阳性淋巴结（N_0）、1~3 个阳性淋巴结（N_1）或 ≥4 个阳性淋巴结（N_2）。关于肿瘤沉积物的位置有很多讨论。在目前的 TNM 分级（第 8 版）中，肿瘤沉积物仅在没有淋巴结转移的情况下被考虑，并被归类为 N_{1c}，尽管有证据表明其预后价值与淋巴结状态无关。当仅存在微转移（无 >2mm 的转移）时，可通过添加"（mi）"来表示。孤立性肿瘤细胞大多为单个细胞或 ≤0.2mm 的小细胞簇，这些不被认为是淋巴结转移。

远处转移可分为 M_{1a}（局限于一个器官，无腹膜转移）、M_{1b}（多器官转移）和 M_{1c}（转移至腹膜，有或无其他器官转移）。表 4-5 示 AJCC 第 8 版

表 4-5 AJCC 第 8 版结直肠癌 T 分期、N 分期、M 分期的定义

分期	定义
原发肿瘤（T）	
Tx	原发肿瘤无法评估
T$_0$	无原发肿瘤证据
Tis	原位癌：黏膜内癌（侵犯固有层，未侵透黏膜肌层）
T$_1$	肿瘤侵犯黏膜下层
T$_2$	肿瘤侵犯固有肌层
T$_3$	肿瘤侵透固有肌层达结直肠旁组织
T$_4$	肿瘤侵犯脏腹膜，或侵犯或粘连邻近器官或结构
T$_{4a}$	肿瘤侵透脏腹膜（包括肿瘤穿孔和肿瘤通过炎性区域连续浸润脏腹膜表面）
T$_{4b}$	肿瘤直接侵犯或粘连邻近器官或结构
区域淋巴结（N）	
Nx	区域淋巴结无法评估
N$_0$	无区域淋巴结转移
N$_1$	有 1~3 枚区域淋巴结转移（淋巴结内肿瘤≥0.2mm），或存在任何数量的肿瘤结节，并且所有可辨识的淋巴结无转移
N$_{1a}$	有 1 枚区域淋巴结转移
N$_{1b}$	有 2~3 枚区域淋巴结转移
N$_{1c}$	无区域淋巴结转移，但有肿瘤结节存在于以下部位：浆膜下、肠系膜或无腹膜覆盖的结肠周或直肠周/直肠系膜组织
N$_2$	有 4 枚或以上区域淋巴结转移
N$_{2a}$	4~6 枚区域淋巴结转移
N$_{2b}$	7 枚或以上区域淋巴结转移
远处转移（M）	
M$_0$	无远处转移
M$_1$	转移至一个或更多远处部位或器官，或腹膜转移被证实
M$_{1a}$	转移至一个部位或器官，无腹膜转移
M$_{1b}$	转移至两个或更多部位或器官，无腹膜转移
M$_{1c}$	仅转移至腹膜表面或伴其他部位或器官的转移

结直肠癌 T 分期、N 分期、M 分期的定义，表 4-6 示 AJCC 第 8 版结直肠癌 TNM 分期的定义。

十八、预后和预测因素

CRC 是研究最多的癌症，产生了预测预后的大量潜在生物标志物。在此，我们的目标是提供常规使用的具有明确预测价值的生物标志物，以及那些与预后预测密切相关的生物标志物，并

表明它们在临床诊断中的接受程度。表 4-7 示 CRC 各种预测生物标志物。

十九、已知预测生物标志物

（一）RAS 基因

RAS 基因编码的蛋白是一类参与细胞信号转导的小 GTP 酶相关蛋白。RAS 癌基因突变是人类癌症中最常见的突变之一，在 CRC 中具有

表 4-6　AJCC 第 8 版结直肠癌 TNM 分期的定义

TNM 分期	T 分期	N 分期	M 分期
0 期	Tis	N_0	M_0
I 期	T_1	N_0	M_0
	T_2	N_0	M_0
II A 期	T_3	N_0	M_0
II B 期	T_{4a}	N_0	M_0
II C 期	T_{4b}	N_0	M_0
III A 期	$T_{1\sim2}$	N_1/N_{1c}	M_0
	T_1	N_{2a}	M_0
III B 期	$T_{3\sim4a}$	N_1/N_{1c}	M_0
	$T_{2\sim3}$	N_{2a}	M_0
	$T_{1\sim2}$	N_{2b}	M_0
III C 期	T_{4a}	N_{2a}	M_0
	$T_{3\sim4a}$	N_{2b}	M_0
	T_{4b}	$N_{1\sim2}$	M_0
IV A 期	任何 T	任何 N	M_{1a}
IV B 期	任何 T	任何 N	M_{1b}
IV C 期	任何 T	任何 N	M_{1c}

表 4-7　CRC 各种预测生物标志物

标志物	异常类型	预测应用
已知预测生物标志物		
RAS	（基于 DNA 分析、原发肿瘤组织检测、日益增加的液体活检）*KRAS* 和 *NRAS* 外显子 12、13、59、61、117、146 的突变	45%~50% 的 CRC 具有 *RAS* 基因突变已知的预测能力：*RAS* 突变 CRC 抗 EGFR（HER1）治疗无效
BRAF	（基于 DNA 分析、原发肿瘤组织检测、日益增加的液体活检）氨基酸 600 的突变	10% 的 CRC 具有 *BRAF* 基因突变已知的/日益提升的预测能力：1. 潜在的，*BRAF* 突变 CRC 抗 EGFR（HER1）治疗无效 2. 伴有 MSI 时，化疗反应降低
MSI	（基于 DNA 分析）微卫星不稳定性	15% 的 CRC 具有 MSI 日益提升的预测能力：1. 伴有 *BRAF* 突变时，化疗反应降低 2. 预测对抗 PDL1 治疗的疗效
部分建立和/或处于发展阶段的生物标志物		
其他癌症免疫相关标志物	（基于 DNA 分析）肿瘤突变负荷 蛋白表达谱 免疫积分	在 CRC 中有待进一步研究
基因表达标签	（基于 RNA 分析）基因表达谱	严格使用 术后复发的预测
PIK3CA	（基于 DNA 分析）外显子 9、20 的突变	可能预测 *PIK3CA* 突变 CRC 抗 EGFR（HER1）治疗无效
c-Met	复合型检测（DNA、RNA、蛋白）	

生物学意义。有三种 *RAS* 基因,其中两种(*KRAS* 和 *NRAS*)具有治疗意义。国际指南推荐分析 *KRAS* 和 *NRAS* 基因中的密码子 12、13、59、61、117 和 146,因为这些密码子通常与针对 EGFR(HER1)胞外区域的单克隆抗体的耐药性相关。这些抗体(其中西妥昔单抗和帕尼单抗是主要的例子)可以阻止 EGFR 二聚和其后的下游致癌信号通路,几乎 50% 的 CRC 含有临床相关的 *RAS* 突变,不应该用抗 EGFR 抗体治疗。然而,只有 40%~60% 的 *RAS* 野生型病例对这种治疗有反应,表明了与这种治疗方案相关的更复杂的生物学机制。

(二) BRAF

BRAF 编码 *RAF* 家族丝氨酸/苏氨酸蛋白激酶,是一种致癌基因。在黑色素瘤、毛细胞白血病、肺腺癌和甲状腺癌中,BRAF 是一种超级生物标志物。在 CRC 中,*BRAF* 是一个极其重要的生物标志物。*BRAF* 在氨基酸 600 及其周围的突变(最常见为 p.V600E)具有不良预后。*BRAF* 基因突变可用于排除林奇综合征。*BRAF* 突变在一些形态学亚型如印戒细胞癌中有过度表达。此外,*BRAF* 也可能具有预测/治疗价值:*RAS* 和 *BRAF* 突变通常是相互排斥的,尽管目前的证据还不那么确凿,部分原因是在 CRC 中 *BRAF* 突变的发生率较低。几项研究报告了 *BRAF* p.V600E 突变患者不会受益于抗 EGFR 治疗,肿瘤学家可能在治疗决策过程中使用它们。

(三) MSI

MSI 是错配修复机制缺陷的结果,导致易于突变的倾向。MSI 是 CRC 发生的关键机制之一,是林奇综合征诊断的参考依据之一。从治疗决策的角度来看,在两种主要情况下 MSI 的存在是重要的。首先,在 *BRAF* 野生型病例中,MSI 显示预后良好,但无论 *BRAF* 状态如何,MSI 都会降低氟尿嘧啶类化疗的疗效;而在 *BRAF* 突变背景下,MSS 的 CRC 通常预后较差。其次,在癌症免疫治疗中 MSI 的存在非常重要。有研究报告,常规治疗失败的 MSI 肿瘤(CRC 和其他肿瘤)患者对 PD-L1 抑制剂有显著反应。微卫星状态的检测在 CRC 中可作为一种肿瘤突变负荷试验的替代。

二十、部分建立和/或处于发展阶段的生物标志物

(一) 癌症免疫治疗

PD-1/PD-L1 抑制剂在 MSI CRC 中的成功是令人鼓舞的,但迄今为止仍受到生物学和疾病分期的限制。对于 MSS CRC 和更早期肿瘤,这方面的重要工作正在进行,这使其成为未来 CRC 生物标志物分析最具发展可能的领域之一。病理学家一直站在 CRC 适应性免疫分析的前沿,并在多中心研究中验证了评分系统的可重复性,但这代表了当今的一种疾病分类和预后评估工具,而不是预测工具。因此,它更有可能在不久的将来作为传统分期流程的补充。

(二) 其他预测生物标志物

转录组分析是 CRC 最重要的分类系统之一。此外,有特定的基因表达特征可以预测术后复发。Oncotype DX 检测和 ColDx 检测为中期 CRC 的复发提供评分,并用于患者分层。

PIK3CA 编码 PI3K 的催化亚基,在 10%~20% 的 CRC 中发生突变,主要发生在外显子 9 和 20 中。在 *RAS* 野生型 CRC 中,*PIK3CA* 突变可能与较差的临床结果相关,且对抗 EGFR 单克隆抗体的靶向治疗反应呈阴性预测。此外,*PIK3CA* 的突变可能预示着在 CRC 患者中使用乙酰水杨酸辅助治疗的可行性。

c-Met 是一种受体酪氨酸激酶,在胃肠道肿瘤中经常过度表达;一般来说,c-Met 的异常表达、激活、扩增和突变已经在 CRC 患者的亚组中被报道,*MET* 拷贝数的增加或 *MET* 外显子 14 的跳跃性突变可能代表了 c-Met 抑制剂的潜在预测生物标志物。

液体活检,即对患者外周血的分析,已被用于诊断转移性 CRC 和检测治疗反应的预测。在对血液进行的所有可能检测(检测循环肿瘤细

胞、外泌体或无细胞 DNA）中，*RAS* 和 *BRAF* 突变检测目前仅在部分中心开展，并可能在不久的将来被广泛接受。

第三节　结直肠神经内分泌肿瘤

一、定义

结肠和直肠的神经内分泌肿瘤（neuroendocrine neoplasm，NEN）是具有神经内分泌分化的结直肠上皮性肿瘤，包括高分化的神经内分泌瘤（neuroendocrine tumour，NET）、低分化的神经内分泌癌（neuroendocrine carcinoma，NEC）和混合性神经内分泌-非神经内分泌肿瘤（mixed neuroendocrine-nonneuroendocrine neoplasm，MiNEN），混合性腺神经内分泌癌（mixed adeno-neuroendocrine carcinoma，MANEC）包括在 MiNEN 系列类别内。高分化的 NET 分为 1 级、2 级、3 级三个级别，低分化的 NEC 分为大细胞神经内分泌癌、小细胞神经内分泌癌。和胰腺的神经内分泌肿瘤一样，也可以根据肿瘤的功能分为 L 细胞肿瘤、产生胰高血糖素样肽的肿瘤、产生 PP/PYY 的肿瘤、肠嗜铬细胞类癌、产生 5-羟色胺的肿瘤。

二、临床病理学特征

在美国，观察到的直肠 NEN 和结肠 NEN 的发病率分别为 1.2/10 万人年和 0.2/10 万人年。类似的数据在世界各地都有报道，证实了近十年来 NET 和 NEC 的增长趋势。患病率在亚洲人口中较高。NEN 患者通常在 60 岁或 70 岁左右。直肠 NEN 患者的中位年龄为 56 岁，而结肠 NEN 患者的中位年龄为 65 岁，男性稍高，特别是 NEC 和 MiNEN 患者。

所有 NEN 亚型都可以在结肠和直肠的任何部位发现，虽然 NET 在直肠更常见。

大多数 NET 临床表现为无症状或肿块相关的非特异性症状、出血和疼痛。有些病例具有肠

嗜铬细胞（EC 细胞），可产生 5-羟色胺，也有些病例有典型类癌综合征，通常伴有肝转移。NEC 和 MiNEN 可能出现广泛的转移。

三、病因学和发病机制

其病因尚不清楚，关于特定部位危险因素的信息也很少。最近的一项 meta 分析表明，风险增加与癌症家族史、吸烟、饮酒和体重指数（body mass index，BMI）增加等相关，调整后的综合效应估计风险值（比值比）为 0.67（体重指数增加）~1.6（饮酒）。

发病机制尚不清楚。

四、大体检查

结肠 NET 比小肠、阑尾和直肠的肿瘤体积更大，报道的直径为 4.9cm。直肠 NET 较小，内镜下常检出黏膜下小息肉样结节。超过一半的病例直径小于 1.0cm，只有 7% 的直径为 2cm。结直肠 NEC 与传统腺癌非常相似。

五、组织学

神经内分泌肿瘤基本的诊断标准包括：均一细胞群，细胞核圆形，染色质上有小点；结构特征包括小梁、腺泡、巢和丝带；嗜铬粒蛋白 A（chromogranin A，CgA）和突触小泡蛋白（synaptophysin，SYP）的表达。神经内分泌癌基本的诊断标准包括：小细胞癌或大细胞癌模式；低分化细胞片状或小梁状；有丝分裂率高，Ki-67 增殖指数高。

1. NET　产生 5-羟色胺的 EC 细胞神经内分泌肿瘤与其他器官发生的 EC 细胞神经内分泌肿瘤具有相同的组织学、细胞学和免疫组织化学特征。1971 年 Soga 和 Tazawa 描述的实性小岛状（A 结构）通常被观察到，此外，还可发现腺状（B 结构）和小梁状（C 结构）。L 细胞神经内分泌肿瘤多见于直肠，多呈 C 结构。神经内分泌肿瘤细胞表现为温和的特征，轻度至中度异型性，胞质丰富，核形态单一，胡椒盐样染色质。通

常无坏死,如果存在,它是不明显的和斑点状的,与更实性的结构和中到重度异型性有关(图4-13)。NET通常为1级或2级,尽管有罕见的3级NET被报道。

2. NEC NEC通常表现为器官样结构,普遍可见大的小梁、菊形团状和栅栏状,实性巢中央坏死,有时可见单细胞坏死和厚的间质。NEC细胞表现为重度的异型性、活跃的有丝分裂活动(常伴有非典型有丝分裂)、小细胞特征(核浓染、胞质稀少)或大/中细胞特征(胞质丰富、核仁突出),符合小细胞NEC(small cell NEC,SCNEC)或大细胞NEC(large cell NEC,LCNEC)的定义。通常在SCNEC中观察到实性模式,在LCNEC中观察到器官样模式。可以观察到少量的非神经内分泌成分(腺癌或鳞状细胞癌)(图4-14、图4-15)。

3. MiNEN 结肠和直肠MiNEN主要由低分化的NEC成分和腺癌成分组成。极为罕见的是带有低级别成分的MiNEN。该肿瘤通常在长期特发性炎症的背景下被发现。NET与腺瘤同现罕见。

六、免疫组织化学

EC神经内分泌肿瘤对Syn和CgA以及5-羟色胺具有强烈和弥漫的阳性。L细胞神经内分泌肿瘤对Syn和PYY、肠高血糖素和/或GLP(GLP-1和GLP-2)呈弥漫阳性,但对CgA通常仅为局部阳性。其他肽类激素和胺以及CDX2(仅为EC细胞肿瘤)和PAP(仅为L细胞神经内分泌肿瘤)也可能被观察到。结直肠NET通常对SSTR2A阳性表达。在NEC中,Syn表达强烈,而CgA可能阴性或表达微弱。此外,神经元特

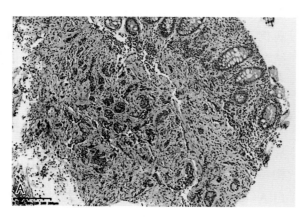
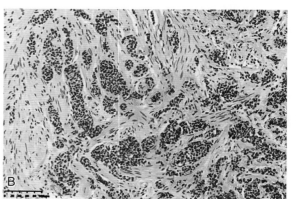

图4-13 结肠神经内分泌瘤(NET,G1)的组织学表现
A.肿瘤在黏膜固有层、黏膜肌内浸润性生长;B.肿瘤组织呈小梁状、小管状或实性小巢状。

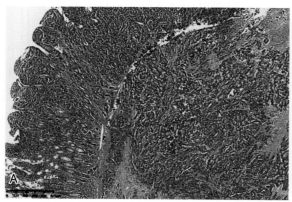
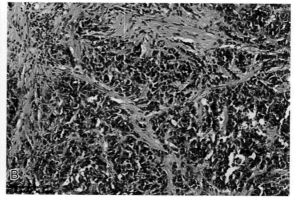

图4-14 结肠小细胞癌的组织学表现
A.肿瘤呈实性片状或小梁状生长,伴坏死;B.癌细胞呈卵圆形或短梭形,核质比高,核浓染,凋亡多见。

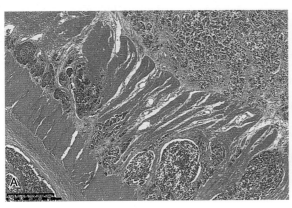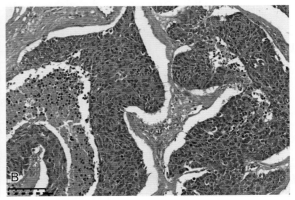

图 4-15 结肠大细胞癌的组织学表现

A. 肿瘤巢团状生长,穿透肠壁肌层;B. 肿瘤伴坏死,癌细胞体积大,胞质丰富、粉红染,核大、圆形或不规则,染色质疏松,核仁明显。

异性烯醇化酶(neuron specific enolase,NSE)和 CD56(NCAM)常呈阳性。CDX2、TTF1 和较小程度的 SSTR2A 也可阳性。

七、分级

结直肠神经内分泌肿瘤按与胃肠胰 NEN 相同的系统分级。高分化的 NET 分为 1 级、2 级、3 级三个级别,SCNEC 和 LCNEC 为低分化 NEN。

八、分子病理学

由于使用的技术不同,数据很少,而且受到限制。结直肠 EC 细胞神经内分泌肿瘤可能与发生在小肠的一样具有较低的异常遗传负荷。对于 L 细胞神经内分泌肿瘤,没有相关数据。

NEC 有很高的基因突变负荷,通常包括 TP53 和 RB1 的突变。NEC 的其他基因异常包括 APC、KRAS、FHIT(3q)、DCC 和 SMAD4(DPC4)(18q)、MEN1 和 BRAF 的突变。关于 MiNEN 的一些研究(主要是病例报告)显示,MANEC 具有与 NEC 相似的突变,包括 TP53、RB1、APC、KRAS、FOXP2、SMARCA4 和 BCL9 的突变。有一些突变与非神经内分泌肿瘤对应,但其他突变无对应。

九、TNM 分期

结直肠 NET 的分期遵循 2017 年第 8 版国际抗癌联盟(Union for International Cancer Control,UICC)的 TNM 分级标准和《AJCC 癌症分期手册》中的具体标准。NEC 和 MiNEN 的分期跟随腺癌的标准。表 4-8 示 AJCC 第 8 版结直肠高分化神经内分泌肿瘤 T 分期、N 分期、M 分期的定义,表 4-9 示 AJCC 第 8 版结直肠高分化神经内分泌肿瘤 TNM 分期的定义。

大样本回顾性研究提示,AJCC 第 7 版分期在结直肠部位能很好地区分出不同预后的结直肠 NEN 患者,I 期、II 期、III 期和IV期患者的 5 年生存率分别为 90.6%、83.9%、64.8% 和 24.9%。因此,AJCC 第 8 版延续了第 7 版分期系统。与其他部位不同,AJCC 第 8 版分期并未将结直肠 NEN 的 II 期、III 期中的 A、B 亚组进行合并。然而,上述回顾性研究并未分析 II 期、III 期中 A、B 亚组对预后的影响,故 A、B 亚组的预后价值仍不明确。

十、预后和预测因素

NET 患者的预后在很大程度上取决于肿瘤的分级和分期,虽然肿瘤分级似乎起着更重要的作用。低分期 NET 的中位总生存期极好,直肠为 24.6 年,结肠约 21 年。同样,直肠低级别 NET 的中位总生存期为 30 年,而结肠仅为 12 年。结直肠 3 级 NET 患者的总生存期较其他消化系

表 4-8 AJCC 第 8 版结直肠高分化神经内分泌肿瘤 T 分期、N 分期、M 分期的定义

分期	定义
原发肿瘤（T）	
T_1	侵犯黏膜固有层或黏膜下层，且肿瘤直径≤2cm
T_2	侵犯固有肌层，或侵犯黏膜固有层或黏膜下层，且肿瘤直径 >2cm
T_3	穿透固有肌层至浆膜下层，未突破浆膜层
T_4	侵犯脏腹膜或其他器官或邻近组织
区域淋巴结（N）	
N_0	无区域淋巴结转移
N_1	区域淋巴结转移，数量不限
N_2	直径 >2cm 的肠系膜根部肿物和/或广泛淋巴结转移（>12 枚）
远处转移（M）	
M_0	无远处转移
M_1	有远处转移

表 4-9 AJCC 第 8 版结直肠高分化神经内分泌肿瘤 TNM 分期的定义

TNM 分期	T 分期	N 分期	M 分期
Ⅰ期	T_1	N_0	M_0
ⅡA 期	T_2	N_0	M_0
ⅡB 期	T_3	N_0	M_0
ⅢA 期	T_4	N_0	M_0
ⅢB 期	任何 T	N_1	M_0
Ⅳ期	任何 T	任何 N	M_1

统器官 NET 患者低。在一个系列研究中，结直肠 3 级 NET 患者的中位总生存期约为 12 个月（而其他消化系统器官 NET 为 22 个月）。NEC 显示预后不良，直接与 Ki-67 增殖指数相关。在一个系列中，Ki-67 增殖指数 <55% 的 NEC 患者的中位总生存期为 25.4 个月，而其他患者的中位总生存期为 5.3 个月。伴有 NEC 成分的 MiNEN 的预后取决于其分期和 NEC 成分的 Ki-67 增殖指数。结直肠 MANEC 和所有消化系统部位 MANEC 患者的中位总生存期分别为 12.2 个月和 13.2 个月。

第四节 结直肠转移性肿瘤

一、定义

转移是恶性肿瘤所特有的生物学行为，肿瘤在发生、发展过程中随时可以发生转移，原发灶在结直肠以外而转移至结直肠的肿瘤称为结直肠转移性肿瘤，也称为继发性肿瘤。

二、临床病理学特征

结直肠转移性肿瘤相对少见，文献报道发生率为 0.1%~2.3%，以中老年人多见，以女性多

见。受累肠段各部位均可见,以乙状结肠、直肠为主。

原发肿瘤来源以女性生殖系统最为多见(约占 60%),这是结直肠转移性肿瘤以女性多见的主要原因。次之常见原发肿瘤来源为消化系统(约占 30%),如胃、结直肠其他部位、小肠、阑尾、肝、胆管、胰腺。其他少见或罕见的原发部位有膀胱、乳腺、肺等。

原发肿瘤和结直肠转移性肿瘤同时发现或先后发现,以前者多见。部分结直肠转移性肿瘤患者以肠道症状为首发症状就诊。

结直肠转移性肿瘤的胃肠道症状与结直肠原发肿瘤无明显差异,均以腹痛、腹胀、便秘、腹泻、排便习惯改变等为主。

三、大体检查

肿瘤主体多位于肌层或浆膜/浆膜下层,在肠壁局部形成突向浆膜或黏膜腔的肿块,或形成环状狭窄。当转移性肿瘤累及黏膜面,特别是形成溃疡时,大体形态与原发癌相似(图 4-16)。

四、组织学

转移性肿瘤的组织学类型与原发部位肿瘤形态相似,以卵巢浆液性癌最多见,其次为消化系统来源的腺癌。

部分结直肠转移性肿瘤仅浆膜/浆膜下层受累,肿瘤突向浆膜表面。部分病例转移性肿瘤侵至肌层、黏膜下层,甚至黏膜层。少数转移性肿瘤可能仅存在于肌层或黏膜下层中,甚至是仅存在于黏膜层中,而见不到浆膜层侵犯,这种情况可能是由于肿瘤通过脉管转移至肠壁中的某个部位而定植于此。如肿瘤仅侵犯浆膜层或固有肌层,则肠镜活检难以取到肿瘤组织。当肿瘤累及黏膜层时,肠镜活检可取到肿瘤组织。少数肿瘤累及黏膜层时呈跳跃性分布,活检标本也可能取不到肿瘤组织,这提示临床医师在进行内镜活检时应多点取材,减少因取材局限造成的假阴性诊断。

转移性肿瘤一般可引起间质反应,瘤细胞周围可见纤维素渗出、间质纤维组织增生、慢性炎症细胞浸润,浆膜层可见反应性间皮增生(图 4-17)。

少数转移性肿瘤间质反应可能不明显。转移性肿瘤侵犯黏膜层时,癌细胞可沿着肠隐窝基膜蔓延,并逐渐取代原有黏膜上皮,称为"Paget 样生长"或"原位生长"。"Paget 样生长"现象在临床病理工作中并不少见,最常见于消化系统来源的转移性肿瘤,也可见于女性生殖系统来源的转移性肿瘤(图 4-18A、B)。肠镜活检时如转移性肿瘤仅呈"Paget 样生长",且缺乏间质反应

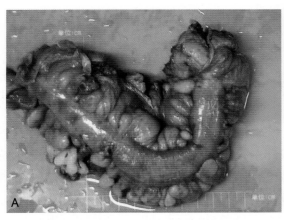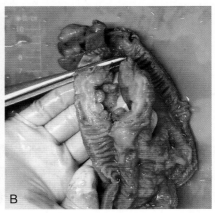

图 4-16　胃癌转移至乙状结肠及直肠
A. 肿物侵犯肠管浆膜面;B. 肠腔黏膜面轻微隆起,表面光滑,肿物从浆膜面向黏膜面生长,侵犯肠壁全层。

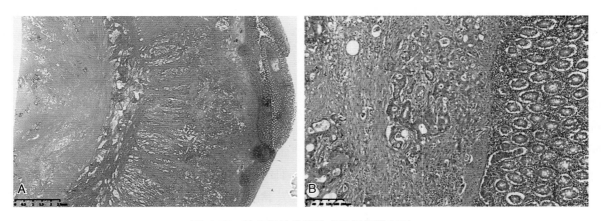

图 4-17 结直肠转移性肿瘤的组织学表现

A. 结直肠转移性肿瘤生长方式为"自外而内",由浆膜面侵向黏膜面;B. 可见管内癌栓,间质反应明显,肿瘤侵犯至黏膜下层。

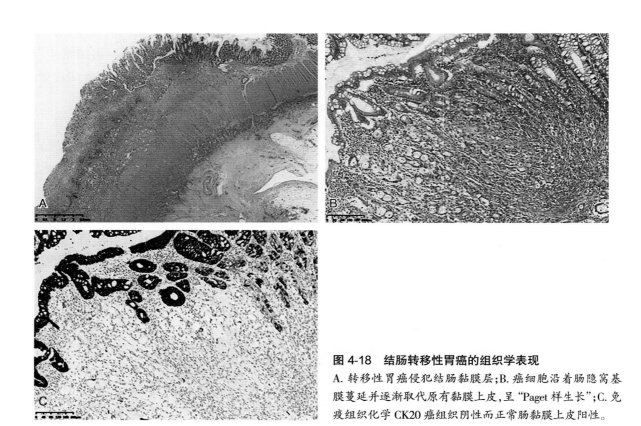

图 4-18 结肠转移性胃癌的组织学表现

A. 转移性胃癌侵犯结肠黏膜层;B. 癌细胞沿着肠隐窝基膜蔓延并逐渐取代原有黏膜上皮,呈"Paget 样生长";C. 免疫组织化学 CK20 癌组织阴性而正常肠黏膜上皮阳性。

或癌细胞异型性轻微,则可能易误诊为腺瘤或慢性炎症,从而漏诊。如患者有消化系统其他部位原发肿瘤病史,或临床及影像学检查提示消化系统其他部位肿块,或女性患者有生殖系统肿瘤病史,则要格外警惕,必要时加做免疫组织化学检测辅助诊断。

结直肠转移性肿瘤的鉴别可联合应用一组抗体,如 CK7、CK20、CDX2、SABT2、MUC2、MUC1、MUC5AC、PAX-8、WT1、ER、PR、TTF1 等,根据不同情况选择不同的抗体,并结合病史、影像学等临床资料综合判断。原发性结直肠癌常表达结肠上皮细胞分化特异性生物标志物 CDX2、

SABT2 和 MUC1,并常为 CK7 阴性、CK20 阳性(图 4-18C)。原发性胃癌、小肠癌、胆管癌、胰腺癌则常表达 MUC1、MUC5AC 而不表达 MUC2,常为 CK7 阳性,CDX2、SABT2 和 CK20 往往表达较弱或不表达。PAX-8 是女性生殖系统较特异的标志物,无论是浆液性癌、子宫内膜癌或黏液性癌,均强烈表达,而原发性结直肠癌则不表达此抗体。原发性卵巢黏液性癌可表达 CDX2,但极少表达 SABT2,可借此作为重要的鉴别依据。

五、鉴别诊断

转移性肿瘤带有原发肿瘤的病理组织学和生物学特性,因此可以凭借原发肿瘤和继发部位的原发肿瘤之间不同的特性以鉴别。对于手术切除标本,大体生长方式结合镜下组织形态及病史等临床资料,明确诊断较容易。发生于胃肠道及胆管以外的原发肿瘤如肝细胞癌、卵巢癌、子宫内膜癌、宫颈癌、膀胱癌、输尿管癌、肾癌、肾上腺皮质癌、乳腺癌、肺癌等(除外某些特殊类型),如转移到结直肠,由于其组织形态、免疫表型或分子特征等与原发性结直肠癌差异比较明显,诊断一般并不困难。

部分结直肠转移性肿瘤的组织形态、免疫表型或分子特征可类似于结直肠原发性癌,如胃癌、小肠癌、阑尾癌、胆囊癌、胆管癌、胰腺癌,其鉴别相当困难。卵巢、宫颈、膀胱、肺等原发的黏液腺癌也具有与原发性结直肠黏液腺癌相似的组织形态和免疫表型,如其转移至结直肠,也会存在诊断的困难。另外,在恶性肿瘤转移的过程中,部分肿瘤细胞在基因或蛋白质水平发生改变,其病理组织学和生物学特性可能发生改变,或者失去原有的肿瘤学特征,甚至可能会获得新的转移部位原发肿瘤所特有的病理组织学或生物学特性。少数结直肠转移性肿瘤的特性可能与原发肿瘤有差异,并且可能获得了结直肠原发性癌的特性,如异常表达结肠上皮细胞分化特异性生物标志物 CDX2、SABT2,此时肿瘤来源的鉴别亦有一定难度。这些鉴别困难的病例,必须紧密结合临床病史、肿瘤生长方式以及组合性免疫组织化学标志物进行综合分析。

对于结直肠转移性肿瘤,最困难的是结直肠癌转移至另一处结直肠与同时性或异时性多发性原发性结直肠癌的鉴别,因为它们两者之间可以具有完全相同的组织形态和免疫表型,甚至是相同的分子特征。特别是当肿瘤累及黏膜层,并具有"Paget 样生长"现象时,受累结直肠黏膜类似于上皮内瘤变或腺瘤,模拟了癌与正常黏膜移行的过程,这种转移性结直肠癌的鉴别是病理医师最头疼的问题。即使进行分子病理学的分析,也不一定能明确是原发性还是转移性,因为即使两处肿瘤有分子学差异,以目前的分子生物学水平,也难以明确该差异到底是由不同原发部位导致还是由原发与转移的差异所致。如果患者较年轻,这两种情况的鉴别具有重要的临床意义,如患者为同时性或异时性多发性原发性结直肠癌,则高度怀疑为林奇综合征等遗传性疾病。此时需要仔细观察这些受累腺体的异型细胞与同一个腺体内的无异型性的正常上皮细胞是否有截然分界,如存在锐利的截然分界,则高度提示转移的可能。而上皮细胞由正常过渡至轻度异型进而重度异型的腺瘤样生长方式,则提示原发肿瘤的可能。当然,有些分化差的原发性结直肠癌,如髓样癌,在癌与周围正常黏膜的交界处,它们的移行并不明显,难以看到过渡。最重要的是,肿瘤自浆膜面侵向黏膜面的"自外而内"的生长方式,以及广泛的脉管内癌栓,均高度提示转移性肿瘤。

(李建明　卞丽娟)

参考文献

[1] LOKUHETTY D,WHITE V A,WATANABE R,et al. WHO classification of the digestive system tumours[M]. 5th ed. Lyon:IARC Press,2019.
[2] Cancer Genome Atlas Network. Comprehensive molecular characterization of human colon and rectal cancer[J].

Nature,2012,487(7407):330-337.

[3] MÜLLER M F,IBRAHIM A E K,ARENDS M J. Molecular pathological classification of colorectal cancer [J]. Virchows Arch,2016,469(2):125-134.

[4] GUINNEY J,DIENSTMANN R,WANG X,et al. The consensus molecular subtypes of colorectal cancer [J].

Nat Med,2015,21(11):1350-1356.

[5] 日本大肠癌研究会. 大肠癌取扱い规约[M]. 9 版. 东京:金原出版株式会社,2018.

[6] 所剑,孙璇,李伟. 第 9 版日本《大肠癌处理规约》更新要点解读[J]. 中国实用外科杂志,2019,39(7):687-690.

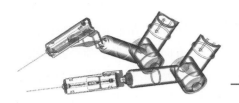

第五章

结直肠癌微创手术原则和方式选择

第一节 结直肠癌的外科治疗规范和原则

一、结肠癌的手术治疗原则

《中国结直肠癌诊疗规范（2023版）》明确规定了结肠癌手术中需要遵循的治疗原则,包括:①全面探查,由远及近。必须探查并记录肝脏、胃肠道、子宫及附件、盆底腹膜及相关肠系膜和主要血管旁淋巴结和肿瘤邻近器官的情况。②推荐常规切除足够的肠管,清扫区域淋巴结,并进行整块切除,建议常规清扫两站以上淋巴结。③推荐锐性分离技术。④推荐遵循无瘤手术原则。⑤对已失去根治性手术机会的肿瘤,如果患者无出血、梗阻、穿孔症状或压迫周围器官引起相关症状,则根据多学科会诊评估确定是否需要切除原发灶。⑥结肠新生物临床诊断高度怀疑恶性肿瘤及活检报告为高级别上皮内瘤变,如患者可耐受手术,建议行手术探查。以上原则是指导手术规范化完成的基本要求。

二、结直肠癌的手术方式和手术理念进展

（一）结肠癌遵循完整系膜切除术和膜解剖

完整系膜切除术（CME）实质是结肠深筋膜外的切除,其核心是保证深筋膜的完整性,避免系膜及其包裹的淋巴脂肪组织的残留,从而降低局部复发率。龚建平教授整理归纳了膜解剖的具体特点。系膜是指广义的系膜与系膜床的解剖,两者由筋膜和/或浆膜构成。广义的系膜是指筋膜和/或浆膜呈信封样包绕着器官及其血管,悬挂于体后壁,无论其形状如何、无论其游离与否。因此,膜解剖学说的基本要点如下:①几乎所有的器官或组织,表面都有解剖的第三元素——膜覆盖（主要是筋膜,体腔内者其外还有浆膜）。其包绕着器官或组织及其血供,悬挂于体后壁（腹腔内即为腹后壁）,形成千姿百态的系膜,它们大多躺卧并融合于系膜床。②系膜的打破,不仅使手术出血多,而且导致"第五转移",即从系膜内泄漏至术野,称为"癌泄漏"。③肿瘤可分为系膜内癌、系膜外癌和系膜边癌。肿瘤根治主要针对系膜内癌,不应人为地将系膜内癌的膜样信封破坏,形成系膜外癌,失去手术根治

机会。新辅助放化疗的本质是将系膜边癌推向系膜内。④基于这样的解剖,肿瘤根治术分为:D2/D3 手术,即不强调系膜是否完整的淋巴结清扫;CME 即强调系膜完整,而不严格定义淋巴结清扫范围;D2+CME 和 D3+CME 手术,两者均严格界定。这种分类,使得手术界定更清晰。⑤同等 T 分期肿瘤,系膜越短,预后越差,即"系膜长度定律"。⑥同等 T 分期肿瘤,同等系膜长度,融合于系膜床的系膜越多,预后越差,即"系膜床面积定律"。⑦以上原理,在体腔内器官具有普遍性。

(二)直肠癌遵循全直肠系膜切除术和神经功能保护

对于位于直肠中下段的肿瘤,全直肠系膜切除术(TME)通常应作为超低位前切除术或腹会阴联合切除术(abdominoperineal resection,APR)的一部分。合理的手术技术对于改善肿瘤预后和降低并发症发生率是不可或缺的,应该遵循 TME 原则和解剖平面。沿着盆筋膜的脏层和壁层之间的分离有助于整块切除直肠肿瘤和相关的系膜、淋巴组织和肿瘤沉积。TME 可以保留自主神经,减少术中出血和局部复发率。在英国医学研究理事会(Medical Research Council,MRC)CR07 和 NCIC-CTG CO16 研究中注册的患者,分离平面良好的(如直肠系膜平面)3 年局部复发率为 4%,而分离平面差的(如固有肌层平面)复发率为 13%(P=0.003)。

低位直肠癌行 TME 时,通常情况下远端 2cm 切缘已经足够。对于位于直肠系膜下缘或以下的肿瘤,远端 1cm 的切缘也可以接受。在直肠后间隙,多数手术中能见到明显的"骶直肠筋膜",需要将其切断,方能进入更加疏松的肛提肌上间隙。直肠上段侧间隙和后间隙的手术应在直肠深筋膜与腹下神经前筋膜间进行。侧韧带主要存在两个部位:①直肠系膜的前侧方(2 点和 10 点方向),主要有 1~2 支直肠中动脉进入;②直肠后侧方(4 点和 6 点方向),有下腹下丛分支及小血管进入直肠系膜。即使采用当今的解

剖方式进行解剖,这些侧盆壁连接直肠的血管神经结构仍可被发现,只是并未观察到其周围包裹致密的、可被称为韧带的结缔组织。腹膜会阴筋膜后叶在 2 点钟方向,即相当于神经血管束水平与腹下神经前筋膜延续,并与直肠深筋膜致密粘连,这可能更加接近临床发现。③直肠系膜深筋膜表面的小血管有助于直肠前及侧方间隙的辨认。简言之,在中低位直肠系膜的前侧方,直肠深筋膜表面的小血管主要沿筋膜表面向头侧或头内侧走行,这与位于直肠系膜内(向尾侧)、精囊表面(无特定规律)、睾丸输精管筋膜(向腹外侧)及神经血管束内部的血管方向(斜向尾侧)分布不一致。这些小血管或直接起源于神经血管束内的前列腺、阴道或直肠中动脉,或穿过侧盆壁的内脏筋膜支配直肠。

三、结直肠癌手术的根治度

根据术前评估或术中探查情况(淋巴结转移或肿瘤浸润深度),发现可疑淋巴结转移者,需行 D3 淋巴结清扫术;未发现淋巴结转移者,根据肿瘤浸润深度决定清扫范围:①cT_1 期结直肠癌浸润至黏膜下层者,淋巴结转移率约为 10%,常伴中间淋巴结转移,建议行 D2 淋巴结清扫术。②cT_2 期结直肠癌(浸润至固有肌层),建议至少行 D2 淋巴结清扫术,可选择行 D3 淋巴结清扫术。③cT_3~cT_4 期结直肠癌,建议行 D3 淋巴结清扫术。结肠癌 D1 淋巴结清扫术:即肠旁淋巴结清扫,根据肿瘤实际供血动脉情况不同,切除肿瘤边缘近、远端相应长度的肠管。结肠癌 D2 淋巴结清扫术:即中间淋巴结清扫,清扫范围为沿肿瘤主要和次要供血动脉分布的淋巴结。结肠癌 D3 淋巴结清扫术:即中央淋巴结清扫,清扫范围为肠系膜上动脉发出与肿瘤供血相关的结肠动脉(回结肠动脉、右结肠动脉、中结肠动脉)起始部淋巴结或肠系膜下动脉起始部至左结肠动脉起始部之间沿肠系膜下动脉分布的淋巴结。要求切除的标本中淋巴结数目≥12 枚,否则,病理组织学检查无法确定区域淋巴结浸润情况及

进行正确的肿瘤分期。对于结肠肝曲癌,建议清扫幽门下淋巴结、沿胃大弯侧网膜血管弓分布的淋巴结(第4d组)及胃幽门下区(第6组)淋巴结;对于结肠脾曲癌,建议清扫胰尾下缘淋巴结。直肠癌D1淋巴结清扫术:即肠旁淋巴结清扫,清扫沿直肠上动脉分布的淋巴结、直肠中动脉及下腹下丛内侧淋巴结。直肠癌D2淋巴结清扫术:清扫范围除包括沿肿瘤主要和次要供血动脉分布的淋巴结外,直肠癌根治术还应包括肠系膜下动脉干周围淋巴结。直肠癌D3淋巴结清扫术:特指肠系膜下动脉起始部至左结肠动脉起始部之间沿肠系膜下动脉分布的淋巴结。对于怀疑有侧方淋巴结转移的中低位直肠癌患者,如果手术可达到R0切除,可在新辅助放化疗后积极开展选择性侧方淋巴结清扫术。

第二节　结直肠癌微创手术方式

一、结肠癌微创手术治疗方式

(一) $cT_1N_0M_0$ 期结肠癌的治疗

建议采用内镜下切除、局部切除或肠段切除术。侵入黏膜下层的浅浸润癌(SM_1),可考虑行内镜下切除,决定行内镜下切除前,需要仔细评估肿瘤大小、浸润深度、肿瘤分化程度等相关信息。术前内镜超声检查属 T_1 期或局部切除术后病理学检查证实为 T_1 期,如切除完整、切缘(包括基底)阴性且具有良好预后的组织学特征(如分化程度良好、无脉管浸润),则无论是广基还是带蒂,不推荐再行手术切除。如果具有预后不良的组织学特征,或者非完整切除,标本破碎切缘无法评价,推荐追加肠段切除术加区域淋巴结清扫。如行内镜下切除或局部切除必须满足如下要求:①肿瘤直径<3cm。②肿瘤侵犯肠周<30%。③切缘距离肿瘤>3mm。④活动,不固定。⑤仅适用于 T_1 期肿瘤。⑥高-中分化。⑦治疗前影像学检查无淋巴结转移的征象。局部切除标本必须由手术医师展平、固定,标记方位后

送病理学检查。

(二) $cT_{2\sim4}N_{0\sim2}M_0$ 期结肠癌的治疗

1. 首选的手术方式是相应结肠肠段的切除加区域淋巴结清扫。区域淋巴结清扫必须包括肠旁、中间和系膜根部淋巴结。建议标示系膜根部淋巴结并送病理学检查;如果怀疑清扫范围以外的淋巴结、结节有转移推荐完整切除,无法切除者视为姑息切除。

2. 家族性腺瘤性息肉病如已发生癌变,根据癌变部位,行全结直肠切除加回肠储袋肛管吻合术、全结直肠切除加回肠直肠端端吻合术或全结直肠切除加回肠造口术。尚未发生癌变者可根据病情选择全结直肠切除或者肠管节段性切除。林奇综合征患者应在与患者充分沟通的基础上,在全结直肠切除与节段性切除结合肠镜随访之间选择。

3. 肿瘤侵犯周围组织器官时建议联合器官整块切除。术前影像学报告为 T_4 期的结肠癌,在多学科团队讨论的前提下,可行术前化疗或放化疗再施行结肠切除术。

4. 建议由有腹腔镜经验的外科医师根据情况酌情实施腹腔镜辅助的结肠切除术。

5. 对于已经引起梗阻的、可切除的结肠癌,推荐行Ⅰ期切除吻合,或Ⅰ期肿瘤切除近端造口远端闭合,或造口术后Ⅱ期切除,或支架置入术后限期切除。如果肿瘤局部晚期不能切除,建议给予包括手术在内的姑息性治疗,如近端造口术、短路手术、支架置入术等。

二、直肠癌微创手术治疗方式

直肠癌手术的腹腔探查处理原则同结肠癌。

(一) $cT_1N_0M_0$ 期直肠癌的治疗

早期直肠癌($cT_1N_0M_0$)的治疗处理原则同早期结肠癌。早期直肠癌($cT_1N_0M_0$)如经肛门切除(非经腔镜或内镜下)必须满足如下要求:①肿瘤直径<3cm。②肿瘤侵犯肠周<30%。③切缘距离肿瘤>3mm。④活动,不固定。⑤距肛缘8cm以内。⑥仅适用于 T_1 期肿瘤。⑦无血管淋

巴管浸润或神经浸润。⑧高-中分化。⑨治疗前影像学检查无淋巴结转移的征象。局部切除标本必须由手术医师展平、固定,标记方位后送病理学检查。

(二)cT$_{2\sim4}$N$_{0\sim2}$M$_0$ 期直肠癌的治疗

推荐行根治性手术治疗。中上段直肠癌推荐行低位前切除术;低位直肠癌推荐行腹会阴联合切除术或慎重选择保肛手术。中下段直肠癌切除必须遵循直肠癌全系膜切除原则,尽可能锐性游离直肠系膜。尽量保证环周切缘阴性,对可疑环周切缘阳性者,应追加后续治疗。肠壁远端切缘距离肿瘤 1~2cm,直肠系膜远端切缘距离肿瘤≥5cm 或切除全直肠系膜,必要时可行术中冰冻切片病理学检查,确定切缘有无肿瘤细胞残留。在根治肿瘤的前提下,尽可能保留肛门括约肌功能、排尿和性功能。治疗原则如下:①切除原发肿瘤,保证足够切缘,肠壁远端切缘至少距肿瘤远端 2cm。下段直肠癌(距离肛门 <5cm)远端切缘距肿瘤 1~2cm 者,建议行术中冰冻切片病理学检查证实切缘阴性。直肠系膜远端切缘距离肿瘤下缘≥5cm 或切除全直肠系膜。②切除直肠系膜内淋巴脂肪组织以及可疑阳性的侧方淋巴结。③尽可能保留盆腔自主神经。④术前影像学提示 cT$_{3\sim4}$ 和/或 N$_+$ 期的局部进展期中下段直肠癌,建议行术前放化疗或术前化疗。⑤肿瘤侵犯周围组织器官者争取联合器官切除。⑥合并肠梗阻的直肠新生物,临床高度怀疑恶性,而无病理学诊断,不涉及保肛问题,并可耐受手术的患者,建议剖腹探查。⑦对于已经引起肠梗阻的、可切除的直肠癌,推荐行 I 期切除吻合,或 Hartmann 手术,或造口术后 II 期切除,或支架置入术解除梗阻后限期切除。I 期切除吻合前推荐行术中肠道灌洗。如估计吻合口漏的风险较高,建议行 Hartmann 手术或 I 期切除吻合及预防性肠造口。⑧如果肿瘤局部晚期不能切除或临床上不能耐受手术,推荐给予姑息性治疗,包括放疗处理不可控制的出血和疼痛,近端双腔造口术、支架置入术处理肠梗阻,以及支持治疗。⑨术中

如有明确肿瘤残留,建议放置金属夹作为后续放疗的标记。⑩建议由有腹腔镜经验的外科医师根据具体情况实施腹腔镜辅助的直肠癌根治术。

第三节 微创外科技术和手术治疗新进展

一、手术时应进行彻底探查

手术探查通常应包括彻底评估腹腔和腹腔的各个脏器,以发现或排除转移性疾病(如影像学的隐性转移灶、癌变等)、更严重的局部疾病(如固定到邻近器官)、同时性肿瘤或共存病变。最好在结扎血管蒂并进行切除之前发现影响手术计划和手术决定的特殊情况。

二、直肠癌 TME 手术切缘

对于保肛愿望强烈,新辅助治疗后肿瘤退缩良好的患者,甚至可以接受更短的远端切缘。术前肛门功能良好和远端可以达到 R0 切除的患者,完成 TME 后可进行超低位结直肠吻合或结肠肛管吻合。如果肿瘤直接累及肛门括约肌或肛提肌,内括约肌间平面完整性丧失,或肿瘤切缘阴性导致不可接受的括约肌功能受损,通常应进行 APR。除远端切缘外,获得足够的 CRM 至关重要,因为 CRM 阳性是较差的局部复发和无病生存期(disease-free survival,DFS)的独立预测因素。当病灶(肿瘤、转移淋巴结或者肿瘤沉积)距离直肠系膜 1mm 以内,或是进入直肠系膜内沿着非 TME 的不正确游离平面操作,CRM 阳性的可能性较大。

与低位前切除术(low anterior resection,LAR)相比,APR 历来与 CRM 阳性和肿瘤穿孔相关,这是局部复发和 OS 降低的不良预后指标。肛提肌外腹会阴联合切除术(extra-levator abdomino-perineal excision,ELAPE)是扩大肛提肌分离范围以达到直肠和肛管整块切除的一项技术,目的是将 CRM 阳性和术中肿瘤穿孔的风险降至最

低,获得圆柱形病理标本,避免传统 APR 的"外科腰"。该手术可以在截石位或俯卧折刀位进行,一般会合并较大的会阴缺损,增加会阴切口并发症的风险,如切口疝和伤口愈合不良。虽然系统评价比较 ELAPE 和传统 APR 的结论不一致,但 ELAPE 最好选择性地用于累及肛提肌、前壁或术中穿孔风险更高的亚组患者。

三、血管的高位结扎和低位结扎

在直肠上动脉的起始部进行血管结扎并切除相关淋巴引流是直肠癌切除术的标准。直肠癌的根治性切除包括切除直肠上动脉的血供和淋巴引流。在左结肠动脉发出点的远端、直肠上动脉的起始处结扎肠系膜下动脉(inferior mesenteric artery,IMA)称为"低位结扎",在主动脉发出的起始点结扎 IMA 称为"高位结扎"。常规低位结扎并切除所有相关淋巴引流通常是直肠癌切除术的标准方法。高位结扎 IMA 并切除相关淋巴结适用于 IMA 根部存在临床可疑淋巴结的患者。这个水平的淋巴结转移预示着包括腹主动脉旁淋巴结转移的全身转移。通常应对可疑的主动脉周围淋巴结进行活检,是否进行更广泛的淋巴结清扫由外科医师决定。高位结扎可能也适用于需要在 IMA 根部水平结扎以便进行游离从而获得更充分长度的肠管进行无张力吻合。目前没有足够的证据支持常规高位结扎。这项技术理论上可能增加吻合口漏的风险,其肿瘤学的优势尚未确立。比较高位结扎和低位结扎的系统回顾表明,在失血量、手术时间、排便功能、术后并发症发生率或生存率方面二者差异无统计学意义,而低位结扎则可以更好地保护泌尿生殖功能。

四、侧方淋巴结清扫术

如果没有临床可疑的盆腔侧方淋巴结,一般不需要行常规盆腔侧方淋巴结清扫术。盆腔侧方淋巴结清扫术(lateral pelvic lymph node dissection,LPLND)切除了沿髂总动脉、髂内动脉和闭孔动脉的淋巴结。一项 meta 分析纳入20 项研究 5 502 例患者(只有一项是随机对照试验),比较了 LPLND 联合 TME 和单纯 TME,发现 LPLND 并没有给患者带来明显的生存益处,但却增加了男性的排尿和性功能障碍。尽管如此,由于侧向型复发很难进行挽救,因此对临床诊断阳性的盆腔侧方淋巴结仍推荐行 LPLND。对于"临床诊断阳性"淋巴结的大小标准仍存在争议,但国际侧方淋巴结研究联盟发现,当放化疗前 MRI 提示侧方淋巴结短径超过 7mm 时,接受联合放化疗、TME 和 LPLND 治疗的患者的复发率(5.7%)低于仅接受放化疗和 TME 的患者(19.5%,P=0.04)。而对于初诊侧方淋巴结临床诊断阴性的患者,JCOG0212 试验将 701 例未接受放化疗的患者随机分为 TME 组和 TME+LPLND 组。其中 328 例接受 LPLND,其侧方淋巴结的病理阳性率为 7.3%,其中肿瘤位于腹膜反折下(OR=8.95,95% CI 1.18~68.04,P=0.03)和初诊时侧方淋巴结短径大于 5mm(OR=4.06,95% CI 1.59~10.34,P=0.003)与侧方淋巴结转移有关。在没有新辅助放化疗的情况下,TME+LPLND 组的局部复发率低于单纯 TME 组(7.4% vs. 12.6%,P=0.02),5 年无复发生存率差异无统计学意义(73.3% vs. 73.4%)。

五、经肛全直肠系膜切除术

经肛全直肠系膜切除术(TaTME)的围手术期预后和长期肿瘤预后仍存在争议。TaTME 旨在克服腹腔镜低位直肠系膜切除时的技术困难,是建立在经肛门直肠内拖出术(transanal transabdominal operation,TATA)、经肛门内镜显微手术(transanal endoscopic microsurgery,TEM)和 TAMIS 等技术基础上的一项技术。一项针对 7 项回顾性研究的系统分析比较 TaTME(270 例)和腹腔镜 TME(303 例)的预后,发现 TaTME 手术时间更短(加权平均差 =-23.45,95% CI -37.43~-9.46;P<0.01)、中转开放率较低(OR=0.29,95% CI 0.11~0.81,P=0.02)。该趋势

亦得到其他系统评价结果的证实。TaTME 的学习曲线大约为 40 例。国际 TaTME 注册中心报告的术中不良事件包括会阴手术时在错误的间隙内分离,导致尿道、膀胱、阴道损伤;此外,关于盆腔充气的维持问题也有报道。最近,国际 TaTME 注册中心基于 6 375 例 TaTME 的两个回顾性研究,发现 25 例二氧化碳(二氧化碳)栓塞病例,估计发生率为 0.4%。该并发症常发生在术中静脉出血和盆腔充气维持过程中,可表现为呼气末二氧化碳浓度水平下降(占 88%)或血流动力学不稳定(占 52%),可能导致心肺衰竭而需心肺复苏。当术中怀疑发生二氧化碳栓塞时,应及时解除盆腔充气,并将患者置于左侧卧位和头低位,同时进行适当的血流动力学支持。

一项纳入 17 项研究的系统回顾,对 600 例 TaTME 和 639 例腹腔镜/机器人 TME 进行比较,发现 TaTME 的 CRM 阳性风险较低(OR=0.47,95% CI 0.29~0.75;P=0.002)。然而,挪威的一项纳入 110 例 TaTME 的回顾性病例分析,术后仅短暂随访 11 个月,即观察到 9.5% 的高局部复发率。TaTME 后的不典型复发模式为盆腔和盆侧壁的快速和多灶性复发,且并不总与术中技术问题相关。这些数据导致挪威卫生当局暂停 TaTME,直至国家数据审查完成。由于该方法的学习曲线问题、对并发症的担忧以及缺乏长期肿瘤随访结果,对该术式的开展仍存争议。一项多中心随机对照试验对 TaTME 与腹腔镜 TME(COLOR Ⅲ)的疗效进行比较,预计将纳入 1 098 例患者,可能对该技术的预后提供更多认识。

(常文举 刘彧)

参考文献

[1] 中华人民共和国国家卫生健康委员会医政医管局,中华医学会肿瘤学分会. 中国结直肠癌诊疗规范(2020 年版)[J]. 中国实用外科杂志,2020,40(6):601-624.

[2] 中华医学会外科学分会腹腔镜与内镜外科学组,中华医学会外科学分会结直肠外科学组,中国医师协会外科医师分会结直肠外科医师委员会,等. 腹腔镜结直肠癌根治术操作指南(2018 版)[J]. 中华消化外科杂志,2018(9):877-885.

[3] 古朝阳,王自强,邓祥兵. 低位直肠癌手术中直肠系膜周围解剖与操作平面要点[J]. 中国实用外科杂志,2017,37(6):686-691.

[4] 池畔. 膜解剖指导下的腹腔镜全直肠系膜切除术[J]. 中华胃肠外科杂志,2016,19(10):1088-1091.

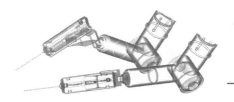

第六章

结直肠癌的术前评估和术前准备

现代外科手术强调术者不仅应具备熟练的手术操作技能,而且要有全面的围手术期管理知识。一旦决定实施手术,则必须明确存在的诸多问题,如手术风险、必要术前准备、麻醉类型、手术部位及方式等。要对患者进行充分的术前评估和术前准备,将围手术期的预计风险纳入考虑范围,明确造成患者围手术期风险的高危因素,并对其提前干预。高度重视患者的术前评估和术前准备,对保障患者安全和提高疗效有重大意义。

第一节 结直肠癌的术前评估

术前评估是指根据患者的主诉、健康状况、风险因素、拟实施的手术方式、手术可能带来的预期影响等进行综合评估。术前评估的目的是发现需进一步改善的术前情况和伴随疾病,并且量化其对手术效果的影响。

如果术前评估发现明显的伴随疾病和潜在的难以处置的隐匿性疾病,就要请专科医师进行会诊,必要时转科直接治疗,待伴随疾病治疗结束或症状控制后再行手术。美国麻醉医师协会(American Society of Anesthesiologists,ASA)分级

是主要的手术风险评估系统之一。ASA 根据患者体质状况和对手术危险性进行分类,共将患者分为五级:①体格健康,各器官功能正常,围手术期病死率 0.06%~0.08%;②有轻度的系统疾病,功能代偿健全,围手术期病死率 0.27%~0.40%;③系统疾病严重,体力活动受限,但尚能应付日常活动,围手术期病死率 1.82%~4.30%;④合并严重系统疾病,丧失日常活动能力,面临生命威胁,围手术期病死率 7.80%~23.0%;⑤无论手术与否,生命难以维持 24 小时的濒死患者,围手术期病死率 9.40%~50.7%。

对于结直肠癌手术患者,术前需常规进行 ASA 分级,用于评估麻醉和手术风险。尽管 ASA 分级可以评估术后死亡风险,但其评价体系较为主观,结直肠癌术前仍需进行更为深入的系统评估。

一、术前系统评估

1. **心血管系统** 心血管疾病不仅是当今社会人群最主要的致死因素,也是非心血管手术围手术期主要的死亡原因。因此,针对心血管疾病进行充分的术前评估,对于降低围手术期病死率及节约医疗资源具有重大意义。

1977 年发表的 Goldman 指数是针对非心脏手术进行风险评估的首个标准,主要用于评估 40 岁以上接受非心脏手术的患者在围手术期发生心脏并发症的风险(表 6-1)。该标准由 9 种独立的风险因素组成,并对每种风险因素进行赋值,最后进行分值累加。Goldman 指数的总分与围手术期心脏并发症发生率的关系为:①0~5 分,1%;②6~12 分,7%;③13~25 分,14%;④>26 分,78%。尽管目前有新的心脏风险评估系统来预测非心脏手术后心脏并发症的发生率,但多数系统的价格较为昂贵,且评估费时。

表 6-1 Goldman 非心脏手术术前心脏风险指数评分

影响因素	评分值
收缩期第二心音奔马律或颈静脉怒张	11
6 个月内的心肌梗死	10
>5 次/min 的室性早搏	7
非窦性心律或房性早搏	7
年龄 >70 岁	5
急诊手术	4
严重的主动脉狭窄	3
开胸、开腹或主动脉手术	3
医疗条件较差	3

术前除常规进行心电图检查外,还可行超声心动图检查评估心脏功能。心脏灌注不足可以通过铊显像进行分析,解剖结构异常和造成缺血的解剖部位可以通过灌注动脉造影显示。对于缺血性心脏病,需要外科医师和心内科医师权衡手术疗效和围手术期心脏并发症的风险。严重的缺血性心脏病,往往通过放置冠状动脉支架或者实施冠状动脉旁路移植来恢复冠状动脉的通畅性。放置冠状动脉支架后行结直肠癌手术的等待时间需根据放置支架的类型决定,术前由心内科医师再次进行评估。

心肌梗死后患者结直肠癌手术的时机选择应取决于心肌梗死恢复的时间和心肌缺血风险的评估值。心肌梗死病史是预测近期发生心肌缺血的极为重要的指标。一般建议急性心肌梗死患者发病 6 个月内不施行择期手术。6 个月以上无症状的患者可在良好的监护下实施手术。

2. 呼吸系统 呼吸功能的术前评估对于普通外科,尤其结直肠癌手术极为重要。术前肺功能评估可以确定增加手术风险的因素,通过对风险因素的干预能够显著降低术后肺部并发症的发生率。高龄、肥胖和体重减轻、低蛋白血症以及生活自理能力降低是术后患者肺部并发症发生率增加的综合因素。长期吸烟、慢性阻塞性肺疾病、阻塞性睡眠呼吸暂停综合征、支气管扩张、肺炎等均为已明确的影响术后肺功能的高危因素。另外,系统性疾病如脑卒中、长期服用激素药物都会增加术后肺部并发症的可能。呼吸功能的评估最重要的是进行肺功能监测,主要包括第 1 秒用力呼气量(forced expiratory volume in one second,FEV_1)、二氧化碳弥散功能,尤其是 FEV_1 对于肺功能的评估极有价值。此外,血气分析也是呼吸功能评价的重要补充。

目前可以降低术后肺部并发症风险的干预措施主要包括:①术前停止吸烟至少 2 周,多练习咳嗽和深呼吸;②对于阻塞性肺功能不全的患者,使用支气管扩张剂麻黄碱和氨茶碱;③对于哮喘长期发作的患者,使用地塞米松等激素药物,以减轻支气管黏膜水肿和气道高反应性;④对于肺部感染的患者,术前使用抗生素治疗;⑤对于痰液稠厚的患者,使用化痰药使痰液变得稀薄,易于咳出。此外,建议结直肠癌患者进行加速康复外科(enhanced recovery after surgery,ERAS)管理,术前每日下床步行。

3. 肝胆系统 肝功能不全主要是由病毒、药物、毒素等因素引起的肝细胞受损。对于肝功能不全的患者,需仔细评估肝功能受损的原因和损害的程度。多数患者知道自身肝功能不全的原因,如肝炎、药物损害或长期饮酒等,但仍需询问患者发病的时间和治疗经过。体格检查对肝功能不全的患者尤为重要,黄疸、蜘蛛痣、肝掌、杵状指、腹部隆起、肝大、门静脉侧支循环开放等均是重要的体征。除了病史和体格检查,每位肝功能不全的患者都需要进行实验室检查,如血常规、肝功能、电解质、凝血功能和肝炎标志物等。对于急性肝炎患者,建议接受药物治疗直至实验室指标恢复正常后再行择期手术。术前应由消化内科医师进行再次评估。如慢性肝炎患者出现肝硬化,应进行 Child-Pugh 分级,主要包括 5 个评价指标:白蛋白、胆红素、凝血酶原延长时间、腹水和肝性脑病。该分级系统分为 A 级、B 级和 C 级,可以有效预测肝硬化患者腹部手术后的病死率。慢性肝炎患者出现严重肝功能损害时,如黄疸、腹水、营养不良等,除急诊抢救,不宜实施择期手术。

对于肝功能不全的患者,术前除使用药物保肝治疗外,可给予高糖、高蛋白饮食改善营养状态,必要时可输注白蛋白制剂、血浆、维生素 K 等拮抗凝血异常和低蛋白血症。合并腹水的患者需限制钠的摄入,并予利尿。

4. 肾脏系统 当前较多的成年患者合并肾功能不全,而肾脏系统评估的主要目的就是防止肾功能不全引起的心血管系统、血液系统以及代谢功能紊乱。针对肾功能不全的患者,术前需要仔细询问病史和体格检查,了解有无高血压、心脏病、体液潴留等。需常规进行血常规、血生化、电解质、心电图及 X 线检查。尿常规对新发肾功能不全的诊断有意义,但对已经确诊的肾功能不全意义有限。

晚期肾功能不全常合并血液系统及代谢功能紊乱,主要表现为贫血、代谢性酸中毒、高钾血症、低钙血症等。可考虑早期使用碳酸氢钠纠正代谢性酸中毒,通过透析改善患者体液潴留以及高钾血症。术中操作导致的组织破坏或者输血会引起高钾血症,术后往往需要血液透析。应避免围手术期使用肾毒性药物,并且保持有效循环血量,防止出现继发性肾功能损害。此外,许多药物的药代动力学在该类患者是不可预测的,建议药剂师评估后再使用。经肾脏代谢的药物需慎用。

5. 内分泌系统 内分泌系统疾病如糖尿病、甲状腺功能亢进等会造成不同程度的应激反应。术前需评估内分泌异常的类别及程度,并请内分泌科医师协助改善患者的内分泌状态,避免围手术期出血应激反应。

糖尿病患者的术前评估主要针对血糖水平及糖尿病并发症。病史和体格检查需重点关注有无心脏病、视网膜病变及糖尿病肾病等。常规需进行空腹血糖、餐后血糖、糖化血红蛋白、肾功能及电解质等检查,用于评估血糖的控制水平及肾脏有无受损。仅以饮食控制血糖的患者,术前无须特殊准备;口服降糖药的患者应继续服用至手术前 1 天晚上,手术当天禁食患者停药;胰岛素控制血糖的患者,中效和长效胰岛素可以在术前晚上给予常规剂量的 2/3,手术当天上午给予另外 1/3,并根据指尖血糖给予短效胰岛素。

甲状腺功能亢进患者术前需行甲状腺功能、电解质及心电图检查,并评估基础代谢率。甲状腺肿大导致气管受压时需行影像学检查。甲状腺功能亢进患者需在内分泌科医师的指导下服用丙硫氧嘧啶、甲巯咪唑或 β 受体阻滞剂直至手术当天。甲状腺功能亢进患者一旦实施急诊手术,可能诱发甲状腺危象,需联合使用肾上腺素能阻滞剂和糖皮质激素治疗。

轻度甲状腺功能减退患者术前无须特殊准备。严重甲状腺功能减退患者可能合并低血糖、凝血功能异常等,需在专科医师的指导下进行药物治疗后再行择期手术。

长期服用类固醇激素的患者,可能出现应激状态而导致肾上腺功能异常,需在术前进行补充激素治疗。对于结直肠癌手术,需 100mg/d 的氢化可的松治疗 2~3 天,于麻醉诱导时给予首次剂量。

嗜铬细胞瘤患者导致儿茶酚胺释放过多,常引起难以控制的高血压。术前需使用 α 受体阻滞剂控制血压。对于 α 受体阻滞剂使用后导致的心率增快可以联合使用 β 受体阻滞剂。

6. 免疫系统 肿瘤患者使用抗肿瘤药物,或者移植患者使用免疫抑制剂均造成免疫功能低下。术前免疫系统评估的目的是改善术前免疫功能,减少伤口感染、肺部感染等围手术期并发症。

针对免疫功能低下患者的评估主要包括:服用的药物种类,药物的治疗时间,有无新近的感染等。实验室检查包括血常规、电解质、肝功能、免疫细胞计数、X线片及心电图等。免疫功能低下的患者术后伤口常愈合不良,对于该类患者,术前需尽可能中断免疫抑制剂治疗。营养不良或者合并感染的患者术前可予营养支持及抗感染治疗。对于该类患者的治疗,除加强营养、纠正贫血、抗感染等一般支持治疗外,最主要的是根据需要进行免疫补偿治疗,包括丙种球蛋白、免疫球蛋白、粒细胞刺激因子、干扰素等。

艾滋病患者术前常规评估的是 HIV 效价和 $CD4^+T$ 淋巴细胞绝对数。$CD4^+T$ 淋巴细胞 >500/μl 可视为正常患者,积极手术;$CD4^+T$ 淋巴细胞在(200~500)/μl 时可耐受中等手术,术后需抗菌治疗,但无法耐药大手术,如结直肠癌根治术;$CD4^+T$ 淋巴细胞 <200/μl 患者,除非急症抢救,不建议行手术治疗。艾滋病患者术前常规需抗病毒治疗,且必须加强患者的隔离和消毒措施。

7. 血液系统 血液系统评估主要确定患者是否有贫血、凝血功能异常等。贫血是较为常见的实验室异常值,通常无症状,需要进一步检查原因。应询问患者有无出血史,乏力、心悸等不适主诉。查体注意有无皮肤苍白或发绀、淋巴结病变、肝脾大和直肠肿瘤。实验室检查包括血常规、血清铁、铁蛋白、总铁结合率、叶酸及维生素 B_{12} 等,用于明确贫血原因。术前改善贫血能够降低麻醉和手术的风险。围手术期是否输血主要取决于贫血程度、术中出血量,以及术前输血对手术的影响。一般情况下慢性贫血患者可以耐受(70~100)g/L 血红蛋白水平。对于急性失血的患者,检测血红蛋白浓度:<60g/L 者,需要输血;(60~100)g/L 者根据临床情况选择输血;>100g/L 者,几乎不需要输血。结直肠癌手术术前血红蛋白水平应尽量维持在 70g/L 以上。

对所有结直肠癌手术患者均应评估出血风险,详细询问病史:是否服用抗凝血药、抗血小板药、非甾体抗炎药等。体检可能发现皮肤瘀斑、肝脾大。实验室检查包括血常规、凝血功能及肝功能。凝血功能异常的患者需要在血液科医师的指导下补充凝血因子的不足。

接受抗凝治疗的患者,绝大多数需要使用低分子量肝素。服用华法林的患者,由于华法林导致术后出血的风险较高,常规需术前停用 5 天。对于血栓栓塞的高危患者(近期静脉血栓栓塞病史、心脏瓣膜病或短暂性脑缺血发展),停用华法林时应立即开始药物替代治疗,可以使用低分子量肝素治疗剂量每 12~24 小时皮下注射 1 次。对于低分子量肝素,推荐术前 24 小时注射最后一次治疗剂量,并于术后 12~24 小时重新使用。有深静脉血栓形成的患者,术前应考虑放置可回收的下腔静脉滤器。

所有拟行结直肠癌手术的患者均应进行静脉栓塞风险评估,并对高危人群进行预防性抗凝治疗。高龄、肥胖、长期卧床、妊娠、口服避孕药、静脉曲张、肾病综合征、恶性肿瘤、髋关节或盆腔手术、留置中心静脉导管均为深静脉血栓形成的高危风险因素。对于结直肠癌手术,高危患者术前可予低分子量肝素预防性抗凝、穿弹力袜;术中用充气袖带或弹力绷带挤压腓肠肌;术后补充足够的水分以减轻血液浓缩。

二、其他术前注意事项

1. 高龄 结直肠癌患者中,老年患者占绝大多数。老年患者由于有限的身体功能储备,术后更容易出现并发症。对老年患者的术前评估应尽量量化所有合并症,并尽量予以改善。术前常规需检查血常规、肝肾功能、凝血功能、X线片、心电图等。对于老年患者,预防术后谵妄是重要的治疗内容,需向患者及家属详细解释术后谵妄的风险及症状。

2. 营养不良 6 个月内体重降低 10% 或 1 个月内体重降低 5% 是诊断营养不良的重要标准。

体格检查发现恶病质、牙齿松动、腹水及外周水肿,实验室检查确定白蛋白和前白蛋白降低也是确定患者营养不良的指标。营养不良所造成的低蛋白血症和负氮平衡,可引起组织水肿,影响愈合,同时使患者抵抗力降低,容易出现感染,并影响心肺功能。对于严重营养不良的结直肠癌患者可考虑术前肠内或肠外营养支持治疗,以利于术后组织修复和伤口愈合。

3. **肥胖**　高脂饮食是结直肠癌患者发病的重要因素,也是导致肥胖的重要诱因,因此结直肠癌患者常合并肥胖。对肥胖患者术前评估的目的是明确影响术后护理的危险因素。临床重症肥胖患者常合并高血压、肺动脉高压以及左心室肥厚等。无或只有一种伴随疾病的患者术前均需要接受 β 受体阻滞剂治疗。肥胖同时也是术后伤口感染和深静脉血栓形成的独立危险因素,因此,需对该类患者进行充分评估,并采取合理的预防措施。

4. **高血压**　对于高血压患者评估的主要目的是明确血压的控制水平及是否有靶器官损伤。需详细询问是否有头晕、心悸、头痛等症状,体格检查关注患者的心率、脉搏及眼底病变。血常规、肾功能、心肌酶谱、心电图、心脏超声及 X 线片是常规的辅助检查,用于评估高血压有无引起靶器官的形态及功能改变。

血压控制在 160/100mmHg 以下的患者,术前可不做特殊准备。血压过高可能导致围手术期心脑血管意外及心力衰竭。因此,术前需合理使用抗高血压药控制血压,但不要求血压控制到正常水平。抗高血压药常规使用至手术当天早上。利血平等通过使儿茶酚胺类神经递质耗竭而抗高血压,术中可能导致顽固性低血压,应术前停用两周。

第二节　结直肠癌的术前准备

术前准备是指针对患者术前检查结果及拟施行的手术,而采取的相应措施,使患者具有良好的心理和生理准备,以便安全地耐受手术。

一、术前检查

对于拟实施结直肠癌手术的患者要详细询问病史并进行体格检查,特别是腹部手术史,以及是否有腹部感染史,这有助于判断是否有腹腔内粘连。此外,还需要进行适当的辅助检查,包括血常规、心电图、X 线片以及与患者合并症相关的检查,用以评估患者能否耐受手术。腹盆腔增强 CT 用于评估肿瘤是否有区域和/或远处转移,对制订手术方案有重要作用。结肠镜检查结合病理检查可以明确结直肠癌的诊断,并可除外多发肠道肿瘤的可能。

微创手术具有创伤小、恢复不亚于开腹手术的优势,已成为结直肠癌手术的标准治疗方式。在结直肠癌微创手术中,肿瘤定位是术前检查的关键部分,因为在全腹腔镜或机器人结直肠癌手术中,外科医师不能靠触诊定位肿瘤。如果术前没能进行准确的肿瘤定位,术中就有可能切掉非病变的肠段。

目前可用于肿瘤定位的方法包括术前 CT 结肠成像、术前结肠镜检查(注射染料或放置金属夹)以及术中结肠镜检查。CT 结肠成像具有较高的灵敏度(0.49~0.73)和特异度(0.84~0.89)。虽然术前 CT 结肠成像可以显示肿瘤的位置,但其与肿瘤能否在术中被准确定位无必然关系。结肠镜检查是诊断结直肠癌的"金标准",具有最高的灵敏度(0.97~0.98)和特异度(0.98~0.99)。尽管结肠镜是最好的检查手段,但其在定位方面仍有 3%~21% 的误差。当病灶难以定位时,也可以采用术中结肠镜检查,发现肿瘤位置后可在浆膜层上以缝线或可吸收夹定位肿瘤。

术前结肠镜检查的同时放置金属夹标记肿瘤位置是另一种选择。术中术者可通过触摸金属夹来确定较小的肿瘤的位置,但金属夹具有脱落风险。术前结肠镜黏膜下注射染料标记肿瘤部位目前是最可靠的定位方法。在病灶周围多点注射可提高定位的准确率。常用的染料为亚甲蓝和纳米碳示踪剂,但也存在染料弥散以及注射穿孔的可能。

二、心理准备

外科手术在解除疾病痛苦的同时,也会给患者及家属带来紧张和焦虑。对于结直肠癌手术,尤其是微创手术,患者及家属是较为陌生的,因此更容易对手术产生恐惧。医务工作者应详细向患者及家属讲解手术的必要性、手术的方式、微创手术的优点、术后可能出现的情况以及术后处理的方式,使患者及家属心理上有充分的准备。

目前,对于结直肠癌手术患者提倡进行ERAS管理。ERAS以循证医学证据为基础,通过外科、麻醉、护理、营养等多科室协作,对围手术期处理的临床路径予以优化,从而缓解围手术期应激反应,减少术后并发症,缩短住院时间,促进患者康复。术前宣教是ERAS得以实施的重要保障。采用卡片、多媒体等形式重点介绍手术、麻醉、术后处理等围手术期诊疗过程,缓解患者及家属的焦虑、恐惧及紧张情绪,使患者知晓自己在此计划中所发挥的重要作用,获取患者及其家属的理解、配合。

三、适应性锻炼

结直肠癌手术患者术后由于腹部伤口的存在,因疼痛不愿意咳嗽、咳痰,术后呼吸道分泌物较多,因此,术前应教会患者正确的咳嗽、咳痰方法。术前适当的锻炼能够降低肺部并发症发生率,并且能够提高患者的心肺储备能力。

吸烟与术后并发症发生率和病死率的增加具有相关性。吸烟可导致组织氧合降低,伤口感染、肺部并发症增加及血栓栓塞等。戒酒可缩短住院时间,降低并发症发生率和病死率,改善预后。短时间内戒酒就可以改善器官功能,而戒酒达到2周即可明显改善血小板功能,缩短出血时间。《加速康复外科中国专家共识暨路径管理指南(2018)》推荐术前至少戒烟2周,戒酒4周。

四、术前营养支持治疗

2002年欧洲肠外肠内营养学会(European Society for Parenteral and Enteral Nutrition,ESPEN)专家组在128个临床RCT研究的基础上,提出了1个有循证医学依据的营养风险筛查工具,并在2003年给营养风险下了较为明确的定义,即现存的或潜在的营养和代谢状况影响疾病或术后临床结局的风险。

营养风险筛查2002(nutritional risk screening 2002,NRS 2002)是最为常见的营养风险评估系统,其内容主要包括3个部分:①营养状态受损评分(0~3分);②疾病严重程度评分(0~3分);③年龄评分,年龄≥70岁加1分。NRS≥3分为具有营养风险,需要根据患者的临床情况,制订个体化的营养计划。NRS<3分时,无营养风险,暂不推荐临床营养支持治疗。

结直肠癌患者术前应常规进行NRS 2002营养风险评估。当结直肠癌患者合并下述任一情况时应视为存在严重营养风险:①6个月内体重下降>10%;②BMI<18.5kg/m²;③血清白蛋白浓度<30g/L;④疼痛数字分级评分法(numerical rating scale,NRS)>5分。对存在营养风险的患者应进行营养支持治疗,首选肠内营养。当口服不能满足营养时可行肠外营养支持治疗。术前营养支持治疗时间一般为7~10天。严重营养风险患者可能需要更长时间的营养支持,以降低术后并发症发生率。

五、机械性肠道准备

尽管术前肠道准备广泛地应用于结直肠癌手术,但是术前是否应该进行肠道准备一直存在争议,且越来越多的研究表明结直肠手术可以不进行术前肠道准备。进行肠道准备主要有以下3个目的:①减少肠道内粪便,有利于手术操作,且手术视野更清晰;②减少肠道内细菌含量,降低围手术期感染风险;③减少肠管内的体积,降低术后吻合口漏风险。目前最常见的术前肠道准备为口服缓泻药,包括聚乙二醇、番泻叶、磷酸钠。对于有肠梗阻的患者,可以仅通过灌肠来进行肠道准备。

针对 1994—2006 年发表的同质性较好的 RCT 临床研究的 meta 分析显示机械性肠道准备和非机械性肠道准备结直肠癌术后的吻合口漏发生率差异无统计学意义,且切口感染率差异也无统计学意义。有研究显示术前机械性肠道准备会导致患者运动耐量降低、血钾和血钙浓度降低、血浆渗透压及尿素氮浓度升高。此外,也有研究显示机械性肠道准备会导致结肠黏膜结构改变及炎症反应。

对于术前仅通过灌肠进行的肠道准备,有研究显示磷酸钠灌肠引起的吻合口漏风险要高于口服聚乙二醇,提示术前灌肠可能存在一定风险。灌肠剂聚维酮碘和次氯酸盐具有抗菌和抗肿瘤作用。然而,即使用这两种灌肠剂,患者术后的切口感染率仍较高。

肠腔内肿瘤较小时,机械性肠道准备有利于触诊和术中结肠镜检查发现病灶。对于直肠手术是否需要机械性肠道准备,目前仍缺乏高级别的循证医学证据。

《ERAS 中国专家共识(2018 版)》不推荐术前对结直肠癌患者常规进行机械性肠道准备,认为术前机械性肠道准备为应激因素,可致脱水及电解质紊乱,且未降低吻合口漏及感染的发生率。术前机械性肠道准备仅适用于需要术中结肠镜检查或有严重便秘的患者。对于左半结肠及直肠肿瘤患者,根据情况可选择性进行机械性肠道准备。

六、预防性使用抗生素

结直肠癌手术切口为Ⅱ类切口,具有较高的切口感染率,其发生率约为 15%。切口感染的诊断指标主要为:手术部位肿胀、充血,或脓液溢出伴或不伴细菌培养阳性结果。结肠内含有大量细菌,厌氧菌和需氧大肠埃希菌占绝大多数。

为预防感染,需仔细考虑抗生素种类、给药途径和给药时机。许多方案均可达到预防感染的目的。为覆盖厌氧菌和需氧菌,常需要联合用药,如第一代头孢菌素联合甲硝唑。关于给药途径,口服红霉素和新霉素为较为普遍的方案,但其不良反应(恶心、呕吐等)发生率较高。静脉给药具有较高的耐受性和起效时间快的优势。最佳的给药时间为术前 30~60 分钟,确保在皮肤切开时,抗生素已达到血药浓度。手术时间大于 3 小时或出血超过 1 000ml 需再次给予抗生素。笔者所在单位的结直肠癌术前预防性抗感染方案如下:头孢呋辛 1.5g(第二代头孢菌素)溶于 100ml 生理盐水,甲硝唑氯化钠 1g,静脉滴注 30 分钟。对头孢过敏的患者,可考虑给予克林霉素联合阿米卡星静脉注射。总的预防用药时间一般不超过 24 小时。

七、术前禁食

既往观点为结直肠癌术前 12 小时应开始禁食,术前 4 小时开始禁水,并于术前 30 分钟放置胃管行胃肠减压,减少胃内容物,以防止麻醉或手术过程中呕吐引起窒息或吸入性肺炎。

现有研究表明缩短术前禁食时间,有利于减少术前患者的饥饿、口渴、烦躁、紧张等不良反应,有助于减少术后胰岛素抵抗,缓解分解代谢。《加速康复外科中国专家共识暨路径管理指南(2018)》推荐,除合并胃排空障碍、急诊手术等患者外,禁饮时间延后至术前 2 小时,之前可口服清流质,包括清水、糖水、无渣果汁、碳酸饮料等;禁食时间延后至术前 6 小时,之前可进食淀粉类固体食物(牛奶等乳制品的胃排空时间与固体食物相当)。术前推荐口服含糖饮品,术前 10 小时饮用含糖饮品 800ml,术前 2 小时饮用≤400ml。

八、术前皮肤准备

术前皮肤准备对于预防手术切口感染具有重要意义。结直肠癌手术前可以用肥皂水清洗手术部位皮肤。手术切口部位的毛发应当予以剃除,防止影响手术操作,减少术后切口换药时揭开敷料引起的疼痛。手术区域的皮肤准备面积应该足够大,以中心向四周的顺序消毒皮肤。消毒用品一旦达到消毒区域外则必须丢弃,并且要有足够的时间等待消毒液挥发,尤其是酒精和碘酒。目前尚无证据说明皮肤无菌准备的最优方法。

九、维持正常体温

对于手术患者而言,低体温会带来诸多危害,包括:增加手术切口的感染率、抑制凝血级联反应导致出血量增加、抑制代谢造成麻醉药的蓄积、减少脑血流量导致意识障碍和判断力减弱等。维持正常体温有利于减少围手术期并发症和促进康复。为防止低体温可预防性使用保温措施。患者在入手术室的途中给予足够的包裹,使之与冷空气隔绝,并尽量避免转运途中长时间暴露于低温环境内。手术室内设定合理的温度和湿度,一般温度不应低于 24℃,相对湿度 40%~60%。为减少暴露体表的热量流失,患者进入手术室,在手术之前需覆盖被子,手术部位的皮肤消毒后可用手术粘贴巾覆盖切口周围皮肤。麻醉医师可使用暖麻醉气体对患者实施保温。

十、手术环境

术前准备不能仅限于评估患者病情和手术方式的选择。外科医师有责任确保手术的顺利开展,包括手术所需的特殊设备、血液制品或特殊药物及耗材。对于结直肠癌手术,常规需术前测定患者血型并做好交叉配血试验,备好一定量的血液制品。特殊的仪器和设备包括:3D 腹腔镜系统、机器人手术操作系统、能量平台等,需提前与手术室沟通,确保足够的手术器械。有效的运行手术环境需要外科医师、麻醉医师、器械护士、巡回护士的良好协作,并且需要足够的空间供仪器使用。这种协作有助于节约时间和避免意外情况发生。一个现代化的手术环境需具备数字化系统、温度控制系统、通信系统等。当外科医师一天有多台手术开展时,可在术前通过数字化系统调取患者的病例资料。良好的温度控制系统可以快速调节室温,避免患者低体温的发生。免提通信系统可以帮助外科医师与病理科、放射科、内镜室、血库以及患者家属进行充分交流。最重要的是,在危急情况下,可以请求相关人员支援。

(许剑民　汤文涛)

参考文献

[1] NAPOLITANO L M, BASS B L. Risk-adjusted outcomes and perioperative care [J]. Surg Clin North Am, 2005, 85(6):1341-1346.

[2] STRAATMAN J, CUESTA M A, DE LANGE-DE KLERK E S, et al. Long-term survival after complications following major abdominal surgery [J]. J Gastrointest Surg, 2016, 20(5):1034-1041.

[3] 陈凛, 陈亚进, 董海龙, 等. 加速康复外科中国专家共识及路径管理指南(2018 版)[J]. 中国实用外科杂志, 2018, 38(1):1-20.

[4] WEIMANN A, BRAGA M, CARLI F, et al. ESPEN guideline: Clinical nutrition in surgery [J]. Clin Nutr, 2017, 36(3):623-650.

[5] CHAN M Y, FOO C C, POON J T, et al. Laparoscopic colorectal resections with and without routine mechanical bowel preparation: A comparative study [J]. Ann Med Surg(Lond), 2016, 9:72-76.

[6] SONG F, GLENNY A M. Antimicrobial prophylaxis in colorectal surgery: a systematic review of randomized controlled trials [J]. Br J Surg, 1998, 85(9):1232-1241.

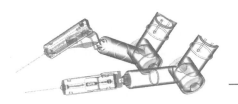

第七章

加速康复外科在结直肠肿瘤外科的进展

　　加速康复外科（ERAS）以循证医学证据为基础，以减少手术患者的生理及心理创伤应激反应为目的，通过外科、麻醉、护理、营养等多学科协作，对围手术期处理的临床路径予以优化，从而减少围手术期应激反应及术后并发症，缩短住院时间，促进患者康复。与传统围手术期管理相比，ERAS的应用能够促进术后恢复、减少并发症、缩短住院时间。目前，ERAS已经在诸多外科中得到普遍认可和广泛开展，尤其是在结直肠肿瘤外科。结直肠手术是最早应用ERAS方案的外科手术之一，其中的很多措施都已经成为常规推荐。同时，随着结直肠肿瘤微创外科的迅猛发展，以及ERAS措施的不断革新，ERAS理念和方案日臻完善。本章将简要介绍结直肠肿瘤外科中ERAS方案的具体应用及最新进展。

一、实施ERAS方案的效果

　　ERAS方案可以包含如前所述的一系列围手术期处理措施，其中每一项都有不同程度减少创伤和应激、促进恢复的作用。实施ERAS方案的临床效果是这些措施相互叠加、互相协同、共同作用的整体表现。目前，已有大量RCT研究及meta分析报道了ERAS方案与传统方案相比所具有的优势。具体而言，主要是降低手术应激、减少术后并发症、缩短住院时间等短期效果，长期效果尚不明确。

（一）缩短住院时间

　　缩短住院时间是ERAS理念的初衷，也因此成为许多RCT的首要研究终点。meta分析显示，结直肠手术后住院时间在实施ERAS方案后可以缩短1~3天。随着世界范围内相关研究的陆续报道，发现ERAS缩短住院时间的效果普适，无论是在综合性医院还是专科医院，教学医院还是非教学医院，甚至在许多医疗条件较差的医院也不例外。当然，并不是应用ERAS的患者都可以实现早期出院，一些研究报道了部分危险因素，如年龄>75岁，ASA分级3~4级，合并症多，复杂手术或者手术时间长等。值得注意的是，ERAS方案在缩短住院时间的同时并不增加再入院率，这一点也得到了大多数研究的支持。

（二）减少术后并发症

　　绝大部分的临床研究都提示实施ERAS方案可以减少术后并发症。一项meta分析显示，与传统方案相比，实施ERAS方案可以降低总并发症发生率（$RR=0.69$，$95\%\ CI\ 0.51~0.93$）。具体来说，ERAS方案的总并发症发生率为31.7%，而传统方案为 43.0%。而两组的围手术期病死率之间差异无统计学意义（$RR=1.02$，95% CI 0.40~2.57）。另一项 meta 分析在腹腔镜结直肠手术中比较了 ERAS 方案和传统方案，结果显示两组的总并发症发生率（$OR=0.68$，95% CI 0.44~1.04）和围手术期病死率（$OR=1.51$，95% CI 0.29~7.77）差异均无统计学意义。此外，有研究显示 ERAS 能显著减少特定并发症，如尿路感染/尿潴留、术后肠梗阻等。

（三）远期效果

目前，有关 ERAS 方案远期效果的证据仍然很少。虽然近期有研究提示 ERAS 可以改善远期生存，但这些结果的循证医学证据等级均较低，需要进一步延长和完善随访，同时也需要其他研究的支持。一项回顾性分析显示，对 ERAS 方案依从性较高（≥70%）的患者，其 5 年肿瘤相关死亡风险降得更低（$HR=0.58$，95% CI 0.39~0.88）。此外，ERAS 方案核心措施之一的限制性围手术期液体治疗也被证明能改善 5 年生存率（$HR=0.45$，95% CI 0.25~0.81）。

二、ERAS 关键项目与实施

（一）术前部分

1. 术前宣教 术前宣教可采用口头、文字、视频、展板等多种形式，重点介绍麻醉、手术、术后处理等围手术期诊疗过程，能够缓解患者的焦虑、恐惧及紧张情绪，使患者知晓自己在此次诊疗经过中的重要作用，获取患者及家属的理解和配合，提高患者的整体就医体验。详细、专业、以患者为中心的术前宣教甚至在缩短术后住院时间、提高短期疗效方面也有获益。

2. 身体预适应/状态调整 身体预适应/状态调整从诊断开始持续到诊疗实施以前，针对各种可改善的且能影响术后恢复的因素，包括体力情况、营养状态、心理因素、生活习惯等，力求以患者最佳的状态应对手术。

3. 术前戒烟 吸烟可致组织氧合降低，会增加术中、术后并发症风险，如伤口感染、肺部并发症及血栓栓塞等。一般建议术前戒烟至少 2 周时间，戒烟达到 4~8 周可显著减少术后并发症的发生。戒烟可选择的方法很多，包括药物治疗、行为治疗等，其中强烈劝阻和尼古丁替代是较为有效的方法。

4. 术前戒酒 长期饮酒的患者出现术后并发症的风险更高。戒酒时间长短对器官功能的影响不同，戒酒 2 周即可明显改善血小板功能，缩短出血时间，一般建议术前戒酒 4 周。

5. 术前锻炼 术前锻炼包括但不限于有氧训练（步行、登楼等）、动作训练（咳嗽、翻身等）、阻力训练（吹气球等）等，可以改善体力情况，提高携氧能力，促进术后功能恢复，减少术后并发症。制订目标导向的锻炼计划将有助于患者实施和提高锻炼效果。

6. 术前营养支持治疗 术前的营养不良状态不仅会增加术后并发症发生率和病死率，而且将导致更差的肿瘤学效果。因此，建议对所有患者均进行术前营养风险评估，体重指数、血清白蛋白等都是简单、有效的参考指标，同时，还有多个已有的评价标准可以参考，包括 NRS 2002、主观全面评定（subjective global assessment，SGA）、营养不良通用筛查工具（malnutrition universal screening tool，MUST）等。研究显示，营养状态较差的患者将从术前营养支持治疗中显著获益，而对于营养状态良好的患者，获益则不明显。进行术前营养支持治疗时，首选肠内营养，当口服不能满足营养需要或合并肠梗阻时可行肠外营养支持治疗。营养支持治疗最好从术前 7~10 天开始，严重营养风险患者可能需要更长时间，以降低感染、吻合口漏等的并发症发生率。

7. 改善贫血 贫血是所有并发症和围手术期死亡的危险因素。大宗病例回顾性研究显示，外科患者中贫血的比例高达 30%。而且，结直肠肿瘤本身会导致持续失血和慢性感染，这使得结直肠肿瘤患者中贫血更为普遍。ASA 建议，根据患者合并症情况及手术类型，应保持最低血红蛋白（hemoglobin，Hb）浓度在 60g/L 以上。对于合并心脏、肾、肺部疾病的患者,应保持 Hb 浓度在 80g/L 以上,以更好地避免并发症。常用的改善贫血的方法有输血和补充铁剂。输血可以快速纠正贫血,但同时会增加手术部位感染(surgical site infection,SSI)、脓毒症等并发症风险,并且降低远期生存。因此要根据患者 Hb 浓度目标、手术紧急程度、患者失血速度等综合考虑,谨慎选择。铁剂是相对安全、可行的纠正贫血的方法,按照给药途径分为口服和静脉两种。结直肠肿瘤患者由于肠道慢性炎症或者持续失血等因素,往往对口服铁剂反应欠佳。采用静脉铁剂时,一般 1~1.5g 即可补全体内的铁储备,可以一次或者分次给药。给药后多长时间能多大限度地改善贫血尚无定论,可以密切监测 Hb、铁蛋白、转铁蛋白等指标作为参考。

8. 术前访视与评估　术前应全面筛查患者心肺功能及基础疾病,并经相关科室会诊予以纠正及针对性治疗,术前将患者调整至适宜状态,以降低围手术期严重并发症的发生率。审慎评估手术指征,麻醉、手术的风险及耐受性,针对并存疾病及可能的并发症制订相应预案。术前麻醉访视时,麻醉医师应仔细询问患者病史(包括并存疾病、手术史、过敏史等),进行 ASA 分级、气道及脊柱解剖学的基本评估。

9. 术前麻醉用药　患者的焦虑情绪往往从入院前数天就开始显著增强,少数患者在手术当天达到高峰。一般而言,良好的术前宣教即可将患者的焦虑和恐惧降低到可接受的水平,而无须使用抗焦虑药。术前应尽量避免为缓解焦虑和紧张而使用长效或短效镇静药(如苯二氮䓬类药物,尤其是老年人,应用后将增加术后谵妄的风险)。必要时,阿片类药物可与对乙酰氨基酚、非甾体抗炎药和加巴喷丁联合使用,并根据年龄和肾功能调整剂量。其中,加巴喷丁类药物最好限制在最低剂量,以避免镇静等副作用。

10. 预防性应用抗生素　预防性应用抗生素将显著降低择期结直肠肿瘤术后 SSI 的发生率。使用原则:①预防用药应同时针对需氧菌及厌氧菌,如头孢菌素联合甲硝唑;②应在切皮前 30~60 分钟经静脉输注完毕;③单一剂量与多剂量方案具有同样的效果,手术时间 >3 小时或术中出血量超过 1 000ml 时,应在术中重复使用 1 次。

此外,有关术前口服抗生素的问题尚无定论。口服抗生素一般在术前 18~24 小时给予,有助于减少结肠腔内的条件致病菌,但同时有造成胃肠道菌群失调的风险。有研究提示在进行过肠道准备的患者中,联合静脉应用抗生素和口服抗生素对比单纯静脉应用抗生素,可以降低 SSI 发生率。而美国的一项注册数据库研究显示同时进行肠道准备和口服抗生素的患者比单用任意一项者有更低的 SSI 发生率。联用上述全部三项措施能否进一步降低 SSI 发生率有待进一步研究。

11. 备皮　一项结直肠手术的 RCT 和另一项对 13 个 RCT(包含 6 997 例患者)的 meta 分析显示,术前消毒可以降低 SSI 发生率。相比之下,现有的证据并不支持术前消毒、淋浴。最后,术前常规脱毛并不会降低 SSI 发生率,但如果认为有必要,最好在术前进行,建议用剪刀不是剃刀。

12. 肠道准备　目前,不推荐对包括结直肠手术在内的腹部手术患者常规进行机械性肠道准备(mechanical bowel preparation,MBP)。主要原因是 MBP 会增加患者的液体及电解质的丢失,同时并不能降低吻合口漏及 SSI 发生率。一项汇总了 23 个 RCT 和 13 个观察研究,共 21 568 例患者的 meta 分析显示,进行 MBP 和不进行 MBP 相比,在术后吻合口漏发生率($OR=0.90$,95% CI 0.74~1.10)、SSI 发生率($OR=0.99$,95% CI 0.80~1.24)、围手术期病死率($OR=0.85$,95% CI 0.57~1.27)、再手术率($OR=0.91$,95% CI 0.75~1.12)及住院时间(总体平均值差异 0.11 天,95% CI -0.51~-0.73)等方面差异均无统计学意义。某些情况下,如直肠手术、需要术中结肠镜检查或有严重便秘病史等,可根据情况选择性进行 MBP。

近年来,也出现了很多对不进行MBP的质疑。多项研究提示,术前口服抗生素联合MBP,相比于静脉应用抗生素联合MBP或者仅静脉应用抗生素而不进行MBP,可以显著降低SSI发生率。这些研究的数据大都来自美国外科医师学会(American College of Surgeons,ACS)国家外科手术质量改进计划(National Surgical Quality Improvement Program,NSQIP)数据库。另一项同样来自此数据库的目前最大的观察性研究,包括40 446例患者,其中无准备组、MBP组、口服抗生素组和联合组分别有13 219例(32.7%)、13 935例(34.5%)、1 572例(3.9%)和11 720例(29.0%)。回归分析显示,单用口服抗生素可预防SSI($OR=0.63$,95% CI 0.45~0.87)、吻合口漏($OR=0.60$,95% CI 0.34~0.97)、肠梗阻($OR=0.79$,95% CI 0.59~0.98)和严重并发症($OR=0.73$,95% CI 0.55~0.96)。在这项研究中,联合口服抗生素和MBP对任何主要结果都没有影响。然而,目前为止,还没有RCT来支持上述观点,因此,需要进一步的高质量证据。

13. 术前禁食、口服含糖溶液以及体液管理 除合并胃排空障碍、胃肠蠕动异常、急诊手术等情况外,目前提倡禁饮时间延后至术前2小时,之前可口服清流质,包括清水、糖水、无渣果汁、碳酸饮料;禁食时间延后至术前6小时,之前可进食淀粉类固体食物(牛奶等乳制品的胃排空时间与固体食物相当),但油炸、脂肪及肉类食物则需要更长的禁食时间。

推荐术前口服含糖饮品,既往研究显示可以改善患者术前状态,减轻术后胰岛素抵抗,减少蛋白质分解,更好地保持瘦体重和肌肉力量,以及产生有益的心脏效应。常用的策略为术前夜里饮用含糖12.5%的饮品800ml,术前2~3小时饮用不超过400ml。

术前患者到达麻醉诱导室时应尽可能地使其接近真血容量,任何术前液体和电解质过量或不足都应该纠正。常见的影响因素除了上述的术前禁食、术前口服含糖溶液等,还有机械性肠道准备、各种基础疾病等,充分了解并控制这些因素将有助于降低术前液体和电解质紊乱的发生率,并能大大减少术中液体需求。值得注意的是,当进行MBP时,患者可能会损失多达2 000ml的水分,这在允许患者口服液体的情况下仍可能造成体液和电解质紊乱。因此,必要时可以适当进行静脉输液治疗来弥补丢失。

(二)术中部分

1. 标准化麻醉流程

(1)麻醉药选择:ERAS理念指导下的麻醉应该选用短效全身麻醉药、阿片类药物用量最小化、避免使用苯二氮䓬类药物,以达到患者快速苏醒,残余效应最小的目的。丙泊酚用于麻醉诱导,与芬太尼、阿芬太尼、舒芬太尼或瑞芬太尼等短效阿片类药物联合使用(如果需要阿片类药物),可将麻醉结束时的残余效应降至最低。

(2)麻醉深度监测:以脑电双频指数(bispectral index,BIS)为40~60指导麻醉深度维持,避免麻醉过深或麻醉过浅导致的术中知晓;对于老年患者,BIS水平应维持在较高一侧,麻醉过深可致术后谵妄及潜在的远期认知功能损害。

(3)神经肌肉监测:以神经肌肉监测指导肌肉松弛状态维持。有证据表明,肌肉松弛药的累积将增加术后肺部并发症的风险。因此,神经肌肉阻滞应至少恢复至四个成串刺激(train-of-four stimulation,TOF)达到90%以上,以避免残余麻痹和术后肺部并发症。舒更葡糖钠可迅速拮抗罗库溴铵和维库溴铵的效果,如果剂量正确,可明显降低残余神经肌肉阻滞的风险。另外,新斯的明可以通过抗胆碱能作用起到间接拮抗的效果,也是常用的选择。

(4)气道管理及肺保护性通气策略:采用低潮气量(6~8ml/kg),中度呼气末正压通气(positive end expiratory pressure,PEEP)5~8cmH$_2$O,吸入氧浓度(fraction of inspired oxygen,FiO$_2$)<60%,吸呼气时间比(inspiratory to expiratory ratio,I/E ratio)为

1.0 :（2.0~2.5），其中慢性阻塞性肺疾病（chronic obstructive pulmonary disease，COPD）患者可以调整 I/E 为 1 :（3~4）。间断性肺复张性通气为防止肺不张的有效方法，应该至少在手术结束、气管拔管前实施 1 次。术中调整通气频率维持 Pa 二氧化碳为 35~45mmHg。腹腔镜手术二氧化碳气腹以及特殊体位，可能影响呼气末二氧化碳分压（partial pressure of end-tidal carbon dioxide，Pet 二氧化碳）评估 Pa 二氧化碳的准确性，在气腹后应测定动脉血气以指导通气参数的调整，避免潜在严重高碳酸血症。

2. 术中输液及循环管理 控制术中静脉输液的目的主要是维持血容量、心输出量和组织灌注，同时避免水钠潴留。血容量不足可导致机体灌注不足和器官功能障碍，而水钠潴留则是术后肠麻痹及相关并发症发生的主要原因，因此术中应尽可能维持出入量平衡。大多数患者需要 1~4ml/（kg·h）的速度输注晶体液以维持稳态，既往较为提倡以目标导向液体治疗（goal-directed fluid therapy，GDFT）的理念及措施指导术中补液。在较为早期的研究中，GDFT 可以减少并发症，缩短肠梗阻持续时间，减少术后住院时间，然而近期的研究在此基础上提出了新的看法。最近的一项 meta 分析包含了 23 项研究，2 099 例患者，得出了非常有趣的结果。总体来说，GDFT 可以降低并发症发生率、缩短住院时间和术后排便时间。然而，在降低病死率、加快术后排气、减少麻痹性肠梗阻等方面没有优势。亚组分析显示，ERAS 组中，GDFT 仅能缩短术后排便时间。而在传统护理组，GDFT 能显著降低并发症发生率、缩短住院时间。因此，在 ERAS 方案中，可能没有必要为所有患者提供 GDFT，而应该在风险分层之后，为高危患者或接受高风险手术的患者提供。此外，推荐适当使用 α 肾上腺素能受体激动剂，如去氧肾上腺素或低剂量去甲肾上腺素等缩血管药物，维持术中血压不低于术前水平的 80%。对于心肌收缩力不足的患者（心脏指数小于 2.5L/min）可以考虑使用强心

药以保证充足的氧气输送。

3. 避免术中低体温 在接受大手术（包括结直肠手术）的患者中保持体温的重要性已经得到了广泛认可。术中低体温的不利影响包括增加失血风险、增加输血需求、抑制血管收缩、增加后负荷、导致心肌缺血和心律失常、减少内脏血流量等，而且这些问题还会一直延伸到术后。发生术中低体温的高危因素包括 ASA 评分 2~5 分、术前低温、接受区域和全身麻醉、大手术和心血管并发症高风险的患者等。全身麻醉和神经阻滞麻醉都会抑制血管收缩和颤抖，同时造成热量从核心向外围重新分布，进而导致热量损失超过产生，导致低体温。结直肠肿瘤手术由于体腔开放也会造成相当的热量丢失。目前腹腔镜、机器人等微创手术广泛开展，虽然微创手术中的热量损失比开腹手术少，但是由于建立气腹的二氧化碳寒冷、干燥，仍然可能造成术中低体温。术中应常规监测患者体温直至术后，可以借助加温床垫、加压空气加热（暖风机）或循环水服加温系统、输血输液加温装置等，维持患者体温不低于 36℃。

4. 预防术后恶心呕吐（postoperative nausea and vomiting，PONV） 结直肠癌术后患者中 30%~50% 都会出现不同程度的恶心、呕吐，而在有高危因素的患者中，甚至可以达到 80% 以上。造成恶心、呕吐的原因很多，女性、既往病史、非吸烟者、晕动病、手术类型（如右半结肠根治术）、挥发性麻醉气体（如 NO）、过多应用阿片类药物（如患者自控镇痛背景剂量过高或者频繁团注）等都是恶心、呕吐的高危因素。恶心、呕吐会造成患者的强烈不适，严重时会导致脱水、影响营养摄入，甚至需要留置鼻胃管，这将延长住院时间、增加住院费用。为了充分预防恶心、呕吐，产生了很多评分系统来协助筛选高危患者，最常用的是 Koivuranta 评分或者简化版 Apfel 评分。此外，还有一种更加简单的 PONV 策略，即对所有接受吸入麻醉或者重大手术的患者进行预防性用药。这种策略广受欢迎并越来越多地应用于

临床,主要得益于已有的多种止吐药物副作用较小。目前可选择的一线用药包括多巴胺（D_2）拮抗剂（如氟哌啶），5-羟色胺（5-HT）拮抗剂（如昂丹司琼）和皮质类固醇（如地塞米松）等。二线用药包括抗组胺药（如异丙嗪）、抗胆碱药（如东莨菪碱）和其他 D_2 拮抗剂（如甲氧氯普胺），但它们的应用多会导致常见副作用的限制,如镇静、口干、视物模糊和运动障碍等。对于有 1~2 个危险因素的患者,建议联用 2 种一线药物,而对于有超过 2 个危险因素的,建议联用 2~3 种药物,对于预防性用药后仍有恶心、呕吐者,可以考虑加用不同类型的止吐药,同时应该注意排除外科因素等。

5. 手术方式　微创手术已经成为结直肠肿瘤手术的标准手术方式,在世界范围内得到广泛的认可和应用。对于比较有经验的中心,结直肠肿瘤微创手术比例可以超过 90%,而且中转开放率小于 10%。目前常用的微创方式包括腹腔镜手术、机器人手术、TaTME 等。多项高质量 RCT 显示腹腔镜结直肠肿瘤手术对比开腹手术可以显著改善短期结果,减少术中出血,促进术后恢复,减少术后并发症,缩短住院时间。对于长期肿瘤学结果而言,尚未达到统一,但是也没有研究提示腹腔镜手术表现出劣于开腹手术的效果。

对于结肠肿瘤而言,标准腹腔镜手术已经得到了广泛认可。机器人手术也有开展,但是尚在起步阶段,各方面的优势均不明显。此外,还有单孔腔镜等特殊腹腔镜术式,一些中心有所开展,其在减轻术后疼痛和美容等方面或许有进一步的优势,但是证据尚不充分。

对于直肠肿瘤而言,标准腹腔镜手术仍是最常用的手术方式,同时新兴的机器人手术则可能更有优势。回顾性研究提示机器人手术在减少术中损伤（如减少术中出血、减少术中组织器官意外损伤、降低中转开放率等）、促进术后恢复（如减少术后并发症、保护重要功能、缩短住院时间）等方面有优势。近期,备受期待的 ROLARR 研究公布了其结果。这是第一项多中心对比机

器人和腹腔镜直肠癌手术的 RCT 研究,首要研究终点即中转开放率。结果显示机器人组和腹腔镜组差异无明显统计学意义（8.1% vs. 12.2%,$OR=0.61$,$P=0.16$）。同时,已有多项机器人手术相关的 RCT 正在进行（包括我国的 REAL 研究、韩国的 COLRAR 研究等）,希望能够提供更加完善的临床证据。对于 TaTME,目前仅有回顾性研究,提示其在吻合失败率、标本质量等方面均不劣于标准腹腔镜手术。相关的 RCT（COLOR Ⅲ研究）仍在进行中。

与开腹手术相比,微创手术都具有减少手术创伤、促进术后恢复的效果,这与 ERAS 的目标相一致,也因此,微创手术在 ERAS 方案中处于核心位置。微创手术不仅本身是促进术后恢复的独立因素,而且能协同 ERAS 方案中的多项措施（如减少疼痛和阿片类药物的需求,早期运动,减少肠梗阻等）,促进其实施。已有多项 RCT 在 ERAS 的背景下对比微创手术和开腹手术。LAFA 研究是该系列的第一个 RCT,其结果显示腹腔镜手术联合 ERAS 方案对比开腹手术联合 ERAS 方案能够进一步缩短住院时间。同时,回归分析显示,只有腹腔镜手术是住院时间和并发症的独立保护因素。

综上,建议根据患者肿瘤分期及术者技术等状况,选择腹腔镜手术、机器人手术或开腹手术等手术方式。同时,提倡在精准、微创及损伤控制理念下完成手术,以降低创伤应激,尤其应注意保障手术质量并通过减少术中出血、缩短手术时间等环节促进术后康复。

6. 腹、盆腔引流　结直肠择期手术患者术后使用腹、盆腔引流并不降低吻合口漏及其他并发症的发生率或减轻其严重程度。一项 Cochrane 综述分析了择期结直肠手术后常规引流的安全性和有效性。共纳入 6 个 RCT,1 140 例患者,主要终点是吻合口漏,结果没有显著差异。另一个包括 11 项 RCT,1 803 例患者的综述和 meta 分析也显示,盆腔和腹膜引流管并不能减少吻合口漏、围手术期死亡、伤口感染和再

手术等。还有一项 2018 年发表的 RCT，纳入了 469 例患者，同样显示直肠癌手术后使用盆腔引流没有获益。因此，不推荐常规放置腹腔引流管。但对于存在吻合口漏的危险因素，如血运差、张力高、感染、吻合不满意等情况时，建议留置腹腔引流管。

（三）术后部分

1. 留置鼻胃管　既往留置鼻胃管旨在减少术后胃扩张或呕吐引起的不适。但近期的研究均显示择期结直肠手术后留置胃管没有获益，甚至有增加术后误吸、肺不张、肺炎等并发症的风险。因此，不推荐常规留置鼻胃管。如果在气管插管时有气体进入胃中，术中可留置鼻胃管以排出气体，但应在患者苏醒前拔除。

2. 术后镇痛　在结直肠手术中，充分术后镇痛是 ERAS 方案中至关重要的环节。推荐采用多模式镇痛方案，目标是：①有效控制动态痛[视觉模拟评分法（visual analogue scale，VAS）<3 分]；②减免镇痛相关不良反应；③加速患者术后早期肠功能恢复，确保术后早期经口摄食及早期下地活动。尽管不同部位的结直肠手术在技术、手术创伤和短期结局等方面存在很大差异，但是术中避免或减少阿片类药物应用有助于术后早期活动、促进肠道功能恢复、减少并发症和缩短住院时间。因此，ERAS 方案中术后镇痛的关键在于术中避免或尽量减少应用阿片类药物，同时术后合理应用多模式镇痛以达到充分镇痛效果。这是一个从术中即开始，一直延续到术后的连续过程。

在术后阶段，对于开腹手术，推荐患者自控硬膜外镇痛（patient controlled epidural analgesia，PCEA）联合 NSAID。NSAID 可使用至出院前，但应根据患者年龄、术前并存疾病（消化道疾病、心血管疾病等）、手术类型、术前肾功能等状况评价潜在吻合口漏、急性肾损伤等风险。应用 PCEA 具有低血压、硬膜外血肿、尿潴留等并发症风险，应密切监测并予预防。局部麻醉药伤口浸润或连续浸润镇痛、腹横肌平面阻滞联合低剂量阿片类药物患者自控静脉镇痛（patient controlled intravenous analgesia，PCIA）及 NSAID，可以作为替代方案。局部麻醉药可选用罗哌卡因、利多卡因和布比卡因等。

对于微创手术，推荐低剂量阿片类药物 PCIA 联合 NSAID 方案。以激动 μ 受体为主的阿片类药物可致肠麻痹，而以激动 κ 受体为主的阿片类药物不具有导致肠麻痹及术后恶心呕吐的药理学特征，同时可有效减轻手术导致的内脏痛。对于肠功能不全的患者，需优化阿片类药物的选择，以确保有效镇痛，并促进术后肠功能的快速恢复、早期经口进食和下床活动。

3. 预防深静脉血栓　在没有血栓预防措施的情况下，结直肠手术后无症状深静脉血栓形成（deep vein thrombosis，DVT）的发生率可高达 30%。常见的危险因素包括炎症性肠病、进展期恶性肿瘤、高凝状态、皮质激素应用、高龄和肥胖等。深静脉血栓预防措施主要包括机械性预防和药物预防两大类。前者包括穿戴弹力袜、应用间歇加压装置（intermittent pneumatic compression，ICP）、术后活动等，适用于所有患者，可以降低 27%（95% *CI* 20%~38%）的术后 DVT 风险。后者指应用低分子量肝素（low molecular weight heparin，LMWH）或者普通肝素，可以显著减少有症状的血栓事件，但是有非常低的出血风险。建议每日 1 次给药。已有研究显示，联合 ICP 和 LMWH 对比单用 ICP 可以进一步降低肺动脉栓塞（pulmonary embolism，PE）和 DVT 的风险。

根据低分子量肝素术后应用时间又分为标准方案（>7 天）和长程方案（>28 天），但回顾性数据显示，仅有 8%~27% 的外科医师选用长程方案。支持长程方案的数据均来自传统围手术期处理策略，而不是 ERAS。在 ERAS 策略指导下，微创手术、现代麻醉等都能显著降低围手术期创伤和应激，这使得长程方案的效果受到质疑。现有的比较两种方案的 RCT 均为阴性结果。此外，还有三个最大的队列研究（纳入 236 066 例患者）显示,出院后有症状的静脉血栓栓塞（venous thromboembolism,VTE）、DVT 和 PE 的发生率非常低,分别为 0.60%~0.73%、0.29%~0.48% 和 0.26%~0.40%。

4. 围手术期液体治疗 液体治疗是围手术期治疗的重要组成部分,总目标是使患者维持或者接近体液平衡的状态。无论是液体不足还是过量,都会导致并发症增加、住院时间延长、住院总费用增加等。对于大多数结直肠肿瘤患者而言,术后当天一般不需要静脉补液。同时应该鼓励患者早期进食,在术后 4 小时,患者清醒并且没有呕吐的情况下即可开始。从术后第 1 天开始,如果经口进食可以耐受,建议尽早终止静脉补液。如果没有外科相关的体液丢失,总的液体量应控制在 25~30ml/（kg·d）,钠不超过 100mmol/d,钾不超过 1mmol/（kg·d）。在有持续体液丢失的情况下,应该在每日需要量的基础上增加丢失量。对于接受硬膜外镇痛时出现低血压的患者,在确定容量正常后,应使用血管活性药物而不是增加补液。在术后 48 小时内,由于应激反应会导致肾血管收缩和水钠潴留等,因此尿量减少并不是低血容量的可靠指标。甚至在整个围手术期,相对较少的尿量都是可以接受的,既往研究提示这样不会带来明显的损害,而且可以显著减少静脉补液。

5. 留置导尿管 结直肠手术中和术后留置导尿管的主要目的是监测尿量和预防尿潴留。但是留置导尿管的时间与尿路感染的风险直接相关,还可能会妨碍术后下床活动,因此应加以限制。一般而言,导尿管应该在术后第 1 天拔除。近期的一项 RCT 显示,在盆腔术后第 1 天、第 3 天、第 5 天拔除导尿管后发生尿潴留的比例分别是 15%、5%、10%。因此对于直肠手术的患者,因其早期拔除导尿管发生尿潴留的风险较高,可以延长至术后第 2~3 天。此外,男性和硬膜外镇痛也是发生术后尿潴留的高危因素。如果留置导尿管的时间超过 5 天,建议选用耻骨联合上膀胱穿刺或者间歇清洁导尿代替传统导尿管。

6. 预防术后肠梗阻 术后肠梗阻是结直肠术后导致患者不适、住院时间延长、住院费用增加的重要因素。因此,术后肠梗阻的预防是结直肠肿瘤手术 ERAS 方案中的关键项目之一。前文所涉及的多项 ERAS 措施都有缩短术后肠梗阻时间、促进肠道功能恢复的作用,包括减少阿片类药物的应用、选用微创手术、不常规留置鼻胃管、维持体液平衡等。除此之外,还有一些专门针对术后肠梗阻的方法或者药物。外周阿片 μ 受体（peripherally acting μ-opioid receptor,PAM-OR）抑制剂,如爱维莫潘（alvimopan）等,已经被美国 FDA 批准用于促进胃肠道一期吻合术后肠道功能恢复。已有研究报道,中医学中的针灸治疗也被认为有促进胃肠道功能恢复的作用。此外,一些研究中还提出喝咖啡、嚼口香糖等方法,但证据等级不足,有待进一步研究。

7. 术后血糖管理 对胰岛素抵抗或者损伤性假糖尿病的认识和处理是外科病理生理学中重要的里程碑之一。胰岛素抵抗在择期手术后会持续数周,其生理意义在于不仅可以促进体液向循环中分布,而且可以升高血糖,供给葡萄糖依赖性组织（如红细胞、白细胞和大脑）。2001 年,一项大型的 RCT 研究结果发表,让大家充分认识到了围手术期高血糖症的负面后果。该研究比较了血糖控制组和高血糖组,结果显示血糖控制组的并发症发生率和围手术期病死率均显著下降。对于术后高血糖症,除通过胰岛素严格控制血糖外,其实 ERAS 中的多个项目对于减轻术后胰岛素抵抗都有帮助,如术前口服含糖饮料、实施微创手术、应用硬膜外镇痛等。

8. 术后营养支持 研究显示,择期腹部手术后尽早恢复经口进食、饮水及早期口服辅助营养可促进肠道运动功能恢复,有助于维护肠黏膜功能,防止肠道菌群失调和细菌移位,还可以降低术后感染发生率及缩短术后住院时间。对于常规的结直肠肿瘤手术,术后 4 小时即可开始经口进食。待患者恢复肛门排气即可由流质饮食转为半流质饮食,摄入量根据胃肠耐受量逐渐增加。自发进食的总量往往很少能超过1 500kcal/d，因此应鼓励添加口服营养补充（oral nutritional supplement，ONS），出院后可继续ONS。

9. 术后早期下床活动 腹部手术后早期活动已经被广泛认可，并被认为是ERAS方案中的核心措施之一。长期卧床会减弱骨骼肌力量，增加肺部并发症、血栓性并发症、压疮及胰岛素抵抗等，早期活动则可以有效降低这些风险。推荐术后清醒即可半卧位或适量在床活动，无须去枕平卧6小时；术后第1天即可开始下床活动，建立每日活动目标，逐日增加活动量。下床活动的方式和活动量尚无定论，可依据患者具体情况酌情进行。此外，实现早期下床活动还应建立在完善的术前宣教、充分的多模式镇痛、避免术后长时间补液，以及早期拔除鼻胃管、导尿管和腹腔引流管等的基础之上。

三、ERAS方案的依从性与效果

ERAS方案的依从性是影响ERAS效果最主要的因素，也是判断ERAS相关研究质量重要的参考因素。尽管ERAS方案中的每项措施都有证据支持其减轻创伤和应激、促进术后恢复的效果，但是多项研究均表明ERAS方案的低依从性或者ERAS方案中纳入的措施过少都不能充分获得ERAS方案的效果和优势。对ACS NSQIP数据库中来自16家医院的1 500余例患者的分析发现，平均住院时间随着ERAS方案依从性的降低而延长。同时，依从性较高患者的并发症发生率也更低。另一项单中心研究显示，ERAS方案依从率达到80%以上时，才能显著缩短住院时间。该研究同时还提示，达到80%的依从率需要经历约6个月的时间和30例患者的学习曲线才能实现。在腹腔镜结直肠手术中结论是相仿的，有两项研究均显示，随着依从性的提高，并发症发生率和发生并发症的严重程度都在降低。

ERAS方案的依从性越高，越接近ERAS的最佳效果，但要实施ERAS方案中的所有措施也有相当的困难，需要医护人员和患者都有充分

的认识并且密切配合。在医护人员方面：①建议组建ERAS多学科治疗组，至少应该包含外科医师、护士、麻醉医师等；②ERAS多学科治疗组中的每个成员都应该清楚或了解ERAS方案中各项措施的实施方式和方法；③完善配套设施，尤其是ERAS病房，不仅可以加强宣教和监督ERAS实施，而且可以使患者之间相互促进。在患者方面：①加强术前宣教，让患者充分认识ERAS的重要，以及其在实施过程中的核心地位，充分调动患者的主观能动性；②对于某些措施，可以为患者制订实施目标并督促其完成；③实施过程中，在患者个体层面收集数据，充分了解每个患者无法实施的具体措施，并针对性地开展教育和干预，进一步提高依从性。一项来自欧洲的前瞻性研究，纳入了425例患者，结果显示术后阶段的ERAS方案依从性最低，应该是监督和促进的重点所在。

除依从性外，还有很多因素会影响ERAS的效果。一项回顾性分析纳入了550例患者，对其中292例ERAS患者的多因素回归分析显示，年龄>80岁（$OR=2.18$，$95\%\ CI\ 1.07{\sim}4.44$）、腹部手术史（$OR=2.03$，$95\%\ CI\ 1.03{\sim}2.97$）、术前梗阻症状（$OR=3.42$，$95\%\ CI\ 1.85{\sim}6.33$）、开腹手术（$OR=2.56$，$95\%\ CI\ 1.37{\sim}4.76$）、造口（$OR=2.37$，$95\%\ CI\ 1.28{\sim}4.36$）等因素都是术后并发症的独立危险因素。报道的因素部分可以直接影响并发症、住院时间等结局，也有的可以通过影响ERAS依从性而间接发挥作用，因此，对于有危险因素的人群在实施ERAS方案时应当予以适当调整或者选用更加宽松的方案。

四、ERAS方案的优化与调整

随着ERAS理念的普及，ERAS方案应用经验的积累，在精准医疗理念的指导下，ERAS方案个体化受到越来越多的关注。制订个体化的ERAS方案需要对方案中的每一项措施都充分认识，但是ERAS方案是一系列措施的集合，实施ERAS产生的临床效果也是这些措施相互叠加、互相

协同、共同作用的整体表现,很难将其中的一项或者少数几项措施单独抽离出来,目前也没有在 ERAS 的背景下单独研究其中一个项目的临床研究,了解并认识 ERAS 方案中各个项目的作用或者权重往往只能通过回归分析。POWER 研究针对中重度并发症进行的回归分析提示,ERAS 方案中对降低并发症较为重要的因素包括早期下床活动($OR=0.51$,$95\%\ CI\ 0.42\sim0.64$)、早期进食($OR=0.47$,$95\%\ CI\ 0.37\sim0.58$)、微创手术($OR=0.47$,$95\%\ CI\ 0.38\sim0.57$),以及围手术期限制性液体治疗($OR=0.59$,$95\%\ CI\ 0.47\sim0.72$)。

了解各项措施在方案中的作用和地位,有助于根据患者特点、手术方式、医疗条件等因素优化调整 ERAS 方案。

(一) 老年人

总体来说,在老年患者中应用 ERAS 方案是安全、可行的。一项纳入了 16 个研究,5 965 例患者的系统回顾提示,在老年患者中应用 ERAS 是安全的,其并发症发生率和围手术期病死率都与年轻患者相似。另一项有关 ERAS 依从性的研究纳入了 513 例患者,其中年轻组 311 例,老年组 202 例。结果显示,ERAS 方案的总体依从率在年轻组和老年组分别为 78%(67%~85%)和 74%(64%~85%)。其中,术前阶段的依从性为 100%(83%~100%)和 100%(83%~100%),术中阶段为 80%(80%~85%)和 80%(75%~100%),术后方案为 72%(76%~81%)和 69%(52%~81%),差异均无显著统计学意义。值得注意的是,老年患者往往合并症更多,基础情况相对更差,在应用 ERAS 方案时应格外注意。

(二) 急诊手术

根据现有的证据,在急诊结直肠手术患者中应用 ERAS 方案似乎是安全可行的,但是 ERAS 的方案需要进行相应的调整,而且需要进一步临床研究的支持。由于急诊手术的特殊性,很多 ERAS 措施很难或者无法实施(如有梗阻的患者无法术前口服含糖溶液,很少进行微创手术,造口更多,往往需要放置引流管等)。回顾性研究显示,急诊结直肠手术 ERAS 方案往往只能包含 11~18 项措施,而国际 ERAS 协会推荐的择期结直肠手术 ERAS 方案至少包含 20 项措施。尽管如此,多项研究均提示急诊手术患者应用 ERAS 方案后仍然可以显著缩短住院时间,减少术后并发症。一项匹配的病例对照研究显示,急诊结直肠手术实施 ERAS 方案和传统方案的患者相比,能够缩短住院时间,缩短首次排气时间,缩短恢复饮食时间,同时并不增加 30 天再入院率或术后并发症发生率。另一项回顾性分析纳入了 370 例急症腹部大手术患者,在应用 ERAS 方案后,导尿管留置、引流管放置、尿路感染及肺部感染等均明显减少。

(三) 伴有肠梗阻

多项回顾性研究均报道 ERAS 方案在伴有梗阻的结直肠手术中是安全、可行的。这部分患者与上述急诊手术患者有相当的重叠,但同时也包含部分慢性不完全性肠梗阻的择期结直肠手术病例。对于后者,相当一部分可以术前口服含糖溶液,选用微创手术,但对于病程长者应当尤其注意水电解质平衡、围手术期液体治疗、营养状况评估以及术前营养支持。

(四) 不同肿瘤部位

早期的 ERAS 相关研究并不区分具体的手术方式,近来则有越来越多的研究开始关注某一个亚群的患者。按照结直肠肿瘤位置进行手术分类,常见的包括右半结肠切除术、左半结肠切除术、低位前切除术、腹会阴联合切除等。由于不同肿瘤的病理生理特点不同,不同手术方式的短期结局差异,虽然 ERAS 方案的各项措施均可实施,但在不同方面需要有所侧重。比如,右半结肠肿瘤患者更多合并贫血和营养不良,需要术前支持,术后胃潴留、腹泻等并发症发生率更高;直肠肿瘤患者更多合并不同程度的梗阻,对于围手术期液体治疗的要求更高,术后则尤其要关注吻合口漏的问题;如果有造口,感染相关并发症的风险则会显著增加。

(何国栋 冯青阳 郑鹏 毛翌皓)

参考文献

[1] GUSTAFSSON U O, SCOTT M J, HUBNER M, et al. Guidelines for perioperative care in elective colorectal surgery: Enhanced Recovery After Surgery (ERAS®) Society Recommendations: 2018 [J]. World J Surg, 2019, 43 (3): 659-695.

[2] FORSMO H M, PFEFFER F, RASDAL A, et al. Compliance with enhanced recovery after surgery criteria and preoperative and postoperative counselling reduces length of hospital stay in colorectal surgery: results of a randomized controlled trial [J]. Colorectal Dis, 2016, 18 (6): 603-611.

[3] POWELL R, SCOTT N W, MANYANDE A, et al. Psychological preparation and postoperative outcomes for adults undergoing surgery under general anaesthesia [J]. Cochrane Database Syst Rev, 2016, 2016 (5): CD008646.

[4] MILLS E, EYAWO O, LOCKHART I, et al. Smoking cessation reduces postoperative complications: a systematic review and meta-analysis [J]. Am J Med, 2011, 124 (2): 144-154.e148.

[5] THOMSEN T, VILLEBRO N, MØLLER A M. Interventions for preoperative smoking cessation [J]. Cochrane Database Syst Rev, 2014, 2014 (3): CD002294.

[6] KAKA A S, ZHAO S, OZER E, et al. Comparison of clinical outcomes following head and neck surgery among patients who contract to abstain from alcohol vs patients who abuse alcohol [J]. JAMA Otolaryngol Head Neck Surg, 2017, 143 (12): 1181-1186.

[7] GILLIS C, LI C, LEE L, et al. Prehabilitation versus rehabilitation: a randomized control trial in patients undergoing colorectal resection for cancer [J]. Anesthesiology, 2014, 121 (5): 937-947.

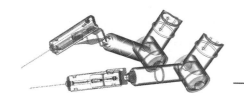

第八章

结直肠肿瘤的内镜治疗

第一节　结直肠癌前病变及早癌的内镜治疗

结直肠癌前病变主要包括结直肠息肉性病变、炎症性肠病及缺血性肠炎等疾病,其中与内镜治疗密切相关的是结直肠息肉性病变。

一、分类

从结直肠黏膜表面突出到肠腔的息肉状病变,在未确定病理性质前均称为息肉。结直肠息肉的分类法目前意见比较一致,基本按 Morson 分类法。该分类的优点是把结直肠息肉中与结直肠癌关系密切的息肉称为腺瘤。根据形态及恶变倾向不同,腺瘤分为管状腺瘤、绒毛状腺瘤和混合型腺瘤等。

1. 管状腺瘤　最常见,约占腺瘤总数的 80%。一般有蒂,呈球形或梨形,表面光滑或有很浅的裂沟,明显充血发红,部分可见充血斑,使表面形成虎斑样。一般直径约为 1cm,大者可达 3cm 以上。在息肉的蒂邻近黏膜处可见白斑,成簇分布。瘤体主要由管状腺体组织组成,蒂由血管和结缔组织组成,表面覆盖一层黏膜。

2. 绒毛状腺瘤　远较管状腺瘤少见,约占腺瘤的 10%,好发于老年人,50 岁以下罕见。绒毛状腺瘤大部分无蒂,菜花样,少数呈亚蒂绒球样。表面不光滑,可见细绒毛状突起,充血、水肿、糜烂,质软而脆,易出血,常伴糜烂,表面常附大量黏液。一般直径大于 2cm。好发于直肠、乙状结肠。好单发,本型恶变率极高,为 40%~50%。

3. 混合型腺瘤　由腺管和绒毛两种成分组成,故也称绒毛管腺瘤。大部分系管状腺瘤不断长大,腺上皮出现绒毛状生长形成混合型。在组织学上,Shinya 标准是以管状腺瘤为基础,绒毛成分超过 25%,或以绒毛状腺瘤为基础,腺管成分超过 25%,均属本类型。

早期结直肠癌指浸润深度局限于黏膜及黏膜下层的任意大小的结直肠上皮性肿瘤,无论有无淋巴结转移。肿瘤浸润局限于黏膜层者称为黏膜内癌,浸润至黏膜下层但未侵犯固有肌层者称为黏膜下癌。

按照日本大肠癌研究会早期结直肠癌大体形态分类标准,将早期结直肠癌分为四型。Ⅰ型,隆起型:包括有蒂型(ⅠP型)、亚有蒂型(Ⅰsp型)、广基无蒂型(ⅠS型)。Ⅱ型,平坦型:包括平坦隆起型(Ⅱa型)、平坦型(Ⅱb型)、平坦凹陷型

（Ⅱc型）。Ⅲ型，凹陷型：Ⅱa型+Ⅱc型即凹陷伴有周边隆起；Ⅱc型即不伴周边隆起的凹陷；Ⅱc型+Ⅱa型即凹陷伴有周边隆起。Ⅳ型，侧向发育型肿瘤（laterally spreading tumor，LST）：此型的特点是肿瘤体积可以较大，但以向侧方生长为主，浸润深度较浅。颗粒型又分为颗粒均一型和结节混合型；非颗粒型分为扁平隆起型和假性凹陷型。

此种分型的目的是决定是否进行内镜下治疗，因为只有黏膜层（m）及黏膜下（sm）轻微浸润的病变才有可能进行内镜治疗。目前，随着放大内镜和色素内镜的应用，可根据腺管开口结构的不同进行准确定位活检，已发现大量早期结直肠癌。因此，结肠镜检查是诊断早期癌和微小癌的最佳方法，但操作需要一定的熟练程度与观察技术。检查中，要重点观察黏膜色泽有无改变，血管网是否消失，有无糜烂，表面是否凹凸不平。临床实际工作中，内镜下病灶切除后复查常有部位不符的情况发生。为了避免出现上述问题，发现病变后可在内镜下进行局部染色。该方法安全可靠，也可保证病变部位的再现性。

二、术前准备

1. 评估病情 所有符合适应证的患者术前需完善血常规、生化、凝血功能、心电图检查，必要时完善动态心电图、超声心动图、肺功能检查等，排除严重心肺及肝肾功能障碍等禁忌证，了解患者的过敏史。患者术前必须行凝血功能检查，如异常应予以纠正后再行治疗。对服用抗凝血药的患者，酌情停药5~7天，必要时请相关学科协助处理，原发病高危风险患者需经专科医师评估酌情停药并参考相关指南。

2. 肠道准备 肠道息肉电切术前应充分行肠道准备。充分的肠道准备不仅可确保术中视野清晰，而且一旦发生穿孔，腹腔感染的概率也会降低。准备方法同一般肠镜检查前准备。结肠镜诊断的准确性和治疗的安全性很大程度上取决于肠道准备的质量。《中国早期结直肠癌筛查与内镜诊治指南（2014年，北京）》推荐服用2~3L聚乙二醇电解质等渗溶液（poly ethylene glycoland，PEG），采用分次给药的方式进行肠道准备。理想的清洁肠道时间不应超过24小时，内镜诊疗最好于口服清洁剂结束后4小时内进行。对于不能获得充分肠道清洁的患者，可以清洁灌肠或者第2天再次进行加强的肠道准备。有条件的单位可在肠道准备时给予去泡剂口服。

3. 知情同意 向患者及家属详细讲述内镜切除治疗的相关事项，签署知情同意书。内镜医师应让患者及家属了解内镜治疗的原因、治疗的方法以及治疗时可能面临的风险。应告知患者，医师会尽职尽责、全心全意地进行检查和治疗，患者在检查和治疗过程中以及检查或治疗后可能发生下列情况，甚至生命危险，如麻醉意外、下颌关节脱位、黏膜损伤与感染、术中或术后出血（必要时可能需手术干预）、消化道穿孔（必要时可能需手术干预）、病灶切除不完全或基底部有恶变（必要时需进一步行根治性手术等治疗）、术中及术后心、肺、肝、肾等重要脏器损害，呼吸心搏骤停等意外，以及其他难以预料的情况。患者及家属对上述内镜治疗过程中可能出现的并发症或难以预料的危险情况表示完全理解并签署知情同意书后，内镜医师方可进行内镜治疗。

4. 术前用药 术前可应用解痉药（需排除解痉药应用禁忌证）。对于肠蠕动活跃者，应用解痉药可减少肠蠕动，以便于消化道息肉的高频电切治疗，降低并发症发生可能。

三、内镜治疗

目前常见的内镜下切除术主要有高频电切除术、氩离子凝固法、内镜黏膜切除术（EMR）及内镜黏膜下剥离术（ESD）等。原则上，没有淋巴结转移或淋巴结转移风险极低、使用内镜技术可以完整切除、残留和复发风险低的结直肠黏膜病变均适合进行内镜下切除。

1. 内镜息肉高频电切除术 主要适用于：带蒂的消化道息肉；直径小于2cm的无蒂消

化道息肉;多发性消化道息肉,数目较少,散在分布。

对于较小的有蒂息肉可采用直接圈套法治疗。大的息肉有时无法观察到息肉的蒂部,这时可用肠镜头部或活检钳推动息肉,显露息肉的蒂部,也可通过改变体位、调节肠腔内气体量使息肉的蒂部显露。对于广基息肉,高频电切除术较为安全的方法是先进行黏膜下注射生理盐水,形成液体垫,使息肉隆起,再行高频电切除术。较大的息肉也可采用分块电切除的方法进行治疗,一次治疗不能完全切除时也可采用分期、分块高频电切除术的方法,这样相对较为安全。

2. 内镜黏膜切除术 EMR 是由内镜息肉切除术和内镜黏膜注射术发展而来的一项内镜技术,其目的是切除部分黏膜,深度可达黏膜下组织,因而可起到治疗黏膜病变的作用。此后,随着内镜技术的进步和内镜器械的改进及发明,EMR 不断得到改进与创新,透明帽辅助内镜黏膜切除术(cap-assisted endoscopic mucosal resection,EMR-C)、套扎辅助内镜黏膜切除术(ligation-assisted endoscopic mucosal resection,EMR-L)、分片内镜黏膜切除术等内镜下手术方法不断问世,在临床上获得广泛应用。

理论上,没有淋巴结转移、浸润程度较浅以及采用内镜手术可以安全、完整切除的消化道局部病变,都是 EMR 的适应证,但具体应根据临床实际情况区别对待。具体操作如下:通常在病变远端边缘开始注射,以免在近端注射后病变隆起而影响远端的观察,然后在病变侧及近端注射。注射液体量根据病灶大小而定,并可在操作中重复注射。因注射液体扩散较快,注射后应尽快行圈套切除。应尽可能一次性整体切除,大的病变可分次切除,但也应争取在一次操作中完成分次切除。准确地吸入、套扎是完全切除的关键。切除后,应观察创面数分钟,如无出血方可退出内镜;对于有出血者,可用电凝探头进行电凝止血,术后 24 小时内应严密观察有无再出血。

对于病灶较大、不能一次圈套切除者,可先将主要病灶切除,然后将周围小病灶分次切除,即分片内镜黏膜切除术;对于凹陷性病灶,注射后隆起不明显者,可采取分次切除法清除病灶。对于巨大、平坦的病变,黏膜下注射后分片切除的顺序为:下消化道从肛侧向口侧。对于直径大于 2cm 的巨大、平坦病变,以上传统的 EMR 方法往往只能分片切除,分片切除的可能结果是病变残留和复发。为避免分片内镜黏膜切除术产生的病变残留,在进行黏膜下注射后,可先用针形切开刀切开病变周围正常黏膜,再用圈套器连续、分块地电切病变,即"注射—预切—分块圈套"电切,治疗过程中反复进行黏膜下注射,调整病变于 6 点钟位置以利于圈套。完整切除病变后应用氩离子凝固术处理创面小血管和所有岛状的隆起病变。

3. 内镜黏膜下剥离术(ESD) ESD 是在 EMR 基础上发展起来的新技术,是对不同部位、大小、浸润深度的病变,在进行黏膜下注射后使用特殊电刀,逐渐分离黏膜层与固有肌层之间的组织,将病变黏膜及黏膜下层完整剥离的方法。

对于没有淋巴结、血行转移的消化道局部病变,理论上都可以进行 ESD 切除,虽然目前对于 ESD 治疗的指征仍有争议,但一般认为只要没有固有肌层浸润、无淋巴结和血行转移,不论病变位置及大小,均能行 ESD 切除。现在认为以下情况适用于 ESD 治疗:消化道巨大平坦息肉,如直径大于 2cm 的息肉推荐 ESD 治疗,可一次完整切除病变;早期癌,可结合染色内镜、放大内镜、超声内镜检查,确定早期癌的浸润范围和深度,局限于黏膜层和没有淋巴结转移的黏膜下层早期癌,ESD 治疗可以达到外科手术同样的根治效果。

ESD 具体操作方法见图 8-1。

(1)确定病变范围、性质和浸润深度:通常采用内镜下黏膜染色技术加放大内镜观察腺管开口类型,有条件的医院可以采用 NBI 加放大内镜的方法,初步判断是否为肿瘤上皮以及肿瘤的浸润深度。为了预防发生结直肠穿孔时肠内

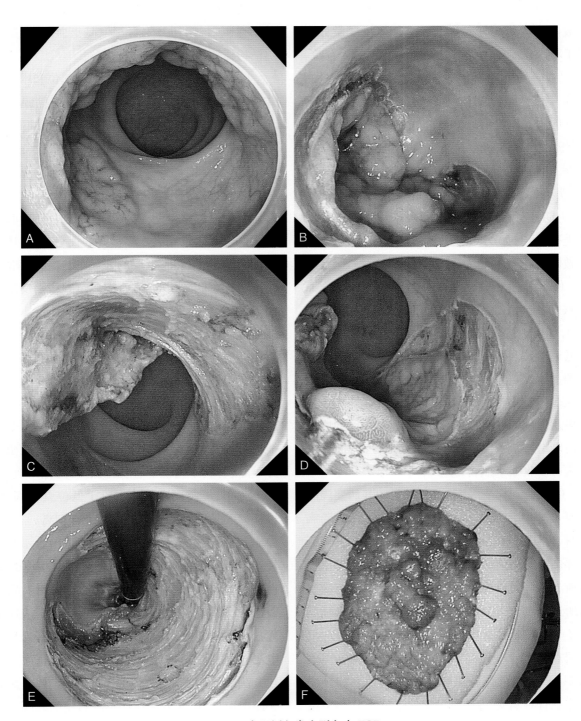

图 8-1　直肠侧向发育型息肉 ESD

A. 直肠下段(距肛门 6cm 以下至齿状线)见一侧向发育型息肉,表面结节状,绕肠约 2/3 周;B. 黏膜下注射后,切开病灶边缘;C. 逐步剥离病变;D. 继续剥离病变至完整剥离病灶;E. 创面烧灼处理;F. 标本送检。病理示(直肠 ESD)管状腺瘤伴低级别上皮内瘤变,局灶伴高级别上皮内瘤变,病变范围约 7.3cm×4.8cm,黏膜肌未见累及,未见神经侵犯及脉管内瘤栓,基底切缘阴性。

容物漏至肠管外腹腔内,应在施行 ESD 之前吸尽肠腔内多余的肠液,同时改变患者体位,促使肠液向病变相反方向流动。这种体位变换方法对于利用病变重力进行的 ESD 而言也极为有益。

(2)标记:在明确了病变范围、性质和浸润深度,确定可以进行 ESD 治疗时,由于结直肠病变一般边界较为清晰,可直接应用高频切开刀距病灶边缘约 0.5cm 处进行一圈的电凝标记,必要时在 NBI 或者普通靛胭脂染色技术的辅助指引下,明确标记范围。对于直肠中上段以上的病变,为防止标记时导致损伤,可采用氩离子凝固术进行标记;如病变与正常黏膜界限清楚,亦可不做标记。

(3)黏膜下注射:由于结直肠壁比胃壁薄而柔软,因此,ESD 穿孔风险较高,不易安全实施 ESD,但可通过局部注射抬举病变在一定程度上降低风险。目前临床可供黏膜下注射的液体有生理盐水、甘油果糖、透明质酸钠等。注射液中加入少量靛胭脂和肾上腺素可以显著提高注射效果及作用,其中靛胭脂可使黏膜下注射的区域更清晰,使黏膜下层和肌层很好地分离;而肾上腺素可以收缩小血管,减少术中出血。

(4)切开病变周围黏膜:顺利切开病变周围黏膜是 ESD 治疗成功的关键步骤。在结直肠病变时,由于正常黏膜与病变黏膜厚度不同,进行局部黏膜下注射后,病变与正常黏膜的分界更加清晰。充分完成局部注射后,准备切开前再次确认所选择的切开线是否有利于下一步的内镜操作。一般切开线选择由口侧开始,顺时针方向沿标记点外侧缘使用高频切开刀或设定切开刀尖端 1~2mm,完全接触黏膜状态下切开。切开中应注意保证看见切开刀尖端处于安全状态下进行操作。通常状况下,一般不对黏膜做整圈切开,而是切开至可以一气呵成的剥离范围,完成这一范围病变的剥离后再逐次切开黏膜进行剥离。特别是治疗时间较长的大型病变和伴有瘢痕病变时,如整圈切开后即使追加黏膜下局部注射,注射液仍会自切开的创口漏出,无法形成隆

起,不能确保手术安全。因此,第 1 阶段不可做整圈切开。切开过程一旦发生出血,冲洗创面明确出血点后,用切开刀直接电凝出血点,或应用热活检钳钳夹出血点电凝止血。

(5)剥离:可以根据病变不同部位和术者操作习惯,选择应用 Hook 刀、Dual 刀或黏膜切开刀等刀具沿黏膜下层剥离病变。开始剥离时,应把剥离刀贴于切开边缘内侧(肿瘤侧),反复小幅度地进行剥离。完成一定范围的剥离后,再逐次切开黏膜进行剥离。进一步进行剥离时,内镜头端透明帽可以整个伸入黏膜下层形成的空间,这样不仅可以保证黏膜下层良好的视野,同时还能适度牵动、推拉黏膜下层的纤维,使之易于剥离。对于治疗时间较长的病变,剥离过程中需反复黏膜下注射,始终保持剥离层次在黏膜下层。在完成一定程度剥离时,可通过变换体位来利用重力剥离并卷起肿瘤,以便于进一步剥离。剥离中可以通过拉镜或旋镜沿病变基底切线方向进行剥离。对于皱襞及弯曲部的病变及大型病变,可以利用透明帽和体位变换进行剥离。对于病变不能充分显露时,可采用牙线辅助牵引,使病变充分显露,有利于内镜下直视化操作,降低出血、穿孔发生率,提高剥离效率。对于低位直肠病变,往往需要采用胃镜或肠镜倒镜进行剥离。

剥离过程中必须有意识地预防出血。对于较小的黏膜下血管,可应用切开刀直接电凝止血;而对于较粗的血管,可用热活检钳钳夹后电凝血管。黏膜剥离过程中一旦发生出血,应用生理盐水冲洗创面,明确出血点后应用切开刀直接电凝止血或热活检钳钳夹出血点电凝止血。上述方法如不能成功止血,亦可以采用金属止血夹夹闭出血点,但此方法往往影响后续的黏膜下剥离操作,故较少应用。

术中一旦发生穿孔,可应用金属止血夹自穿孔两侧向中央缝合裂口后继续剥离病变,或应用金属夹联合尼龙绳荷包缝合裂口,也可先将病变剥离再缝合裂口。由于 ESD 操作时间较长,消化道内积聚大量气体,气压较高,有时较小的

肌层裂伤也会造成穿孔。因此,ESD过程中必须时刻注意抽吸消化道内气体。

(6)创面处理:病变剥离后创面及创缘经常可见裸露的小血管或在剥离过程中未能彻底处理的出血点,可应用切开刀、热活检钳或氩离子束凝固术(argon plasma coagulation,APC)进行电凝,以预防术后出血。必要时应用止血夹夹闭血管,以预防迟发性出血。对于局部剥离较深、肌层有裂隙者,金属夹缝合裂隙当属必要。对于较大创面,笔者常规留置引流管减压引流处理,如直肠乙状结肠病变创面附近可留置肛管减压引流,对于靠近右半结肠、升结肠处的病变,可留置鼻导管越过创面减压引流,这从一定程度上降低了局部肠腔压力,大大减少术后迟发性穿孔及出血的发生率。

(7)切除标本的组织学处理:为提高病理学诊断的准确性,在将标本浸泡于4%甲醛液前须展平,并用细针固定标本的四周(黏膜的下层面紧贴于固定板上)后,测量病变大小。以2mm间隔连续平行切片,然后对完整切除的标本进行详尽的病理学检查,确定其浸润深度,病变基底和切缘有无肿瘤累及,有无淋巴管、血管浸润等,根据病理诊断结果判断是否需追加外科手术。

四、并发症及其处理

结直肠病变内镜下切除虽然属于微创手术,但仍存在一定的并发症发生率,主要包括出血、穿孔、电凝综合征、术后狭窄等。

1. 出血　术中出血指术中需要止血治疗(如电凝或止血夹止血)的局部创面出血;术后出血指术后2周内需急诊留观、住院或干预处理(再次肠镜、血管造影栓塞或外科手术)的出血,多发生在术后48小时内。术中出血多为自限性,少量渗血可电凝处理,喷射性出血可使用金属夹止血。出血的主要原因往往是因为电凝不足,尤其是蒂部较粗的息肉,由于其中央的血管未得到充分的电凝而引起出血。圈套器收得太快以及机械切割息肉时也会引起出血。在收紧圈套时切忌用力过猛,尤其是蒂部较细的息肉,收紧过快,在没有充分电凝的情况下,机械性切割息肉会引起出血。电凝过度,使组织损伤较深,焦痂脱落后形成较深的溃疡也可引起迟发性出血。因此,掌握圈套收紧的力度以及合理使用电凝、电切是防止出血的关键。

大多数术后出血是自限性的,迟发性出血不常见。若术后2~3天出血,如果出血量较少,可继续观察;出血量较多时,应再次行内镜检查,根据出血的情况,在内镜下做相应的止血治疗。术后1周内出血量一般较少,注意适当休息即可。

2. 穿孔　术中穿孔多能即刻发现,而操作结束后腹部X线发现膈下游离气体、CT发现腹腔游离气体等,应考虑为术后穿孔。防止穿孔发生的关键是高频电切时不要太靠近息肉的基底部以及不要过度电凝。高频电切、电凝后局部的温度相当高,如果残留的息肉蒂部明显发白,则局部可能出现坏死、穿孔。如果太靠近管壁把蒂部完全切除,也有穿孔的可能。视野不清的情况下盲目地切除是发生穿孔的主要原因,有时甚至将息肉蒂部周围的正常黏膜一起套入。有蒂部的息肉不易发生穿孔,而基底部较广的息肉治疗不当极易发生穿孔。基底部注射后进行高频电切以及分期、分块进行高频电切,可有效预防穿孔的发生。切除后如发现创面较深且有可能发生穿孔者,可应用金属夹进行夹闭,并留置肠腔内减压管(包括肛管、鼻胆管)减压处理,留院观察,以便尽早发现穿孔并及时处理。对临床怀疑穿孔者,在影像学确证前即可立即开始经验性治疗,对怀疑和确诊穿孔的患者,须密切监测生命体征,给予补液、静脉应用广谱抗生素。对于内镜修补困难或失败,持续肠内容物漏出所致腹膜炎,一般穿孔超过4小时而未行内镜下夹闭处理的患者,建议外科手术治疗。

3. 电凝综合征　电凝综合征又称息肉切除术后综合征或透壁综合征,表现为结肠病变高频电切除后出现的局限性腹痛、发热、白细胞计数升高、腹膜炎,而无明显穿孔征象。研究表明,高血压、病变较大、形态平坦是电凝综合征的独立危险因素。直肠及乙状结肠病变术后电凝综合征发生风险较低,而对于位于其他肠段及直径>30mm 的病变,术后需密切观察。对于电凝综合征的患者,一般给予静脉补液、广谱抗生素、禁食,直至症状消失,通常能获得良好预后。

4. **术后狭窄** 内镜术后狭窄多见于食管病变术后,结直肠病变发生狭窄的可能性较低,一般在术后 1 个月发生,主要发生在病变范围较广、累及范围大于 1/2 周的患者。结直肠狭窄患者出现的主诉多不典型,一般以便秘、腹痛为主,多数患者在使用泻剂后症状可以缓解。部分术后较短时间内发生的狭窄可能是由于黏膜充血水肿尚未消除,或者黏膜修复仍未完成,若患者症状较轻,可以继续观察 1~2 个月,狭窄能自行缓解。部分狭窄由损伤部分肌层引起,多出现在病变范围较大、切除程度较深的患者中。此类狭窄由瘢痕组织形成引起,需要球囊扩张治疗。需要警惕的是,术后复发也是狭窄的可能因素,在行二次肠镜检查时要注意观察,必要时取活检以明确诊断。

五、术后处理

1. **术后用药** 对于术前评估切除范围大、操作时间长、肠道准备差、穿孔风险高者,可以考虑预防性使用抗生素。参考《抗菌药物临床应用管理办法》,应选用第二代或第三代头孢菌素,可加用硝基咪唑类药物。术后用药总时间一般不超过 72 小时,但可酌情延长。评估认为出血风险较高者,可酌情使用止血药。

2. **术后标本处理** 术后对整块切除的标本进行冲洗和展平,黏膜面朝上固定于平板上,观察、测量并记录新鲜标本的大小、形状、黏膜病变的肉眼所见(大小、形状、颜色、硬度等),区分口侧断端和肛侧断端,拍照后将标本黏膜面朝下全部浸没于固定液中并送检。病理申请单中应向病理医师提供详细的临床病史、推测的浸润深度、临床诊断及关注点。病理学取材、制片染色及规范化的病理学报告参见《中国消化内镜活组织检查与病理学检查规范专家共识(草案)》。

3. **术后追加外科手术的指征** 当垂直切缘阳性时,需追加外科手术;如存在以下征象,建议行肠切除 + 淋巴结清扫术:黏膜下浸润深度≥1 000μm,淋巴管血管浸润阳性;低分化腺癌、印戒细胞癌或黏液腺癌,浸润最深部位有高级别上皮内瘤变,带蒂息肉有蒂浸润。日本 2 项大规模多中心研究对行内镜切除的黏膜下浸润结直肠癌患者进行长期随访,发现垂直切缘阴性、中或高分化腺癌、无淋巴血管侵犯及黏膜下浸润深度 <1 000μm 的患者(低危组)在内镜切除术后追加与不追加外科手术者的远期预后相当,而高危组特别是高危直肠癌患者推荐追加外科手术。

4. **术后随访** 根据国内外相关共识意见,并结合我国的实际情况,初次结肠镜检查为肠道准备良好、到达回盲部、保证足够退镜时间的高质量结肠镜检查,并完整切除所有病变,考虑结肠息肉/腺瘤切除术后随访的年限间隔随息肉/腺瘤的病理类型、大小、数量分别为 1~3 年不等。若初次结肠镜检查质量较低,可适当缩短随访间隔。癌前病变术后行内镜随访:术后第 1 年及第 2 年各行内镜检查 1 次,以后每 3 年 1 次连续随访。早期癌内镜治疗后,术后 6 个月和 12 个月定期内镜随访,并行肿瘤指标和相关影像学检查,无残留或复发者以后每年 1 次连续随访,有残留或复发者视情况继续行内镜下治疗或追加外科手术切除,每 3 个月随访 1 次,病变完全清除后每年 1 次连续随访。

第二节 结直肠黏膜下肿瘤的内镜下切除

消化道黏膜下肿物(submucosal tumor,SMT)指起源于消化道黏膜层以下各层(主要包括黏膜肌层、黏膜下层、固有肌层)的隆起性病变。消化道 SMT 的组织病理学类型复杂,但大多为良性病变,仅不足 15% 表现为恶性,且在消化道各部位的患病率也不均衡。食管 SMT 中以平滑肌瘤最为常见;胃是消化道 SMT 最好发部位,以胃肠间质瘤、平滑肌瘤、异位胰腺较为多见;在结肠中脂肪瘤最为常见;直肠中神经内分泌肿瘤(NET)为主要的消化道 SMT。

一、诊断

近年来由于内镜检查的普及和超声内镜检查术(endoscopic ultrasonography,EUS)的发展与成熟,消化道 SMT 的检出率大幅提高。通常小于 2cm 的消化道 SMT 没有明显的临床症状,多在常规内镜检查时偶然发现,但是随着病变的不断增大,某些部位以及特殊组织病理学类型的 SMT 可出现出血、梗阻以及转移等症状。SMT 诊断主要依据内镜,其中 EUS 和 CT 检查有重要的诊断价值,而病理组织活检是确诊的"金标准"。

1. 普通内镜 普通内镜检查可以观察病变隆起部位黏膜的颜色、形态、糜烂、出血情况,但无法判断病变的性质及来源,也无法与腔外压迫性病变进行鉴别。

2. 超声内镜检查术 EUS 是目前评估消化道 SMT 最准确的影像学检查,对于消化道各种类型 SMT 的鉴别诊断,以及对肿瘤的定位和治疗方法的选择都有重要的作用。EUS 使用不同频率的探头,不仅可以区分胃肠道腔壁的各层结构,还可以清楚地显示其邻近组织或器官的结构,区分是管壁外组织的压迫,还是起源于管壁各层的黏膜下肿瘤,对于小于 2cm 的 SMT 要优于 CT、MRI 等检查。但 EUS 也有其局限性。其一,EUS 仅能显示肿物的某一个截面,该截面显示出的起源层次可能与其他截面不符合;其二,分辨率的限制以及各种伪像的干扰,使得超声内镜成像不稳定;其三,操作者主观判断以及不正确的操作都可能导致误诊。因此,必要时要和其他影像检查相结合,才能正确评估肿瘤与周围血管、脏器的毗邻关系。

3. 其他影像学评估 包括 CT 和 MRI 在内的其他影像学手段对 SMT 的诊断也具有重要意义。这些影像学检查能直接显示肿瘤发生的部位、生长方式、大小、形态、有无分叶、密度、均质性、强化程度、边界轮廓等,并能发现胃肠壁是否增厚及增厚的程度。更重要的是这些检查能发现病灶邻近结构有无侵犯以及周围腹膜、淋巴结和其他脏器有无转移,是临床对肿瘤分级、治疗和预后评估的主要方法。

4. 病理诊断 SMT 常用的活组织病理检查方法包括钳夹活检及超声内镜引导细针穿刺抽吸术等方法。对于一些可通过常规内镜结合 EUS 确诊的 SMT,如脂肪瘤、囊肿和异位胰腺等,无须组织取样。对于起源于黏膜层并且侵入黏膜下层的 NET,普通黏膜活检技术即可进行诊断。但是,来源于黏膜下和固有肌层的低回声和不均匀病灶,如胃肠道间质瘤、平滑肌瘤等,不易诊断,所以在常规内镜结合 EUS 无法对病灶良恶性进行评估时,超声内镜引导细针穿刺抽吸术等方法可以作为进一步诊断的工具。不过,SMT 的活检可能会损伤黏膜或造成与黏膜下组织粘连,增加手术难度,还有可能增加出血、穿孔、肿瘤播散等风险,因此术前活检并非必要。

二、内镜治疗

理论上没有淋巴结转移或淋巴结转移风险极低,使用内镜技术可以完整切除,残留和复发风险低的病变均适合进行内镜下切除。内镜切除过程中应遵循无瘤治疗原则,需完整切除肿瘤,且切除时应保证瘤体包膜完整。

结直肠黏膜下隆起的切除方式有以下几种。

1. 内镜圈套高频电切除术 内镜圈套高频电切除术一般适用于较为表浅,术前 EUS 和 CT 检查确定突向腔内,且通过圈套器可以一次性完整切除的 SMT。主要步骤包括:黏膜下注射生理盐水(或甘油果糖、透明质酸钠等)+ 靛胭脂 + 肾上腺素;圈套器直接圈套隆起病变和周围正常组织;行高频电切除;应用金属夹缝合创面。

2. 内镜黏膜下挖除术 内镜黏膜下挖除术（endoscopic submucosal excavation，ESE）是 ESD 的发展和延伸。一般适用于直径≥2cm，术前 EUS 和 CT 检查确定肿瘤突向腔内的 SMT。直径小于 2cm，但起源较深、内镜圈套高频电切除术困难的肿瘤，可行 ESE 治疗。ESE 治疗 SMT 的完整切除率均大于 90%，并发症主要表现为穿孔，且大部分可在内镜下处理，穿孔发生的危险因素包括肿瘤固定和肿瘤位于固有肌层及以下。操作步骤：①沿病变周边电凝标记切除范围；②黏膜下注射生理盐水（或甘油果糖、透明质酸钠等）+靛胭脂+肾上腺素，分离固有肌层与黏膜下层；③切开病变周边黏膜层；④完整剥离病变。如肿瘤位于固有肌层，考虑到出血及穿孔的可能，应由经验丰富的内镜医师施行 ESE。术后创面往往存在肌层损伤，常需金属夹夹闭，必要时予以减压引流。术后给予禁食、补液，应用抗生素等（图 8-2）。

3. 隧道法内镜黏膜下肿物切除术 隧道法内镜黏膜下肿物切除术（submucosal tunnel endoscopic resection，STER）是在经口内镜食管下括约肌切开术（peroral endoscopic myotomy，POEM）基础上发展而来的一项新技术，也是 ESD 的延伸。与食管和胃相比，结直肠管壁相对较薄，管腔相对较小，肠腔内细菌多，内镜切除结直肠 SMT 的治疗操作难度更大，且更易发生穿孔，可能引起严重后果。尤其是结肠，由于细菌含量多、血管交通吻合不充分，一旦发生穿孔，容易造成腹腔严重感染，出现并发症，致死率较高。相比于结肠，直肠位置相对固定，管腔走行较直，管壁厚度适中，直肠 SMT 更适合用 STER 治疗。但如果 SMT 直径过大，无法完整切除并从隧道内取出，则不考虑此方法治疗。其操作步骤如下：①术前肠道准备均按结直肠外科手术标准进行。术前半小时静脉应用抗生素预防感染。②常规内镜检查找到肿瘤，并准确定位。③建立黏膜下隧道，显露肿瘤。视情况选择距离瘤体 2~3cm 处做黏膜切口，必要时选择横切口或斜行切口，黏膜下注射生理盐水（或甘油果糖、透明质酸钠等）+靛胭脂+肾上腺素，局部黏膜层隆起。用高频电切刀横向切开黏膜 1.5~2.0cm，初步分离切开处黏膜下组织，内镜即可借助头端透明帽沿切口进入黏膜下层，在黏膜层和肌层之间形成一纵行隧道，直至跨过肿瘤口侧 1~2cm，充分显露肿瘤。建立隧道的过程中注意避免损伤黏膜层。④内镜直视下完整切除肿瘤，应用高频电切刀沿肿瘤周围分离固有肌层，保持瘤体包膜完整，直至将瘤体自固有肌层分离并取出。⑤缝合黏膜切口，肿瘤切除后，以热活检钳处理出血灶和可见的小血管，内镜退出黏膜下隧道，直视下应用金属夹完整对缝黏膜切口。

由于解剖结构的不同，在直肠建立隧道并进行肿瘤切除与上消化道在技术细节上有不少不同之处，总结有以下几点：①直肠壁走行有一定的弧度，不利于建立黏膜隧道开口。操作时应尽量避免于困难处开口，但又要保留足够的隧道长度。对于直肠固有肌层 SMT，笔者在距肿瘤 3~5cm 处建立黏膜下隧道，隧道长度至少 3~4cm，以便在隧道开口撕裂的情况下，仍能保证肿瘤上方的黏膜完整。对于直肠下段 SMT，为保证隧道的长度，常常需要于肿瘤斜下方做一斜行切口，而非肿瘤的垂直下方选择切口。②为更容易建立黏膜下隧道，应尽可能选择口径较细的内镜进行操作。可选择有冲水功能的治疗用肠镜或使用直径较小的胃镜代肠镜进行操作。③因后腹膜气肿及皮下气肿一旦发生，很难通过穿刺快速引流，因此，在条件许可下应尽量选择二氧化碳送气，以减少患者术后皮下气肿和腹胀等不适症状。④术后需保持粪便少、质软而排出通畅，尽量避免因粪便干结而排出困难等引起创面撕裂，甚至造成感染。可留置肛管减压引流。⑤隧道手术应尽力避免黏膜面的穿孔，而直肠术后即使发生穿孔并导致瘘或感染，一般也不会发生腹膜刺激征，病情相对上消化道更加隐匿而难以判断，术后应由有经验的医师仔细观察患者下肢、臀部、会阴部及肛周的情况，结合生命体

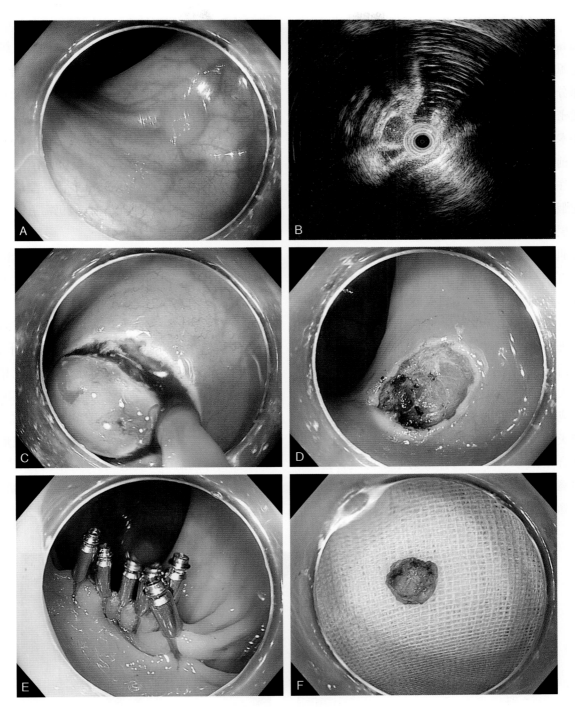

图 8-2　ESE 切除直肠 SMT

A. 直肠可见一枚大小 0.8cm×0.8cm 黏膜隆起,表面光滑;B.EUS 示病灶来源于黏膜下层;C. 黏膜下注射后,切开病变边缘,逐步剥离;D. 完整剥离病变,创面烧灼处理;E. 金属夹夹闭创面;F. 标本送检。病理示(直肠)肠黏膜慢性炎,黏膜层及黏膜下淋巴组织增生呈团块状,结合形态及免疫表型符合淋巴组织反应性增生。

征及白细胞计数等综合判断,必要时可行 CT 检查帮助判断。

4. 内镜全层切除术 内镜全层切除术(endoscopic full thickness resection,EFR)一般适用于起源于固有肌层,CT 检查发现肿瘤突向浆膜下或部分腔外生长以及 ESE 术中发现瘤体与浆膜层紧密粘连而无法分离的结直肠 SMT。操作步骤:①术前肠道准备均按结直肠外科手术标准进行。术前半小时静脉应用抗生素预防感染。②黏膜下注射生理盐水(或甘油果糖、透明质酸钠等)+靛胭脂+肾上腺素,预切开肿瘤周围黏膜和黏膜下层,显露肿瘤;③采用 ESD 沿肿瘤周围分离固有肌层至浆膜层;④沿肿瘤边缘切开浆膜;⑤内镜直视下应用高频电切刀等完整切除包括浆膜在内的肿瘤;⑥应用金属夹或金属夹联合尼龙绳等缝合创面。笔者常常留置引流管行减压引流处理,从一定程度上降低了局部肠腔压力,减少术后迟发性穿孔及出血的发生率。EFR 的应用极大地扩展了内镜下治疗 SMT 的适应证。内镜下成功修补穿孔,避免外科手术修补以及术后腹膜炎的发生,是 EFR 治疗成功的关键。金属夹缝合术是 EFR 术中修补最为基础的缝合技术。内镜直视下应用金属夹自创面两侧向中央完整对缝创面。由于金属夹跨度有限,不能一次性将

穿孔夹闭,可适当抽吸消化道腔内气体,充分缩小穿孔,利用多个金属夹夹闭穿孔,即"吸引-夹闭缝合"。如果创面较大,无法关闭,可负压吸引大网膜进入消化道腔,应用金属夹沿创面边缘夹闭大网膜和黏膜闭合创面,即"网膜垫缝合"技术。亦可换用双钳道内镜,一个钳道置入尼龙绳于肠壁切缘,经另一钳道置入多枚金属夹夹闭切缘黏膜组织和尼龙绳,最后收紧尼龙绳关闭创面,即尼龙绳结合金属夹的"荷包缝合"方法。近年来也有采用 OTSC、OverStitch 等新型技术用于修补消化道损伤和处理出血,但仍需进一步验证其效果(图 8-3)。

5. 内镜和腹腔镜联合技术 当肿瘤较大时,单靠内镜难以切除,并且穿孔、出血发生可能性较高。此外,如腹腔镜手术时肿瘤较小,难以寻找;病变部位难于准确定位;患者除患有消化道疾病还合并有其他部位疾病需要联合手术者,都给内镜治疗带来了困难。对此,可行内镜和腹腔镜联合技术。双镜联合手术包括腹腔镜辅助内镜下切除术和内镜辅助腹腔镜下切除术。前者可以在腹腔镜的辅助下,对一些受内镜视角限制不能切除的隐蔽部位肿瘤,通过牵拉、抓持、推挡等动作使肿瘤被更好显露而便于内镜下切除,一旦出现或可能出现穿透性的损伤或并发出血、

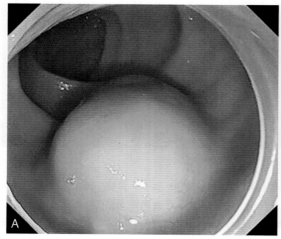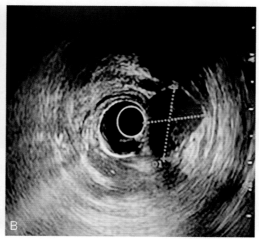

图 8-3 EFR 切除直肠 SMT

A. 距肛门 4cm 见一 3.0cm×4.0cm 黏膜下隆起,表面光滑;B. EUS 示病变来源于固有肌层,低回声团块,边界清,截面 24.6mm×26.2mm。

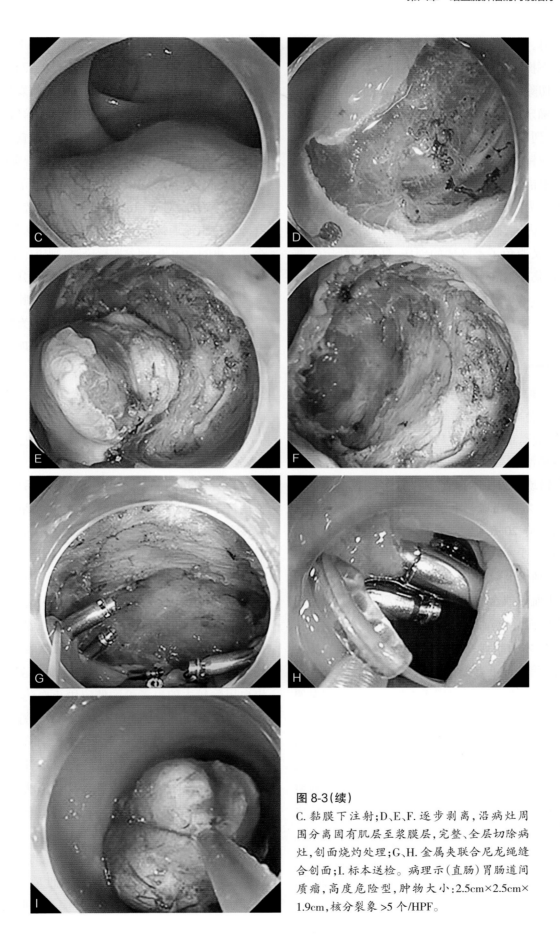

图 8-3(续)

C.黏膜下注射;D、E、F.逐步剥离,沿病灶周围分离固有肌层至浆膜层,完整、全层切除病灶,创面烧灼处理;G、H.金属夹联合尼龙绳缝合创面;I.标本送检。病理示(直肠)胃肠道间质瘤,高度危险型,肿物大小:2.5cm×2.5cm×1.9cm,核分裂象>5 个/HPF。

穿孔时，能及时予以缝扎修补治疗，大大降低了内镜下操作难度，减少了并发症风险，提高了内镜下切除的安全性。而后者在内镜的帮助下，可以准确定位，选择恰当的手术范围，减少治疗创伤，达到了减少不必要创伤及避免过度治疗的目的。双镜联合下手术，当病理证实为恶性时，可追加根治性手术而不必中转开腹。这样，将开腹手术变为腔镜手术，将内镜变为兼有诊断与治疗作用的内镜检查及手术，既保证了对疾病的有效治疗，又避免了不必要的创伤，具有病灶定位准确、损伤小、恢复快的优点。患者通过术中结合内镜，准确定位，使手术顺利完成，无中转开腹，无出血、穿孔等并发症出现。

三、并发症及其处理

内镜治疗 SMT 的主要并发症多为出血、穿孔和气体相关并发症等，一般并不严重，多可经保守治疗，或内镜治疗后痊愈。少数患者经保守或内镜治疗无效，应立即完善术前准备，尽快行腹腔镜或开腹手术探查。

1. 术中出血 术中出血是指导致患者血红蛋白下降 20g/L 以上的出血。为了预防术中大量出血，手术过程中注射充分，可使较大血管显露，有利于电凝止血。术中出血可使用各种切开刀、止血钳或金属夹等治疗，剥离过程中对发现裸露的血管进行预防性止血。

2. 术后出血 术后出血多表现为黑便或便血等，严重者可有失血性休克的表现，多发生于术后 1 周内，但也可出现于术后 2~4 周。如血便量较多，色较鲜艳，血红蛋白下降较明显，应及时行内镜检查，仔细检查创面，若发现有活动性出血，用热电凝钳或金属夹夹闭止血。术后出血往往与术后血压控制不佳，肠腔内粪水残渣对残留血管的腐蚀等因素有关。此外，和病变的部位也有一定关系，多见于低位直肠。STER 术后发生隧道内出血较为少见，可再次内镜检查止血。

3. 术后穿孔 通常表现为腹胀、腹痛加重、腹膜炎体征、发热，影像学检查有积气或积气较

前增多。术后迟发性穿孔多与创面缝合不佳、过度电凝、过早起床活动、过早进食、血糖控制不佳等因素有关。为减少术后迟发性穿孔的发生，如创面大、深或者创面出现裂隙样改变，术后应行肠腔减压引流，适当延长卧床时间及禁食时间，对于糖尿病患者应严格控制血糖。对于穿孔较小，后腹膜、腹盆腔感染程度较轻者，给予禁食、抗感染等治疗，对于积液者可进行腹盆腔穿刺置管等保持引流通畅；经保守治疗感染无法局限或合并严重的后腹膜、腹盆腔感染时，则应尽早给予外科腹腔镜手术探查行穿孔修补、腹盆腔引流术。

4. 气体相关并发症 包括皮下气肿、后腹膜气肿、气腹等。术中皮下气肿（表现为腹壁、下肢皮下、阴囊等气肿）常无须特殊处理，气肿一般会自行消退。术中明显气腹者，通过气腹针于右下腹麦氏点穿刺放气并留置穿刺针至术毕，确认无明显气体排出时再拔除。

四、术后处理

1. 术后用药 黏膜下肿瘤切除术后应常规使用抗生素，目的在于预防手术创面周围的后腹膜或游离腹腔的感染及术后可能发生的全身性感染，特别是操作范围较大、操作时间长或并发消化道穿孔和大量出血者。术后用药时间一般不超过 72 小时，如伴有全身感染、穿孔，或免疫力低下者可酌情延长用药时间，具体可参考相关抗生素使用指南。目前并无临床证据表明止血药可降低出血的发生率，对术中出血较多、术后出血风险较大的患者可酌情应用止血药。根据术后病理诊断决定是否进行其他药物治疗。

2. 术后标本处理 术后对整块切除的标本进行冲洗和展平，观察、测量并记录新鲜标本的大小、形状、SMT 的肉眼所见（大小、形状、颜色、硬度、包膜完整程度等），再将标本浸泡于甲醛进行下一步病理学检查。

病理评估：由于病理学的最终诊断关系到后续治疗方案的选择，是诊断 SMT 性质、鉴别良恶性病变的"金标准"，故切除肿瘤及获取准确、

完整的病理诊断是必要的。规范化的病理报告需包括以下内容:标本类型、病变肉眼下形态及大小、组织学类型、标本包膜是否完整、标本的侧切缘及基底切缘的状态、被覆黏膜有无病变。如常规 HE 染色鉴别困难需加免疫组织化学染色(包括 CD117、CD34、DOG1、SMA、Desmin、S-100、Ki67、CgA、Syn 等)指标,以明确诊断。对于有恶性潜能的 SMT,如 GIST 及 NET 等,病理评估更应准确仔细。

3. 术后随访　内镜下完整切除 SMT 是准确充分的病理学评估的基础,取得病理学的最终诊断后,根据不同病理类型,选择不同处理方式,推荐如下:①病理提示为良性病变,如脂肪瘤、平滑肌瘤,术后常规处理及随访;②无恶性潜能 SMT,如 <1cm 且分化良好的直肠 NET,一般病程良好,完整切除后 5 年生存率为 98.9%~100%,且复发率极低,术后病理检查确定边缘阴性后,常规随访;③低恶性潜能 SMT,如低风险 GIST,需在治疗后每 6~12 个月进行 EUS 或影像学评估,再按照临床具体情况进行处理;④中/高恶性潜能 SMT,如术后病理证实为 >2cm 的结直肠 NET 及中高风险 GIST,需追加治疗,治疗方案的选择参见各疾病相关指南。

(钟芸诗　齐志鹏)

参考文献

[1] 上海国家消化系统疾病临床医学研究中心,国家消化道早癌防治中心联盟,中华医学会消化内镜学分会,等. 中国早期结直肠癌筛查流程专家共识意见(2019,上海)[J]. 中华医学杂志,2019,99(38):2961-2970.
[2] 中华医学会消化内镜学分会,中国抗癌协会肿瘤内镜学专业委员会. 中国早期结直肠癌筛查及内镜诊治指南(2014,北京)[J]. 中华医学杂志,2015,95(28):2235-2252.
[3] TANAKA S,KASHIDA H,SAITO Y,et al. Japan Gastroenterological Endoscopy Society guidelines for colorectal endoscopic submucosal dissection/endoscopic mucosal resection [J]. Dig Endosc,2020,32(2):219-239.
[4] FERLITSCH M,MOSS A,HASSAN C,et al. Colorectal polypectomy and endoscopic mucosal resection(EMR):European Society of Gastrointestinal Endoscopy(ESGE)Clinical Guideline [J]. Endoscopy,2017,49(3):270-297.
[5] 中华医学会消化内镜学分会外科学组,中国医师协会内镜医师分会消化内镜专业委员会,中华医学会外科学分会胃肠外科学组,等. 中国消化道黏膜下肿瘤内镜诊治专家共识(2018 版)[J]. 中华消化内镜杂志,2018,35(8):536-546.
[6] PIMENTEL-NUNES P,DINIS-RIBEIRO M,PONCHON T,et al. Endoscopic submucosal dissection:European Society of Gastrointestinal Endoscopy(ESGE)Guideline [J]. Endoscopy,2015,47(9):829-854.
[7] ASGE Technology Committee,ASLANIAN H R,SETHI A,et al. ASGE guideline for endoscopic full-thickness resection and submucosal tunnel endoscopic resection [J]. VideoGIE,2019,4(8):343-350.
[8] Standards of Practice Committee,FAULX A L,KOTHARI S,et al. The role of endoscopy in subepithelial lesions of the GI tract [J]. Gastrointest Endosc,2017,85(6):1117-1132.

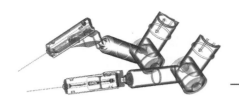

第九章

腹腔镜结肠癌根治术

第一节　腹腔镜右半
结肠癌根治术

腹腔镜右半结肠癌根治术经过近 25 年的飞速发展,手术技术已经非常成熟,手术入路、手术步骤已规范化、程序化,并得到国内外结直肠外科医师的广泛认同。"完整系膜切除术(CME)"理念的提出,使右半结肠癌手术的切除范围得到进一步规范,其质量控制也获得更客观的评价标准和依据。在此背景下,腹腔镜右半结肠癌根治术正朝着规范化、精准化的方向发展。随着对胚胎学、解剖学、手术学等经典理论的认识不断加深,以及膜解剖等新理论的不断实践,腹腔镜右半结肠癌根治术中的一些关键性细节问题出现了各种新观点与争议热点。本节针对这些新观点与争议热点,将腹腔镜右半结肠癌根治术做一系统阐述。

一、适应证与禁忌证

1. **适应证**　适用于盲肠、升结肠、结肠肝曲及横结肠右半部的肿瘤。

2. **禁忌证**

(1)伴有急性肠梗阻、肠穿孔(相对禁忌证)。

(2)术前明确肿瘤侵犯周围脏器(相对禁忌证)。

(3)腹腔内广泛严重粘连。

(4)腹盆腔内广泛转移、大量腹水。

(5)有严重的心、肝、肾、肺、凝血等功能不全无法耐受手术。

(6)妊娠期妇女。

(7)重度肥胖(BMI>40kg/m²)。

二、术前准备

1. **肠道准备**　术前 1 天开始流质饮食并口服泻剂,术前 12 小时开始禁食,术前 4 小时禁水。

2. **其他准备**　改善营养不良和贫血。血浆白蛋白 <30g/L 或转铁蛋白 <0.15g/L 时,可补充白蛋白纠正;血红蛋白 <70g/L,可输血予以纠正。

三、体位与 Trocar 放置

1. **患者体位**　患者仰卧位,双上肢置于身体的两侧。铺巾后根据腹腔探查肿瘤的位置,调整为头高足低 10°~15°,左倾 10°~15°(图 9-1)。该体位可使小肠在重力作用下移至左侧,显露右侧结肠系膜。

2. **Trocar 放置**　通常采用五孔法:观察孔

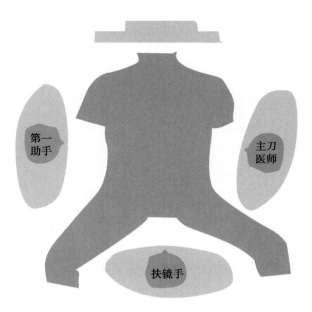

图 9-1　患者体位

（12mm），置于脐下 3cm；主操作孔 1（12mm），置于左侧肋缘下 3~5cm，锁骨中线处；主操作孔 2（5mm），置于左髂前上棘与脐连线中外 1/3 处；助手孔 1（5mm），置于右肋缘下 3cm 锁骨中线处；助手孔 2（5mm），置于右髂前上棘与脐连线中外 1/3 处（图 9-2）。腹腔内手术部分完毕后取右上腹腹直肌 6cm 切口行标本取出及吻合。

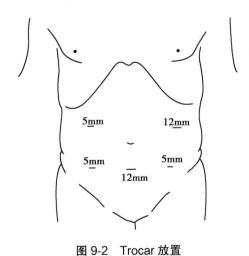

图 9-2　Trocar 放置

四、手术步骤与解剖要点

（一）右半结肠癌根治术解剖学研究进展

1. 结肠系膜解剖　过去的传统观点认为：肠系膜尤其是结肠系膜是不连续的、零散分布，左/右结肠系膜通常不存在。然而，关于肠系膜解剖结构的认识从 19 世纪逐渐发生了转折。维也纳解剖学家 Toldt 早在 1879 年即研究了结肠系膜，认为升/降结肠系膜是人体的正常结构，该区域结肠系膜与后腹膜相"融合"（fusing/merging），两者间存在一个明确的筋膜平面，即现在解剖学所称的 Toldt's 筋膜。随着结直肠手术技术的进步，尤其是在 1909 年 Jamieson 和 Dobson 强调结肠癌手术需同时切除相应淋巴结后，外科医师发现在结肠切除术中，可以探索和拓展一个"无血管"平面，显著减少手术出血量和降低手术风险。该手术平面实际上就位于结肠系膜与 Toldt's 筋膜之间。

然而，近几十年来一直都没有团队研究系膜准确的解剖结构，直到 2012 年 Coffey 团队系统性、详细地报道了结肠系膜的结构。其研究认为：①结肠系膜从回盲部到直肠乙状结肠结合处是连续的，即结肠系膜是连续组织；②近端直肠起源于直肠系膜和乙状结肠系膜交界处；③Toldt's 筋膜出现于结肠系膜与后腹膜相附着的位置，如右结肠系膜、左结肠系膜及乙状结肠系膜固定部等；而横结肠系膜和乙状结肠系膜游离部并不存在 Toldt's 筋膜，即 Toldt's 筋膜所在平面可将结肠系膜完全从后腹膜中分离；④Toldt's 筋膜也存在相应的血管和淋巴系统，包括淋巴结和淋巴管，但是 Toldt's 筋膜内淋巴系统与结肠系膜淋巴管的相互引流关系仍不清楚；⑤结肠系膜从十二指肠到直肠水平均是连续的，即小肠系膜与结肠系膜和直肠系膜是连续性的组织结构，解剖学、组织学、放射学等研究均确认了肠系膜的连续性。该结论具有重要的临床指导意义，也是 CME 和 TME 的解剖学和组织学依据。

笔者团队也进行了相应的解剖学和组织学研究，与 Coffey 团队结果一致，结肠系膜与腹膜相附着的部位被两层连续的间皮细胞和一层结缔组织分隔。如图 9-3 所示：两层间皮细胞分别来自结肠系膜和后腹膜，结缔组织即为 Toldt's

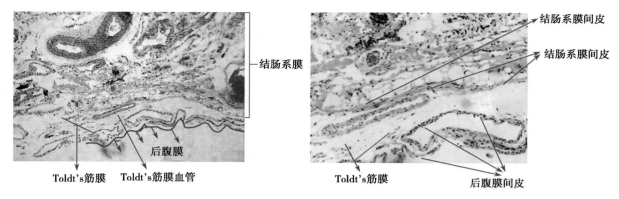

图 9-3 结肠系膜组织学结构

筋膜。Toldt's 筋膜是结肠及结肠系膜切除时的一个重要解剖标志,也是一个天然的"无血管"手术平面,通过该层面可完整和安全地切除结肠,该结构是几乎所有结直肠微创手术的解剖基础。

2. 胃结肠干的解剖学研究 正确认识胃结肠干(Henle 干)是减少右半结肠癌根治术并发症的重要保证。因此,掌握胃结肠干精确的解剖分型对于手术医师十分必要。胃结肠干最早在 1868 年由 Henle 教授提出并加以描述,当时他将胃网膜右静脉与上右结肠静脉会合而成的静脉干命名为胃结肠干,并指出胃结肠干在胰腺的下方汇入肠系膜上静脉。随后在 20 世纪初,法国的 Descomps 教授发现胰十二指肠上前静脉也同样汇入并成为胃结肠干的属支之一。越来越

多的相关研究证实了胃结肠干是一个解剖变异较复杂的血管结构,其属支主要有:胃网膜右静脉、胰十二指肠上前静脉、右结肠静脉、上右结肠静脉、中结肠静脉、副中结肠静脉,甚至还有回结肠静脉。

近年来,一些腹腔镜手术及开腹手术中直接观察胃结肠干解剖分型的研究陆续公布(表 9-1),但这些研究的样本量少,而且也是单中心研究,并不能代表人群特征。因此,笔者所在中心开展了针对胃结肠干解剖特征及分型的多中心临床研究,在大样本数据下研究胃结肠干的具体解剖分型比例情况。

除了右结肠静脉、上右结肠静脉、中结肠静脉和副中结肠静脉,研究还发现了回结肠静脉直接汇入胃结肠干的情况,根据结肠属支的数量一

表 9-1 基于术中观察胃结肠干的分型研究

作者	年份	患者例数/例	分型(所占比例/%)	具体分型及比例/%
Lange, et al	2000	17	17/37(45.9)	RGEV+ASPDV+sRCV(82.4) RGEV+sRCV(17.6)
Lee, et al	2016	92	92/116(79.3)	RGEV+ASPDV+sRCV+MCV(68.5) RGEV+ASPDV+sRCV(31.5)
Alsabilah, et al	2017	62	62/70(88.6)	RGEV+ASPDV(58.1) RGEV+ASPDV+RCV(16.1) RGEV+ASPDV+RCV+aMCV(8.1) RGEV+ASPDV+RCV+MCV(3.2) RGEV+ASPDV+MCV(3.2)

注:RGEV.right gastroepiploic vein,胃网膜右静脉;ASPDV.superior anterior pancreaticoduodenal vein,胰十二指肠上前静脉;sRCV.superior right colonic vein,上右结肠静脉;MCV.middle colic vein,中结肠静脉;RCV.right colic vein,右结肠静脉;aMCV.accessory right colic vein,副中结肠静脉。

共可以分为 4 型。

0 型:胃结肠干由胃网膜右静脉及胰十二指肠上前静脉会合形成。

Ⅰ型:共有一支结肠属支汇入,与胃网膜右静脉及胰十二指肠上前静脉会合形成胃结肠干,属支可以是右结肠静脉、上右结肠静脉、中结肠静脉和副中结肠静脉中的任意一支。

Ⅱ型:共有两支结肠属支汇入,与胃网膜右静脉及胰十二指肠上前静脉会合形成胃结肠干。其组合有:右结肠静脉与中结肠静脉,右结肠静脉与上右结肠静脉,右结肠静脉与副中结肠静脉,右结肠静脉与回结肠静脉,上右结肠静脉与副中结肠静脉。

Ⅲ型:共有三支结肠属支汇入,与胃网膜右静脉及胰十二指肠上前静脉会合形成胃结肠干。其组合有:右结肠静脉、上右结肠静脉与中结肠静脉,右结肠静脉、副中结肠静脉与上右结肠静脉,右结肠静脉、中结肠静脉与副中结肠静脉。

笔者所在中心开展了针对胃结肠干解剖特征及分型的多中心临床研究,在所有存在胃结肠干的 363 例病例中,0 型共有 55 例,出现概率为 15.2%;Ⅰ型共有 199 例,出现概率为 54.8%;Ⅱ型共有 92 例,出现概率为 25.3%;Ⅲ型共有 17 例,出现概率为 4.7%。各分型根据其各属支出现的不同组合情况,又分为若干亚型(表 9-2)。所有的胃结肠干除结肠支外,都由胰十二指肠上前静脉及胃网膜右静脉共同汇入形成。在所有汇入胃结肠干的结肠属支中,右结肠静脉的出现概率最高,达到了 77.1%(280/363),其他属支的出现概率分别为:上右结肠静脉 20.7%(75/363),中结肠静脉 12.4%(45/363),副中结肠静脉 9.1%(33/363),以及回结肠静脉 0.3%(1/363)。本研究中,胃结肠干的平均长度为 8.5mm(2~30mm)。

3. **右结肠后间隙** 右结肠后间隙(right retrocolic space,RRCS)是常规右半结肠 CME 所涉及的解剖间隙之一(图 9-4),是存在于升结肠系膜脏筋膜和后腹壁壁筋膜(后腹膜)之间的一个各向交通的少血管间隙,其内填充疏松结缔。

表 9-2 各亚型出现比例及不同属支情况出现概率

分型	亚型	数量/例	出现概率/%(例)
0		55	15.2(55/363)
Ⅰ		199	54.8(199/363)
	RCV	172	86.4(172/199)
	sRCV	16	8.0(16/199)
	MCV	9	4.5(9/199)
	aMCV	2	1.0(2/199)
Ⅱ		92	25.3(92/363)
	RCV+sRCV	42	45.7(42/92)
	RCV+MCV	26	28.3(26/92)
	RCV+aMCV	22	23.9(22/92)
	ICV+RCV	1	1.1(1/92)
	sRCV+aMCV	1	1.1(1/92)
Ⅲ		17	4.7(17/363)
	RCV+sRCV+MCV	9	52.9(9/17)
	RCV+sRCV+aMCV	7	41.2(7/17)
	RCV+MCV+aMCV	1	5.9(1/17)

注:ICV.ileocolic vein,回结肠静脉;sRCV.上右结肠静脉;MCV.中结肠静脉;RCV.右结肠静脉;aMCV.副中结肠静脉。

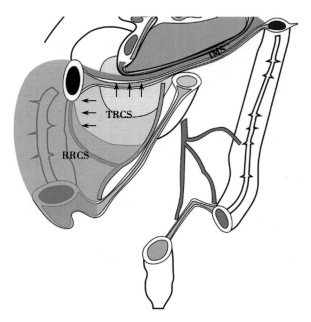

图 9-4　右半结肠 CME 的主要手术间隙

RRCS. 右结肠后间隙；TRCS.transverse retrocolic space，横结肠后间隙；IMS.intermesenteric space，系膜间间隙。

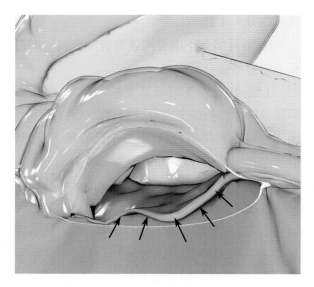

图 9-5　右侧结肠旁沟腹膜反折侧面

打开 Toldt's 线，即可进入 Toldt's 间隙（箭头所指绿色层面）。

术中维持于该间隙内进行拓展，可确保右半结肠系膜的完整性。

RRCS，即右侧 Toldt's 间隙，其上界为十二指肠环的下缘（向上被胰十二指肠分为胰十二指肠前 Fredet 间隙和后 Treitz 间隙）；内侧界为肠系膜上动脉（superior mesenteric artery，SMA）右缘；外侧界为回盲部、升结肠和结肠肝曲与后腹膜的愈着缘（即右侧结肠旁沟）；尾侧界为肠系膜根部下缘。前方为升结肠系膜，后方为后壁腹膜。

RRCS 具有极其重要的临床意义，因其与右半结肠癌根治术的手术入路及手术层面密切相关。右半结肠 CME 手术入路主要分尾侧入路和中间入路。尾侧入路时，在右侧结肠旁沟可见 Toldt's 线。该线为结肠系膜（系膜内脂肪呈黄色）和壁腹膜（呈白色）的分界线，又常被引述为"黄白线"。沿此线切开，可顺利进入 Toldt's 间隙（图 9-5）；中间入路时，切开回结肠系膜后，见其背侧疏松组织即进入 Toldt's 间隙，即 RRSC。对于 T_1/T_2 期肿瘤，癌组织尚未侵犯肠壁，则可在右侧 Toldt's 间隙内游离，层面清晰，易于拓

展；若肿瘤浸润较深，达到 T_3/T_4 期，则可在黄白线外侧切开后腹膜，进入后壁腹膜和肾前筋膜（Gerota 筋膜）之间的间隙。后壁腹膜是抵御结肠癌侵犯的又一屏障。若 T_4 期肿瘤侵犯后腹膜，则需要打开肾前筋膜，切除部分肾周脂肪。

术中维持在筋膜间间隙内解剖是 CME 成功的关键。为顺利进入并维持解剖间隙，术中应仔细辨别组织间颜色差异（肠系膜和后壁腹膜颜色不同），注意解剖间隙是否为疏松结缔组织（腹腔镜下呈白色发丝样，有学者称为"天使之发"），观察层面上下微血管走行（RRCS 内少血管，肠系膜内和后腹膜内血管走行不同），时刻注意筋膜表面是否完整光滑，有无脂肪组织突出等。

4. 横结肠后间隙　结肠系膜脏层筋膜将结肠系膜内的脂肪组织、血管及淋巴结如同信封般包裹起来，在手术过程中，结肠系膜脏层筋膜的腹侧面相对容易保证其完整性，而其背侧面由于通过 Toldt's 间隙与右半结肠后的后腹膜相附着，头侧则紧贴在胰腺前方，在分离时容易对系膜完整性造成破坏，所以对结肠后方间隙的认识是保证右半结肠 CME 手术质量的前提。除前文所述 RRCS 外，另一重要间隙即横结肠后间

隙（TRCS），其具体边界如下（图 9-6）：内侧边界为肠系膜上血管，外侧边界为十二指肠降段，头侧界为横结肠系膜根部，尾侧界为十二指肠水平部，其腹侧面为横结肠系膜的背侧，背侧面为胰十二指肠前筋膜。

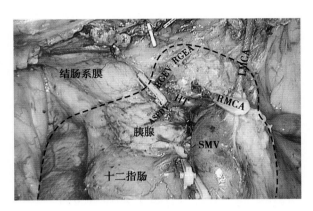

图 9-6　横结肠后间隙及该范围内的主要血管及组织（虚线标记范围）

RGEA. 胃网膜右动脉；RGEV. 胃网膜右静脉；ASPDV. 胰十二指肠上前静脉；SMV. 肠系膜上静脉；HT. 胃结肠干；RMCA. 中结肠动脉右支；LMCA. 中结肠动脉左支

横结肠后间隙内的解剖较为复杂，这一区域内涉及的主要血管有：肠系膜上动、静脉，中结肠动、静脉，胃结肠干及其属支，如胃网膜右静脉、胰十二指肠上前静脉、右结肠静脉、上右结肠静脉等。由于血管变异多元化，横结肠后间隙类似于人的指纹，从某种意义上是右半结肠 CME 的"指纹与印章"，具有解剖特异性。在拓展横结肠后间隙时如不能辨清血管走行及位置，容易造成血管损伤、出血等血管相关并发症，同时，出血时的钳夹、凝闭等操作也容易造成横结肠后间隙深部组织如胰腺、十二指肠等的副损伤。

在腹腔镜右半结肠 CME 中，横结肠后间隙通常是从尾侧向头侧分离的，在进入该间隙时，首先会在肠系膜上静脉的左下方遇到中结肠动脉，在根部离断中结肠动脉后，其背侧常常会有中结肠静脉或其分支走行，故在解剖血管时要多加留意。向外侧继续游离，可以看到胃结肠干在胰腺表面走行并汇入肠系膜上静脉。该部位血管较精细，操作时要注意轻柔，建议将胃结肠干

的各属支都分离辨清后再进行分支离断。胃结肠干的出血通常比较难处理，切忌盲目钳夹，如果不能立即止血，可以尝试先用小纱布填塞止血，在彻底游离周围组织后，再进行止血操作。胃结肠干有时比较难找，而大部分患者的右结肠静脉比较固定，这时可以通过胃结肠干外侧结肠系膜内的右结肠静脉，逆行找到胃结肠干所在部位。

如果从尾侧向头侧拓展横结肠后间隙遇到困难，则可以尝试从头侧经系膜间间隙（IMS）向尾侧拓展横结肠后间隙，通过上下结合的游离方式，可以较为安全地完成横结肠后间隙的拓展和游离。

5. D3 淋巴结清扫及其边界　根据日本结直肠癌研究学会（Japanese Society for Cancer of the Colon and Rectum，JSCCR）定义，将右半结肠区域淋巴结分为肠周、中间及中央淋巴结（表 9-3）。2019 年日本《大肠癌诊疗规范》以结肠淋巴结回流为解剖基础确立了淋巴结分站标准，并规定清扫肠周淋巴结为 D1 根治术，清扫至中间淋巴结为 D2 根治术，清扫至中央淋巴结为 D3 根治术。而淋巴结清扫范围是根据术前的临床发现以及术中观察到的肿瘤淋巴结转移程度和肿瘤浸润深度确定的（图 9-7）。传统结肠癌手术淋巴结清扫仅限于肠周及中间淋巴结，不涉及中央淋巴结及肠系膜上血管的操作。

表 9-3　右半结肠淋巴结分布

肠周淋巴结 （pericolic lymph nodes）	沿边缘动脉和肠壁附近的淋巴结 201 211 221
中间淋巴结 （intermediate lymph nodes）	沿 ICA、RCA 和 MCA 的淋巴结 回结肠淋巴结（202） 右结肠淋巴结（212） 中结肠淋巴结（222-rt，222-lt）
中央淋巴结 （main lymph nodes）	ICA、RCA、MCA 根部淋巴结 回结肠根部淋巴结（203） 右结肠根部淋巴结（213） 中结肠根部淋巴结（223）

注：ICA. 回结肠动脉；RCA. 右结肠动脉；MCA. 中结肠动脉。

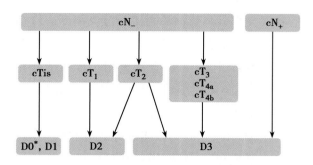

图 9-7 I~III期结肠癌淋巴结清扫范围选择
*D0.局部切除不清扫淋巴结。

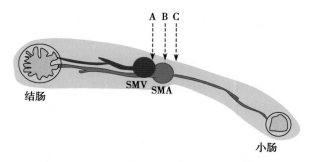

图 9-8 右半结肠癌 D3 淋巴结清扫内侧界争议
SMV.肠系膜上静脉;SMA.肠系膜上动脉。

对于右半结肠手术,因其血管变异多见、毗邻脏器众多,使血管根部淋巴结的清扫变得更具挑战性,因此针对右半结肠 D3 淋巴结清扫的范围存在众多争议,尤其是淋巴结清扫的内侧界。现阶段主流的观点是将肠系膜上静脉(superior mesenteric vein,SMV)左侧作为右半结肠 D3 淋巴结清扫的内侧界(图 9-8 中 A)。有研究发现右半结肠的淋巴引流很少跨越 SMV 前方向左引流,故术中无须裸化 SMA,围绕外科干进行淋巴结清扫,并裸化 SMV,沿 SMV 左侧缘切断起自 SMA 主干的各结肠供血动脉即可达到 D3 淋巴结清扫的要求。然而根据 JSCCR 对于中央淋巴结的定义,中央淋巴结分布于各结肠动脉起点周围。右半结肠各供血动脉回结肠动脉(ileocolic artery,ICA)、右结肠动脉(right colic artery,RCA)、中结肠动脉(middle colic artery,MCA)发自 SMA,根据上述定义中央淋巴结分布应位于 SMA 上各结肠动脉起点处。而以 SMV 左侧为内侧界不能有效清扫上述淋巴结而无法满足 D3 淋巴结清扫的要求。因此有学者提出应以 SMA 左侧作为 D3 淋巴结清扫的内侧界可充分清扫结肠动脉根部淋巴结(图 9-8 中 C)。Hohenberger 的研究中指出,右半结肠癌 CME 中需充分显露 SMV 和 SMA 以高位结扎各结肠供血动脉,尽管未明确指出将 SMA 作为内侧界。在一项解剖学研究中发现 SMA 主干表面存在淋巴结,并且建议行 D3 淋巴结清扫时也应包括此区域的淋巴结。在 Nesgaard 等的研究中报道了右半结肠的淋巴引流管在动脉束之间向左穿过

SMV 直至 SMA,并认为应将 SMA 左侧作为右半结肠 D3 淋巴结清扫的内侧界。

笔者所在中心为探究 SMA 左侧作为 D3 淋巴结清扫的内侧界的安全性和可行性,开展了一项回顾性队列研究,分析了 2015 年 6 月—2017 年 3 月上海交通大学医学院附属瑞金医院胃肠外科收治的行腹腔镜右半结肠癌 D3 根治术的 134 例患者,其中 57 例以 SMA 左侧为淋巴结清扫内侧界(SMA 组),77 例以 SMV 左侧为淋巴结清扫内侧界(SMV 组)。研究结果显示,不同淋巴结清扫内侧界的两组患者在清扫淋巴结总数目上的差异具有统计学意义,其余观察指标如术中出血量、手术时间等均无明显差异,而 SMA 组患者术后引流量及引流管放置时间均高于 SMV 组。值得注意的是,SMA 组患者术后并发症发生率高于 SMV 组。

将 SMA 左侧作为 D3 淋巴结清扫的内侧界,其手术难点在于解剖裸化 SMA 及其属支。同时 SMA 表面覆盖丰富的淋巴组织及神经,以 SMA 左侧为 D3 淋巴结清扫内侧界术中解剖 SMA 主干时可能损伤上述淋巴及神经组织,导致术后胃肠功能紊乱、乳糜漏、腹泻等。Thorsen 等的研究显示 D3 淋巴结清扫会导致术后排便次数的增加。目前临床上对于 D3 淋巴结清扫内侧界尚无统一定论,主流观点仍以 SMV 左侧作为内侧界进行 D3 淋巴结清扫。以 SMA 左侧或中线作为内侧界,有解剖学依据和临床价值。但目前尚无大型前瞻性多中心临床研究证实上述手术方式可提高右半结肠癌患者的生存期。

6. 胃结肠韧带淋巴结转移及其清扫　胃结肠韧带淋巴结（gastrocolic ligament lymph node，GCLN）主要包括胃网膜淋巴结（gastroepiploic lymph node，No.204）、幽门下淋巴结（infrapyloric lymph node，No.206，即胃癌No.6淋巴结）及胰头浅部淋巴结（superficial pancreatic head lymph node，No.14v）（图9-9）。其中，日本最新版《胃癌处理规约》又将幽门下淋巴结进一步细分为3个亚组：①胃网膜右动脉根部至胃大弯第一支间的淋巴结（No.6a）；②幽门下动脉淋巴结（No.6i）；③胃网膜右静脉与胰十二指肠上前静脉会合部淋巴结（No.6v）。

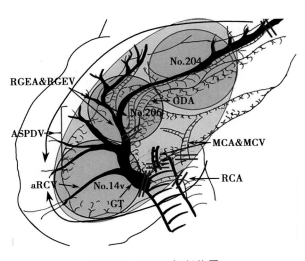

图9-9　GCLN解剖位置
RGEA. 胃网膜右动脉；RGEV. 胃网膜右静脉；ASPDV. 胰十二指肠上前静脉；aRCV. 副右结肠静脉；GT. 胃结肠干；RCA. 右结肠动脉；MCA. 中结肠动脉；MCV. 中结肠静脉；GDA. 胃十二指肠动脉。

虽然GCLN与结肠系膜淋巴结系统在胚胎学上分属"两个信封"，但GCLN往往被视为结肠肿瘤潜在的结肠系膜外淋巴结转移点。在右半结肠癌切除术中，肿瘤位置靠近肝曲和横结肠的病例尤其需留意GCLN的转移风险。通常认为，右半结肠淋巴引流汇集到ICA和IMA的根部，并按照结肠旁/肠壁淋巴结（paracolic/epicolic nodes）、中间淋巴结（intermediate node）以及主淋巴结（principal node）的顺序进行引流。右半结肠淋巴引流还可沿肠系膜上静脉至胃结肠干，

并随后与胃部和胰腺的淋巴合流，从而形成右半结肠肿瘤至GCLN转移的淋巴引流途径。结肠肝曲主要由右结肠动脉升支、中结肠动脉右支或回结肠动脉结肠支及少量来自胃网膜右动脉的分支供应。结肠肝曲的静脉和淋巴回流分别经与其动脉伴行的静脉及淋巴管，最后注入肠系膜上静脉及肠系膜上动脉周围的淋巴结，动静脉及淋巴吻合较丰富。基于结肠肝曲的上述解剖特点，有学者认为结肠肝曲肿瘤多伴有幽门下淋巴结转移。目前对肝曲及右半横结肠癌GCLN转移的认识存在很大的不足，主要体现在以下几个方面：首先，对淋巴结转移率的认识不一致，幽门下淋巴结转移率2%~12.5%，胃大弯侧淋巴结转移率4.1%~9%，且结果均来源于小样本回顾性研究；其次，对该部位淋巴结转移的临床意义存在争议，部分学者认为其转移与肿瘤的直接浸润有关，与T_{4b}期肿瘤的预后价值相当，有学者仍将其视为区域淋巴结，与N_+期肿瘤的预后价值相当，也有学者考虑为远处转移，即与M_1期肿瘤的预后价值相当；再次，对于该部位淋巴结清扫的手术安全性存在争议，日本学者Hasegawa等研究发现清扫幽门下淋巴结导致胃网膜右血管出血的概率较高。我国学者认为在行幽门下淋巴结清扫时，胃网膜右动脉的定位缺乏直接的解剖标志，也是术中出血、延长手术时间的重要原因之一。

虽然目前对于右半结肠癌是否需要常规清扫GCLN或幽门下淋巴结尚存争议，但大多数学者认为，对于原发灶位于结肠肝曲或靠近结肠肝曲的病例，需进行GCLN清扫。笔者所在中心主张对进展期和结肠肝曲肿瘤，可以行扩大右半结肠癌D3根治术。术中在腹腔镜下打开胃结肠韧带后沿胃网膜血管弓分离和清扫幽门下淋巴结，随后进一步扩大胃结肠韧带分离及大网膜的切除范围，使之达到距离肿瘤10~15cm，以确保根治性。且在腹腔镜右半结肠癌根治术中行GCLN清扫并不会显著增加患者术后并发症，提示该操作在腹腔镜下亦具备较强的可行性。目

前的研究结果表明,常规术前影像学诊断及肿瘤标志物检测很可能难以判断 GCLN 的转移情况。因此,外科医师往往需要通过肿瘤的位置、分期、GCLN 转移的危险因素等信息进行综合判断,并在必要时借助术中淋巴结示踪等技术,确定淋巴结清扫范围。

目前针对肝曲及右半横结肠腺癌 GCLN 转移的研究均为小样本回顾性研究,患者的基线水平、入组标准、研究方法和研究终点均存在异质性,因此研究结论缺乏说服力。许多研究并未指明幽门下淋巴结和胃大弯淋巴结,或将其混为一谈。目前尚未有研究对该区域淋巴结清扫的可行性、安全性、短期疗效及远期预后进行系统的综合性评价。因此,笔者中心针对这一问题开展了一项前瞻性观察性多中心临床研究(Clinical Trials 注册号 NCT03936530)。期待该研究结果为进一步规范右半结肠癌根治术的淋巴结清扫范围提供有说服力的临床依据,也为后续开展高质量的多中心临床 RCT 研究奠定坚实的基础。

(二)右半结肠癌根治术的手术学热点问题

1. 右半结肠癌 D3 淋巴结清扫与完整结肠系膜切除术 2023 年《结直肠癌诊疗规范》指出,区域淋巴结包括肠旁、中间和系膜根部淋巴结三站,其中系膜根部淋巴结含义等同于中央淋巴结。对于哪些情况下,清扫范围需达到第 3 站淋巴结,即 D3 淋巴结清扫的适应证,日本《大肠癌处理规约》中亦有明确规定:以术前评估或术中探查的淋巴结转移情况或肿瘤浸润肠壁深度为依据。术前评估或术中探查发现可疑淋巴结转移者,须行 D3 淋巴结清扫。术前评估或术中探查未发现淋巴结转移者,依据肿瘤浸润肠壁深度决定淋巴结清扫范围:其中,对 cT_2 期结直肠癌(浸润至固有肌层者),至少须行 D2 淋巴结清扫,亦可选择行 D3 淋巴结清扫;对 cT_3、cT_{4a}、cT_{4b} 期结直肠癌,须行 D3 淋巴结清扫。其中第 3 站特指肠系膜上动脉发出与肿瘤供血相关的结肠动脉(回结肠动脉、右结肠动脉或中结肠动脉)起始部淋巴结。我国 2023 年《结直肠癌诊疗规

范》中亦明确指出 $T_{2\sim4}N_{0\sim2}M_0$ 期结肠癌需行 D3 淋巴结清扫。需要指出的是,D3 淋巴结清扫主张的范围,并不包括前文所述 GCLN 区域。

2009 年德国 Hohenburger 等提出 CME 作为结肠癌规范化手术的理念。完整系膜切除是经典解剖学、胚胎学与外科手术学、肿瘤学理论与实践相结合的产物。其原则包括:①壁筋膜与脏筋膜间的锐性分离,避免任何可能导致肿瘤播散的脏筋膜破损;②结肠血管的起始部必须被完整显露并于根部结扎,以达到最大的淋巴结清扫范围。CME 的核心任务是保持系膜的完整性。要点即在于脏筋膜与壁筋膜间的锐性分离。对于右半结肠,其后方的"神圣平面"间隙由右结肠后间隙(RRCS)与横结肠后间隙(TRCS)组成。RRCS 是由前方的结肠系膜间皮细胞层凭借 Toldt's 筋膜附着在后腹膜上,因此解剖分离操作相对简单,较易进入正确的间隙。而 TRCS 的解剖学构成较 RRCS 复杂,其间含有胃结肠干及其属支,解剖变异较多,堪称右半结肠手术相关解剖结构中的"指纹",也是"解锁"右半结肠手术难度的"密码",操作中需要尤为注意。右半结肠 CME 时需彻底清扫回结肠、右结肠及中结肠血管根部淋巴结,并高位结扎离断起源于肠系膜上动脉处的回结肠动脉、右结肠动脉,对位于盲肠和升结肠的肿瘤,可在中结肠动脉的右支根部离断,此时肠管的离断可选择在中结肠血管水平。对位于结肠肝曲的肿瘤,淋巴转移可达到中结肠动脉水平,此时,需于根部结扎中结肠动、静脉。这类病例肠管的离断应选择在横结肠左端近脾曲处。对于肝曲的肿瘤,还需清扫 GCLN 并沿胃网膜血管弓内切除距肿瘤以远 10~15cm 的胃大弯侧胃网膜。

CME 与 D3 根治术各有侧重,从各自不同角度阐述了对结肠肿瘤根治术的理解。在清扫范围方面,CME 虽然更强调完整系膜的切除,但除此之外,也对供应血管的高位结扎提出了要求。而这些由肠系膜上动脉发出与肿瘤供血相关的结肠动脉(回结肠动脉、右结肠动脉或中结肠动

脉)起始部的淋巴结,正是处于 D3 淋巴结清扫要求范围内的"中央淋巴结"。但仔细分析其内涵,仍有不同之处,具体表现为:①由于 CME 更强调系膜的完整性,因此,其对血管的处理更倾向于高位结扎,而对于 D3 淋巴结清扫而言,是可以允许既保留血管进行低位结扎,同时又进行支配动脉的中央淋巴结清扫的,但这种操作,往往会不可避免地打开那些需保留下来的血管表面的系膜脂肪组织,造成该处系膜完整性受损。②West 等的研究表明,CME 的切除标本肠管长度亦大于 D3 手术,其可能的原因在于 CME 更强调支配血管的高位结扎,因此,往往需要切除更多肠管以保障剩余肠管具有充分血供。③CME 对位于肝曲或横结肠的右半结肠癌,还有额外的淋巴结清扫要求,包括更多的网膜乃至更多的区域淋巴结,如 No.6 组淋巴结等。而日本的 D3 淋巴结清扫范围却不包含这些区域淋巴结。因此,从系膜、肠管和网膜等多个角度来观察 CME 和 D3 的差别,不难发现,从最终切除标本的结果来看,CME 可能有比 D3 更大更彻底的切除范围,理论上讲更接近肿瘤根治原则的要求,但已有的临床研究均尚未见两种手术远期疗效的差异。可能还需 RCT 研究加以验证。

2. 腹腔镜右半结肠癌根治术的手术入路

(1)联合中间入路(hybrid medial approach,HMA):选择头低足高、右高左低体位,小肠自然坠向左上腹部,将大网膜和横结肠稍微向头侧牵拉后即可显露出小肠系膜和右结肠系膜的前叶。助手左手提起中结肠血管根部,右手提起回结肠血管的投影,在回结肠血管与肠系膜上血管的交角处打开结肠系膜,寻找 Toldt's 间隙。以 SMV 为主线,自尾侧向头侧逐步打开血管鞘,逐步裸露 SMV、SMA 及其分支,清扫外科干,并将分支依次结扎,包括回结肠动、静脉,右结肠动、静脉,中结肠动脉分支。解剖出中结肠静脉(miscolic vein,MCV)根部及胰腺下缘。进一步寻找和拓展 RRCS 及 TRCS(图 9-10)。

自胃网膜血管弓外打开胃结肠韧带进入系膜间间隙(IMS),自上而下解剖中结肠血管及胃结肠干,上下联合解剖胰腺下缘(图 9-11)。游离结肠肝曲,自上而下打开右侧结肠旁沟系膜附着,与 RRCS 相贯通,游离右半结肠。

在临床工作中,应结合实际情况选择合适的手术方式。对于一些胃结肠干解剖困难、中结肠血管变异的病例,适时地选择联合中间入路,上下结合辨清血管走行,有助于安全精准地完成手术。对于初学者而言,联合中间入路有助于术者更加准确地辨别解剖结构,保证手术安全,在对局部解剖不够熟悉的阶段,HMA 值得推荐。

(2)完全中间入路(complete medial approach,CMA):起步同 HMA,在回结肠血管与肠系膜上血管的交角处打开结肠系膜,寻找 Toldt's 间隙。

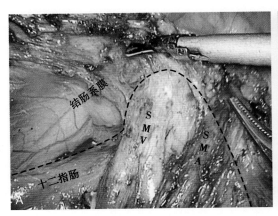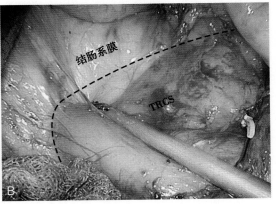

图 9-10 联合中间入路自下而上拓展右结肠后间隙(RRCS)及 TRCS
A. 自尾侧向头侧逐步打开血管鞘,逐步裸露 SMV、SMA 及其分支;B. 寻找和拓展 RRCS 及 TRCS。
SMV. 肠系膜上静脉;SMA. 肠系膜上动脉;TRCS. 横结肠后间隙。

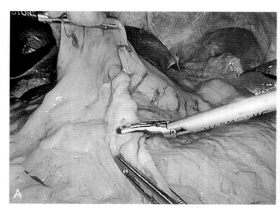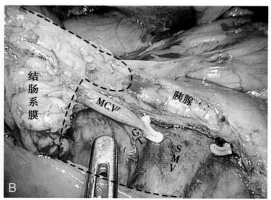

图 9-11 自上而下进入 IMS 并解剖中结肠血管及胃结肠干

A. 自胃网膜血管弓外打开胃结肠韧带;B. 自上而下解剖中结肠血管及胃结肠干,上下联合解剖胰腺下缘。
SMV. 肠系膜上静脉;MCV. 中结肠静脉;GT. 胃结肠干。

以 SMV 为主线,自尾侧向头侧逐步打开血管鞘,逐步裸露 SMV、SMA 及其分支,清扫外科干,并将分支依次结扎,包括回结肠血管、中结肠动脉右支。进一步解剖胃结肠干及其分支。自胰腺下缘"爬坡",由横结肠系膜根部进入 IMS(图 9-12)。

笔者所在中心于 2012 年报道过腹腔镜全结肠系膜切除的可行性和技术策略,并报道了联合中间入路和完全中间入路的可行性。结果表明完全中间入路的手术时间更短,血管相关并发症也较少,通过完全中间入路,从下向上游离结肠系膜,一气呵成,理论上更加符合 CME 原则。同时可避免联合中间入路反复上下翻转肠管及系膜,造成上下解剖层次的不同而不能达到 CME 要求。所以笔者认为,对于腹腔镜右半结肠 CME,CMA 是更好的选择。

完全中间入路须由下向上拓展 TRCS,由横结肠系膜根部进入 IMS,而胰腺下缘的辨认与"爬坡"是 CMA 的关键步骤之一。误入胰腺后方及损伤胰腺实质造成出血及相应的血管并发症是完全中间入路的潜在风险。因此正确辨认胰腺下缘,掌握"爬坡"时机显得尤为关键。笔者的研究表明,沿 SMV 清扫外科干后,寻找胃结肠干,而后者的出现提示胰腺下缘已经非常接近,此时应朝前上方解剖,做好"爬坡"准备;胃网膜右静脉的出现则提示进入 IMS 的时机已经到来,可沿此静脉左缘解剖,较易进入 IMS。另

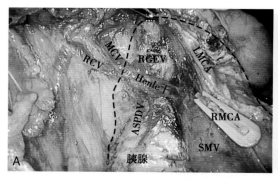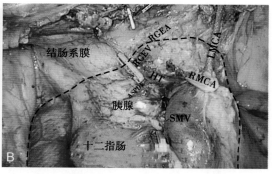

图 9-12 完全中间入路拓展 RRCS 及 TRCS 并进入 IMS

A. 自尾侧向头侧逐步打开血管鞘,逐步裸露 SMV、SMA 及其分支,结扎回结肠血管;B. 清扫外科干,并将分支依次结扎,包括回结肠血管、中结肠动脉右支。
RGEA. 胃网膜右动脉;RGEV. 胃网膜右静脉;ASPDV. 胰十二指肠上前静脉;RCV. 右结肠静脉;LMCA. 中结肠动脉左支;RMCA. 中结肠动脉右支;HT. 胃结肠干;MCV. 中结肠静脉;SMV. 肠系膜上静脉。

外,由于拓展 RRCS 相对来说比较容易,拓展后能够非常方便地找到右结肠静脉(right colonic vein,RCV),再循着 RCV 走行反向寻找,十之八九能够发现胃结肠干。经过笔者的反复实践,这是目前最安全、最精准、最值得推荐的解剖胃结肠干的方法。采用循 RCV 的完全中间入路,几乎可以做到无血手术,解剖效果赏心悦目,使患者获得最佳根治效果。

(3)翻页式(中间)入路(page-turning approach, PTA):选择头低足高、右高左低体位,小肠自然坠向左上腹部,然后将大网膜和横结肠稍微向头侧牵拉后即可显露出小肠系膜和右结肠系膜的前叶。解剖起始点与传统中间入路相同,助手左手提起中结肠血管根部,右手提起回结肠血管的体表投影,在回结肠血管与肠系膜上血管的交角处打开结肠系膜,沿肠系膜上静脉左侧一路向头侧分离,直到胰腺下方。助手提起结肠系膜,如翻书样展开,术者显露肠系膜上静脉表面,并自尾侧至头侧沿途显露肠系膜上动、静脉各分支根部,包括回结肠动、静脉,右结肠动、静脉,胃结肠干,中结肠动、静脉等,暂不离断各分支(图 9-13)。在确认肠系膜上动、静脉各分支位置后,从回结肠血管的两侧向外侧拓展右结肠后间隙,此时要注意保证结肠系膜完整,同时要避免层面过深进入肾前筋膜层面,损伤后腹膜下的生殖血管及输尿管;向上拓展横结肠后间隙,此时可以分布于根部离断肠系膜上血管各分支,离断中结肠血管

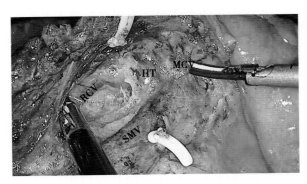

图 9-13　翻页式中间入路拓展 RRCS 及 TRCS,不离断血管

RCV. 右结肠静脉;MCV. 中结肠静脉;SMV. 肠系膜上静脉;HT. 胃结肠干。

根部后进入横结肠后间隙,仔细解剖胃结肠干及各属支,避免损伤血管。向上在胰腺表面"爬坡",以达到横结肠系膜完整切除的目的。

在笔者的临床工作中,腹腔镜右半结肠全系膜切除还是会遇到一些麻烦:①术者在手术过程中会不经意间遇到杠杆效应,这可能会造成术中一些重要器官组织受损;②中间入路需要沿着肠系膜上静脉表面向头侧解剖,但肠系膜上动、静脉的分支多且复杂,常常会遇到解剖变异,尤其是胃结肠干更为复杂易出血,所以将所有动、静脉属支解剖出来辨认清楚后再逐个结扎能保证血管完整性;③右结肠后间隙和横结肠后间隙是右半结肠恶性肿瘤手术最为重要的两个外科学平面,充分辨认血管离断后拓展相关外科平面能增加最终肠管游离的安全性,同时也相对容易,所以笔者开始逐步探索翻页式中间入路。基于笔者的经验,翻页式中间入路在以下几个方面存在优势:①避免了传统中间入路拓展层面时可能产生的杠杆效应,避免血管损伤;②使肠系膜上动、静脉的各个属支更直观,更容易辨认;③可以从别的途径进入并拓展横结肠后间隙及右结肠后间隙;④避免为了拓展层面和解剖血管而反复翻转结肠,避免违反不触碰原则,对助手的要求相对较低。腹腔镜右半结肠全系膜切除翻页式中间入路是安全可行的,同时也是传统中间入路的一个有效补充和优化。翻页式中间入路是一种合理的手术入路方式,适合术中发现外科解剖层面辨认不清的患者,并能降低术中血管性出血的风险。

(4)尾侧联合中间入路(caudal-medial hybrid approach,CMHA):助手提起阑尾与回盲部,术者自尾侧打开右侧结肠旁沟腹膜反折线(图 9-14A),进入 Toldt's 筋膜与结肠系膜间的天然外科平面,即 RRCS。此间隙内无重要的器官与复杂结构,分离相对容易、安全。助手将肠系膜向左侧牵引,术者自尾侧向头侧扩展 RRCS(图 9-14B)至结肠肝曲水平,同时向内侧显露十二指肠,此为进入横结肠后间隙(TRCS)的标志

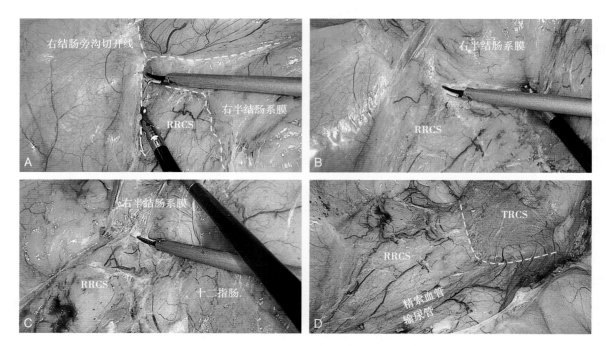

图 9-14　由下而上、由外到内游离右半结肠及系膜
A. 起步；B. 向上拓展 RRCS 至肝曲；C. 游离肝曲；D. 拓展 TRCS。

（图 9-14C、图 9-14D）。手术进行至此，转向传统中间入路。以回结肠动、静脉在肠系膜表面的投影为解剖标志，打开结肠系膜，可轻易与其后方已打开的 RRCS 间隙相会合。后续步骤同传统中间入路。

CMHA 先以回盲部为起点，自下而上、由外向内寻找 RRCS，随后拓展 TRCS；而后转向中间入路，以肠系膜上静脉为主轴由下而上依次解剖、结扎肠系膜根部血管。采用传统完全中间入路，年轻外科医师在寻找并拓展 RRCS 时往往难以精准把握手术层面，层面过深容易进入肾前筋膜后方而损伤其后的输尿管、精索血管等重要结构，抑或层面过浅进入结肠系膜导致出血。而在此术式中，RRCS 已在尾侧入路时充分打开，已经寻找到外科平面，简化了完全中间入路起步阶段分辨 Toldt's 筋膜与结肠系膜间隙的技术难点，同时采用完全中间入路进行系膜血管根部离断及清扫淋巴结的安全性更高，操作更简便，同时右半结肠系膜脏筋膜亦保持完整，符合 CME 原则。与中间入路相比，在一些特定的病例，如较肥胖、系膜层次较难寻找的患者，能够更加容易准确地寻找到正确层面，有利于高质量完成右半结肠 CME。

3. 联合 GCLN 清扫的腹腔镜右半结肠癌扩大根治术　CME 技术对肝曲和右半横结肠癌的切除范围及淋巴结清扫区域有明确的建议：根部结扎中结肠血管并清扫根部淋巴结；根部结扎胃网膜右血管并清扫其根部淋巴结（即幽门下淋巴结）；沿胃网膜血管弓内清扫距肿瘤 10~15cm 范围内的胃大弯侧淋巴结，即清扫 GCLN。其理论依据在于：该部位肿瘤存在 GCLN 转移的可能。许多中国学者认可并采用的所谓扩大右半结肠癌根治术与之类似，即对肝曲和右半横结肠癌，除按照标准的右半结肠癌根治术要求外，还对 GCLN 进行常规清扫。

右半结肠的游离及清扫均按前文所述步骤进行。患者肿瘤位于结肠肝曲，且分期较晚，需行 GCLN 清扫。沿胃网膜血管弓内清扫距肿瘤 10~15cm 范围内的 GCLN，结扎胃网膜右动、静脉根部，清扫幽门下淋巴结（图 9-15）。

与标准的右半结肠癌根治术相比，扩大右半结肠癌根治术 D3 淋巴结清扫增加了三方面

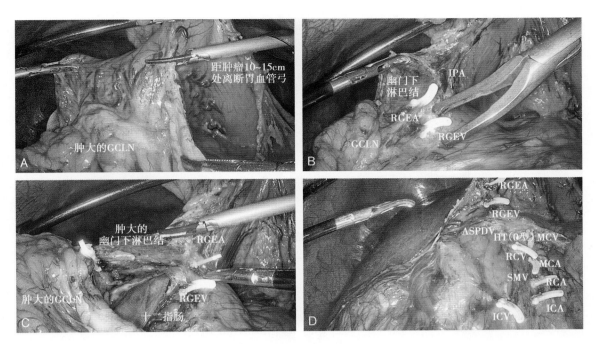

图 9-15　GCLN 清扫

A. 沿胃网膜血管弓内清扫距肿瘤 10~15cm 范围内的 GCLN；B. 胃网膜右血管；C. 根部清扫幽门下淋巴结；D. 联合 GCLN 扩大清扫范围标识。

IPA. 膈下动脉；RGEA. 胃网膜右动脉；RGEV. 胃网膜右静脉；ASPDV. 胰十二指肠上前静脉；RCV. 右结肠静脉；RCA. 右结肠动脉；MCA. 中结肠动脉；MCV. 中结肠静脉；ICA. 回结肠动脉；ICV. 回结肠静脉；SMV. 肠系膜上静脉；HT. 胃结肠干（O 型）。

内容：清扫中结肠血管周围并根部结扎；清扫幽门下淋巴结、根部结扎胃网膜右血管；胃大弯血管弓内切除右半侧大网膜，完整切除胰头十二指肠前筋膜。可以看出，在 GCLN 清扫问题上，中国学者与欧洲学者提出的 CME 认识较为接近，与日本学者提出的 D3 根治术存在一定分歧。目前对于该组淋巴结的转移率、转移临床意义及预防性清扫的临床价值均尚不明确，需要开展高质量临床研究以提供循证医学证据，以更好地规范右半结肠癌根治术的淋巴结清扫范围。研究过程中一定需要严格质控，主要是手术清扫范围的规范性质控及标本取材的准确性质控（图 9-16）。

4. 荧光图像引导手术腹腔镜右半结肠癌根治术　近年来，近红外荧光显影技术在外科领域蓬勃兴起，在此技术引导下的外科手术称为荧光图像引导手术（fluorescence imaging-guided surgery，FIGS）。FIGS 在结直肠手术中的主要应用范围包括：判断吻合肠管的血供；淋巴结绘图定位；转移灶的示踪等。随着 FIGS 在结直肠癌治疗中的应用领域不断扩展，越来越多的临床证据表明，这种术中荧光显像实时导航技术在提高手术的精准性、降低手术并发症等方面具有极大的应用价值。

术前一日行肠镜，于肿瘤旁四象限黏膜下层注射吲哚菁绿（indocyanine green，ICG）1.0mg/ml，各点注射 1ml。进入患者腹腔后，进行腹腔探查，明确有无肝脏、腹膜等转移。开启荧光导航模式，辅助进行肿瘤定位（图 9-17A），确定手术范围（图 9-17B），淋巴结绘图示踪（图 9-17C、D）等。

标本离体后在荧光腹腔镜视野下仍可见系膜及淋巴结示踪显影（图 9-18A），由此可在荧光显影引导下进行淋巴结的检材与剥离（图 9-18B~D）。

FIGS 为前哨淋巴结绘图定位技术（sentinel lymph node mapping，SLNM）的实施提供了一种

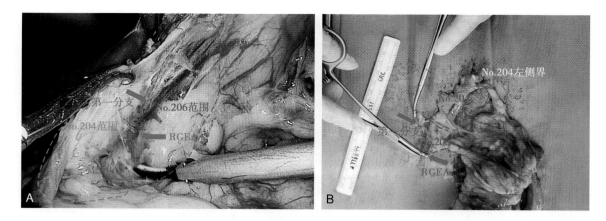

图 9-16 淋巴结清扫、取材质控

A. 幽门下淋巴结（No.206 淋巴结）和胃大弯淋巴结（No.204 淋巴结）清扫范围；B. 幽门下淋巴结（No.206 淋巴结）和胃大弯淋巴结（No.204 淋巴结）取材范围。

RGEA. 胃网膜右动脉。

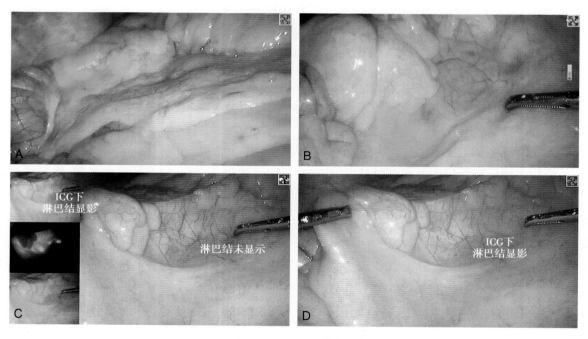

图 9-17 荧光导航腹腔镜探查

A. 荧光最浓聚处提示肿瘤位于升结肠中段，与术前 CT 定位相符；B. 灰阶荧光腹腔镜视野下确定清扫边界，符合 CME 要求；C、D. 荧光腹腔镜视野下可示踪普通腹腔镜视野无法发现的淋巴结。

较为理想的介质：ICG 具有独特的理化特性，经肿瘤旁注射后能在引流淋巴系统内产生显影效果。应用 FIGS 实现 SLNM 对 CRC 的微创化、精细化治疗，是一项具有广阔前景的新技术，但将该技术作为 CRC 手术治疗常规尚需解决如下问题：第一，需明确 SLNM 在 CRC 中的应用指征，SLNM 的准确度及灵敏度随肿瘤 T 分期的进展逐渐下降，且 SLMN 对进展期 CRC 的价值有限，因此，如何精准判断肿瘤 T 分期（CT、MRI、超声内镜等）成为确定是否应用 SLNM 的关键；第二，SLNM 的实施方法也有待规范，对于 ICG 注射部位（黏膜下 vs. 浆膜下）、注射时间（术前 vs. 术中）、注射浓度、注射剂量、活检淋巴结的病理检查方式存在较大争议；第三，SLNM 被认为较传

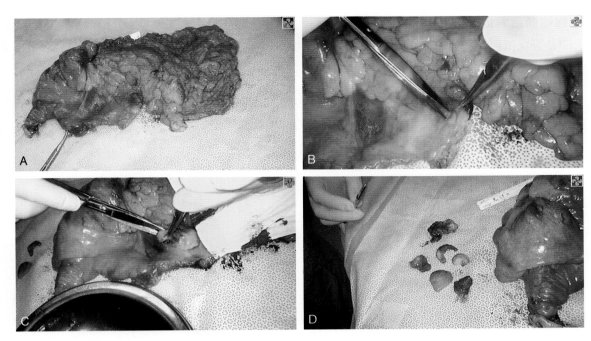

图 9-18　标本展示与淋巴结检材
A. 离体标本展示；B~D. 淋巴结检材。

统染色法对肥胖患者有较高的应用价值,但尚缺乏高质量大样本 RCT 研究证实;第四,经静脉注射 ICG 显影区域外淋巴结或癌结节的技术不应归类于 SLNM,需要在研究中加以规范及统一(视频 9-1)。

视频 9-1　腹腔镜右半结肠癌根治术

五、进展与结语

希望本节所提出的争议热点与难点问题,能够推动开展更多以解决上述问题为导向的、设计良好的临床研究,充分利用我国结直肠外科医师手术技术强、病例积累多的优势,将疑问与争议转化为研究与证据,最终为解决这些问题指明方向,从而使患者真正获益。

(蔡正昊　冯波)

第二节　腹腔镜横结肠癌根治术

腹腔镜结肠手术在国内已成为常规术式,但腹腔镜横结肠癌根治术,由于需要清扫中结肠血管周围的淋巴脂肪组织(此处血管变异多),以及游离肝曲和脾曲,手术难度最大,且病例相对较少,不利于初学者完成学习曲线,不利于术者熟练掌握。目前国内外很少有专门针对横结肠癌开展的腹腔镜临床研究。

横结肠定义为连接肝曲和脾曲之间的结肠,是腹膜内位器官,长 40~50cm。横结肠癌的术式选择因位置差别较大。如位于距肝曲 10cm 内,通常都选择扩大右半结肠切除术;而位于距脾曲 10cm 内,则有一定分歧,可能的选择主要包括扩大左半结肠切除术和根治性横结肠切除术,国外亦有选择根治性扩大右半结肠切除术;位于上述两者之外的横结肠中段癌,是本节介绍的重点,通常选择中间入路的根治性横结肠切除术,做法上有些类似尾侧腹侧入路的根治性扩大右半结肠切除术,区别主要在于手术的初始平面是在回结肠血管的上方还是下方(前者位于上方),即是否保留回结肠血管。

一、适应证与禁忌证

1. **适应证** 适用于横结肠中段癌。

2. **禁忌证**

(1)合并急性肠梗阻、穿孔等急腹症。

(2)严重的肺部疾病。

(3)其他,如肿瘤较大、重度肥胖、腹腔手术史等可列为相对禁忌证,视术者能力和经验而定。

二、术前准备

1. **术前分期** 全腹 CT 平扫加增强扫描,了解 TNM 分期及肿瘤与邻近器官关系。

2. **肠道准备** 建议术前 1 天口服抗生素,但不常规行机械性肠道准备,除非有合并不完全性肠梗阻。术前 1 天流质饮食,术前 6 小时禁食,2 小时前口服 5% 葡萄糖溶液 400ml,2 小时禁饮。

3. **病灶定位** 如病灶较小,则术前 1 天肠镜下纳米碳或亚甲蓝定位并放置钛夹,同时拍腹部卧位 X 线片标记肿瘤位置。

4. **纠正营养不良** 如 NRS 2002 评分 ≥3 分,术前 1 周加用肠外营养。如合并低蛋白血症和贫血,血红蛋白 <90g/L 者,应纠正至 ≥90g/L;血白蛋白 <30g/L 者,应纠正至 ≥30g/L,常规予术前 ONS(如安素,每次 250ml,每日 2~3 次)。

5. **手术麻醉** 气管插管全身麻醉或加用硬膜外麻醉,围手术期采用"多模式"镇痛方案,术中关腹前采用罗哌卡因行腹膜外和皮下浸润注射;术后第 1~3 天对乙酰氨基酚(口服,每次 1 片,每日 2 次);术后第 1~3 天氟比洛芬酯注射液 50mg 静脉滴注,每日 2 次。麻醉常规留置气囊导尿管,不常规插胃管。

三、体位与 Trocar 放置

1. **体位** 患者仰卧,水平分腿位,显示器位于患者头侧。

(1)中央淋巴结 D3 清扫时,主刀医师站于患者两腿之间,第一助手及扶镜手站于患者左侧,第二助手站于患者右侧(图 9-19),同时头高 30°,以便于将小肠推挡至下腹,显露横结肠下区。

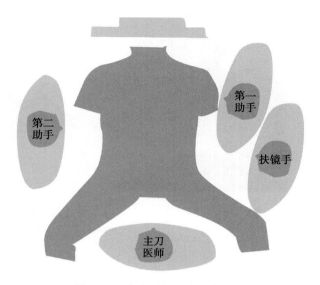

图 9-19 中央淋巴结清扫时站位

(2)游离脾曲时,主刀医师站于患者右侧,第一助手站于患者两腿间,扶镜手站于主刀医师与第一助手之间,监视器转至患者的左侧和头侧(图 9-20)。患者头高 30°,并右倾,以便于将小肠推挡至右侧腹,显露肠系膜下静脉(inferior mesenteric vein, IMV)根部及结肠脾曲。

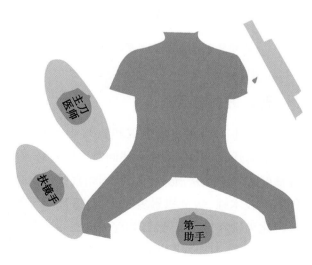

图 9-20 脾曲游离时站位

（3）游离肝曲时，主刀医师站于患者左侧，第一助手站于患者右侧，扶镜手站于患者两腿间（图9-21）。

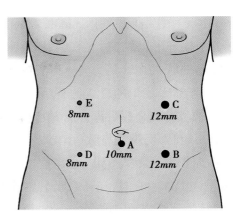

图 9-22 Trocar 放置

腔镜手术部分完毕后取绕脐或上腹正中约 6cm 切口行标本取出及吻合。

四、手术步骤与解剖要点

(一) 手术步骤

1. **中间入路的 D3 清扫** 助手将横结肠上翻并呈扇形展开，注意十二指肠水平部消失处的内侧 1.0cm 为 SMV 的投影线，在回结肠血管蒂的上方，沿 SMV 的右侧横向切开 SMV 与 SMA 表面腹膜（超声刀的工作刀头始终向外），直至显露 SMV，打开 SMV 血管鞘并继续在其左侧横向切开，显露 SMA（图 9-23）。沿 SMV 鞘内血管表面、SMA 左侧缘鞘外表面向胰颈方向分离，分别分离出右结肠动脉（RCA）、右结肠静脉（right colonic vein，RCV）、中结肠动脉（middle colonic

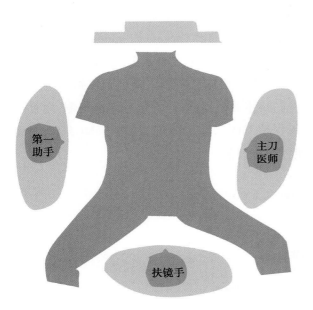

图 9-21 肝曲游离时站位

2. **Trocar 放置** 采用五孔法，脐下 3cm 放置 10mm Trocar 作为观察孔 A，气腹成功后置入 30°腹腔镜，左髂前上棘与脐连线中外 1/3 处置入 12mm Trocar 作为行横结肠系膜下区 D3 清扫时的主操作孔 B，左肋缘下 3cm 锁骨中线置入 12mm Trocar 作为解剖横结肠系膜上区游离肝曲和脾曲时的主操作孔 C，右侧对称位置分别置入 8mm Trocar 作为助手操作孔 D、E（图 9-22）。腹

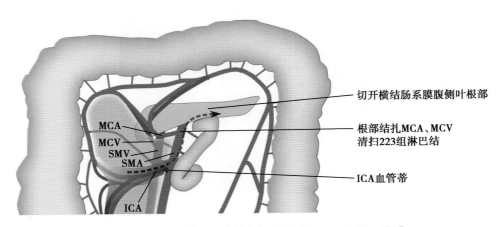

图 9-23 ICA 血管蒂上方横向切开 SMV 和 SMA 表面腹膜

MCA. 中结肠动脉；MCV. 中结肠静脉；SMA. 肠系膜上动脉；SMV. 肠系膜上静脉；ICA. 回结肠动脉。

artery,MCA)、中结肠静脉(middle colonic vein,MCV),予根部淋巴结清扫后,结扎切断。注意不要打开 SMA 的血管鞘。当分离至胰颈下缘水平,显露由 SMV 发出的胃结肠干,尽量不离断主干,待各属支分离显露后再分别离断上右结肠静脉(sRCV)和胃网膜右静脉(RGEV)(图9-24)。注意 MCV 最常见汇入 SMV,也可能汇入胃结肠干,或汇入 IMV。有时,经肠系膜上血管表面分离显露胰颈下缘较为困难,可经十二指肠空肠曲上缘切开横结肠系膜根,这是显露胰颈下缘的便捷方法。然后,沿胰颈下缘横向切开横结肠系膜根 4 层膜结构,进入网膜囊,可见胃后壁。

沿胰体下缘向左侧分离拓展横结肠后胰前间隙时,可能发现走向横结肠系膜左侧的 aMCV 和副中结肠动脉(accessory middle colic artery,aMCA),aMCV 多半来源于汇入 SMV 的 IMV,予根部离断,沿 IMV 向左分离至十二指肠空肠曲左侧胰体下缘,可见 IMV 纵行走向尾侧,注意尽量保留 IMV。沿 SMA 可显露出 aMCA,予以离断(图9-25)。

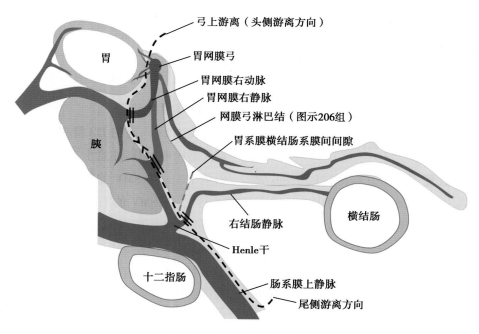

图 9-24　胃结肠干解剖分离

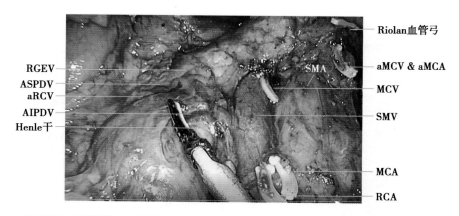

图 9-25　横结肠癌中央淋巴结清扫后相关血管解剖学结构与关系(腹腔镜视野)

RGEV. 胃网膜右静脉;ASPDV. 胰十二指肠上前静脉;aRCV. 副右结肠静脉;AIPDV. 胰十二指肠下前静脉;RCA. 右结肠动脉;MCA. 中结肠动脉;MCV. 中结肠静脉;SMV. 肠系膜上静脉;SMA. 肠系膜上动脉;aMCA. 副中结肠动脉;aMCV. 副中结肠静脉。

2. **脾曲游离** 通常采用三路包抄的方法,步骤基本同根治性左半结肠切除术。区别在于沿胰体下缘向左离断横结肠系膜根后,在 IMV 左侧分离切开降结肠系膜,不离断 IMV(图 9-26),沿其左侧向下,向外拓展左侧 Toldt's 间隙至左结肠旁沟和胰尾(图 9-27)。此后三路包抄游离脾曲,同左半结肠癌根治术。注意近胰尾处分离时常常遇到胃网膜左血管的分支,应予以结扎切断。10cm 长丝线测量横结肠癌远切端,并标记,剪裁系膜,备吻合用。综合笔者科室的回顾性和前瞻性研究结果,针对与远、近切端相对应的胃网膜血管弓的切断原则,笔者认为 T_3 期以上肿瘤应在胃血管弓上分离,T_3 期以下可在胃网膜血管弓下分离,分离时注意避免损伤胃壁。

3. **肝曲游离** 基本同根治性右半结肠切除术(图 9-28),主刀医师和助手间良好的对抗牵引有助于准确进入胃系膜与横结肠系膜间的正确间隙,并沿着十二指肠降部的外侧切开肝结肠韧带和升结肠外侧腹膜。10cm 长丝线测量横结肠癌近切端,并标记,剪裁系膜,备吻合用。综合笔者科室的回顾性和前瞻性研究结果,笔者认为 $T_3 \sim T_4$ 期肿瘤应在近切端对应的胃血管弓上方切断,并向左分离,且 No.206 组淋巴结如在横结肠近端 10cm 肠管对应范围内,也应予以清扫,T_3 期以下可在胃网膜血管弓下分离,不切断胃网膜血管弓。

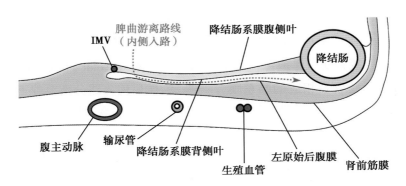

图 9-26 于 IMA 外侧由内向外游离脾曲(不离断 IMV)
IMV. 肠系膜下静脉。

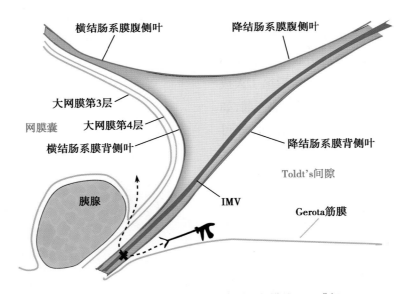

图 9-27 拓展左侧 Toldt's 间隙,离断横结肠系膜根
IMV. 肠系膜下静脉。

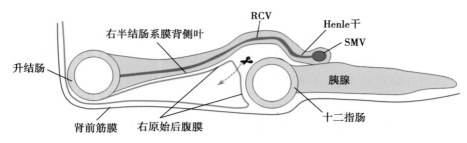

图 9-28 横结肠后胰十二指肠前间隙
SMV. 肠系膜上静脉；RCV. 右结肠静脉。

4. 肠管切除和吻合 吻合主要包括体外吻合和腔内吻合。由于不常规行机械性肠道准备，笔者所在科室主要采用体外吻合，对于拟行腔内吻合时，术前的机械性肠道准备必不可少。但现在仍缺乏前瞻性研究来支持腔内吻合优于或非劣效于体外吻合。

可选择绕脐纵切口或上腹正中纵切口，长约 6cm。逐层切开进腹，放置切口保护套。距肿瘤远、近端各 10cm 切断肠管及相应的肠系膜、网膜弓，移除标本，可选择远、近端结肠行侧侧吻合、端侧吻合或端端吻合，笔者的建议是侧侧吻合时应确保吻合肠管无张力，如果估计吻合肠管一侧可能有张力时，要么重新游离肠管，要么只能选择端侧（可能有张力侧为端）或端端（手工）吻合，常规浆肌层加固缝合，尤其是"裤裆处"，因为此处的张力最大，吻合口漏最容易发生在这里。不缝合系膜裂孔。更换手套，冲洗腹腔，左、右膈下各置一引流管，分层关腹。术后 4 小时患者清醒后即可进食少量清水，术后第 1 天拔除尿管，进食清流质，查腹腔引流液甘油三酯，如 <1.2mmol/L（排除乳糜漏），无活动性出血，即可拔除引流管。

（二）解剖要点

1. 难点和争议 腹腔镜根治性横结肠切除术是一个高难度的手术。笔者总结为四个"一"：一个难点（D3），一个关键点（CME），一个方法（三路包抄游离脾曲），一个争议（No.204 和 No.206 组淋巴结是否需要清扫）。由于在手术一开始就需要进行 D3 清扫，横结肠的血管变异

多，术者只有充分认识到分离过程可能出现的危险，才能胸有成竹，从容应对。而术者对横结肠相关解剖平面的认识不足，可能导致在完成 D3 清扫后，仍然会"误入歧途"，无法完成高质量的 CME。另外，手术可能需要游离肝曲和脾曲，步骤烦琐。对于脾曲的游离，笔者团队的做法首先是内侧入路拓展横结肠后胰前间隙，充分显露胰尾，并拓展左 Toldt's 间隙直到隐约可见降结肠肠壁，然后前入路分离至脾下极，最后是外侧入路沿着降结肠旁沟切开降结肠外侧腹膜，三路包抄完成脾曲游离。

最具争议之处在于是否需要清扫 No.204 和 No.206 组淋巴结（图 9-29），近年来在国内的会议上甚至组织了多场辩论。传统观点认为：结肠癌淋巴引流途径通常被认为是沿着供应肿瘤肠段的动脉，但横结肠癌有可能出现胃网膜弓淋巴结（No.204/No.206 组淋巴结）转移，说明横结肠

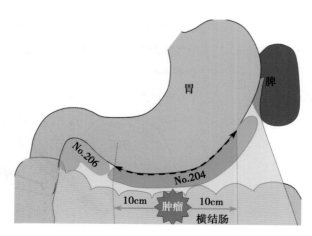

图 9-29 横结肠肿瘤与 No.204 组淋巴结及 No.206 组淋巴结的关系

癌的淋巴结转移涉及系膜内淋巴结与系膜外淋巴结转移。胃网膜弓淋巴结属于结肠系膜外淋巴结，位于胃系膜内，从胚胎学角度分析在横结肠与胃系膜之间存在血管连接，因此对于胃系膜和横结肠系膜之间是否存在淋巴转移通路，横结肠癌根治术是否需要常规清扫肿瘤对应区域的胃网膜弓淋巴结，包含幽门下淋巴结（No.206组淋巴结）及胃大弯侧淋巴结（No.204组淋巴结），是结直肠外科亟须研究解决的问题。

而按照膜解剖的观点，No.204、No.206组淋巴结属于系膜外淋巴结，结扎胃网膜血管及清扫 No.204、No.206组淋巴结的实质就是游离并切除胃网膜系膜，而胃网膜系膜与横结肠系膜仅仅是系膜与系膜床的关系，两者间有天然的系膜屏障相分隔。因此，龚建平教授认为此处的转移应看成是远处转移，不支持常规清扫胃网膜弓淋巴结。而 Hohenberger 等认为在施行横结肠癌 CME 及结扎中央血管手术的同时，需清扫距离肿瘤两侧 10cm 肠管对应的胃网膜弓淋巴结。Bertelsen 等基于 CME 理念的研究发现，横结肠癌根治术中清扫胃网膜弓淋巴结可以降低术后局部复发率并能提高远期预后。Aristotelis 等依据开展的前瞻性临床研究结果，提出将胰腺下区域淋巴结、胃网膜区域淋巴结、脾曲及肝曲淋巴结纳入横结肠癌根治术清扫范围，能提高远期预后。目前国内外关于横结肠癌胃网膜弓淋巴结（No.204 和 No.206组淋巴结）转移的研究，均存在纳入病例数少、前瞻性研究少、回顾性研究多的问题，其中国外研究以胃大弯侧淋巴结（No.204组淋巴结）转移观察为主，国内研究则集中于结肠肝曲癌行扩大右半结肠切除术后幽门下淋巴结（No.206组淋巴结）转移率。在笔者科室既往回顾性研究中，2010 年 1 月—2017 年 12 月收集横结肠癌共 170 例；位于结肠肝曲 89 例，横结肠中段 60 例，结肠脾曲 21 例。结肠肝曲癌的胃网膜弓淋巴结转移率为 9.0%（8/89），横结肠中段癌为 8.3%（5/60），结肠脾曲癌为 0（0/21）。按肿瘤 T 分期，胃网膜弓淋巴结转移

率 T_1~T_2 期为 0（0/18）、T_3 期为 7.1%（8/113）、T_4 期为 12.8%（5/39）。在笔者团队所开展的"纳米碳示踪剂在标记横结肠癌系膜外淋巴结转移的诊断应用（注册号：ChiCTR1900028054）"的前瞻性研究中，已收集 2018 年 1 月—2020 年 12 月符合纳入标准的横结肠癌共 71 例；位于结肠肝曲 38 例，横结肠中段 29 例，结肠脾曲 4 例。结肠肝曲癌的胃网膜弓淋巴结转移率为 0（0/38），横结肠中段癌为 10.3%（3/29），结肠脾曲癌为 0（0/4）。按肿瘤 T 分期，胃网膜弓淋巴结转移率 T_1~T_2 期为 0（0/6）、T_3 期为 1.8%（1/56）、T_4 期为 22.2%（2/9）。因此，综合笔者科室的回顾性和前瞻性研究结果，得出的初步结论是 T_3 期以上横结肠癌需清扫胃网膜弓淋巴结，其转移率为 6.6%（16/241），横结肠癌根治术中清扫胃网膜弓淋巴结对于改善横结肠癌的临床预后有重要意义。

2. **横结肠相关的血管解剖**　横结肠的供血动脉主要是中结肠动脉（MCA）和/或副中结肠动脉（aMCA），收纳血流汇入中结肠静脉（MCV）和/或副中结肠静脉（aMCV）。与横结肠癌 D3 根治术相关的血管解剖包括 MCA、aMCA、MCV、aMCV、胃结肠干、空肠静脉（jejunal vein，JV）和 IMV。

MCA：文献报道的出现率较为恒定（约 100%），从 SMA 发出。其中 1 支型占 88.3%，2 支或 3 支型（即包含 aMCA）占 11.7%。aMCA 在文献报道中的命名较为混乱，部分文献将其命名为左副异常结肠动脉（left accessory aberrant colic artery，LAACA）。其总体发生率为 4%~49.2%，于胰腺下缘从 SMA 发出，发出点位于 MCA 根部的近端，支配脾曲及部分降结肠。当 aMCA 存在时，aMCA 根部淋巴结是左半结肠根治术时的第 3 站淋巴结之一。

MCV：100% 恒定出现。其中 1 支型占 80%，主要汇入 SMV，其他较少见的汇入点包括 IMV、胃结肠干或第 1 支空肠静脉。2 支型或 3 支型 MCV 少见。

胃结肠干:总出现率为89.1%。其中胃胰结肠干最常见(52.6%),胃结肠干和胃胰干的出现率分别为24.8%和16.8%。

JV:30.9%的JV在横结肠癌根治术D3术野内(ICA和MCA水平内)横跨于SMA前方(图9-30),手术时应注意辨认,特别是沿SMA左侧缘向胰颈表面分离时,应避免损伤。

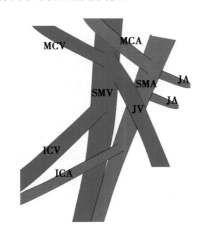

图 9-30 JV 横跨 SMA 前方

MCA.中结肠动脉;MCV.中结肠静脉;SMA.肠系膜上动脉;SMV.肠系膜上静脉;ICA.回结肠动脉;ICV.回结肠静脉;JV.空肠静脉;JA.空肠动脉。

IMV:与传统观点不同的是,文献报道约41.7% IMV 直接汇入SMV,而非注入脾静脉,且有MCV或aMCV汇入,在胰颈下方分离时要避免损伤。

3. **与横结肠 CME 有关的膜解剖原则** 当完成横结肠癌的D3清扫后,从横结肠下区沿SMV和SMA左侧缘表面向上分离,直至胰腺下缘,离断横结肠系膜根,经横结肠后胰颈前间隙进入网膜囊。该过程共需切开4层筋膜,分别为横结肠系膜腹侧叶、横结肠系膜背侧叶、大网膜第4层,最后切开大网膜第3层。其中,横结肠系膜背侧叶和大网膜第4层相融合,形成融合筋膜,走向胰腺后方(图9-31)。

五、进展与结语

本节对腹腔镜横结肠手术的热点与难点问题进行综述和总结,期待能够推动更多高质量临床研究的设计和开展,以回答当前的疑问与争议,为临床转化提供有力证据。

(说明:本文所有配图均由笔者科室王枭杰博士绘制,特此表示感谢!)

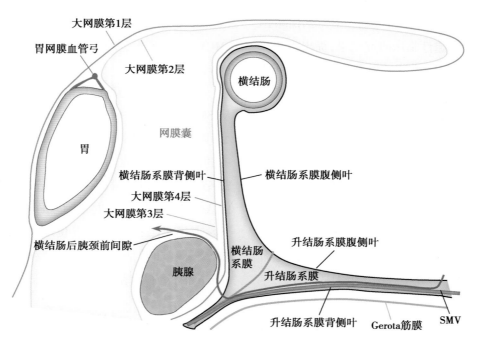

图 9-31 经横结肠后胰颈前间隙进入网膜囊的筋膜层次

SMV.肠系膜上静脉。

(黄颖)

第三节 腹腔镜左半结肠癌根治术

国际疾病分类第 10 版标准（ICD-10）中,左半结肠癌包括脾曲、降结肠和乙状结肠癌。解剖学上左半结肠通常包括横结肠左半部、降结肠和乙状结肠。结肠脾曲被定义为从横结肠尾侧 1/3 处到降结肠初始部。本节着重讲述脾曲附近的降结肠癌以及横结肠癌的左半结肠根治切除术。

脾曲附近的结肠癌发生率低,以脾曲结肠癌为例,分析美国肿瘤监测-流行病学-预后（surveillance, epidemiology, and end result, SEER）数据库发现仅占所有结肠癌的 5%~6%,故其腹腔镜手术实践经验相对较少。另外,由于左半结肠癌手术所涉及的结肠脾曲解剖复杂,腔镜下该手术操作跨度较大,且术中胃、结肠、脾及胰腺等周围脏器损伤的并发症发生率较高,故熟练掌握该术式的学习曲线较长,也一直是结直肠外科医师关注的热点。

一、适应证与禁忌证

禁忌证有高度浸润其他脏器和不能充分减压的肠梗阻,肿瘤的大小也是影响因素。最终适应证的判断要靠腹腔镜进行术中诊断。腹腔镜进行困难的病例就要及时转为开腹手术。

二、术前准备

1. 术前评估及肠道准备

（1）术前评估:首先应评价心肺功能和对气腹的耐受能力,同时通过增强 CT 或增强 MRI 评估肿瘤局部及远处转移情况,判断是否具备手术条件。

（2）肠道准备:非梗阻患者术前 1 天流质饮食,术前 1 天下午开始口服泻剂（硫酸镁或者复方聚乙二醇电解质散）;服用泻剂后大便未排净者,可加用温生理盐水清洁灌肠。怀疑梗阻的患者避免口服泻剂以防止急性肠梗阻的发生,可于术前几日开始进食流质饮食,术前 1 日予温生理盐水清洁灌肠,不完全性肠梗阻者可尝试口服缓泻剂或液状石蜡。

2. 术前肿瘤定位及注意事项

在腹腔镜下,因为结肠病变（尤其肿瘤范围小的）具体部位的确定比较困难,所以建议术前进行标记。日本标记用金属夹定位法或点墨法;王锡山提到通过结肠 CT 3D 成像定位肿瘤。笔者所在科室术前 1~3 天,通过内镜在癌灶周围 0.5~1cm 处选取 2~3 个点,向黏膜下层注入纳米碳混悬注射液（一种淋巴结示踪剂）,每点约 0.1ml,共 0.3~0.8ml。进针时针头与消化道管壁之间应有一定的倾斜角度（45°左右）,要确保进针至黏膜下层。太浅则可能浆膜面无法染色;太深或垂直进针容易出现肠壁穿透,要么进入肠管周围的肠系膜或腹膜后组织而导致术中肉眼下难以发现染色部位,要么造成腹腔内污染,甚至出现一过性菌血症（表现为定位后 24 小时内出现寒战、发热）。为了术前明确结肠肿瘤位于腹腔的大致位置,以便于术中 Trocar 布局,内镜下可同时在紧邻病变的尾侧肠黏膜上固定金属夹,通过腹部 X 线片检查定位（图 9-32）。另外需注意的是,肠管扩张会妨碍腹腔镜视野,因而肠镜退出时要充分进行肠管减压,尽量预防肠管扩张。

三、体位与 Trocar 放置

1. 麻醉与体位

采用气管内插管全身麻醉,气动加压治疗仪、加温等。

取仰卧功能截石位或"人"字位,右侧大腿需稍平一些。右背侧放置侧板,同时为防止头低位身体滑落,在两肩部放置肩部托板。术中根据手术区域调整体位,气腹压力为 12~13mmHg。

2. Trocar 布局

笔者针对左半结肠癌的术中 Trocar 布局不同于传统的五孔法（图 9-33）。

扶镜手 Trocar 位置:腹腔镜头观察孔位于脐上或脐下 1~2cm 处。

术者 Trocar 位置:主操作孔（12mm Trocar）位于右髂前上棘与脐连线的中外 1/3 处（麦氏点）;辅助操作孔（5mm Trocar）位于脐水平上方 10cm 与

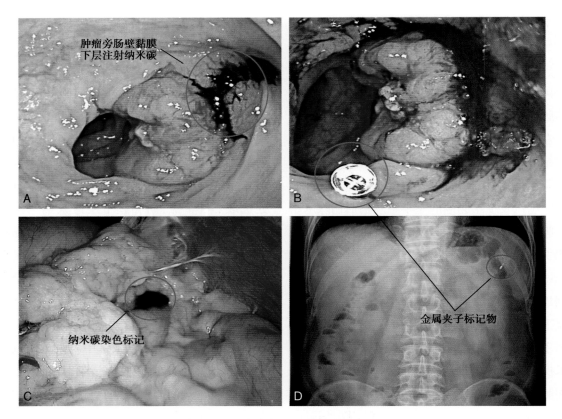

图 9-32 术前内镜下肿瘤定位效果

A. 术前内镜下在结肠肿瘤旁肠壁黏膜下层注射纳米碳;B. 内镜下在肿瘤旁黏膜上固定金属夹;C. 腹腔镜探查发现纳米碳染色的肿瘤所在肠壁;D. 术前腹部 X 线片可见金属夹显影,提示肿瘤位于结肠脾曲。

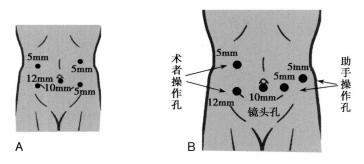

图 9-33 左半结肠癌根治术腹腔镜 Trocar 布局

A. 传统 5 孔法;B. 笔者团队所用左半结肠癌根治术 Trocar 布局。

右腹直肌外缘交叉处的横结肠投影区。右侧穿刺孔应较乙状结肠切除术的穿刺孔位置稍高,否则钳子可能无法到达脾曲。当脾曲悬吊处于高位时,术者可在剑突下追加操作孔(5mm Trocar)。

助手 Trocar 位置:均为 5mm Trocar,1 个位于平脐与左锁骨中线交叉处,另 1 个位于脐上 3~5cm 与左腋前线交叉处,便于放置左结肠旁沟引流管。

四、手术步骤与解剖要点

(一)手术步骤

1. 不同手术入路选择

(1)中间入路——左半结肠内侧及直肠上段游离:先探查壁腹膜、肠管表面、肠系膜、盆腔是否存在种植转移灶,肝脏有无转移,确定肿瘤位置以及肿瘤是否侵犯肠管浆膜(图 9-34)。

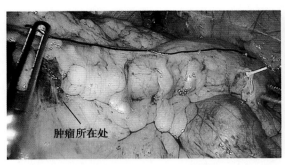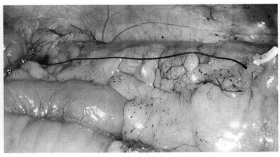

肿瘤所在处

图 9-34 术中丝线定位，hem-o-lock 标记，拟定切除范围

术者位于患者右侧，助手位于患者左侧，扶镜手在术者左手边；主显示屏在患者两腿间偏左（图 9-35A）。患者取头低足高 15°~30°，右侧倾斜 10°~20°，将小肠移至术野外。助手用右手夹持住乙状结肠系膜，与左手协调地使乙状结肠系膜呈直立状，将乙状结肠牵向左上方，显露乙状结肠系膜与腹膜后交界线。术者先应用右侧两个操作孔，在骶岬水平用超声刀于交界线处打开后腹膜，沿腹主动脉表面向上直达 IMA 根部，注意保护神经丛，进入 Toldt's 间隙，向降结肠旁沟方向拓展 Toldt's 间隙，显露并保护左侧输尿管及外侧的生殖血管。

在 IMA 根部打开血管鞘，裸化血管并顺其向下显露左结肠动脉（left colic artery，LCA），乙状结肠动脉第 1 和第 2 分支（顺行游离），分别离断（图 9-36）。胡志前等考虑到 IMA 到直肠上动脉（superior rectal artery，SRA）主干几乎无变异，是天然的解剖标志，故采用自 SRA 到 IMA 根部鞘内逆行游离。若肿瘤位于降结肠或降结肠乙状结肠交界处，须游离直肠上段后外侧：分离直肠系膜后方深筋膜和骶前筋膜间的疏松结缔组织间隙，向尾侧扩展外科平面直至直肠上段后间隙，延长直肠两侧腹膜切口至直肠上段水平，其间注意保护腹下丛。

助手移位至患者两腿间，扶镜手移位至术者右侧。主显示屏在患者的头侧靠左，手术操作部位与显示屏在同一轴线上为宜，全部手术人员都面向一个方向，以减少镜面效应（见图 9-35B）。

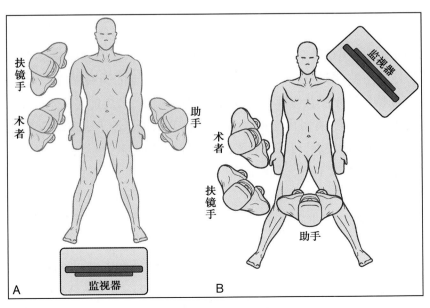

图 9-35 左半结肠癌根治术术者站位
A. 中间入路分离 Toldt's 间隙时；B. 三路包抄游离脾曲时。

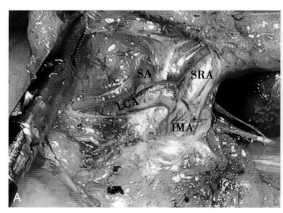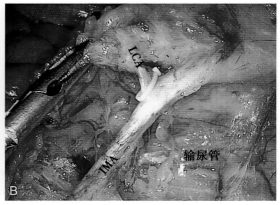

图 9-36 左结肠动脉显露

A. 在 IMA 根部打开血管鞘,裸化血管并顺其向下显露左结肠动脉、乙状结肠动脉和直肠上动脉;B. 结扎左结肠动脉。

LCA. 左结肠动脉;IMA. 肠系膜下动脉;SRA. 直肠上动脉;SA. 乙状结肠动脉。

调整体位至头高足低位,右侧倾斜 30°。助手右手用腔镜肠钳将小肠推向腹腔右侧,左手提起 IMV 远端朝尾侧左腹壁方向牵拉。将 Toldt's 间隙向头侧一直拓展至胰腺下缘,贴近胰腺下缘切断 IMV(图 9-37),并观察有无副中结肠动脉,如有,则从根部结扎切断,完成淋巴结清扫。内侧入路向背侧游离后腹膜下筋膜,逐渐朝头侧游离的话,易进入胰腺背侧,笔者建议靠近胰体尾部时,有意识地切开此层筋膜,向腹侧转换游离层面以顺利"爬坡"到胰腺前方。

于十二指肠空肠曲外侧纵向切开横结肠系膜腹侧叶,进入胰体尾前方的横结肠系膜后间隙,再沿胰体下缘向左侧将横结肠系膜切开至胰尾,可进入降结肠外侧间隙(图 9-38),注意切勿损伤脾脏血管。离断横结肠系膜背侧叶,可自尾侧进入网膜囊(图 9-39);当然,有时由于网膜囊内有粘连,难以从尾侧进入网膜囊,可不必勉强,改采用头侧入路。在胰腺下缘 Toldt's 间隙的外侧刚好能够放入一块纱布,结束内侧的游离。

如果肿瘤位于横结肠近脾曲或脾曲,要追加 MCA 根部的淋巴结清扫。向右将横结肠系膜沿胰体表面切开至胰颈下缘附近,确认 SMA 左壁之后,沿动脉壁清扫淋巴结至 MCA 根部,辨别 MCA 左右分支后,离断左支(图 9-40)。大多数 MCV 左支与 MCA 伴行,可在同一水平离断。

(2)头侧入路(胃结肠系膜入路):向下翻转横结肠,将横结肠以及大网膜移向尾侧。在横结肠中央距离胃大网膜动、静脉 1~3cm 处,用超声刀切开胃结肠韧带,第 2 次进入网膜囊。该过程需要切开大网膜第 1 层与第 2 层(图 9-41)。

由此继续向脾曲切开大网膜。助手右手抓持大网膜头侧牵拉向腹壁,助手左手抓住横结肠脂肪垂牵拉向尾侧,确保术野良好,术者能够看到结肠带,以避免损伤横结肠。对 T₄ 期左半结肠癌,根据"网膜弓原则",需在距离肿瘤 10cm 处进入胃大弯网膜弓内,清扫 No.4 组淋巴结。

开放一部分网膜囊后,助手把横结肠向尾侧充分展开,显露胰腺被膜,展平横结肠系膜,在胰体部附近的网膜囊内可见刚刚经内侧入路留置的纱布。若之前尾侧不能进入网膜囊,可以此为标志,沿胰腺下缘横结肠系膜无血管区打开横结肠系膜前叶,继续向背侧分离横结肠系膜,从头侧进入 Toldt's 间隙,从内侧向胰尾部切开横结肠系膜。用超声刀逐层切开脾结肠韧带以及横结肠系膜前叶、后叶,使之与降结肠外侧游离部相连。

(3)外侧入路:助手往头侧及内侧牵拉结肠,术者以乙状结肠第一曲末端外侧与左侧腹壁之间固有粘连为起始点,沿左结肠旁沟"黄白交接线"向头侧切开左结肠旁沟侧腹膜,与内侧游

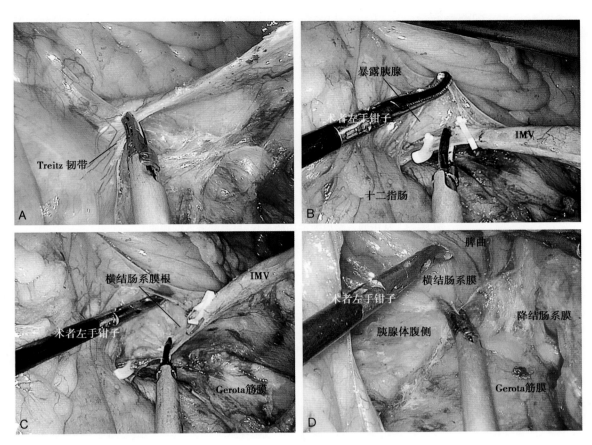

图 9-37 内侧入路显露胰腺

A. 以 Treitz 韧带左侧为起点,易于进入胰腺前方;B. 贴近胰腺下缘切断 IMV;C、D. 离断横结肠系膜根,沿胰体下缘向左侧将横结肠系膜切开至胰尾。

IMV. 肠系膜下静脉。

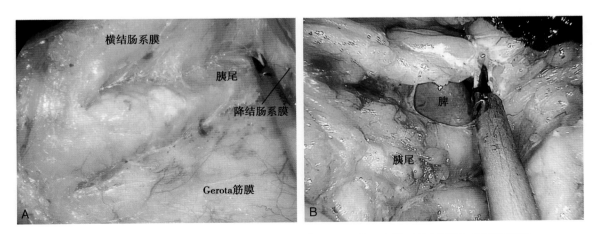

图 9-38 沿胰体下缘朝胰尾方向将横结肠系膜切开,可进入降结肠外侧间隙,并可见脾脏

A. 沿胰体下缘向左侧将横结肠系膜切开至胰尾;B. 进入降结肠外侧间隙见脾脏。

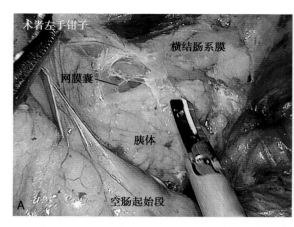
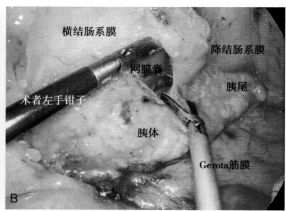

图 9-39 从中间入路离断横结肠系膜，自尾侧进入网膜囊

A. 从中间入路离断横结肠系膜；B. 自尾侧进入网膜囊。

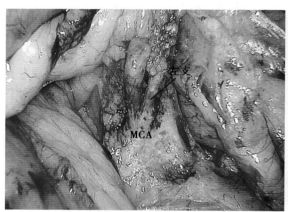
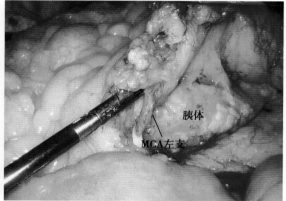

图 9-40 中结肠动脉左支

MCA. 中结肠动脉。

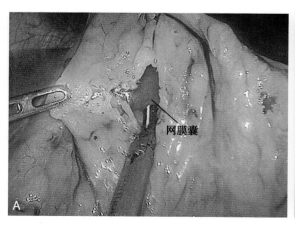
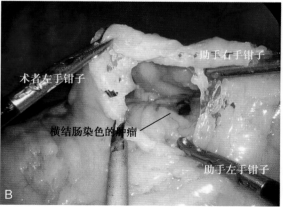

图 9-41 头侧入路

A. 进入网膜囊；B. 通过网膜孔内可见横结肠染色的肿瘤。

离的左 Toldt's 间隙会合,注意将位于睾丸(卵巢)血管腹侧的腹膜下筋膜深叶逐渐剥离并保留下来。如肿瘤与侧腹膜粘连则连同粘连的腹膜一并切除(图 9-42)。

游离到靠近脾时,术者可移位至患者两腿间,助手移位至患者右侧。助手夹持肠钳将降结肠向右下部牵拉,术者显露离断膈结肠韧带、脾结肠韧带(注意避免损伤胰体尾、脾脏与结肠脾曲),第 3 次进入网膜囊(共需切开 2 层膜结构:大网膜第 2 层与第 3 层的延续筋膜、大网膜第 1 层与第 4 层的延续筋膜),使之与内侧游离的平面完全贯通,最后也与前方入路会合,直至脾曲完全游离。

对于局部侵犯浆膜层的 T$_4$ 期左半结肠癌,应该紧贴脾脏下缘进行网膜囊的切除并游离脾曲。而对于浆膜层未突破的左半结肠癌,可紧贴结肠脾曲进行游离。将结肠脾曲向右下部进行牵拉。

2. **标本取出与肠吻合**　当预计切断处肠管能充分牵到脐部,且残留肠管足够长,能安全吻合,即可结束腹腔镜操作。

根据肿瘤位置及大小,将脐部 Trocar 孔向头侧延长 3~5cm(在横结肠比较长、乙状结肠比较短的时候,也可以向 Trocar 孔尾侧切开皮肤),做辅助小切口。为了防止辅助小切口内癌细胞种植,常规放置塑料保护套保护切口,将游离的肠段及系膜提出腹腔外,扇形展开左半结肠袢,于肿瘤两侧约 10cm 处切断结肠及相应结肠系膜(确保肠管有充分的血供),确认结肠系膜没有扭转,行结肠间的端端、端侧或侧侧吻合。必要时用 4-0 可吸收线行吻合口及闭合口全层缝合加固。

3. **清理术野及关腹**　肠管吻合后,还纳入腹腔,关闭辅助切口后(塑料保护套可接盖子),重新建立气腹,再次进行腹腔镜下操作。腹腔内用大量温热蒸馏水冲洗(尤其对于浸润至浆膜面的进展期肠癌患者),充分止血,理顺肠管防止扭曲和内疝等发生(尤其注意空肠近端小肠滑入左半结肠背侧,需提拉置于腹侧)。于左下腹穿刺孔放置负压引流管至脾窝,依次拔出各套管,缝合脐部套管孔,术毕。

(二)解剖要点

1. **血管供应**　左半结肠癌血管解剖复杂,供血动脉主要包括 IMA 发出的 LCA、SMA 发出的 MCA 左支,少部分患者还有变异的副结肠动脉。当肿瘤位于横结肠时,其供血动脉多为 MCA 左支;当肿瘤位于降结肠时,其供血动脉多为 LCA。

结肠脾曲动脉血供:一般将 IMA 向左侧发出的第 1 个分支定义为 LCA;LCA 再发出的分

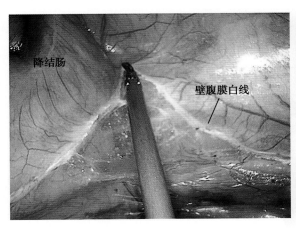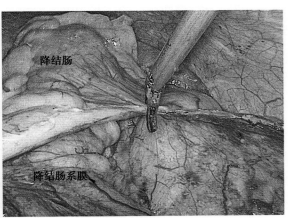

图 9-42　游离结肠外侧

从结肠外侧游离降结肠乙状结肠交界附近的生理性融合,可以内侧游离时放置的纱布为标记,使内、外侧入路相通。

支不称为"动脉",而是称为"支"。Tanaka 等运用 CT 3D 扫描分析结肠脾曲的供血动脉,发现脾曲的动脉供血有 4 种类型:1 型为有共同主干的 MCA 左支和 LCA(n=48,54.5%);2 型为独立起源的 MCA 左支及 LCA(n=8,9.1%);3 型为起源于 SMA 的副左结肠动脉和 LCA(n=27,30.7%);4 型为单纯 LCA(n=5,5.7%)。

副中结肠动脉:10% 为 SMA 的左侧分支,其发出点在 MCA 发出点的近心端,偏左侧进入横结肠系膜内,沿胰腺下缘走行,供应横结肠左半部及结肠脾曲(图 9-43)。

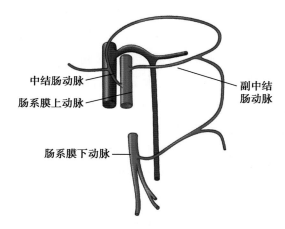

图 9-43　副中结肠动脉

Griffiths 关键点:脾曲处 MCA 与 LCA 之间边缘动脉弓的薄弱吻合。在 Griffiths 关键点薄弱或缺如的人群中,一旦术中高位结扎了 IMA主干,近端肠管出现血运障碍的可能性会增加。

Riolan(里奥兰)动脉弓:是 MCA 与 LCA 间的重要吻合支,出现率小于 10%,其管径相对细小。当左半结肠主要供血动脉狭窄甚至闭塞或相应肠管发生病变时,该动脉弓可能相应代偿性增粗,以发挥侧支循环的代偿作用。

Sudeck 危险区:乙状结肠动脉最下支与 SRA 之间吻合。该危险区出现血管吻合缺失的概率为 4.1%;即使血管吻合存在,此处血管的平距直径为 1.9mm,对于肠管的血运供应也不足。在行左半结肠癌手术中,由于吻合口远端可能留下较长的乙状结肠及直肠,如果于根部离断 IMA,有可能发生吻合口远端肠段缺血,易发生吻合口漏。而保留 SRA,远端肠管血运更好,有利于降低吻合口漏发生率。

2. 膜解剖层面　在胚胎发育时期,结肠脾曲位于中肠和后肠的交界处,其供血处于肠系膜两套血管系统之间。在发育过程中,原始肠袢以 SMA 为轴心发生逆时针旋转,旋转结束后,升、降结肠背侧系膜和原始后腹膜发生融合,使升、降结肠固定。左半结肠癌需要切除的筋膜主要包括结肠脾曲与胰体尾、脾脏下极及左肾前方的融合筋膜(又称 Toldt's 筋膜),以及降结肠及其系膜后叶与左侧腹膜融合形成的 Toldt's 筋膜(图 9-44)。

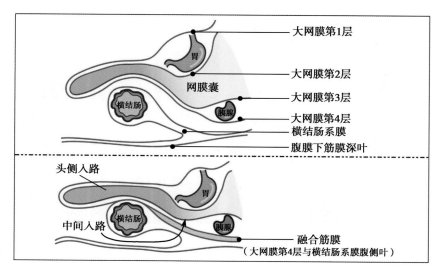

图 9-44　胚胎发育大网膜与横结肠系膜腹侧叶融合形成筋膜及左半结肠不同入路

Toldt's 线与 Toldt's 间隙：Toldt's 线是以乙状结肠粘连带为起点向头侧寻找，左半结肠系膜和侧腹壁之间纵行的白色愈合线（位于肾前筋膜和肾后筋膜在降结肠后方愈着缘的外侧）。其内侧为结肠系膜的黄色脂肪及表面覆盖的脏腹膜，外侧为侧腹壁白色的腹横筋膜及壁腹膜，因此 Toldt's 线又称黄白交界线。Toldt's 间隙为左结肠系膜后叶即 Toldt's 筋膜与肾前筋膜即 Gerota 筋膜之间的融合筋膜间隙。

Greota 筋膜：亦称为腹膜下筋膜浅层或肾前筋膜，指 Toldt's 筋膜后方一层薄如蝉翼的筋膜，覆盖着输尿管、输精管及生殖血管。

脾曲韧带：结肠脾曲部的固定，关键有 2 条韧带参与。一是膈结肠韧带：在第 11 肋骨水平将降结肠起始段的外侧壁固定于膈肌后外侧，是连接结肠脾曲和覆盖于膈肌左后外侧壁腹膜的坚韧结构。二是脾结肠韧带，由结肠脾曲与脾脏间的壁腹膜或者由横结肠系膜最左侧部分形成。这 2 条韧带在解剖上造成脾曲成为所有大肠肠管中最深在的部分。为了降低脾曲完全游离的手术难度，Grezen 等提出部分性脾曲游离的概念，即在充分拓展左侧 Toldt's 间隙并游离乙状结肠和降结肠后，切断脾结肠韧带与膈结肠韧带直至脾脏的体部能够完全显露。

从横结肠系膜根进入网膜囊：左半结肠癌根治术中沿着左 Toldt's 间隙向头侧拓展分离，可见该间隙与胰腺后间隙相通。刁德昌等发现，该间隙与网膜囊不在同一个解剖平面，需要术中辨认胰腺下缘，并切开其附着筋膜才能与网膜囊会合。池畔等通过腔镜下活体解剖发现，横结肠系膜根是左 Toldt's 间隙和横结肠后间隙之间的关键障碍，其本质是胚胎发育过程中，横结肠系膜和降结肠系膜的移行区域受 SMA 牵拉，并受胰体压榨形成的膜状结构。左半结肠癌根治术中，需要在横结肠系膜根部进行离断，才能使两间隙相通，避免分离层面进入胰腺后方。该过程共需切开 3 层筋膜，分别为横结肠系膜腹侧叶、大网膜第 4 层，以及最后切开的大网膜第 3 层。其中横结肠系膜腹侧叶和大网膜第 4 层相融合，形成融合筋膜（图 9-45）。

五、进展与总结

1. 肠段切除范围的争议　关于左半结肠癌的肠段切除范围，即肿瘤两端的肠管切除长度，目前仍存在争议。日本学者首先以高桥孝提出的肠癌"供血动脉正方形模型"为例来定义左半结肠癌：当仅结扎 LCA 时，为左（段）结肠切除术；当同时结扎 LCA 和 SA 时，为左半结肠切除术；当同时结扎 SA、LCA 以及 MCA 左支时，则定义为扩大左半结肠切除术（图 9-46）。在此基础上，第 9 版日本《大肠癌处理规约》根据术中滋养血管、淋巴结清扫范围决定切断线，即结

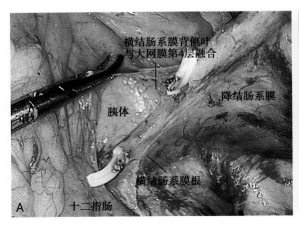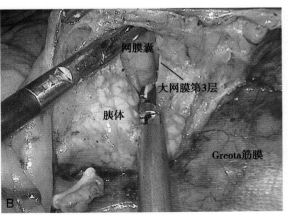

图 9-45　从横结肠系膜进入网膜囊解剖路径
A. 横结肠系膜腹侧叶和大网膜第 4 层相融合；B. 切开大网膜第 3 层，进入网膜囊。

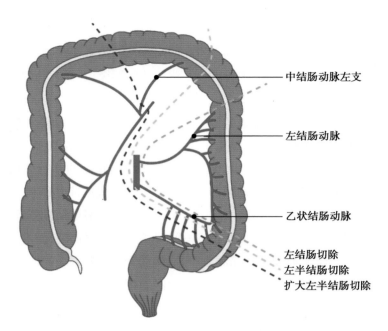

中结肠动脉左支

左结肠动脉

乙状结肠动脉

左结肠切除
左半结肠切除
扩大左半结肠切除

图 9-46 左半结肠癌不同切除范围定义

合"10+5"原则决定肠段切除范围。欧美国家大多采用"10cm 原则"。研究表明,结肠癌周围 >10cm 肠管的肠旁淋巴结转移率仅为 1%~2%。国内学者要求"肠管两切缘距离肿瘤边缘需大于 10cm"。

关于左半结肠癌行扩大右半结肠切除术是否获益?以近期报道的欧洲多中心回顾性研究 399 例脾曲结肠癌为例:143 例(35.8%)接受了扩大右半结肠切除术,有 131 例(32.8%)接受了左半结肠切除术,有 125 例(31.4%)接受了左肠切除术;虽然扩大右半结肠切除组的淋巴结数量优于其余 2 组,但术后肠梗阻发生风险显著增加,且三组间的近期及远期预后无明显差异。意大利外科肿瘤学会汇总分析了 31 个结直肠手术转诊中心的 1 304 例结肠脾曲癌数据:791 例患者接受了脾曲切除术(60.7%),513 例接受了扩大右半结肠切除术(39.3%),认为节段切除术是治疗脾曲癌的一种安全有效的选择。Rega 等比较了结肠脾曲癌的 3 种手术方式:22 例(21.4%)行扩大右半结肠切除术,24 例(23.3%)行扩大左半结肠切除术,57 例(55.3%)行脾曲节段切除(MCA 左支、LCA 根部结扎)。发现 3 组的总存活率、无进展存活率及围手术期并发症发生率

差异均无统计学意义。由此,基于以上研究,在段结肠切除的基础上,目前暂无证据支持扩大肠段切除范围能显著提高预后。

2. **区域淋巴结清扫范围**

(1) D2 还是 D3 淋巴结清扫:目前尚缺乏专门针对左半结肠癌区域淋巴结转移规律的研究。根据《中国结直肠癌诊疗规范(2023 版)》,对于结肠癌,当肿瘤为 $T_1N_0M_0$ 期且具有预后良好的组织学特征(如分化程度良好、无脉管浸润)时,建议局部切除。当为 $T_{2-4}N_{0-2}M_0$ 期时,建议首选相应结肠切除联合区域淋巴结清扫。区域淋巴结清扫必须包括肠旁、中间和系膜根部淋巴结。由此可见,《中国结直肠癌诊疗规范(2023 版)》仅推荐早期结肠癌(T_1N_0)行局部切除,除此之外的非转移性结肠癌均推荐行 D3 淋巴结清扫。而日本第 9 版《大肠癌处理规约》推荐临床分期 Tis 期可行局部切除(D0)或肠段切除(D1),T_1N_0 期者可行 D2 手术,分期为 T_2N_0 期者可行 D2 或 D3 手术,对于临床分期为Ⅱ~Ⅲ期的则应行 D3 手术(图 9-47)。也就是说,仅 $cT_3~T_4$ 期或 $cTis~T_2$ 期但临床怀疑区域淋巴结转移的患者建议行 D3 手术。

(2) 是否需要完全清扫 No.223、No.253 组

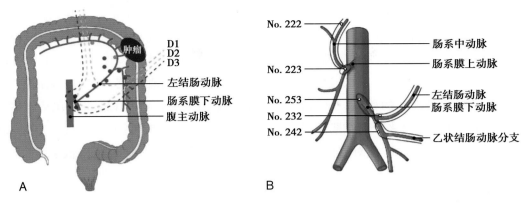

图 9-47　左半结肠癌淋巴结清扫
A. 左半结肠癌 D1、D2、D3 手术范围；B. 左半结肠癌 D3 站淋巴结。

淋巴结：依据日本《大肠癌处理规约》，No.223组淋巴结为 MCA 根部淋巴结，No.253 组淋巴结为 IMA 淋巴结（图 9-47B）。结肠淋巴结清扫一般由肿瘤的支配血管决定，左半结肠由 SMA 和 IMA 双重供血，在行根治术时，其主淋巴结 No.223、No.253 是否需要完全清扫存在争议。Manceau 等回顾性分析了 65 例结肠脾曲癌行结肠次全切除术的患者，发现肿瘤转移至 SMA 系统淋巴结的比例为 9%。Watanabe 等采用 ICG 腹腔镜术中观察结肠脾曲癌患者的淋巴流向，31 例患者中流向 MCA 左支有 9 例（29.0%），流向 LCA 有 13 例（41.9%），流向 IMV 有 9 例（29.0%）。Vasey 等术中采用放射性元素锝-99 观察 30 例结肠脾曲癌的淋巴流向，28 例（93.3%）患者的淋巴主要流向 LCA，剩余 2 例（6.7%）的淋巴主要流向 MCA。Tanaka 等术前运用 CT 3D 扫描分析结肠脾曲的供血动脉，认为降结肠癌、乙状结肠癌仅需要清扫 No.253 组淋巴结；而结肠脾曲癌可能需要同时清扫 No.223、No.253 组淋巴结。福建医科大学附属协和医院回顾性分析 556 例左半结肠癌患者的淋巴结转移情况，发现脾曲组 No.223 组淋巴结转移率为 7.3%，No.253 组淋巴结转移率为 2.4%；降结肠组和乙状结肠组 No.253 组淋巴结转移率分别为 4.1% 和 5.9%，而 No.223 组淋巴结未发现转移。综上，笔者认为若肿瘤位于降结肠、乙状结肠，只需清扫 No.253 组淋巴结，若肿瘤位于结肠脾曲，须同时清扫

No.223、No.253 组淋巴结。

IMA、MCA 血管根部高位结扎，肿瘤学效果是否有差异尚缺乏高级别临床医学证据，且可能带来残留肠管缺血风险。因此，左半结肠癌清扫 No.223、No.253 组淋巴结不必高位结扎 IMA、MCA。关于 IMV 的结扎水平，基于吲哚菁绿示踪淋巴流向的研究证实了沿 IMV 淋巴回流通路的存在，其发生率为 41.9%。脾曲癌可通过两条路径发生 IMV 根部的淋巴回流：①先沿着 LCA 回流，在 LCA 与 IMV 交叉处过渡至 IMV，再回流到其根部，占 25.8%；②直接通过 IMV 回流到其根部，占 16.1%。因此，笔者建议在行左半结肠切除术的 D3 清扫时，应于 IMV 根部，即胰腺下缘水平进行结扎。

3. 优先入路争议　左半结肠癌根治术中，不仅要游离结肠脾曲，还需要清除左半结肠引流区域的淋巴结，优先采用何种手术入路存在一定争议。

外侧入路：从降结肠外侧的侧腹膜开始自下而上、自外而内地沿 Toldt's 筋膜分离整个降结肠及结肠脾曲。与传统开腹手术路径相似，对于有丰富左半结肠开腹手术经验并尝试腹腔镜手术的外科医师较为适用，但缺点是初学者易误肾后间隙。

中间入路：最常用，在肥胖患者术中的优势更明显。左半结肠中线侧的腹主动脉前筋膜是左、右肾前筋膜跨越主动脉的部分，是左半结肠

系膜的边界,此处最为薄弱,由此很容易进入左半结肠系膜后的融合 Toldt's 间隙。向上、向外扩展间隙,保证左半结肠系膜及肾前筋膜的完整性,于胰腺下缘处打开横结肠系膜根,进入网膜囊,继续向左完成结肠脾曲的游离。该入路即运用"自内侧向外侧"方法来分离结肠系膜,有利于显露输尿管,从而有效防止对泌尿系统的损伤。

前入路:于横结肠中部打开胃结肠韧带,进入网膜囊,向左分离,直至结肠脾曲彻底游离。打开胃结肠韧带后,即可进一步分离结肠脾曲,且有利于后续手术中视野的显露。

其他改良入路:刁德昌等在中间入路的基础上,提出了横向入路,即先切断横结肠系膜后叶,提前进入并充分扩展胰腺前间隙后,再切断胰腺下缘附着的筋膜与左侧 Toldt's 间隙贯通。该方法的优势在于,可防止在由下向上的中间入路中,因胰腺下缘辨认不清,导致手术层面误入胰腺后间隙而损伤胰腺。张学东等采用混合入路方式,即先行中间入路和外侧入路结合的手术操作,完成结肠系膜的完整分离,最后行网膜囊内入路。

一项纳入 1 477 例患者的 meta 分析结果显示,与外侧入路相比,中间入路的手术时间较短,手术中转率较低。Benseler 等比较了中间入路、外侧入路和前入路等 3 种脾曲游离路径的术中和术后并发症发现,外侧入路术中结肠损伤、脾损伤、胰尾损伤和术中出血的发生率均较高,且

容易走深间隙。笔者认为,上述入路各有优缺点(表 9-4)。要体现 CME 原则,实现 D3 淋巴结清扫,单一的中间入路操作较为困难,如中间入路结束后,转到外侧入路,可与内侧游离的 Toldt's 间隙相互会合。日本 Kakeji 及国内池畔教授均提倡以中间入路为主的"三路包抄"方式将脾曲游离的困难分 3 步完成,降低了脾曲游离的难度。无论如何,规范化的手术入路和方式、正确的解剖层次及肿瘤供血血管的辨识是确保根治性手术安全性和远期疗效的重要因素。

4. 肠管吻合方式

(1)腹壁外肠管吻合:通常所说的腹腔镜左半结肠切除术实际是腹腔镜辅助左半结肠切除术,即在镜下完成淋巴结清扫和游离肠管,然后通过辅助切口将肠管提出腹壁外完成标本切除与肠管吻合,方式有 3 种。

端端吻合:传统上两侧残留肠管断端靠拢,手工针线全层间断缝合完成吻合。目前往往采用器械吻合,肠管近端置入吻合器抵钉座后,自肛门置入管状吻合器,完成端端吻合,但有时操作杆较难通过乙状结肠。笔者通常于肠管一侧离吻合口约 5cm 处切一小口,置入圆形吻合器击发完成吻合后退出,该小口用 4-0 线连续缝合关闭。

端侧吻合:经肿瘤尾侧残留肠腔断端置入抵钉座,然后提起横结肠,在肿瘤头侧正常肠壁上戳一小口,插入端端吻合器,连接抵钉座,确认肠管及系膜无扭转后击发完成吻合;距吻合口约

表 9-4 左半结肠癌根治术不同入路优缺点

手术路径	优点	缺点
外侧入路	与传统开腹手术的路径相似	易误入肾后间隙;存在将胰腺组织误认为脂肪组织而损伤的可能;脾曲位置较高的病例亦较困难
前入路	操作简单,胰体尾解剖结构显露比较清楚	对于肥胖患者或大网膜与横结肠粘连较重者,游离过程比较困难
中间入路	根部结扎血管,符合肿瘤的根治原则;易进入 Toldt's 间隙;在分离 Toldt's 间隙时将降结肠外侧腹膜、膈结肠韧带及横结肠系膜都予悬空分离,方便后续离断	操作较复杂,对解剖层次的要求比较高

3cm 用直线缝合器离断闭合肿瘤所在肠管,提取标本。

侧侧吻合:常采用直线切割闭合器进行吻合,需要游离范围更广的结肠,将整个左半结肠拉出体外,由于辅助切口较小,有时容易出现肠管扭转。

其他:对于部分结直肠多原发癌或结肠梗阻扩张血供不佳(尤其近端肠壁水肿僵硬)的患者,需行扩大左半结肠甚至部分直肠切除术。但此类患者原位吻合张力大,且横结肠系膜斜跨十二指肠空肠曲上方会压迫空肠引发肠梗阻。此时可考虑回肠后方结直肠吻合或旋转升结肠吻合(又称 Deloyers 手术)。

(2)完全腔镜下肠管吻合:对于肥胖、腹壁肌肉发达或结肠系膜较短的患者,通过辅助切口完成腹壁外肠管吻合往往需要更长的腹壁切口和更长的游离肠管(甚至缩短肿瘤上、下切缘距离)才能获得足够的显露并降低吻合口张力。

为了降低对结肠游离长度的要求并减小腹壁创伤,提出了全腹腔镜左半结肠切除术与腔内完成肠吻合,方式众多,各有优缺点(表 9-5)。

Overlap 吻合:在确定肠管上下切缘后,笔者使用直线吻合器从对系膜缘向系膜缘方向离断肠管;分别在近端肠管结肠带的断端处和远端结肠距断端 6cm 结肠带上打开肠腔。将远端结肠上提,从尾侧将直线切割闭合器(60mm)两侧臂分别置入远端和近端结肠腔内,牵拉远、近端结肠系膜,使远端和近端结肠残端重叠且结肠带对结肠带,击发后完成 Overlap 侧侧吻合。腔镜下用 3-0 倒刺线连续缝合关闭共同开口。

5. **手术要点**

(1)遵循正确外科平面:全结肠系膜完整切除所遵循的外科平面在胚胎时期就已形成,沿这个层面操作可使包被在系膜内的血管及淋巴组织被整块切除。左半结肠游离的外科平面由3 个间隙共同构成,包括左结肠后间隙(乙状结

表 9-5　左半结肠全腹腔镜下吻合的方式

全腹腔镜下吻合方式		操作方法	优点
手工吻合		腹腔镜直视下缝合,先缝合后壁再缝合前壁	经济节约
圆形吻合器	直接置入抵钉座法	切断近端结肠,经下腹部 12mm Trocar 置入抵钉座,镜下荷包缝合近端肠管断端后,由断端置入抵钉座,收紧缝线,由肛门置入吻合器,完成结肠端端吻合	
	反穿刺法	切断近端肠壁后,由近端结肠断端置入带缝线的抵钉座,然后以闭合器闭合近端肠管,将带穿刺头的抵钉座拉出肠外;标本也可经肛取出,接着以闭合器封闭远端,最终经肛完成结肠端端吻合	
直线切割闭合器	顺蠕动侧侧吻合	近、远端肠壁均用闭合器离断,将两断端并拢并拉向左上腹,在距离结肠断端的合适距离于系膜对侧肠壁上分别开孔,将张开的直线切割闭合器分别置入两侧肠管内,使用切割闭合器完成结肠带对结肠带侧侧吻合后,用可吸收线连续缝合关闭共同开口	重复性强、容易掌握并适合推广使用
	逆蠕动侧侧吻合(三角吻合)	同上使用切割闭合器完成结肠带对结肠带侧侧吻合后,间断缝合共同开口 2~3 针,提起缝合线后,以切割闭合器垂直于系膜关闭共同开口	采用切割闭合器关闭共同开口,减少了镜下缝合
	Overlap 吻合	分别在近端肠管结肠带的断端处和远端结肠距断端 6cm 结肠带上开孔,进入肠腔,从尾侧将直线切割闭合器两侧臂分别置入远端和近端结肠腔内,牵拉远、近端结肠系膜,使远端和近端结肠残端重叠且结肠带对结肠带,击发后完成侧侧吻合	对系膜长度要求低,可以由尾侧亦可由头侧置入闭合器,吻合方式比较灵活

肠、降结肠、结肠脾曲及其系膜与腹后壁之间)、横结肠后间隙(左半横结肠与胰尾之间)、融合筋膜间隙(横结肠系膜与胃系膜之间)。

随着腹膜下筋膜深叶腹侧的显露,术者与助手需要配合共同展开一个平面,以对整个面进行游离,而不是依靠一个点的操作来进行游离。从尾侧向头侧剥离降结肠系膜与 Gerota 筋膜,会误进入胰腺背侧。以 Treitz 韧带左侧为起点,则易于进入胰腺前方的正确层面。以包含 No.253 组淋巴结在内的 LCA 断端为顶点,以距离肿瘤口侧及尾侧各 10cm 的肠管切除点为标志,扇形切除肠系膜,这样可完整切除肿瘤区的肠系膜。

（2）脾曲及横结肠系膜左半的游离:结肠脾曲存在生理解剖上的系膜扭转,胰尾包绕在根部横结肠系膜内,脾下极紧邻结肠脾曲。离断横结肠系膜时,若处理不当,容易造成胰腺、脾脏损伤。结肠脾曲游离一般指完全离断结肠脾曲周围的附着韧带及横结肠系膜前叶和左结肠系膜后叶,使网膜囊和左侧 Toldt's 间隙彻底贯通,从而达到让左半结肠管从腹后壁完全松解下来的目的。

结肠脾曲游离,可归纳为以下 4 个部分的游离:结肠系膜后方 Toldt's 间隙、横结肠系膜、胃结肠韧带(包括脾结肠韧带)、结肠旁沟(包括膈结肠韧带)。不同入路的区别主要体现在对上述 4 个部分游离顺序的不同。笔者首选中间入路,遵循由下而上、由内至外的解剖顺序:在遵循左 Toldt's 间隙这一分离层面的基础上,由下而上完成降结肠系膜后外叶平面扩展;以 Treitz 韧带左侧为突破口,贴胰体下缘离断 IMV 后,由内向外尽量向胰尾拓展,在此切断横结肠系膜左半;从上由右至左于胃网膜血管弓外切断胃结肠韧带进入网膜囊,继续切断部分胃脾韧带与脾结肠韧带;在外侧沿左 Toldt's 线游离,切断膈结肠韧带,并与内侧、头侧入路会合于脾下极,切断,从而完成脾曲及横结肠系膜左半的游离。脾曲游离时灵活变换患者体位及操作者位置,有利于改善术野显露。另外,注意轻柔牵拉,以避免撕裂脾下极被膜而致出血。

（3）其他:拓展 Toldt's 间隙采用“挑拨离间”的手术技巧。助手往腹壁方向“挑起”结肠系膜,术者通过钝性分离(可用小纱条一端)和锐性分离相结合的“拨”方法分离间隙,向外侧一直拓展至左结肠旁沟并留置纱条标识。考虑到肥胖患者的腹腔空间相对狭小,术野常被小肠遮挡,严重影响手术操作,笔者建议对于该类患者离断 LCA 后可不立即离断 IMV,一方面保留左半结肠系膜完整,另一方面让乙状结肠系膜形成一个膜性屏障,把整个小肠挡在右上腹,以避免小肠对术野的干扰。

（叶乐驰）

第四节　腹腔镜全大肠切除术

腹腔镜全大肠切除术主要用于家族性腺瘤性息肉病和溃疡性结肠炎等疾病的治疗。手术切除的范围广,难度大。该术式可看为低位直肠前切除术 + 左半结肠切除术 + 横结肠切除术 + 右半结肠切除术的组合,最后行回肠储袋肛管吻合术。肠管游离顺序可以选择顺时针方向,依次游离右半结肠、横结肠、左半结肠和直肠;也可以选择逆时针方向进行,即依次游离直肠、左半结肠、横结肠和右半结肠。具体选择哪一种方式可以根据术者自己的经验和习惯而定。腹腔镜全大肠切除术结合了腹腔镜低位直肠前切除术、腹腔镜左半结肠切除术和腹腔镜右半结肠切除术三种手术的游离方法,以上 3 种术式的手术步骤在其他章节中都有详细描述。本节将重点阐述腹腔镜全大肠切除术的手术游离顺序、不同场景过渡及不同血管处理方式。术者可根据患者实际情况调整手术清扫范围,对于未癌变的家族性腺瘤性息肉病和溃疡性结肠炎等良性疾病,不必行淋巴结清扫,不必在根部离断血管,术中应注意保护盆腔自主神经,以避免术后泌尿、生殖功能障碍。

一、适应证与禁忌证

1. **适应证**　家族性腺瘤性息肉病、溃疡性结肠炎、大肠多原发癌和部分严重的顽固性便秘等。

2. **禁忌证**　肿瘤直径 >6cm、腹腔严重粘连、重度肥胖、全身情况不良，虽经术前治疗仍不能纠正者，不能耐受长时间全身麻醉及气腹者，如严重的心、肺、肝、肾等主要脏器功能不良，伴有肠梗阻和明显腹胀或肿瘤穿孔并腹膜炎等。对于家族性腺瘤性息肉病合并癌变伴周围组织广泛浸润和腹膜广泛转移者也不宜实施。此外，对于术前肛门功能不良的患者建议行全大肠切除术 + 回肠造口术。

二、术前准备

除术前常规检查外，拟行全大肠切除术 + 回肠储袋肛管吻合术的患者还应特别注意以下准备。

1. **心肺功能评价**　由于手术时间较长，应特别注意评价心肺功能和对气腹的耐受能力。

2. **肛门功能评估**　因为该术式对肛门的控便功能影响较大，对于有条件的医院建议术前行肛管直肠功能测定，了解患者的控便功能，控便功能差的患者不宜行该术式。

3. **肠道准备**　术前 1 天流质饮食，术前 1 天下午开始口服泻剂（硫酸镁或者复方聚乙二醇电解质散）；服用泻剂后大便未排净者，可加用温生理盐水清洁灌肠。术前一般不需要口服抗生素，对于合并梗阻的患者应行 3 天肠道准备法联合口服抗生素准备，对于中低位直肠癌的女性已婚患者，术前应行阴道冲洗。

4. **合并症处理**　纠正低蛋白血症和贫血，白蛋白应纠正至 >30g/L，首选肠内营养支持治疗，必要时给予肠外营养支持治疗。血红蛋白 <70g/L 者，应输红细胞悬液纠正贫血，一般应达到 100g/L。如有高血压病、糖尿病等其他合并疾病也应积极治疗。

5. **其他术前准备**　常规准备开腹器械，备中转开腹时使用。麻醉后置入胃管与导尿管。术前 30 分钟给予头孢呋辛 1.5g 预防手术部位感染。

三、体位与 Trocar 放置

1. **体位的选取**　患者取改良截石位，两腿尽量放低，以免影响手术操作，同时双腿分开 60°，双侧上肢均收于身体两侧，这样术者和持镜助手方便变换位置。根据手术进程调整体位，利用重力作用移动小肠以显露术野，如游离乙状结肠时采用头低足高、左高右低位；游离横结肠时采用头高足低位；游离左半结肠、结肠脾曲时采用左高右低位；游离右半结肠、结肠肝曲则采用右高左低位。

2. **Trocar 孔位置选择、手术人员站位和设备放置**　腹腔镜全大肠切除术中游离的范围较广，术中术者可根据手术需要灵活调整或增加手术 Trocar 的放置，以保证手术安全、顺利进行。腹腔镜全大肠切除术可采用 5~6 个穿刺切口，一般位于脐、右上腹、右下腹、左上腹、左下腹。脐部切口常为观察孔，但根据手术进程也可改用其他穿刺切口为观察孔。选择 Trocar 的位置比较灵活，不拘一定之规，可根据个人的操作习惯适当调整。总的原则是：利于操作，兼顾左右、上下。

术者和助手的位置应根据手术部位调整。术者起始站位与右半结肠切除术相同，站在患者的左侧，扶镜手站在术者左侧，第一助手站在患者的右侧。腹腔镜全大肠切除术需 2 台监视器，分别位于手术台的两侧，并根据情况移动监视器位置（图 9-48）。

四、手术步骤与解剖要点

通常按照盲肠—升结肠—横结肠—降结肠—乙状结肠—直肠的顺时针顺序游离。应游离一段、检查一段，避免重复显露一个视野，有助于缩短手术时间，并保证手术的连贯性。也可按

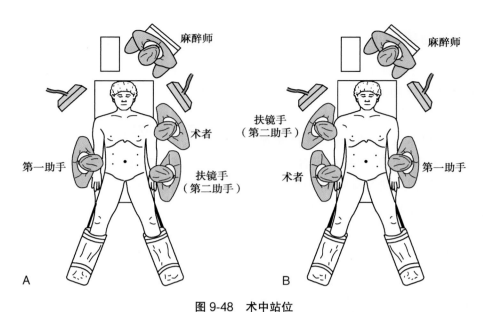

图 9-48 术中站位
A. 右半结肠切除术中站位;B. 左半结肠、乙状结肠及直肠切除术中站位。

直肠—左半结肠—横结肠—右半结肠的顺序。这样做可先处理肠系膜下动脉和肠系膜下静脉,然后游离直肠,接着游离左半结肠,并在根部结扎切断中结肠血管。随后沿着肠系膜上血管,从下向上依次处理回结肠血管和右结肠血管,最后从回盲部开始从下向上游离右半结肠。笔者习惯按照从右到左的方式游离,由于整个手术过程是结肠与直肠手术的叠加,前面章节已有详细介绍,因此,本节将以从右至左的游离顺序为例进行介绍。

1. 探查腹腔 建立气腹,放置好 Trocar 后,经脐部置入腹腔镜常规探查腹腔,了解腹腔内脏器的情况,明确结肠疾病的性质和范围,应注意肿瘤部位的浆膜是否受侵犯、肿瘤有无明显转移、是否有肝转移,以及有无腹腔种植转移等。

2. 右半结肠和小肠的游离 笔者一般采取尾侧入路。从 Treitz 韧带至盲肠游离右半结肠和小肠。第一刀应在黄白交界线处切开,并尽可能地向结肠肝曲方向游离右结肠后间隙。这一游离层面应位于肠系膜上静脉的后方、十二指肠与后腹膜的前方,在游离过程中应注意避免损伤十二指肠、下腔静脉、右侧输尿管和生殖血管。在往头侧游离时,可将盲肠牵向左侧,显露升结

肠旁沟的白线并沿此线向上分离。在离断血管时应避免损伤回结肠血管从而保护回肠储袋的血供。沿肠系膜上静脉左侧分离显露血管,逐一离断右结肠血管和中结肠血管,根据右半结肠是否合并癌变及肿瘤分期决定是否离断胃网膜静脉及右结肠静脉。

3. 右半横结肠及肝曲的游离 将患者体位调整为头高足低位,从靠左侧、腹侧打开大网膜进入网膜囊。继续向肝曲游离,并与下方游离平面会合,根据是否合并癌变及癌变部位、分期决定是否清扫 No.204、No.206 组淋巴结。

4. 左半横结肠及脾曲的游离 在胰腺下缘根部离断 IMV,继续向头侧、尾侧及外侧分离 Toldt's 间隙,以胰腺为导向,靠近胰腺表面逐步切开横结肠系膜并向外侧分离,避免损伤胰腺尾部。在胃结肠韧带打开处向左继续离断胃结肠韧带,避免损伤胃网膜左血管。切开乙状结肠与侧腹壁的先天性粘连带并向头侧分离直至切断膈结肠韧带,并与内侧游离平面会合,将结肠外侧至脾曲从侧腹壁游离下来,将降结肠牵向右下方,逐步离断脾结肠韧带,完成左半结肠及脾曲的游离。

5. 直肠的游离 在骶骨岬水平切开右侧直

肠旁沟进入左侧 Toldt's 间隙,沿此间隙向上、下和左侧拓展并注意保护左侧输尿管及生殖血管,在根部离断肠系膜下动、静脉。切开剩余的乙状结肠与侧腹壁的先天性粘连带,从上向下切开左侧结肠旁沟及直肠旁沟。按照后方、前方和侧方的顺序游离直肠至肛提肌裂孔水平,游离过程中注意保护上腹下丛、双侧腹下神经、骶神经和神经血管束,避免损伤骶前静脉丛。

6. **离断直肠**　扩肛至可容三指通过,再予以氯己定冲洗直肠至流出清水为止,于腹膜反折上 5cm 处裸化肠管并用直线切割闭合器离断,经肛门伸入卵圆钳夹住闭合肠管残端将远端直肠经肛门外翻,在直视下用切割闭合器于齿状线上 0.5cm 处离断直肠。

7. **标本取出及回肠 J 形储袋的消化道重建**　于耻骨联合至脐中点处做一长 3~4cm 的纵向切口,置入切口保护圈,将全大肠肠管从切口中取出。在预离断回肠平面,游离系膜,用直线切割闭合器切断肠管,移除标本。取末端回肠约 30cm 折成两段,在储袋顶端缝合荷包并在荷包中心切开肠壁全层置入 75mm 的直线切割闭合器,在对系膜缘切割闭合 2 次做长约 15cm 的回肠 J 形储袋。部分患者小肠系膜较短,将小肠拉入盆腔吻合可能存在张力,可通过裁剪小肠系膜来减少张力,但裁剪时要注意保护小肠边缘血管,避免吻合口缺血。然后用 3-0 可吸收线行浆肌层间断加固缝合。在荷包缝合处置入吻合器抵钉座(图 9-49),收紧荷包缝线并打结,送回腹腔,重建气腹完成吻合。吻合前应注意观察待吻合小肠有无扭转。笔者常规在距离储袋 30cm 处回肠行预防性袢式造口术。分别在肝肾间隙、脾窝、骶前间隙放置 1 根、1 根和 2 根引流管,从 Trocar 孔引出接负压球。

8. **术中注意事项**　全大肠切除术涉及多个术野,需频繁更换术者和助手、镜头和操作 Trocar、手术台等的位置,故在游离肠管时,应分离一段,检查一段,确保无出血后,再转换另一术野。

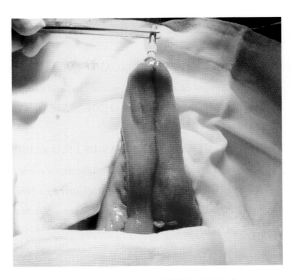

图 9-49　回肠 J 形储袋置入抵钉座

五、进展与总结

相比于传统开腹全大肠切除术,腹腔镜全大肠切除术具有相当的安全性及长期生存率,同时具有更好的短期疗效,经自然腔道取标本手术(natural orifice specimen extraction surgery,NOSES)及单孔技术的运用更是缩短了术后康复时间。但全大肠切除术后患者的生活质量问题仍需进一步探讨,如何重建消化道是此手术的关注要点。行末端回肠造口还是回肠直肠、回肠肛门吻合,目前仍存在争议,对于溃疡性结肠炎等炎症性肠病行吻合术存在较大吻合口漏风险,故多数医师选择行末端回肠造口,此法安全性高,但需永久性造口,对于行吻合术的患者,术后存在控便能力差及再次手术行造瘘术的风险,目前主要的回肠直肠吻合方式包括端端吻合、侧侧吻合、端侧吻合(如 J-Pouch 吻合),J-Pouch 吻合可部分改善术后控便能力差的问题及降低吻合口漏风险,但仍无法达到令人满意的效果,尤其对于接受手术的年轻患者,长期生活质量仍受到极大的考验。故如何通过改良消化道重建技术以提升术后控便等功能仍需进一步探索。

(楼征)

参考文献

［1］NG K S,GONSALVES S J,SAGAR P M. Ileal-anal pouches:a review of its history,indications,and complications［J］. World J Gastroenterol,2019,25（31）:4320-4342.

［2］HOANG C M,MAYKEL J A,DAVIDS J S,et al. Distribution of elective ileal pouch-anal anastomosis cases for ulcerative colitis:a study utilizing the University Health System Consortium Database［J］. J Gastrointest Surg,2020,24（11）:2613-2619.

［3］BEYER-BERJOT L,BAUMSTARCK K,LOUBIÈRE S, et al. Is diverting loop ileostomy necessary for completion proctectomy with ileal pouch-anal anastomosis? A multicenter randomized trial of the GETAID Chirurgie group（IDEAL trial）:rationale and design（NCT03872271）［J］. BMC Surg,2019,19（1）:192.

［4］张卫.腹腔镜结直肠手术学［M］.上海:上海科学技术出版社,2018:113.

［5］黄志强.黄志强腹部外科手术学［M］.湖南:湖南科学技术出版社,2020:390.

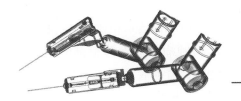

第十章

机器人结肠癌根治术

第一节　机器人右半结肠癌根治术

根据世界卫生组织国际癌症研究机构（International Agency for Research on Cancer，IARC）发布的全球最新癌症数据显示，2022 年中国结直肠癌新发病例数为 56 万例，死亡人数为 29 万例，分别位列第 2 位和第 5 位。腹腔镜技术现已广泛应用于结直肠癌的手术治疗，其中的腹腔镜右半结肠癌根治术是难度较大的术式，术中需结扎处理的血管较多，且相关血管存在较多变异。自 2002 年 Weber 等首次使用机器人手术系统成功开展右半结肠切除术以来，达芬奇机器人手术系统凭借其除颤、3D 放大视野功能及操作灵活、精准、稳定等优点，在结直肠外科领域得到了广泛的应用。目前已有大量研究证明机器人结直肠癌手术的安全性和有效性，尤其是对较为复杂的操作更有优势。

本章将详细介绍机器人右半结肠切除术及外科解剖基础，内容涵盖穿刺点选择、主刀医师技术要点、体内吻合和体外吻合、标本取出方式等。本节讨论的机器人右半结肠癌根治术采用中间入路，即从下向上处理血管，由内而外整块切除病灶及其淋巴引流区。

一、机器人右半结肠癌根治术相关应用解剖

（一）机器人右半结肠切除术中的外科平面

在胚胎发育过程中，中肠肛侧的一部分发育成右半结肠，其中包括盲肠、升结肠、结肠肝曲及横结肠右 2/3，右半结肠癌是指位于这些部位的癌肿。回盲部、盲肠、升结肠、结肠肝曲及其系膜与肾前筋膜之间的右结肠后间隙、横结肠右份与十二指肠降段和胰头体之间的横结肠后间隙、横结肠系膜与胃系膜之间的融合筋膜间隙一起组成了右半结肠手术的天然外科平面。结肠系膜后的分离操作，实际上就是在这一外科平面中进行的。实践证明，这一潜在间隙内无重要血管通过，只需轻柔分离就能到达升结肠旁沟和结肠肝曲，既保留了结肠系膜和后方肾前筋膜的完整性，维护了肿瘤学的安全性，又能做到基本不出血的操作，符合微创原则。右半结肠癌根治术中，必须严格而且清晰地区别保留部分的相应界限，包括肠段、血管、筋膜和淋巴。这个界限应该是清晰的、连续的、彻底的和无副损伤的间隙。在判定剥离界限时，应该考虑以下两个方

面：①注意区分腹膜的层次结构；②保证剥离界面无癌组织，与肿瘤周围有充分的距离。要注意后壁癌肿浸润深度，确定腹后壁筋膜的切除范围。

（二）机器人右半结肠切除术中的血管

右半结肠主要由 SMA 的分支供血，其静脉回流主要汇入 SMV。右半结肠的动脉及静脉存在较多解剖变异，术前 CT 3D 重建技术有助于了解右半结肠动、静脉之间的相互位置关系及血管变异情况，为腹腔镜或机器人手术提供参考。传统解剖学将 SMA 的结肠分支分为经典的 3 支，即回结肠动脉、右结肠动脉和中结肠动脉。SMA 位于 SMV 左侧者占 72.5%~80%，其余可位于 SMV 的上方或后方，未见 SMA 位于 SMV 右侧者，故 SMA 的右侧分支可从前方或后方跨越 SMV。SMA 的位置深在，腹腔镜或机器人手术下没有明显的外观标志。回结肠动脉和中结肠动脉几乎 100% 存在，而 SMA 发出右结肠动脉的概率为 19%~45%。62.5%~84.2% 的右结肠动脉从 SMV 表面跨过，约 1/3 的回结肠动脉从 SMV 表面跨过。SMV 是中肠的静脉主干，主干在肠系膜内上行于 SMA 右侧，越过十二指肠水平部下缘和钩突，至胰颈后方与脾静脉会合为门静脉。

（三）机器人全结肠系膜切除术与 D3 根治术的概念

Hohenberger 教授在 2009 年以全直肠系膜切除术为框架提出 CME，其原则在于保证血管根部离断，清扫相应淋巴结的同时，需要将结肠及其源于同胚层的结肠系膜及其腹背侧脏筋膜完整切除，以降低局部复发率，提高总生存率。D3 根治术是由日本大肠癌研究会提出的，以淋巴回流作为淋巴结分站基础，将清扫结肠血管根部淋巴结视为 D3 根治术。Hohenberger 等回顾性分析了 1 329 例结肠癌根治术发现，对比传统 D3 根治术，CME 的 5 年生存率由 82.1% 提升至 89.1%。2013 年 Galizia 等设计了一项前瞻性非 RCT 研究对比分析右半结肠癌手术中的 CME 和 D3 根治术，研究结果显示，CME 组的 5 年局

部复发率、肿瘤相关病死率显著低于 D3 根治术组，特别是在淋巴结阳性患者中获益更加明显。与传统右半结肠癌 D3 根治术相比，CME 更加强调以下几点：①沿肿瘤引流血管根部解剖以最大限度清扫淋巴结，需彻底清扫回结肠、右结肠及中结肠血管根部淋巴结；②寻找并维持胚胎解剖学外科平面，保证脏筋膜光滑、完整无缺损，即需要进入右结肠后间隙，显露胰头，充分游离十二指肠，侧方至结肠侧腹膜反折，上方至横结肠系膜根部，在右侧输尿管及十二指肠附近分离时需特别谨慎防止损伤；③依据结肠供血血管的走行，切除肠管的范围更大。

（四）胃结肠干分型及解剖学特征

由于胃结肠干及其属支的解剖变异较大，在熟悉其解剖变异的基础上，在实践中应遵循"层面优先，精细解剖"的原则。由于胃结肠干位于横结肠后间隙中，所以维持横结肠后间隙是右半结肠癌 CME 解剖的关键，也是胃结肠干及其属支寻找与确认的关键。此外，在寻找胃结肠干时需要注意以下几点：①自下而上裸化 SMV 时，在胰腺下缘至胰腺下缘向头侧 2cm 以内的范围通常可以发现胃结肠干在右侧或右前方汇入 SMV。②在游离右结肠后间隙的过程中，结肠静脉往往位于右结肠系膜的后方，术中可以在游离结肠系膜后方和胰腺十二指肠前方的间隙时，以右结肠静脉为导向，追溯其根部，进而定位胃结肠干。③在肥胖的患者中，由于结肠系膜覆盖于胃系膜上，有时结肠系膜、胃系膜、融合间隙以及胃结肠干的各属支与中结肠血管的关系难以辨认，单纯从下至上游离时，一旦处理不当，则有可能造成致命的肠系膜上静脉出血。此时，如能从头侧打开胃结肠韧带，进入网膜囊，上下结合，解剖出融合间隙，则对胃结肠干及其属支和中结肠血管的辨认会更加容易。

（五）机器人右半结肠切除术的手术入路选择

右半结肠癌根治术中，因其相应系膜解剖复杂，毗邻结构较多，故而存在众多的手术入路，

包括从开腹右半结肠癌根治术沿用而来的外侧入路,以及随着腹腔镜技术的发展,结合腹腔镜特点发展而来的中间入路、头侧入路等。在中间入路的基础上,又根据起始入路的不同,衍生出完全中间入路、头侧—中间入路、尾侧—中间混合入路等。中间入路作为微创结直肠癌手术的一个经典入路,在腹腔镜和机器人右半结肠癌根治术中,对辨认解剖标志、解剖 SMV、清扫血管根部淋巴结、高位结扎处理血管具有显著优势。但在肥胖患者中,中间入路对解剖层面的辨认容错率低,有时易走错间隙。尾侧入路通过回肠系膜根部的黄白交界线这一显著解剖标志,打开系膜进入右结肠后间隙,在层面寻找和维持上较传统中间入路具有更大的优势。但同时尾侧入路在进入胰腺十二指肠前间隙时,由于外侧的侧腹膜和内侧的血管根部系膜均未打开,处理胃结肠干的分支时一旦出血,在狭小的操作空间很难进行止血处理。因此,考虑到尾侧和中间入路的优势和不足,选择将两种入路加以混合杂交,采用尾侧—中间入路的方式,既不易走错解剖层面,又体现了中间入路处理血管的优势。同理,若单纯采用头侧入路,则在进入网膜囊后,寻找胃结肠干和中结肠动脉相对复杂,且难以彻底清扫胰颈至中结肠动脉根部的淋巴脂肪组织。但若在中间入路由下而上的基础上联合由上而下的头侧入路,则对寻找和避免损伤胃结肠干及中结肠动脉的解剖结构有帮助。

二、适应证与禁忌证

1. **适应证**　适用于盲肠、升结肠、结肠肝曲及横结肠右 2/3 的肿瘤。

2. **禁忌证**

（1）有严重的心、肝、肾等主要脏器功能不全不能耐受手术者。

（2）腹腔广泛严重粘连等导致不能进行穿刺建立气腹。

（3）严重的凝血功能障碍。

（4）妊娠期患者。

（5）腹盆腔内广泛转移、机器人手术系统下清扫困难。

（6）右半结肠癌的急诊手术(如急性肠梗阻、穿孔等)。

（7）身体衰竭,如大量腹水、内出血或休克。

（8）重度肥胖(BMI>40kg/m^2)。

三、术前准备

1. **肠道准备**　术前 1 天流质饮食,同时口服泻剂。

2. **术前纠正低蛋白血症和贫血**　血红蛋白<90g/L、血白蛋白<30g/L 者应术前予以输血、白蛋白纠正,必要时,术前一周内加用肠外营养。

3. 气管插管全身麻醉、硬膜外麻醉加气管插管全身麻醉。

4. 手术麻醉后,留置导尿管,术前 30 分钟经静脉给予 1 个剂量抗生素预防感染。

四、体位与 Trocar 放置

1. **患者体位**　患者仰卧位,将患者双上肢置于身体的两侧,防止肩部损伤并为床旁机械臂系统和手术设备提供更大的空间。铺巾后根据腹腔探查肿瘤的位置,体位调整为头低足高 10°~15°,左侧倾斜 10°~15°。该体位可使小肠在重力作用下移至左侧,显露右侧结肠系膜。助手位于患者左侧,器械护士位于患者尾侧紧邻术者。

2. **Trocar 和机械臂布置**　对于达芬奇机器人 Si 系统,手术常用 5 枚 Trocar:镜头孔 C,机械臂操作孔 R1、R2、R3 及辅助孔 A。①镜头孔 C:12mm 口径,置于脐左下方 3~4cm 处;②机械臂操作孔 R1:8mm 口径,置于左锁骨中线肋缘下 7~8cm 处;③机械臂操作孔 R2:8mm 口径,置于中线耻骨联合上方 6~8cm 处;④机械臂操作孔 R3:8mm 口径,置于右侧麦氏点,即脐与右髂前上棘连线中外 1/3 处;⑤辅助孔 A:5mm 或 12mm 口径,置于机械臂操作孔 R1 下方 6~8cm,左锁骨中线外侧,距镜头孔>8cm(图 10-1)。

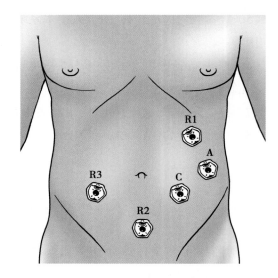

图 10-1　Trocar 分布

镜头孔的位置相对固定,其余 Trocar 位置依据肿瘤部位、患者体型及术者习惯进行调整,注意保持操作中心在肿瘤部位。相邻 Trocar 间距 8~10cm,避免机械臂交叉磕碰。尺寸均应以气腹后有张力的情况下为准。机械臂系统安置于患者左侧,中线与镜头孔 C 和左髂前上棘的连线重合。各机械臂采取"环抱"姿态:镜头臂居中,双侧器械臂关节向外充分伸展,器械臂上数字应正对前方,以免交叉磕碰。机械臂与 Trocar 连接时注意高度调整,动作柔和,避免向上提拉 Trocar。机械臂固定后,不可再移动患者体位或手术床。

对于达芬奇机器人 Xi 系统,既可采用与达芬奇机器人 Si 系统及更早版本相同的布置方法,也可以采用其特有的布置方法。一种如图 10-2 所示:4 个操作孔基本沿一直线排列,自耻骨联合上方 4~5cm 至左肋弓下缘与左锁骨中线交点;多采用 R2 作为镜头孔,其他操作孔间隔 6~8cm;R4 距离肋缘应在 2cm 以上;助手孔 A 建议采用 12mm Trocar,多置于左锁骨中线外侧,与 R2、R3 等距。另一种如图 10-3 所示:4 个操作孔于耻骨联合上方 3cm 处水平排列,或略呈一弧线;多采用 R2 作为镜头孔,其他操作孔间隔 6~8cm;R1、R4 距离两侧髂嵴应在 2cm 以上;助手孔 A 建议采用 12mm Trocar,多置于 R4 外侧。

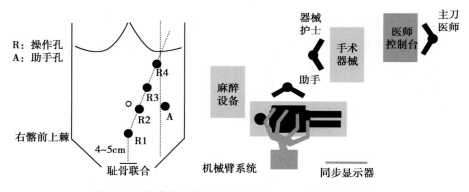

图 10-2　达芬奇机器人 Xi 系统的 Trocar 及布置方式 1

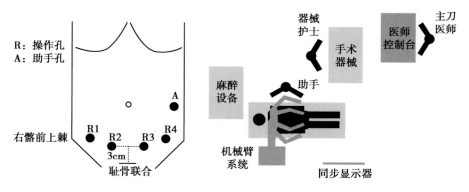

图 10-3　达芬奇机器人 Xi 系统的 Trocar 及布置方式 2

五、手术步骤与解剖要点

(一)腹腔探查

建立气腹,气腹压力为 8~15mmHg(1mmHg=0.133kPa)。使用机器人镜头按照由远及近的原则循序探查腹腔,重点探查肝脏及盆腔,最后探查原发灶。探查中若发现有影响 Trocar 置入的组织粘连,必须先使用腹腔镜器械进行松解,并调整体位,充分显露手术部位,明确机器人手术操作可行后,再连接机器人机械臂。

(二)手术步骤

1. 显露术区,寻找解剖层面 患者采用头低足高并左倾体位,助手用无损伤肠钳将小肠移至左侧腹,大网膜向上翻卷至横结肠上方,充分显露视野,包括中结肠血管、肠系膜下静脉、回结肠血管的投影,以及十二指肠水平部等(图 10-4)。

主刀医师使用 3 号臂钳夹横结肠系膜牵向头侧,便于同时挡住大网膜和牵拉中结肠血管,保持中结肠血管和肠系膜上血管之间组织的张力。2 号臂钳夹回结肠血管系膜,向右尾侧并腹侧牵拉、展平、上提,使其被覆的结肠系膜张紧,用超声刀剪开结肠系膜进入右 Toldt's 间隙(图 10-5)。

助手使用无损伤肠钳沿肠系膜上静脉充分显露系膜表面,置入小纱布于肠系膜静脉左侧挡住下滑的小肠(图 10-6)。

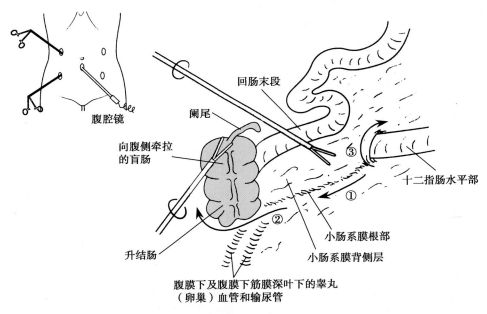

图 10-4 小肠系膜根部的切开和游离

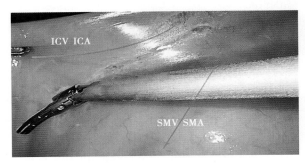

图 10-5 进入右 Toldt's 间隙
SMV. 肠系膜上静脉;SMA. 肠系膜上动脉;ICV. 回结肠静脉;ICA. 回结肠动脉。

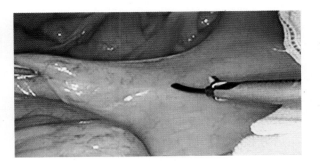

图 10-6 助手置入小纱布显露视野

2. 扩展 Toldt's 间隙　切开右侧 Toldt's 融合筋膜后即进入右侧 Toldt's 间隙,该间隙是右半结肠癌手术的外科平面,其向左与左侧 Toldt's 间隙相通,向上在结肠肝曲附近水平分为胰前间隙和胰后间隙,向下与直肠后方的"神圣平面"相延续。

以回结肠动、静脉在肠系膜表面的投影为解剖标志,3 号臂无创抓钳提起中结肠动脉,2 号臂双极电凝提起回结肠动、静脉,1 号臂超声刀在回结肠动、静脉与肠系膜上静脉夹角处打开结肠系膜,并以此为入口向右后进入 Toldt's 间隙进行拓展至侧腹壁处(图 10-7)。

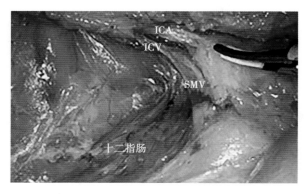

图 10-7　扩展 Toldt's 间隙
SMV. 肠系膜上静脉;ICV. 回结肠静脉;ICA. 回结肠动脉。

3. 处理回结肠血管并清扫淋巴结　进入 Toldt's 间隙后尽可能地向上、下扩展 Toldt's 间隙,以便从系膜背侧辨认及控制回结肠血管,同时注意保护升结肠系膜和右肾前筋膜的完整性,避免损伤十二指肠、下腔静脉、右侧输尿管、生殖血管。

主刀医师使用 2 号臂继续张紧回结肠血管蒂,通过回结肠系膜背侧指引,紧贴肠系膜上静脉右侧使用 1 号臂剪开前方系膜,显露回结肠静脉,清扫其根部淋巴结。在回结肠动、静脉根部尽量打开肠系膜上静脉鞘,向上分离,在其右侧与后方相贯通。裸化回结肠动、静脉根部,清扫其根部淋巴结,在完全显露肠系膜上静脉主干及见到肠系膜上静脉后,分别结扎、离断回结肠血管(图 10-8)。

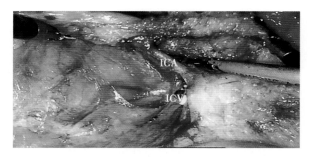

图 10-8　结扎、切断回结肠血管
ICV. 回结肠静脉;ICA. 回结肠动脉。

4. 处理右结肠血管、中结肠血管并清扫淋巴结　右半结肠的动脉及静脉存在许多解剖变异,右结肠动脉的出现率报道不一。以肠系膜上静脉为解剖标志,沿肠系膜上静脉向头侧追踪可帮助定位,于根部离断右结肠动脉(图 10-9)。继续贴着肠系膜上静脉的前方向上分离至胃结肠干将其骨骼化,同时清扫外科干周围的淋巴结,解剖出右结肠静脉和胃网膜右静脉、胃结肠干各属支,沿胃结肠干向右上 1~2cm 可发现其属支会合处,于此处离断右结肠静脉,注意保护胰十二指肠上前静脉。对于行标准右半结肠切除术者,可保留中结肠动脉左支,在肠系膜上动脉右侧切断右结肠静脉根部,保留胃网膜右静脉。而对于行扩大右半结肠癌根治术者,应在中结肠动脉根部切断并清扫根部淋巴结,切断胃结肠干的右结肠静脉及胃网膜右静脉,保留胰十二指肠上前静脉(图 10-10)。

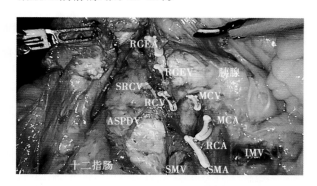

图 10-9　根部离断右结肠动脉
RGEA. 胃网膜右动脉;RGEV. 胃网膜右静脉;ASPDV. 胰十二指肠上前静脉;RCV. 右结肠静脉;RCA. 右结肠动脉;SRCV. 上右结肠静脉;MCA. 中结肠动脉;MCV. 中结肠静脉;SMV. 肠系膜上静脉;SMA. 肠系膜上动脉;IMV. 肠系膜下静脉。

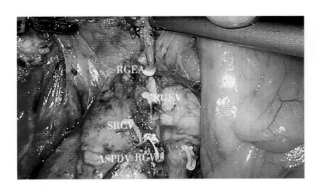

图 10-10 显露胃结肠干

RGEA.胃网膜右动脉；RGEV.胃网膜右静脉；ASPDV.胰十二指肠上前静脉；RCV.右结肠静脉；SRCV.上右结肠静脉。

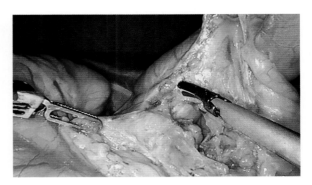

图 10-11 离断胃结肠韧带

5. 游离结肠肝曲 找到胃网膜左、右动脉交界"无血管区"，在胃网膜血管弓外，寻找胃结肠韧带最为薄弱处切开进入大网膜囊，然后采用"边拉边切"配合沿胃大弯自左向右将右侧结肠韧带切断（图 10-11）。如行标准右半结肠切除术，则在胃大弯血管弓下中点向右分离大网膜至胃网膜血管根部。如行扩大右半结肠切除术，则沿胃大弯侧胃网膜血管弓距幽门 10cm 处横断胃网膜动、静脉，沿弓内向幽门侧清扫淋巴组织达胃网膜血管弓根部，于其根部结扎切断该血管（图 10-12）。

6. 右半结肠周围游离 在回盲部切开升结肠外侧侧腹膜，将升结肠推向中线并向左侧牵

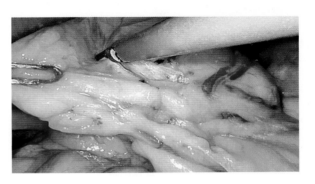

图 10-12 胃网膜血管弓内离断胃网膜

引，沿右侧结肠旁沟，自髂窝至结肠肝曲离断升结肠外侧侧腹膜，与结肠肝曲游离部位相会合。然后左上腹游离小肠系膜至十二指肠下缘，方便构建小肠取出切口（图 10-13~图 10-15）。

7. 标本取出和肠切除吻合

（1）体内吻合：在预定切除线位于横结肠中

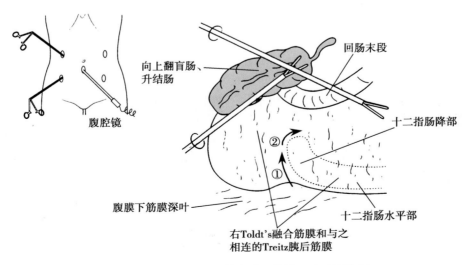

图 10-13 从右侧结肠的腹膜下筋膜深叶开始游离

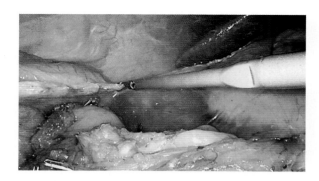

图 10-14　处理右侧结肠旁沟

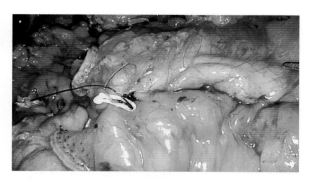

图 10-17　关闭共同开口和离断横结肠

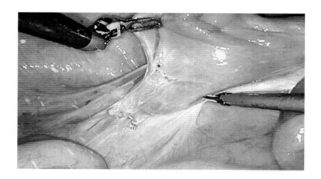

图 10-15　处理回盲部

段或横结肠距肿瘤 10cm 以上肠段和回肠末段 10cm 处,分离预行吻合的回肠系膜和横结肠系膜,将预行吻合的横结肠及回肠靠拢,在其对系膜缘切开各自肠壁,置入直线切割闭合器,将各自肠管对系膜缘进行侧侧吻合(图 10-16)。退出切割闭合器后检查吻合两侧肠管是否通畅,吻合口有无活动性出血,再次用直线切割闭合器切除手术标本,机器人下加固吻合口(图 10-17)。脐下取 3cm 切口,置入无菌塑料取物袋将标本取出。

(2)体外吻合:取上腹部正中长约 5cm 切

口,用保护套保护腹壁全层,在抓钳的指引下先取出回盲部肠管,后逐渐将升结肠、肝曲、横结肠及网膜取出。根据术者习惯行肠管端端、端侧或侧侧吻合,间断缝合浆肌层加固吻合口。

(3)经阴道标本取出:术者用超声刀横向切开阴道 3cm,纵向牵引将切口扩展至 5~6cm(图 10-18)。经 Trocar 置入保护套(图 10-19)。术者与助手配合,助手于体外用卵圆钳夹持住标本一端慢慢向外牵拉,标本取出后保护套从阴道拉出(图 10-20)。用可吸收线间断缝合阴道(图 10-21)。

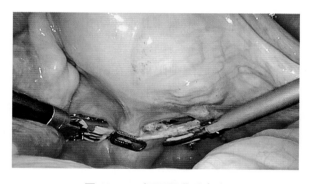

图 10-18　切开阴道后穹隆

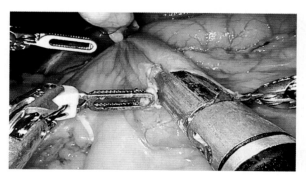

图 10-16　体内侧侧吻合

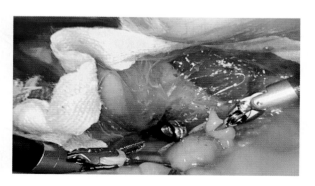

图 10-19　置入保护套

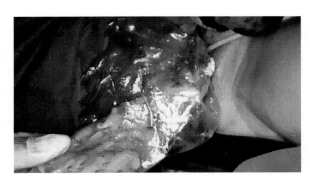

图 10-20 经阴道拖出标本

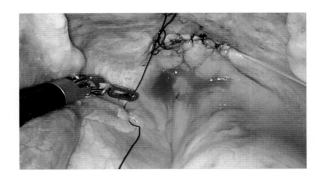

图 10-21 缝合阴道切口

8. 检查冲洗术野 关闭辅助切口后再次建立气腹,顺理肠管、防止扭曲。冲洗腹腔,确认术野无活动性出血后放置引流管。

六、进展与总结

在我国,随着结肠癌发病率的升高,许多高质量的医学中心拥有一定数量的结肠癌病例,在右半结肠癌微创外科的诊治方面已形成较为完善的相关研究经验和规范的循证医学证据。笔者相信,随着右半结肠癌微创外科技术的不断开展和推广,手术耗材、吻合器械的发展及治疗新技术的出现,我们可以进一步建立标准化的机器人右半结肠癌切除术治疗方法,规范术中消化道重建方式的选择,从而为更多的结肠癌患者带来福音。

(李太原)

第二节 机器人左半 结肠癌根治术

根据 2021 年的流行病学数据,结直肠癌全球发病率在所有癌症中排名第三,死亡率排名第二,其中左半结肠癌约占 37.7%。目前对于左半结肠癌根治术的原则,结肠 CME 已经成为基本共识。微创手术条件下进行左半结肠癌根治术已经得到广泛推广,如腹腔镜手术,并在此基础上发展出机器人手术、NOSES、手辅助腹腔镜手术等。机器人辅助腹腔镜手术是一项新兴技术,它克服了腹腔镜手术的一些局限性。机器人系统主要用于在狭窄的空间进行精确解剖,在结肠癌手术中应用的可行性与安全性分析已得到广泛肯定。得益于机器人手术的精细操作,现有的研究指出其在左半结肠手术中的应用具有不输于开腹与腹腔镜手术的并发症发生率以及肿瘤学结果,部分研究甚至开始探究新型手术技术在机器人左半结肠手术中的开展应用。但目前着眼于机器人左半结肠根治术的研究仍然较少,对于机器人左半结肠手术操作标准尚未形成明确共识。本节将以左半结肠手术的解剖结构出发,阐述机器人条件下左半结肠癌的手术方式及技术要点。

一、适应证与禁忌证

1. 适应证

(1)诊断为乙状结肠、降结肠、降结肠乙状结肠交界和横结肠近脾曲的恶性肿瘤。

(2)降结肠区或乙状结肠区血运循环障碍。

(3)诊断为降结肠复杂的憩室炎,尤其合并有出血及梗阻。

(4)非手术治疗后疗效差或无效的炎症性肠病,出现穿孔,持续出血、瘢痕狭窄或怀疑有恶变者。

(5)不适应内镜下切除的左半结肠大型息肉。

2. 禁忌证

(1)不能耐受全身麻醉的患者,如存在严重的心、肺、肝等主要脏器功能不全。

(2)严重凝血功能障碍。

(3)妊娠期患者。

（4）肿瘤已经在腹腔盆腔广泛转移,机器人系统下清扫困难。

（5）已经形成肠梗阻并伴有明显腹胀。

（6）肿瘤穿孔合并急性腹膜炎。

（7）腹腔广泛严重粘连等导致不能进行穿刺。

（8）大量腹水、内出血或休克。

二、术前准备

开放性结肠手术的一般原则也可以应用到机器人手术中。对于计划进行微创结肠手术的患者要详细询问病史并进行体格检查,特别要关注既往腹部手术史,以及是否有过严重的腹部感染病史。还需要进行适当的血液生化检查、心电图、胸部 X 线片,以及与患者年龄及合并症相关的检查。对于左半结肠癌患者,常规术前评估包括术前分期和可切除性评估,还要进行全结肠镜检查以排除结肠多发原发肿瘤的可能。在微创结肠癌手术中,术前检查的一个重要组成部分是肿瘤定位。与开腹或手辅助腹腔镜手术的情况不同,医师不能靠触诊定位肿瘤,有时肿瘤在腹腔镜下难以观察到全貌。如果在术前不能进行准确的肿瘤定位,术中就有可能因定位错误而切掉非病变的肠段。

可用于术前肿瘤定位的方法包括钡剂灌肠、CT 结肠成像、结肠镜检查（注射染色剂或放置金属夹）以及术中内镜检查。虽然术前影像学检查可以充分显示肿瘤的位置,但并不意味着肿瘤能在术中被准确定位和切除。

结肠镜检查是检测病变的“金标准”,具有最高的灵敏度和特异度。虽然结肠镜仍是目前最好的检查手段,但是在定位上依然会出现偏差。当病变难以定位时也可以采用术中结肠镜检查,不过这时需要对肠管充气,会使得未完成的手术操作更加烦琐。二氧化碳充气的方法可以显著减少这一问题。术中结肠镜检查时可以采用浆膜夹或者缝线的方法定位病变位置,不过浆膜夹在安置之后可能因为脱落或太小而不容易被找到。

另外,可通过术前在内镜下放置金属夹标记病变部位。然后术中用透视或超声的方法来定位夹于黏膜的金属夹。但是它的缺点包括金属夹移位或脱落,延长手术时间和增加患者的辐射暴露可能性。

1. **常规术前准备** 给予高热量少渣饮食。对于贫血、低蛋白血症、水电解质紊乱者,应该术前给予输血、输液、补充白蛋白,并补充足量的维生素 B、维生素 C、维生素 K 等;术前 1 天清洁术野皮肤,术晨禁食,插胃管、导尿管;术前半小时或术中应用广谱抗生素,以预防感染。

2. **术前肠道准备** 对于机器人全腹腔内手术,术前肠道准备格外重要。对计划进行机器人手术的患者,笔者通常自其入院即采用肠内营养制剂进行饮食管理,并在术前 1 天给予抗生素及复方聚乙二醇电解质溶液以清洁肠道,直到患者排出清水样便为止。具体的排空肠道和肠道抗生素的应用:①排空肠道有许多方法,可于术前 12~24 小时口服复方聚乙二醇电解质溶液 2 000~3 000ml,或口服甘露醇。也可术前 1 天口服泻剂,如硫酸镁、蓖麻油等。除非怀疑患者有肠梗阻,目前临床上已较少采用反复清洁灌肠的清洁肠道方法。②肠道抗生素的应用:常规使用甲硝唑 0.4g,每日 3 次;新霉素 1.0g,每日 2 次,术前 1 天使用。不建议 3 天法肠道准备。

3. **特殊患者的准备** ①急诊患者的准备:对已经有肠坏死、肠穿孔的患者,应该在短时间做好必要的术前准备,如输血、输液、插胃管和使用抗生素,尽快手术。切不可追求所谓完善的术前准备而延误手术。②对于长期使用激素的溃疡性结肠炎患者,术前应逐渐减量并停用激素。

4. **医疗人员的准备** ①术前要与患者及家属进行详细的谈话,沟通相关病情与手术方案及术后处理等事项。②手术组医师要进行详细的术前讨论。确定术前诊断、手术方案、抢救措施等。

三、体位与 Trocar 放置

1. **麻醉**　机器人左半结肠癌根治术的手术时间较长,手术切除的范围较大,应采用气管插管全身麻醉。

2. **手术室布置**　手术室的布置根据不同的手术室间设计而不同,首先,手术室必须有足够大的空间容纳三个机器人手术系统(床旁机械臂系统、主控台、视频成像平台);其次对于左半结肠癌根治术,床旁机械臂系统和视频成像系统一般位于患者左侧,助手位于患者右侧。

3. **患者体位**　在腹腔探查阶段,将患者两臂收拢,采用仰卧位,患者应头低足高且稍抬高左侧;而在机器人手术阶段,可以利用重力作用,患者通常需要增加仰卧位的角度,同时需确保患者在手术台上的安全。建议采用防滑橡胶垫来防止患者在高仰卧位时从手术台上滑落。注意如果未采用合适的体位,手术将会变得异常困难,如果未采取有效的安全措施,患者可能遭受严重损伤。此外,一旦机器人系统安装完毕,就无法再改变患者的体位。

四、机器人左半结肠癌根治术手术步骤

(一)建立气腹

气腹压力为 8~15mmHg(1mmHg=0.133kPa)。笔者通常在观察孔直接置入 Trocar 建立气腹。对于既往有腹部手术史,可能存在肠粘连的患者,可选用直视下建立气腹。

(二)腹腔探查

使用腹腔镜或机器人镜头进行腹腔探查。检查穿刺孔有无出血、腹腔内脏器有无损伤、腹腔内有无粘连,之后探查肝、脾等其他脏器,女性患者需探查卵巢。探查中若发现有影响 Trocar 孔放置的组织粘连,必须先使用腹腔镜相关器械进行松解,并适当改变患者体位,完全显露手术部位,确保机器人手术操作可行后,再连接机器人手术系统。

(三)Trocar 孔位置和机械臂布置

Trocar 孔位置受不同因素影响,这些因素有疾病的位置和类型、患者的身体状况及术前的影像学检查和评估结果。同时,Trocar 孔位置也往往由于外科医师的经验和习惯不同而有区别。Trocar 孔最佳位置应在术前仔细计划评估,以避免增加额外的切口、中断手术及机械臂之间的磕碰。Trocar 孔位置务必要遵守"8cm"原则,该原则合理规范了 Trocar 位置,且极大地改善了机械臂之间冲突的情况。在机器人左半结肠癌根治术,笔者推荐采用五孔法,具体布局根据肿瘤位置不同而稍有不同(图 10-22)。

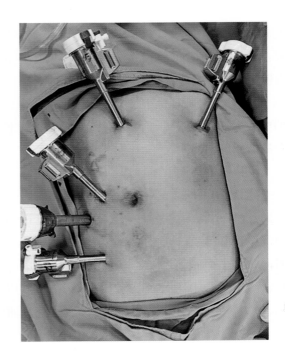

图 10-22　Trocar 位置

横结肠远端、结肠脾曲和降结肠:观察孔取脐上 3cm 偏右 2cm 处;主操作孔取右侧麦氏点;机械臂第一辅助操作孔取脐上 10cm 处;机械臂第二辅助操作孔取左侧肋缘下 2cm 腋前线处;助手协助操作孔取脐平面右锁骨中线处(图 10-23A)。

降结肠远端、降结肠乙状结肠交界和乙状结肠上段:观察孔取脐上 3cm 偏右 2cm 处;主操作孔取右侧麦氏点;机械臂第一辅助操作孔取脐

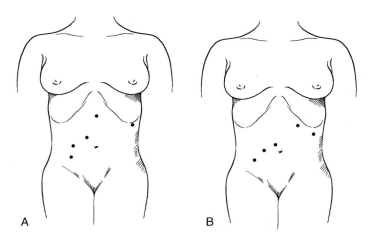

图 10-23　不同部位手术 Trocar 孔位置

A. 适用于横结肠远端、结肠脾曲和降结肠肿瘤;B. 适用于降结肠远端、降结肠乙状结肠交界和乙状结肠上段肿瘤。

上 6cm 左锁骨中线处;机械臂第二辅助操作孔取左侧肋缘下 5cm 腋前线处;助手协助操作孔取脐平面右锁骨中线处(图 10-23B)。

机械臂系统安置于患者左侧,机械臂系统的中线过镜头位置,与患者左肩约成 15°,方便游离结肠脾曲。

（四）显露术野

建议采用中间入路的方式:首先,在助手的帮助下,将小肠、大网膜移动至右侧腹,清扫肠系膜下血管淋巴结;其次,向上外侧牵拉降结肠,同时向下外侧牵拉直肠与乙状结肠交界处的肠系膜,为了充分显露手术视野和尽量减少脏器的损伤,拉力需把握适度,从而显露乙状结肠系膜根部,辨认腹主动脉分叉处。

（五）分离血管

于骶岬水平为始,3 号臂左外牵拉乙状结肠,充分展开系膜右叶,于直肠上动脉上方 2~3cm 切开腹膜,打开乙状结肠系膜根部(图 10-24),进入 Toldt's 间隙,沿 Toldt's 间隙向上向外游离,肿瘤若位于脾曲或降结肠上段,可沿 IMA 根部向 SRA 游离系膜,清扫 No.253 组淋巴结,根部结扎 LCA 和 SA,保留 SRA。注意:不要切入肠系膜下动脉神经丛(图 10-25)。

处理乙状结肠血管和左结肠血管,在这里笔者根据肿瘤的位置不同处理方式稍有差异。

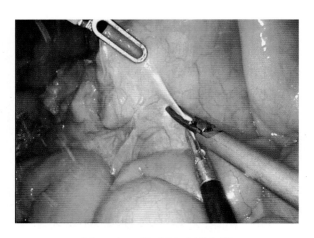

图 10-24　沿 SRA 分离血管

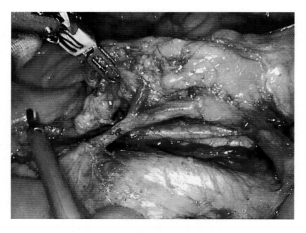

图 10-25　手术视野下清扫淋巴结和分离血管

1. 肿块位于横结肠远端、结肠脾曲和降结肠　于肠系膜下血管左侧显露裸化并结扎切断其发出的乙状结肠血管第 1~2 支和左结肠血管分支,清扫相应血管根部脂肪淋巴组织,同时保留直肠上动脉。

2. **肿块位于降结肠乙状结肠交界和乙状结肠上段** 直接在距肠系膜下动脉主干起始点1~2cm处显露裸化并结扎切断乙状结肠血管第1~2支和直肠上动脉,清扫相应血管根部脂肪淋巴组织,同时保留左结肠血管(图10-26)。

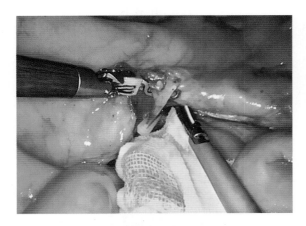

图 10-26 手术视野下保留的左结肠动脉

通常 IMV 走行于 IMA 左侧 1~2cm 处,于胰腺下缘结扎 IMV(图 10-27)。

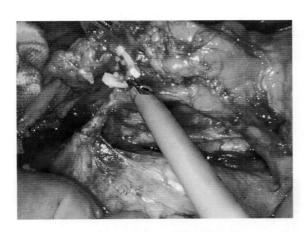

图 10-27 高位结扎肠系膜下静脉

(六)游离脾曲及降结肠

为了进行无张力吻合,需完全松解游离左半结肠和脾曲,需要在十二指肠悬韧带的解剖层面进行解剖分离肠系膜下静脉以达到必要的长度。对于左半结肠,由于操作器械长度的限制,更适用中间入路。处理完血管后,提起切开腹膜

缘,沿 Toldt's 线向头侧切开左侧结肠旁沟腹膜反折,向上方延伸至结肠脾曲水平(图10-28)。注意:保持左半结肠系膜及肾前筋膜完整性。

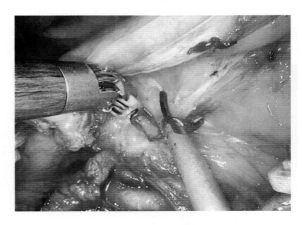

图 10-28 游离 Toldt's 间隙

自左侧起,沿 Toldt's 间隙,沿白线向头侧切开左侧结肠旁沟腹膜反折,向上方延伸至结肠脾曲水平(图10-29);沿胰腺表面向左侧切开横结肠左侧系膜至胰腺尾部(图10-30)。

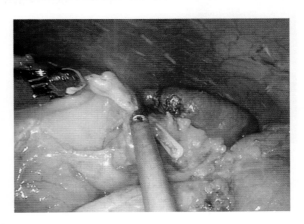

图 10-29 游离脾曲

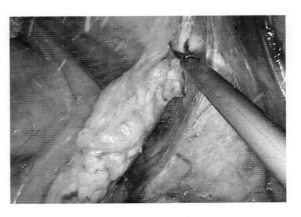

图 10-30 切开系膜至胰腺尾部

根部肿瘤的部位切开胃结肠韧带:对于脾曲或横结肠左侧肿瘤,采取弓内切开胃结肠韧带(图10-31),降结肠肿瘤通常弓外切开(图10-32),随后离断膈结肠韧带和脾结肠韧带,使脾曲及降结肠完全游离。

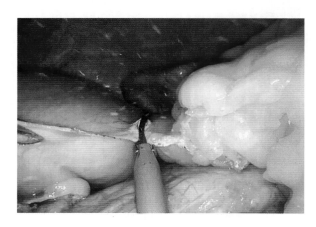

图10-31 弓内打开胃结肠韧带

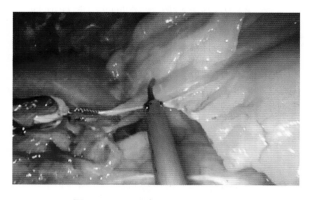

图10-32 弓外打开胃结肠韧带

(七) 吻合

1. 辅助口吻合 直视下裸化肠管,切断,移除标本;可用切割闭合器行横结肠乙状结肠侧侧吻合,也可用管状吻合器行横结肠乙状结肠端侧吻合,或用直线吻合器端端吻合,可参考开腹左半结肠癌根治术。

2. 腔镜下结肠结肠吻合 有两种吻合方式:功能性端端吻合(图10-33)和顺蠕动侧侧吻合(图10-34)。操作过程中应注意:充分游离乙状结肠近端及横结肠远端至少5cm;保证上提乙状结肠时肠系膜无张力;吻合时,直线切割闭合器插入乙状结肠和横结肠时必须注意力度的控制;

关闭共同开口时,建议可使用倒刺线连续缝合。无论是借助器械闭合还是手工缝合共同开口,均应避免浆肌层包埋过多以致发生吻合口狭窄。

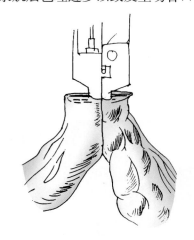

图10-33 功能性端端吻合

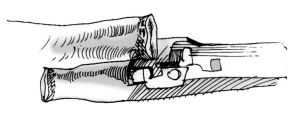

图10-34 顺蠕动侧侧吻合

3. 单纯结肠结肠端端吻合单吻合术式 手术视野下确定肠管上下切缘,修剪结肠系膜,距离肿块近端及远端各约10cm向对系膜缘切断左半结肠放入保护套中,先将两结肠断端对系膜缘吊线缝合一针(图10-35),以可吸收线连续缝合结肠后壁(图10-36),再连续垂直褥式内翻缝合结肠前壁(图10-37)。最后浆肌层加固,完成

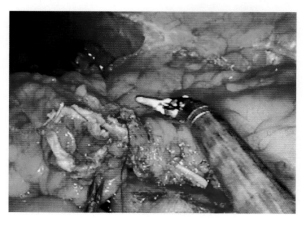

图10-35 机器人端端缝合吊线一针

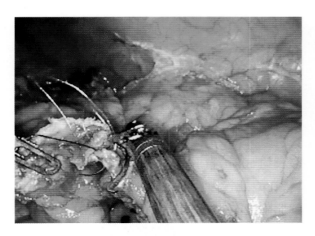

图 10-36 单纯连续缝合结肠后壁

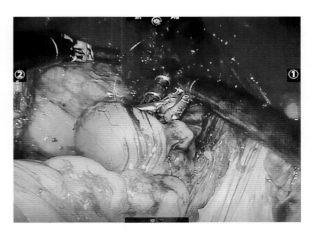

图 10-39 经肛门行结肠结肠端端吻合

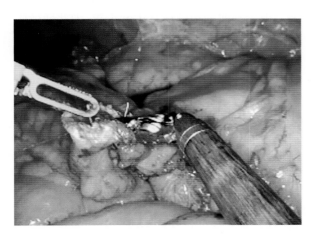

图 10-37 连续垂直褥式缝合结肠前壁

单纯结肠结肠端端吻合。

4. 经自然腔道取出标本 标本经肛门取出（图 10-38），吻合器抵钉座置入近端肠管，经肛置入吻合器行端端吻合（图 10-39）。

5. 改良三角吻合 有文献报道，也可以行改良三角吻合。具体吻合步骤：①在近端，距离左半结肠肿瘤 15cm 处切断降结肠及其系膜，于直肠乙状结肠交界处切断肠管及其对应系膜（如果术中发现近端、远端肠管直径差别较大，可将直径较小的肠管对系膜缘剪开 0.5~2cm）；②直视下使用 3-0 可吸收线间断等距缝合两段待吻合肠管后壁 3 针（图 10-40）；③将肠管后壁缝合的 3 针拉成 3 点一线（图 10-41），使用直线切割闭合器闭合肠管后壁，后使用可吸收线连续加固缝合肠管后壁；④使用 3-0 可吸收线连续等距缝合肠管前壁 3 针，再于两针中间加固 1 针，使用直线切割闭合器分别部分闭合肠管前壁（图 10-42），后使用可吸收线连续加固缝合肠管前壁，吻合完成。

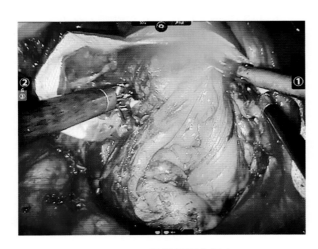

图 10-38 经肛门取出标本

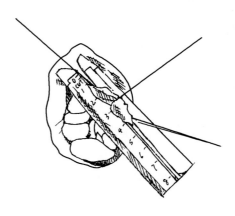

图 10-40 直线切割闭合器闭合结肠后壁

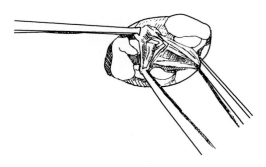

图 10-41 肠管后壁缝合的 3 针拉成 3 点一线

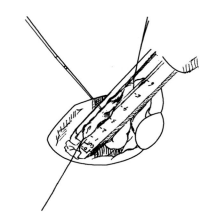

图 10-42 直线切割闭合器吻合前壁

(八) 关闭切口

以机械臂一辅助操作孔扩展取上腹部正中切口长约 4cm,将切除肠段取出,适当冲洗术区,创面彻底止血,在左侧结肠旁沟置入 1 根腹腔引流管,逐层关腹。其中,有两种方法进行切口的筋膜缝合:通过皮肤切口缝合筋膜;也可钳住筋膜缺损边缘,然后采用单纯缝合或 "8" 字缝合法进行筋膜缝合。

五、机器人左半结肠癌根治术相关应用解剖

左半结肠癌手术技术的每次革新均体现了解剖理念的丰富,机器人左半结肠癌根治术是典型的基于精细解剖的手术方式之一,随着解剖学的发展,针对左半结肠癌根治术的很多相关解剖名词的含义和内容都发生了变化。

(一) 横结肠、脾曲、降结肠、乙状结肠的解剖

国际上对于左半结肠解剖的定位没有明确共识,标准较多、命名也未统一,但是根据横结肠、结肠脾曲、降结肠、乙状结肠及其系膜解剖位置(图 10-43、图 10-44),机器人左半结肠癌根治术的切除范围已达成共识。横结肠长度、位置及形态各异,可通过影像学检查证实,但通常被描述为倒垂的弓形,其凹陷指向后上方。横结肠一般长约 50cm,自肝曲穿过右腰区延伸至左季肋区,在此处转向后下方,于脾脏下方形成脾曲。脾曲附近有一 U 形凹,可下降至比主弓低的水平。脾曲为横结肠和降结肠的连接处,位于左季肋区,脾的前下方,胰尾的前方,左肾与其内侧相邻。由于脾曲的角度通常十分尖锐,因此横结肠的末端往往遮盖了降结肠的始端,其位置较右侧肝曲略高且靠后,并在第 10 和第 11 肋水平被膈结肠韧带连接于横膈,膈结肠韧带位于脾脏前内侧的下方。降结肠长 25~30cm,沿左季肋区和左腰区下降;开始时沿左肾外侧缘下部下行,然后经腰大肌和腰方肌之间的夹角下降至髂嵴,在髂肌和腰大肌前面向内下方弯曲,在小骨盆入口处与乙状结肠相连。乙状结肠始于骨盆入口,至直肠终止,通常在小骨盆处形成一松动的肠袢。乙状结肠完全包绕在腹膜内,扇形的乙状结肠系膜将它连于盆壁后部和腹壁下后部。

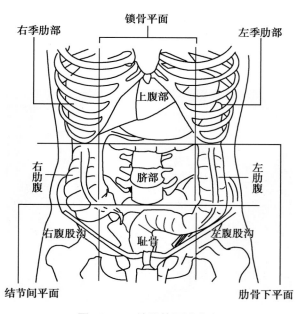

图 10-43 结肠的区域分布

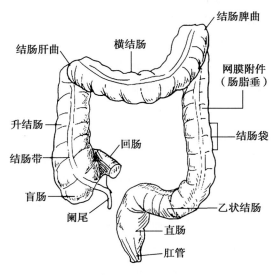

图 10-44　结肠的解剖

（图中标注：结肠脾曲、横结肠、结肠肝曲、网膜附件（肠脂垂）、升结肠、结肠袋、结肠带、回肠、盲肠、乙状结肠、阑尾、直肠、肛管）

【临床意义】

左半结肠解剖定位是实施机器人左半结肠癌根治术的前提，以便完整切除左半结肠肿块，在临床意义上包括部分横结肠、结肠脾曲、降结肠和部分乙状结肠及其相应系膜。降结肠后方有疏松结缔组织连于左肾下外侧面的肾筋膜、腹横筋膜、腰方肌髂肌和腰大肌之间。肋下血管和神经、髂腹下和髂腹股沟神经、第 4 腰动脉、股外侧皮神经、股神经和生殖股神经、性腺血管和髂外动脉都从降结肠的后方穿过。手术过程应注意保护患者的相关神经功能，降结肠前面为空肠袢；当腹前壁松弛时，降结肠下部几乎全部能直接触摸到。降结肠与升结肠相比管径较小，位置更深，后面有腹膜覆盖的比例更高。乙状结肠与降结肠和直肠的连接处是固定的，但它们之间的活动度很大，因此其周围关系也很多变。其外侧为左髂外血管、闭孔神经、卵巢或输精管以及骨盆外侧壁；后方为左髂内血管、性腺血管、输尿管、梨状肌和骶丛；下方，男性为膀胱，女性为子宫和膀胱；上方右侧与回肠末端的肠袢相邻。左半结肠解剖定位可将淋巴结定义为站号和淋巴结组的编码。根据左半结肠的解剖意义，外科医师在术后解剖标本取淋巴结行术后活检。

（二）结肠系膜

结肠系膜存在于结肠的全长，并与近端的小肠系膜与远端的直肠系膜相续。其结构包括两层间皮及其间的结缔组织网络，网络中嵌有脂肪。结肠系膜亦包含神经、血管、淋巴管及淋巴结。肝曲后表面无腹膜，由疏松结缔组织连接到胰头和十二指肠降部的前方。从胰头开始直至脾曲，横结肠几乎完全被腹膜包裹，形成横结肠系膜，悬挂于胰体的前缘。横结肠系膜附着于右肾，穿过十二指肠降部和胰，到达左肾的下极点。两个结肠曲之间，横结肠的下垂程度多变，有时可到达盆腔。横结肠上方为肝和胆囊以及胃大弯和脾的外侧端。降结肠作为腹膜间位器官，与后方腹膜壁附着固定，只有表面被腹膜覆盖，没有传统意义上的"系膜"，供应血管和回流淋巴组织位于"后腹膜"后面。

【临床意义】

确保环周切缘的完整性是 CME 操作的关键。横结肠系膜使横结肠有一定的活动度；横结肠偶可插入肝与膈之间，因而在影像学上被误认为腹膜腔内游离气体；这一现象伴有相关的胃肠道症状时，则称为 Chilaiditi 综合征。乙状结肠系膜根部呈倒 V 形附着于腹壁后部。乙状结肠在一开始沿小骨盆左侧壁下降，但接着其位置则极其多变。可能保持折叠状态与髂肌上的腹膜相接触，或者跨过男性直肠与膀胱之间的盆腔，或女性直肠与子宫之间的盆腔，甚至可到达右侧盆壁。在外科系膜的间隙操作，即是外科手术中的"神圣平面"，沿着该层次走行，无血管，无出血，视野清晰，并且可以保证将结肠系膜彻底清除，可极大提高机器人左半结肠癌手术的效率和效果。

（三）Toldt's 间隙

结肠系膜后方紧邻一层疏松结缔组织，即 Toldt's 筋膜，该筋膜附着于腹后壁的腹膜后腔。Toldt's 间隙为融合筋膜间隙，广泛存在于 Toldt's 筋膜和 Gerota 筋膜之间，Toldt's 筋膜是胚胎发育过程中，中肠扭转后由其系膜与其后的组织（系膜或壁腹膜）融合而成，Gerota 筋膜即肾筋膜，包裹肾脏，向下延伸过程中，肾前筋膜变薄后消融在髂窝的腹膜外筋膜,肾后筋膜向下至髂嵴与髂筋膜会合。左输尿管被左肾前筋膜及骶前筋膜覆盖。结直肠系膜中线侧和左右侧与腹膜毗邻处呈现"黄白交界"现象称Toldt's线,Toldt's线是覆盖于升结肠和降结肠系膜上的后壁腹膜的外侧反折。从胚胎学角度来看,它是结肠系膜在发育过程中与后外侧腹壁的附着边界;从解剖学角度来看,它是结肠系膜脂肪与后侧腹壁结缔组织的分界线和两者表面腹膜的反折部位;从外科学角度来看,它是腹腔镜结直肠手术的腹膜切开线,是寻找正确外科平面的标志。

【临床意义】

手术可从这一间隙进入筋膜和结肠系膜之间的区域,以便将肠系膜与筋膜分离,从而将肠系膜与后腹壁分离,避免组织损伤和出血。切除过浅不符合整体切除的原则,过深则损伤生殖腺血管。在Toldt's筋膜平面内或平面后完全切除相关节段的结肠系膜,可提高结肠癌患者的生存率。

(四)左半结肠的血液供应及淋巴引流

左半结肠的血供主要来自起源于肠系膜下动脉(IMA)的左结肠动脉(LCA)及乙状结肠动脉(sigmoid artery,SA),IMA的第一个分支是LCA。从IMA分出后,LCA在分支成升支和降支之前,会在左输尿管、左精索内血管(男性)和腰大肌前走行。升支行至左肾前进入横结肠的肠系膜,为横结肠远端1/3和近端降结肠供血;降支从分叉处下移,供应远端降结肠,降支与乙状结肠上动脉发生吻合。乙状结肠动脉与LAC降支吻合,帮助供应降结肠的远端。乙状结肠动脉通常由2~4个分支组成,其中上部称为乙状结肠上动脉。这些分支向下、斜向、向左走行,跨过腰大肌、左输尿管和左精索内血管。结肠脾曲也接受来自中结肠动脉(MCA)分支的血供,它起源于SMA。左半结肠的血液主要通过左结肠静脉和乙状结肠静脉回流入IMV,并向上汇入脾静脉,最后汇入门静脉。根据所在部位,左半结肠的淋巴结可分为结肠壁上淋巴结、结肠旁淋巴结、结肠中间淋巴结及结肠终端淋巴结(肠系膜下淋巴结),其中横结肠远端、降结肠和乙状结肠的淋巴液伴随血管回流到肠系膜下淋巴结,若结肠脾曲主要由中结肠动脉供血,该部位淋巴液可回流到肠系膜上淋巴结。

【临床意义】

根据《中国临床肿瘤学会(CSCO)结直肠癌诊疗指南2020》,对于分期为$cT_{1-4}N_{0-2}M_0$的患者,无论是否伴有需要处理的急诊症状(出血、穿孔、肠梗阻等),均推荐行结肠切除术+区域淋巴结清扫术。依据肿瘤发生部位不同,最新版日本《大肠癌处理规约》指出,肠管切断线取决于术中滋养血管及淋巴结清扫范围,一般遵循"10cm原则",即肿瘤两端各切除10cm的正常肠管(见图9-46)。国内有研究数据表明,肿瘤周围10cm以外的肠旁淋巴结转移率很低。左结肠部分切除术仅结扎左结肠动脉,左半结肠切除术需同时结扎左结肠动脉和乙状结肠动脉,扩大左半结肠切除术则需要结扎乙状结肠动脉、左结肠动脉和中结肠动脉的左侧分支。对于淋巴结清扫范围,国内有学者指出左半结肠肿瘤T_1期推荐D2根治术,T_{2-4}期推荐行D3根治术,主要还是根据术中判断肿瘤部位血供来源并清扫相应区域淋巴结,如第3站淋巴结可包括No.223组(肿瘤部位由中结肠动脉供血)、No.253组(肿瘤发生部位由左结肠动脉、乙状结肠动脉供血)。

(五)边缘血管弓

从左结肠动脉和乙状结肠动脉发出的分支紧贴降结肠内侧缘和乙状结肠系膜缘走行,相互吻合形成边缘动脉,也称边缘血管弓,它是结肠壁的直接血供来源,在不同的区段粗细不等。左半结肠边缘血管弓存在两处吻合不全:①中结肠动脉与左结肠动脉之间,称Griffiths关键点,位于脾曲附近;②乙状结肠动脉最下分支与直肠上动脉之间,称Sudeck危险区。

【临床意义】

边缘血管弓吻合不全区域血供较为单一,国外研究显示有近52%的人群存在Griffiths关键点吻合薄弱或吻合缺如,若在术中高位结扎肠系膜下动脉主干或左结肠动脉主干,无法充分形成侧支循环,降结肠或乙状结肠的近端肠管将更容易出现血运障碍,故术中应当考虑适当扩大肠管的切除范围。据文献报道,有 4.1% 的人群出现 Sudeck 危险区的吻合缺如,即使吻合存在,其血管平均直径也较小,大部分人不能维持此处断端肠管的血供,结扎血管后此部位易出现缺血,因此在乙状结肠上段或降结肠中下段的肿瘤手术中,处理血管时应分离结扎左结肠动脉,保留直肠上动脉,也可考虑保留乙状结肠动脉下部分支,以保证断端肠管不出现缺血坏死(图 10-45)。

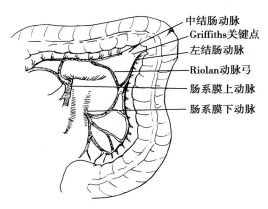

图 10-45 Griffiths 关键点与 Riolan 动脉弓

(六)血管变异

在临床中观察到左半结肠的供血系统存在较多的变异,肠系膜下动脉的长度因人而异,最短 10mm,最长达 82mm,并且 41.2% 的受试者左结肠动脉与乙状结肠动脉独立从肠系膜下动脉发出,44.7% 的受试者左结肠动脉与乙状结肠动脉由同一干分出,5.1% 受试者不存在左结肠动脉。部分人由中结肠动脉根部的近端发出副左结肠动脉,负责脾曲和部分降结肠的供血,发生率为 4%~49.2%。

【临床意义】

血管变异的存在给手术操作带来不确定性,术前进行充分检查有助于判别患者是否存在血管变异,并针对变异存在的可能性采取相应措施,有利于更安全地在左侧结肠进行操作。当副左结肠动脉存在时,发生在脾曲的肿瘤主要沿此血管进行淋巴回流,在手术时需要注意结扎此处血管并行相应范围的淋巴结清扫。

(七) Riolan 动脉弓

中结肠动脉和左结肠动脉主干或者一级分支之间,存在的一个吻合袢,称里奥兰(Riolan)动脉弓,位于壁腹膜的后方和十二指肠空肠曲的左侧。Riolan 动脉弓并非结肠脾曲的主要血管弓,它发自中结肠动脉或副中结肠动脉,与左结肠动脉的副升支吻合(图 10-46),此弓较正常的结肠脾曲边缘血管细,联系肠系膜上、下动脉,不发出分支到肠壁。中国人仅约 7.6% 存在这一交通支。

【临床意义】

Riolan 动脉弓的存在对改善结肠血管的侧

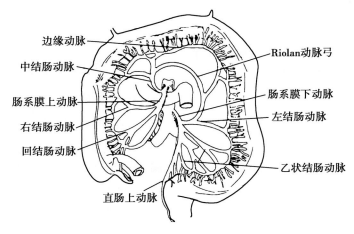

图 10-46 Riolan 动脉弓

支循环有帮助,手术切除肠段的残端更不易出现缺血情况。由于结肠边缘血管的存在,左、中、右结肠血管之间存在丰富交通支,因此这三支血管中的任何一支均可提供全结肠的血供;但若结肠边缘血管存在缺如或狭窄,特别是结肠脾曲边缘血管弓存在 Griffiths 关键点时,Riolan 动脉弓的存在与否对术中离断 IMA 的位置或许有一定影响:Riolan 动脉弓存在时可保证吻合口处肠管血供并行高位结扎 IMA;Riolan 动脉弓缺如时为预防吻合口急性缺血行保留 LCA 的低位结扎 IMA 并彻底清扫 No.253 组淋巴结。

(八)网膜后血管

在胰腺的下缘有小血管沿大网膜走行,起源与肠系膜无关,称网膜后血管。

【临床意义】

术中游离系膜,看见非肠系膜来源的细小血管分叉,走行相互交叉,提示胰腺位于此部位后方,有助于腹腔镜手术的术中定位,避免损伤相关器官。

(九)结肠神经

支配结肠的副交感神经左右侧不同,迷走神经分布于结肠脾曲以上的结肠,由骶 2~4 脊髓节的副交感神经支配降结肠和乙状结肠,交感神经纤维则分别来自肠系膜上丛和肠系膜下丛。

【临床意义】

结肠癌手术尤其是结肠癌根治术中应尽可能保护副交感神经结构,以确保患者术后能获得较好的肠蠕动功能。男性患者左半结肠术后有一定的性功能障碍发生率,在高位结扎 IMA 时,有可能损伤腹主动脉节前交感神经纤维,在左半结肠切除术中应尤其注意神经保护。

六、进展与总结

结直肠肿瘤的位置与临床预后息息相关,而肿瘤位置与预后的相关性也在一定程度上反映了结肠手术标准化的差异。相对右半结肠切除术,目前左半结肠切除术在技术层面也存在一定争议,尤其是横结肠左侧肿瘤及降结肠中段肿瘤的手术方式,这一现象一方面表明左半结肠及横结肠的肿瘤发生率较低,另一方面可能也突出了这些手术技术难度较大的事实。所以,提高左半结肠手术的手术质量是改善左半结肠癌患者生存率行之有效的方法。

(姚宏亮)

第三节　机器人全结肠切除术

近年来,机器人结直肠手术已经得到广泛的应用,取得了良好的临床效果。达芬奇机器人集成了 3D 高清视野、可转腕手术器械和直觉式动作控制三大特性,使医师能将微创技术更广泛地应用于复杂的外科手术。与传统微创技术相比,机器人手术具有多方面优势。对操作的医师来说,手术机器人在临床领域的应用将外科手术提到了一个新的高度。在精确性方面,手术视野放大倍数可以达到 10 倍以上,能为术者呈现患者体腔内 3D 立体高清影像,极细小的血管也能一目了然,同时手术器械可以模拟人手腕的灵活操作,滤除不必要的颤动,超越了人手的精确度。最初手术机器人更多用于直肠癌的手术,尤其是那些困难骨盆患者,其优良 3D 显示、术野放大、机械臂七个自由度的活动、精细解剖操作、神经血管保护、镜下缝合等优势,尽显其独特风采,使得传统腹腔镜技术受到一定程度的挑战,且弥补了腹腔镜、3D 腹腔镜的不足。随着技术的不断完善和发展,机器人也逐渐用于全结肠切除,取得长足的进步。

一、适应证与禁忌证

(一)适应证

总体而言,机器人全结肠切除术的适应证和禁忌证与腹腔镜手术相同,这主要取决于疾病、患者及技术因素。随着腹腔镜、机器人微创技术的迅猛发展,其适应证也在不断拓展。因此,以往被认为"绝对禁忌证"的疾病也逐渐被视为"相对禁忌证"而实施了手术。另外机器人手术应用也取决于外科医师及团队应用机器人平台的熟练程度及配合的默契程度。表 10-1 示机器人全结肠切除术的适应证,按照疾病种类大致分为良性疾病和恶性肿瘤。随着术者经验的不断积累和提高,机器人也在某些急腹症患者中得到应用。

表 10-1 机器人全结肠切除术适应证

适应证	良性疾病/恶性肿瘤	选择性手术/急症手术
同时性结肠多原发癌	恶性	选择性手术
同时性结肠多原发癌和非典型增生	恶性	选择性手术
家族性腺瘤性息肉病;遗传性非息肉病性结直肠癌(林奇综合征)	恶性	选择性手术
炎症性肠病(克罗恩病、溃疡性结肠炎)	良性	选择性手术/急症手术
下消化道大出血	良性	急症手术
某些少见疾病(憩室炎、缺血性疾病)	良性	选择性手术/急症手术
反复发作难辨梭状芽孢杆菌感染	良性	选择性手术/急症手术
功能性疾病(结肠慢传输型便秘)	良性	选择性手术

值得注意的是,无论适应证如何,术前必须考量全结肠切除后会给患者带来功能恢复方面的影响,这需要和患者充分沟通,制订严密手术计划,对患者进行详细评估、术前预康复处理等。如果病变未累及直肠,应尽量保留直肠、括约肌功能,其优点在于直肠不被游离,大大降低了下腹下丛损伤的风险,可以减少术后性功能及排尿功能障碍,降低尿潴留和生殖功能障碍的概率,避免永久性回肠造口,提高了生活质量,且手术相对容易。有关排便、控便功能的监测包括正常静息括约肌张力测定,肛周是否存在肛瘘、炎症等疾病,直肠容量是否充足,直肠顺应性是否良好等。如果上述指标不能够满足基本要求,患者术后将面临巨大的生活质量受损风险,故针对某些患者应进行直肠肛管生理功能监测。

1. 恶性肿瘤 由于恶性肿瘤固有的生物学行为,针对恶性肿瘤的机器人全结肠切除术有别于针对良性疾病的机器人全结肠切除术。

相对结肠炎性疾病而言,恶性肿瘤的机器人全结肠切除由于镜下解剖学变化所造成的影像扭曲较小,因此手术困难不是太大,粘连不会太严重,操作会更加从容。而肠道炎性疾病,往往病变广泛、粘连严重、水肿明显,术前判断困难,如果术中处理不当,可能会对患者造成大出血、毗邻脏器损伤等难以估量的后果。

家族性腺瘤性息肉病、林奇综合征具备预防性全结肠切除指征,但是术前应全面考虑病因问题,需要做相关遗传性评估,由于绝大多数患者年纪较轻,因此也要仔细评估手术可能对排便功能、控便功能、性功能等造成的影响。

2. 良性疾病 良性疾病全结肠切除的手术指征以结肠炎性疾病最为常见,偶有缺血性结肠炎或广泛结肠憩室炎;结肠慢传输型便秘行全结肠切除属最后选择的治疗手段,由于患者病史长,往往采取过多种治疗手段,疗效不佳,排便困难进行性加重,可以出现继发性巨结肠征象,不得已才进行手术处理。如果无梗阻、穿孔等急症状态,建议进行多学科会诊,邀请消化内科医师、心理科医师、造口医师等进行综合评估、拟定治疗方案。其手术有别于其他结肠病变,往往患者伴有结肠冗长症,可能造成手术操作和病变定位困难等情况。

结肠切除范围、是否恢复肠道的连续性应取决于病变性质、范围以及残余直肠功能等,需要术前与患者进行交流共同决定。术中结肠远断端的判断也受多种因素影响,如远端肠管病变程度、复发风险、患者恢复肠道连续性的愿望等。如果是结肠多发性憩室,全结肠切除范围应到达直肠水平。

到目前为止,机器人、腹腔镜手术在急症患者的应用尚无太多先例,且争议较大,如费用高、装机时间过长、手术入路的选择等。另外,结肠慢性出血、炎症性肠病、假膜性小肠结肠炎、缺血性结肠炎等疾病也有机器人手术的报道。

(二)禁忌证

表 10-2 示机器人手术的常见禁忌证,绝大多数属于相对禁忌证,通常也适合于腹腔镜手术,通常需要与患者进行深入且细致的病情交流,以便为治疗方案的制订提供全面而可靠的参考依据。经验丰富的外科医师及团队针对相对禁忌证患者也可施行机器人全结肠切除术。禁忌证往往与患者不能摆放体位、腹腔严重粘连无法建立气腹有关,也可能与病变原因、腹腔粘连无法进行显露或患者无法耐受气腹等原因有关。

表 10-2 机器人全结肠切除术的禁忌证

因素	描述/原因	禁忌证等级
严重腹腔粘连	不能建立有效的穿刺孔,难以显示腹腔及盆腔组织器官	相对
急性结肠炎	结肠组织不健康,脆性大,病变范围难以确定	相对
急性结肠梗阻	肠管扩张,腹盆腔无足够的空间显露并进行操作	相对
病态肥胖	难以建立足够的操作空间,心肺功能差难以维持气腹	取决于 BMI 及心肺功能状态
大量腹水	腹盆腔大量腹水,难以显露并进行手术	绝对
ASA 分级	患者心肺功能差	取决于 ASA 分级
凝血异常	出血风险	取决于凝血异常程度

注:ASA. 美国麻醉医师协会;BMI. 体重指数。

针对这些禁忌证,最需要考虑麻醉及围手术期处理等因素。另外,机器人全结肠切除术还需考量手术室团队、术者、费用及患者家属意愿等因素。患者因心肺功能不全难以耐受长时间的二氧化碳气腹,则不适于行机器人手术。除了手术相关问题,还涉及术后患者恢复及处理等系列问题,需要与麻醉医师、ICU 医师共同进行讨论,拟订相应对策。

确保手术顺利最重要的一点是要建立合适的通道,能够清晰显示整个腹盆腔。粘连、腹水和肠管扩张均可影响通道建立和有效的手术视野显示,如果情况严重则难以实施手术,或须中转开腹手术。整个手术过程,术者应根据经验和具体情况进行安全有效的处理,如粘连松解、手术视野显露、病变定位、肠管游离、血管结扎等操作。

肥胖可以影响麻醉及手术操作,如果患者心肺功能障碍,难以耐受二氧化碳气腹,则不可能完成手术。这种情形往往在手术开始时就有表现,尤其是患者取反 Trendelenburg(特伦德伦堡)体位时,术中应加强麻醉管理及监测(血流动力学指标、动脉血气、血氧饱和度、呼气末二氧化碳浓度等)。腹型肥胖患者腹腔内过多的脂肪将影响手术视野的显露,使肠管定位困难,空间有限更将降低进入盆腔的可能。笔者的经验为,对于此类患者术前可以进行预康复处理,如反 Trendelenburg 体位锻炼,腹部约束减弱或消除腹式呼吸,爬楼梯有氧运动等,能够增加心肺功能储备,提高术中二氧化碳气腹耐受性。

二、术前准备

术前准备包括两个方面:其一,患者是否需要进行全结肠切除,手术是否是唯一的选择;其二,患者能否耐受手术,如何降低围手术期风险,以改善患者的近期及远期结局。患者需要理解全结肠切除对消化道功能造成的终身影响。理想状态术后排便次数应该控制在每天 4~5 次,但是绝大多数患者的经历不同,排便频繁,不能自控,甚至有大便失禁。术前应进行系统控便能力的评价,老年人、体质虚弱患者往往控便功能不良,术后罹患严重腹泻、肛门失禁的概率显著升高,甚至术前就要考虑回肠永久性造口。家族性腺瘤性息肉病和 MUTYH-相关性息肉病是少见的遗传相关息肉病变,如果不加以处理,将会发生癌变。术前需行结肠镜检查判断息肉的多少,直肠是否受累,如果直肠息肉小于 20 枚,可以考虑内镜切除以保留直肠,即便行全结肠切除,术后也要定期(3~12 个月)做直肠内镜检查进行相应处理。另外,要通过胃、十二指肠镜评价胃和十二指肠是否存在病变。林奇综合征占所有结肠癌的 2%~4%,虽然患者有 70% 的风险罹患结肠癌,但预防性结肠切除尚不作为一个标准治疗,建议每 1~2 年做一次结肠镜检查,一旦发现癌变,则应考虑全结肠切除,同时要进行相关基因检测及肿瘤微卫星状态评价。炎症性肠病患者要进行结肠镜、小肠显像(胶囊镜或小肠造影)、活检等评价病变范围及程度,如果小肠、直肠及肛管病变不严重,可以考虑全结肠切除,回肠直肠吻合。术前要复习患者用药情况,尤其是长时间使用糖皮质激素、抗肿瘤坏死因子制剂,通常抗肿瘤坏死因子制剂至少停用 6 周,如果病情不容许停药,甚至合并营养不良等,则考虑预防性回肠造口,待患者一般情况改善后再次手术关闭,这种手术方式更适合于克罗恩病,而溃疡性结肠炎往往累及直肠,应同时切除,如果直肠病变稳定,仍然可以考虑保留直肠行回肠直肠吻合,甚至行回肠 J 型袋成型(J-pouch 重建)。严重便秘也是全结肠切除的适应证,患者每周排便≤3 次,排便困难,经内镜、钡剂灌肠、排粪造影等检查排除机械性原因,确定为结肠慢传输,且直肠功能正常,经饮食调节或药物处理治疗无效者,可考虑全结肠切除术。下消化道大出血,往往与憩室炎或动静脉畸形有关;活动性出血可以通过计算机体层血管成像(CT angiography,CTA)、红细胞核素标记扫描、动脉造影判断、定位,也可以通过动脉栓塞止血,如果患者出血无法控制,输血量超过 6 个单位,则应该考虑手术。

(一)多学科团队管理

合理手术方案的制订首先要通过多学科团队对患者状态进行缜密评估和认真讨论,决定拟接受机器人手术患者的处理方案。定期组织多学科团队讨论,确定患者的适应证、禁忌证以及合理的围手术期处理等诸多事项,对确保患者机器人手术的质量和安全意义重大。合理的临床决策:①针对患者进行全面的麻醉前评估和准备,如麻醉医师要评估总体 ASA 分级、麻醉及气腹耐受程度;②如果患者合并心肺功能障碍,要进行相应检查和体能、药物等处理和预康复等;③如果合并糖尿病,内分泌医师要对患者血糖进行调控和围手术期管理;④启动血栓栓塞的评估和预防计划。术前要对患者进行宣教和指导,造口医师提前参与,确定造口部位,并做相应指导。鼓励患者及家属参与医疗活动,真正做到以患者为中心。

(二)术前评估与准备

术前要进行营养风险评价,可采用 NRS 2002 进行筛查,如果评分大于 3 分,则考虑存在营养风险,要进行营养支持治疗以降低术后各种并发症的发生风险,改善患者结局,如果消化道无梗阻建议口服肠内营养制剂。术前 1 天给予患者口服泻剂、清洁灌肠,同时建议口服抗生素。越来越多的证据表明,机械性肠道准备结合麻醉诱导期静脉抗生素能够降低 SSI 及吻合口漏风险。术前可以按照美国麻醉医师协会(ASA)《术前禁食实践指南》进食,如果无梗阻,无须严格禁饮食,麻醉前 2 小时建议口服含糖溶液,以减轻胰岛素抵抗。

三、体位与 Trocar 放置

麻醉后置入导尿管,无须放置胃管进行胃肠减压,患者的体位摆放取决于优先实施哪一侧结肠切除,新一代达芬奇机器人 Xi 系统问世前,机器人器械对接后手术台活动受限,而 Xi 系统具备手术台移动功能,术中能够根据要求进行手术台的移动和调整。笔者的经验是先进行右半结肠切除术,患者取轻度头低足高、左侧倾斜体位,双臂包裹加以保护,所有受压部位均用硅胶衬垫或豆枕仔细保护。机器人放置在患者右侧,机械臂在患者右侧进行对接,通常在脐部放置 12mm Trocar 以备镜头置入,1 号臂 Trocar 放置在脐侧旁 10cm 左上腹,2 号臂放置在耻骨上区,3 号臂放置在右侧髂窝区,为 5mm Trocar,助手孔采用 12mm Trocar 放置在左髂窝前上处(图 10-47)。Xi 系统的 Trocar 基本沿一直线排列,自左髂前上棘至右锁骨中线,Trocar 间距离 10cm 以上,以避免机械臂间发生碰撞。Si 系统和 Xi 系统是目前达芬奇机器人常用系统,两者间的性能差别见表 10-3。

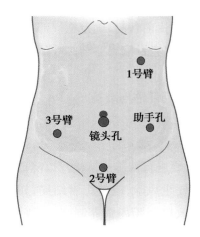

图 10-47 Si 系统右半结肠切除术 Trocar 放置

表 10-3 达芬奇机器人 Si 系统和 Xi 系统的差别

配置情况	Si	Xi
四个操作臂	1 个镜头臂,3 个操作臂	多功能分布
穿刺孔放置	混合,不同手术区域需要新建穿刺孔或重新对接	通用穿刺孔布局,适合多部位手术
使用摄像光缆保护套	需要	不需要
镜头	12mm 0°/30°	8.5mm 0°/30°
荧光配置	可选,升级	标配
血管封闭器/能量平台	可选	ERBE 单极、双极电凝、血管封闭器
机器人下切割缝合器	无	标配
模拟显示	可选	可选
教学控制台	可选	可选
图像记录仪	无	标配

待右半结肠游离后,左半结肠切除时要重新调整患者体位,机械臂和患者间成 50°,脐部穿刺器仍然做观察孔用,1 号臂 Trocar 置于右下腹(P1),2 号臂 Trocar 置于脐上 10cm 处,3 号臂

Trocar 位于右侧肋缘下,以便左半结肠及脾曲的牵引用,助手孔仍然采用 12mm Trocar,置于右髂窝前上部位(图 10-48)。Xi 系统则采用 Trocar 横向排列放置(图 10-49),Xi 平台位于患者右侧,并在整个手术过程中保持该位置。完成右结肠至横结肠中段的解剖后,机器人系统的吊杆从患者右侧向左旋转 180°,同时助手从患者左侧换至患者右侧,以对剩余的横结肠和左半结肠进行解剖(图 10-50)。

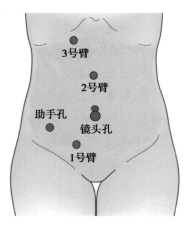

图 10-48 Si 系统左半结肠切除术 Trocar 放置

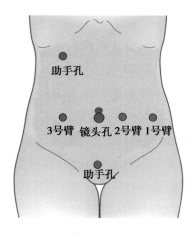

图 10-49 Xi 系统全结肠切除 Trocar 放置

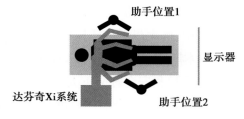

图 10-50 Xi 系统全结肠切除器械布置及助手站位

四、手术步骤与解剖要点

1. 右半结肠及肝曲游离、松动 右半结肠切除常采取"中央至侧方"入路,使用 3 号臂牵拉、固定盲肠及阑尾以帮助判断回结肠血管,2 号臂使用双极电凝抓钳将回结肠血管抓持呈腾空状,1 号臂使用单极电剪刀或超声刀将腹膜切开,按照膜解剖的原理于系膜鞘后方拓展游离手术空间,在系膜间隙内形成一个无血管的"视窗",进一步将回结肠血管脉络化,术中应注意动脉和静脉间的毗邻关系及变异。笔者经验,术前行 CTA 判断肠系膜上动、静脉分支及属支血管类型和变异,有助于手术的安全实施。分别在拟切断的回结肠血管近端使用两枚、远端使用一枚 hem-o-lock 夹后切断血管,同时完成该区域淋巴结清扫。由于机器人能够提供 7 个自由度的机械臂运动模式,加上不失真的 3D 视野,最多放大 15 倍,因此非常适合于狭小空间精细解剖,重要脏器的游离和保护,避免手术副损伤。在结肠系膜后方"视窗"内,手术由内向外、由下向上拓展,2 号臂适当用力逐步牵拉、提升系膜,避免粗暴钝性游离,保持系膜的完整,术毕于术野内放置小纱条。术中应仔细辨别十二指肠降段、水平段与回结肠血管及肠系膜上静脉间的关系,避免层面错误和误伤血管、输尿管、十二指肠等。使用电剪或超声刀进一步将肠系膜上静脉血管鞘打开,分离、结扎、切断右结肠血管、胃结肠干的结肠支、中结肠动脉右干,如果是恶性肿瘤一般要清扫外科干及肠系膜根部的淋巴结,于肠系膜根部放置小纱条以帮助辨认血管走行。之后可以行侧方游离,常采用钝性、锐性游离相结合,至 Toldt's 筋膜。然后使用 3 号臂将盲肠牵拉到左上腹,锐性切断回肠末端、盲肠与侧盆壁的附着,与中央入路建立起的"视窗"打通,可以见到预置纱条,避免手术层面错误。继续沿结肠旁沟向上切开至结肠肝曲,使用电剪或超声刀充分游离肝曲与肝脏脏面、胆囊以及后腹膜间的附着和粘连,避免伤及十二指肠、胰腺。操作过程中,根据

术野显露需要,适当调整 3 号臂位置,可以附以旋转动作增加张力。之后将升结肠、盲肠及回肠末端复位,用 3 号臂将胃大弯向上提起,如果是靠近结肠肝曲的肿瘤,应该在大网膜血管弓内游离胃大弯侧,切断胃网膜右动、静脉,清扫 No.6v 组及 No.6a 组淋巴结,否则保留网膜弓及网膜右血管,于弓外游离大网膜切断相应的血管。仔细辨认预置于肠系膜上静脉根部的纱条,2 号臂做辅助臂,1 号臂使用超声刀或电剪将横结肠系膜打开,进入横结肠下方间隙,进一步向右侧结肠肝曲拓展,避免损伤肝门结构、十二指肠,完成右半结肠的游离、松动和淋巴结清扫,进一步显露中结肠动脉根部,助手释放 hem-o-lock 夹、切断,清扫根部淋巴结。

2. 左半结肠及脾曲游离、松动 结肠脾曲、左半结肠和乙状结肠的游离也遵循由"中央至侧方"入路。使用 3 号臂将乙状结肠中部及系膜抓持、适当张力牵拉以显露肠系膜下血管起始部,2 号臂将中央侧乙状结肠腹膜抓起,使用 1 号臂电剪沿肠系膜下血管后方由根部弧形切开腹膜至盆腹膜交界处,可以借助二氧化碳进入后腹膜间隙正确辨认手术平面,并将肠系膜血管骨骼化,助手释放 hem-o-lock 夹,切断血管,清扫系膜根部淋巴结。进一步由中央区在乙状结肠系膜后方向侧方拓展,仔细辨认解剖层面,按照膜解剖的原则,避免输尿管、性腺血管、神经的损伤,尤其是左侧输尿管的辨认和保护,如果患者合并憩室炎或既往曾接受新辅助放化疗,可能存在组织水肿、纤维化、粘连等,这些均可造成一些潜在的困难。乙状结肠远端要游离到全直肠系膜切除术"神圣平面"后方直肠上端水平,近端和侧方游离到肠系膜下静脉、胰腺下缘水平。采用 3 号臂将左侧结肠系膜提起,1、2 号臂配合完成手术操作,在乙状结肠系膜后方放置小纱条以备侧方入路辨识用。

用 3 号臂将乙状结肠向中央区牵拉形成张力,使用 1 号臂电剪沿侧腹壁打开乙状结肠附着处及左侧结肠旁沟腹膜,进一步向结肠脾曲拓

展,使用 3 号臂抓钳将网膜提起,2 号臂抓钳将左侧结肠及脾曲向右侧髂窝方向牵拉,使用 1 号臂电剪或超声刀切开左侧结肠腹膜附着,进一步游离,如果解剖平面准确、遵循膜解剖原则,几乎无出血(白色术野),微小血管使用 3 号臂双极电凝及 1 号臂单极电凝即可控制。进一步将结肠脾曲向盆腔牵拉有助于将远端横结肠大网膜切除。在横结肠系膜左侧部后方建立一个无血管"视窗"以便结扎、切断左结肠及中结肠血管,完成整个结肠附着区域的游离。

仔细辨认神经和输尿管,助手使用切割缝合器于直肠乙状结肠交界处横断直肠,于右髂窝做一横向小切口,放置小号的切口保护撑开圈备切除标本后取出用,距离盲肠 10~20cm,使用切割缝合器将回肠末端横断。选用合适的圆形吻合器,将钉砧置于末端回肠,建立气腹,经肛门导入吻合器行末端回肠直肠端端吻合,术毕检查吻合口张力,肠镜检查吻合口是否有渗血,经肛门注入空气行漏气试验。如果患者有高龄、术前营养风险、营养不良、贫血、低蛋白血症、糖尿病、器官功能不全,接受放化疗等影响吻合口愈合的因素,可以行预防性末段回肠造口。常规于吻合口旁放置引流管。

3. 术后处理 遵循围手术期 ERAS 管理方案,术后最初 24 小时,患者最好在 ICU 集中管理,重点观察患者的心肺功能、血流动力学状态、是否存在腹腔出血等。采取多模式镇痛方式,建议术后行超声引导下腹横肌平面阻滞,切口注射长效局部麻醉药,如果联合硬膜外麻醉,可以在术后启动硬膜外镇痛,非甾体抗炎药可作为术后镇痛的基础,在术中即可开始静脉输注,尽量避免使用 PCA、阿片类药物,术后 2 天后可以口服镇痛药。血栓栓塞的预防,需考虑术前评分,采用穿抗血栓袜,术中、术后使用抗血栓泵,鼓励患者床上活动或早期下地活动,应用低分子量肝素等措施。待麻醉清醒后可以少量饮水或"清流质",逐渐加量,可以配合 ONS,如果存在营养不良可以联合部分肠外营养。胸部理疗、拍背咳嗽

对预防肺不张、肺炎及胸腔积液等并发症有意义。患者能够下地活动即可拔除导尿管。如果有回肠造口,出院前要对患者及家属进行培训,适当口服盐酸洛哌丁胺等止泻药减少造口液体丢失及皮炎的发生。如果患者可自由下地活动,恢复并耐受经口进食,疼痛控制良好,经过严格评估则考虑出院,出院 24 小时要电话回访。

4. 术后并发症的处理 机器人全结肠切除术的并发症和腹腔镜相同,发生率在 26% 左右。作为微创手术平台,应尽可能避免穿刺孔并发症(皮下气肿、出血、脏器损伤等),电能量器械的灼伤,组织器官牵拉伤、撕裂、戳伤等,尤其是隐匿性损伤,因此手术结束前须行全面腹腔再探查,一旦有问题要立即进行补救处理。目前所使用的机器人系统缺乏触觉反馈,值得注意的是,两个机械臂发生碰撞、剐蹭,手术器械在术野外的碰撞都可能造成抓钳应力改变引起组织损伤。因此,术中应经常审视各机械臂器械的位置,避免抓钳脱离视野引起损伤。全结肠切除术需要解剖、游离结肠,仔细辨认毗邻关系,以免血管、胰腺、十二指肠、输尿管、脾脏等损伤。随着机器人显示技术和手术入路的不断完善,机器人操作相关并发症发生率将会明显下降。

机器人全结肠切除术中需要变动和调整患者体位,术前摆放体位时要使用肩托、松软的纱布卷、凝胶垫加以固定,以避免长时间手术造成组织压伤等。专业的手术医师、护士、麻醉医师密切配合,使用 WHO 推荐的安全核查清单(checklist),术前、术中、术后安全核对,术前暂停核对等措施也有助于各种副损伤的发生。

全结肠切除后如行回肠直肠吻合,患者将有罹患吻合口漏的风险,因此术前应仔细评估患者一般情况,若存在高龄、糖尿病、营养不良、器官功能不全、术前接受化疗、使用糖皮质激素及免疫抑制剂等情况,应进行调整和纠正,结合术中情况,可以选择吻合口近端预防性回肠造口。术中 IGC 显影有助于判断吻合口血运情况,降低吻合口漏的发生。术后近期并发症包括吻合

口出血、腹腔出血等，如果量较少，患者血流动力学稳定，非手术处理往往有效，否则需要积极处理，如再次探查、止血或内镜下电凝止血等。右半结肠切除术后可以发生乳糜漏，其发生率高于左半结肠和直肠癌根治术。术中使用合适的电能量设备清扫肠系膜血管根部，遇到较大的淋巴管一定要结扎处理。并发症一旦发生，可以采取禁食、肠外营养支持，无脂饮食，延迟拔除腹腔引流管等方法处理。常见术后远期并发症包括肠梗阻、肠粘连，随着达芬奇机器人手术、微创手术的广泛应用，此类并发症发生率较低。排便、控便功能方面往往是患者最关注的问题之一。Duclos 等对全结肠切除术回肠直肠、回肠乙状结肠吻合后患者的生活质量及结局进行研究，中位年龄为 54.2 岁（16.8~90.6 岁），其中炎症性肠病 96 例、息肉病 95 例和结直肠癌 97 例，病死率和并发症发生率分别为 1.2% 和 13.9%。发生并发症的 47 例（13.9%）中吻合口漏 26 例（7.7%），其中 23 例再次手术。经过 49 个月（0~196 个月）的随访，262 例患者吻合口发挥功能；45 例死亡，13 例再次行直肠切除术。远期功能方面，24 小时和夜间排便次数为（3.6±2.4）次和（0.5±0.9）次。20% 和 21% 的患者出现了排便或排气控制异常。健康调查量表 36（short form 36，SF-36）评分平均为（46.3±9.3）分和（51.9±9.3）分。多因素分析显示回肠直肠吻合和炎症性肠病是患者远期功能影响独立因素。

五、进展与总结

（一）结局与预后

有关机器人、腹腔镜全结肠切除临床疗效比较的数据较少，一般认为机器人全结肠切除术肿瘤控制疗效不具备明显优势。另外，机器人手术的卫生经济学分析仍需进一步探讨，尤其是在节省人力成本方面。随着通信网络技术的飞速发展，5G 网络技术的推广应用，机器人远程手术必将逐步成为现实。一项 meta 分析比较了机器人和腹腔镜手术结果，纳入的 9 项研究包括 1 058 例患者（腹腔镜 688 例，机器人 370 例），虽然两种手术方法在并发症发生率及住院时间没有明显差异，但是机器人手术后患者胃肠道功能恢复更快。美国外科医师学会国家外科质量改进计划（ACS-NSQIP）数据库中的一项关于 17 774 例结肠切除患者的分析结果显示，腹腔镜手术 11 267 例（63.4%），机器人手术 653 例（3.7%），与腹腔镜结肠切除术相比，机器人结肠切除术增加了手术时间（233 分钟 vs.180 分钟，$P<0.01$），缩短了住院时间（5.04 天 vs.6.06 天，$P<0.01$），病死率（0.2% vs.0.4%，$P<0.312$）、吻合口瘘发生率（3.4% vs. 3.1%，$P=0.715$）、非计划再手术率（4.9% vs.4.0%，$P=0.27$）、中转开腹率（10.3% vs.12.2%，$P=0.13$）、再入院率（9.3% vs.8.7%，$P=0.593$）差异均无统计学意义。而机器人右半结肠切除术中转开腹率更低（$OR=0.58$，95% CI 0.34~0.96），住院时间更短，总体减少 1 天，这可抵消机器人手术中位延长时间 45 分钟。

学习曲线是评价机器人手术应用方面的重要指标之一，目前尚缺乏全结肠切除这种复杂手术学习曲线研究的详尽数据，开腹到腹腔镜与腹腔镜到机器人手术的学习曲线是无可比性的，通常认为机器人手术的学习曲线是 15~25 例，远低于传统腹腔镜手术。一项关于机器人手术多时相学习曲线的研究发现，初始学习曲线约为 35 例，这一阶段术者要解决熟悉机器人操作的程序和团队配合问题；之后要强化和拓展机器人手术技巧，这一阶段要达到 100 例手术经验；最后阶段是巩固提升阶段。Odermatt 等使用累计和控制图分析有腹腔镜经验的医师进行机器人手术的学习曲线，结局包括手术时间、严重并发症发生率以及淋巴结清扫数目等，确定学习曲线约为 15 例。

实施复杂机器人手术更多考量术者的视野及视角，与开腹手术过渡到腹腔镜手术的根本不同是，尽管一位经验丰富的外科医师没有腹腔镜基础，仍然可以很快熟悉并掌握机器人手术。当前机器人手术仍然可以视为腹腔镜手术的拓展和完善,其无失真 3D 视野、机械臂七个自由度灵活操作、15 倍放大效果、动作过滤修饰等优势是腹腔镜甚至 3D 腹腔镜手术无法比拟的,但是基本手术操作步骤雷同,术者无须进一步学习,仅需要简单培训、熟悉机器人安装、团队配合、实际操作即可。

(二) 结论

机器人全结肠切除的适应证包括诸多良性疾病及恶性肿瘤,甚至已知的结直肠癌遗传易感高风险人群。随着机器人手术的不断完善和拓展,全结肠切除术等复杂手术也可以通过机器人手术完成,其围手术期处理将遵从腹腔镜全结肠切除围手术期 ERAS 路径处理,消化道重建方法、是否要进行暂时或永久性回肠造口将根据患者病情决定。毫无疑问,未来机器人全结肠切除将得到不断的发展。

(周岩冰)

参考文献

[1] YANG Y,WANG F,ZHANG P,et al. Robot-assisted versus conventional laparoscopic surgery for colorectal disease,focusing on rectal cancer:a meta-analysis [J]. Ann Surg Oncol,2012,19(12):3727-3736.

[2] DUCLOS J,LEFEVRE J H,LEFRANÇOIS M,et al. Immediate outcome,long-term function and quality of life after extended colectomy with ileorectal or ileosigmoid anastomosis [J]. Colorectal Dis,2014,16(8):O288-O296.

[3] ZARAK A,CASTILLO A,KICHLER K,et al. Robotic versus laparoscopic surgery for colonic disease:a meta-analysis of postoperative variables [J]. Surg Endosc,2015,29(6):1341-1347.

[4] MILLER P E,DAO H,PALUVOI N,et al. Comparison of 30-day postoperative outcomes after laparoscopic vs robotic colectomy [J]. J Am Coll Surg,2016,223(2):369-373.

[5] MISKOVIC D,NI M,WYLES S M,et al. Learning curve and case selection in laparoscopic colorectal surgery:systematic review and international multicenter analysis of 4852 cases [J]. Dis Colon Rectum,2012,55(12):1300-1310.

[6] ODERMATT M,AHMED J,PANTELEIMONITIS S,et al. Prior experience in laparoscopic rectal surgery can minimise the learning curve for robotic rectal resections:a cumulative sum analysis [J]. Surg Endosc,2017,31(10):4067-4076.

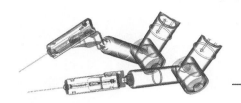

第十一章

腹腔镜直肠癌根治术

第一节　腹腔镜低位直肠前切除术

随着微创理念的提出与应用,相比传统开腹手术,腹腔镜低位直肠前切除术应用越来越广泛。腹腔镜手术能规避开腹手术切口大、出血多及并发症多的问题,促进患者术后快速康复。此外,腹腔镜手术的安全性已得到证实,患者能获得与开腹手术相似的长期预后结局。

一、适应证与禁忌证

随着技术的成熟和经验的积累,几乎所有的直肠癌都适合腹腔镜手术。对于 cT_3 和/或 cN_+ 期以上中低位局部进展期直肠癌,推荐行术前新辅助放化疗后再手术,可降低局部复发率。

全身情况差,伴有严重心肺疾病的患者为腹腔镜手术的禁忌证。

二、术前准备

术前需要对患者的肿瘤病灶(包括详细分期)和全身各系统进行评估,确定患者符合手术适应证并排除禁忌证。充分的术前准备包括心理准备、适应性锻炼、营养支持、肠道准备、备皮、预防性抗生素使用等,详见第六章。

三、体位与 Trocar 放置

患者截石位,双侧髋关节屈曲 90°,外展 45°,膝关节屈曲 90°~100°,两腿分开成 80°~90°,右侧支腿架位置稍低于左侧,右上肢内收,左上肢内收或外展。手术开始后,采取头低足高左侧稍抬高位。术者站位如图 11-1 所示。

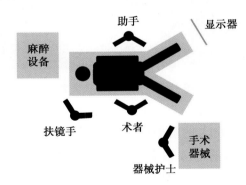

图 11-1　术者站位

Trocar 放置(图 11-2):脐上放置直径 10mm Trocar,充气后腹腔镜直视下右侧麦氏点放置 12mm Trocar,作为主操作孔,右锁骨中线脐上 2cm 放置 5mm Trocar,作为辅助操作孔,左髂前上棘和脐孔连线中点放置 5mm Trocar,作为助手操作孔。

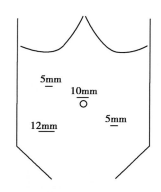

图 11-2　Trocar 放置

四、手术步骤与解剖要点

1. **通过中央入路切开右直肠旁沟**（图 11-3）
助手采用巴氏钳在骶骨岬水平抓紧直肠向上牵
拉，主刀医师的辅助钳抓紧右直肠旁沟腹膜，使
直肠系膜保持良好的张力。在 IMA 投影处切开
腹膜，由下往上直至小肠系膜根部再转向左侧。

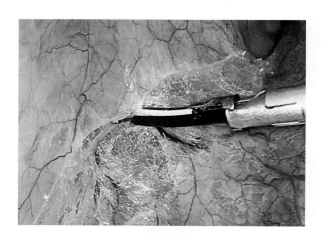

图 11-3　切开右直肠旁沟

2. **IMA 的解剖**（图 11-4、图 11-5）　向头侧
游离，显露 IMA 根部，在双侧髂动脉夹角处可见
到肠系膜下丛。使用超声刀打开 IMA 血管鞘并
向远心端游离，距 IMA 根部约 5mm 处离断。

3. **左侧 Toldt's 间隙的分离**（图 11-6）　从
中央向左侧分离该间隙直至左结肠旁沟，避免进入
左侧输尿管和生殖血管后方损伤输尿管和神经。

4. **乙状结肠系膜裁剪和外侧拓展**　主刀医
师的左手钳子和助手的两把钳子抓紧乙状结肠
系膜，将系膜展平，辨认乙状结肠动脉与 IMA 之

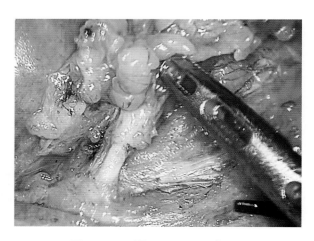

图 11-4　显露 IMA 和肠系膜下丛

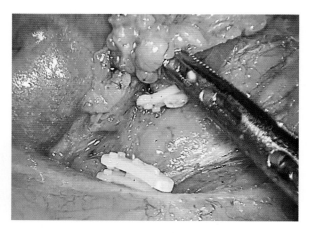

图 11-5　切断 IMA

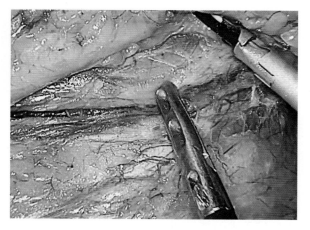

图 11-6　分离左侧 Toldt's 间隙

间的无血管区（图 11-7），由此进行乙状结肠动
脉的分离，用超声刀慢挡切断（图 11-8）。在近
十二指肠下方游离 IMV，并予切断（图 11-9、图
11-10）。继续向外侧裁剪系膜，以便结肠能拉至
盆底行无张力吻合。

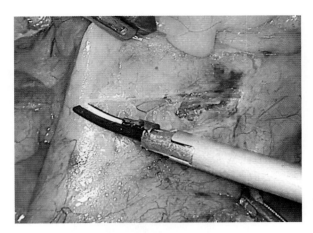

图 11-7 辨认肠系膜上无血管区

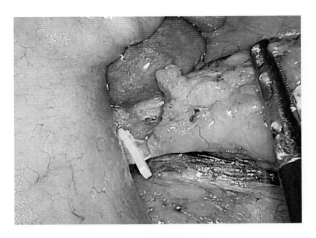

图 11-9 结扎 IMV

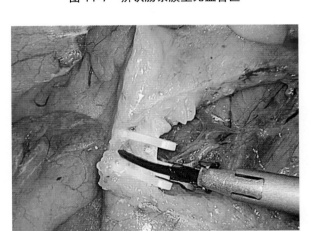

图 11-8 分离并切断乙状结肠动脉

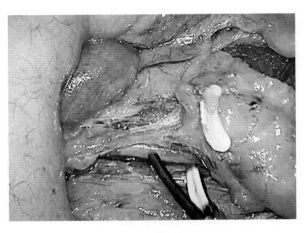

图 11-10 切断 IMV

5. 直肠后间隙的显露 图 11-11 为直肠周围间隙示意图。助手采用辅助钳抓住已离断的乙状结肠系膜,向头侧和腹侧牵拉,主刀医师左手的辅助钳夹持小纱布将骶前组织推向头侧,可见到疏松的直肠后间隙,并沿此间隙向下锐性分离,直到分离至腹膜反折下对应的直肠后间隙

(图 11-12)。进入直肠后间隙后以中线为中心沿直肠系膜表面向两侧直肠旁沟方向锐性分离(图 11-13~图 11-16)。进一步分离直肠后间隙,直至疏松间隙消失,分界面不清即为直肠骶骨筋膜,由此切开,重新进入新的疏松间隙,即为骶前筋膜下间隙(图 11-17、图 11-18)。

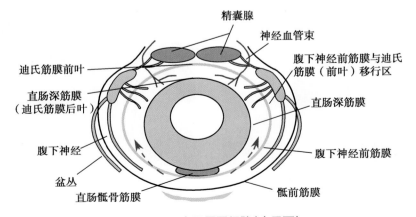

图 11-11 直肠周围间隙(水平面)

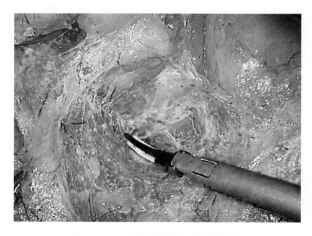

图 11-12 显露疏松的直肠后间隙

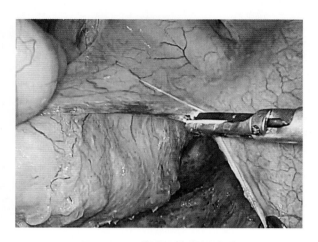

图 11-15 右直肠旁沟切开线

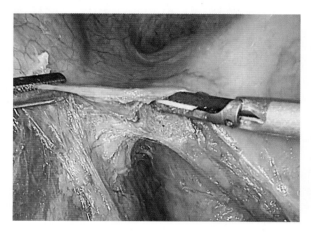

图 11-13 左直肠旁沟切开线

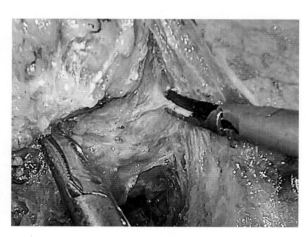

图 11-16 右直肠旁沟切开后

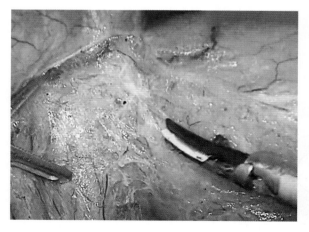

图 11-14 左直肠旁沟切开后

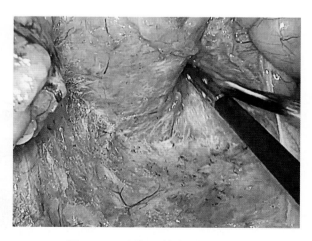

图 11-17 拟切开的直肠骶骨筋膜

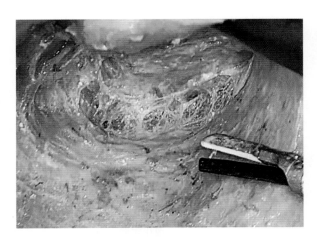

图 11-18 进入骶前筋膜下间隙

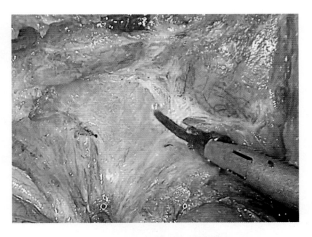

图 11-21 显露腹膜会阴筋膜

6. 直肠前间隙的分离 在保持张力的情况下,于腹膜反折线上 0.5cm 弧形切开,可见疏松间隙,即进入直肠前间隙(图 11-19、图 11-20)。沿直肠前间隙分离,可见灰白光滑的腹膜会阴筋膜(图 11-21)。沿腹膜会阴筋膜表面由中央向

两侧切割直至将两侧精囊完全显露。

7. 直肠末端系膜的分离 当两侧精囊完全显露后需横断腹膜会阴筋膜,若继续往下分离容易导致大出血。直肠后方和侧方的分离要达到肛提肌裂孔边缘(图 11-22、图 11-23)。

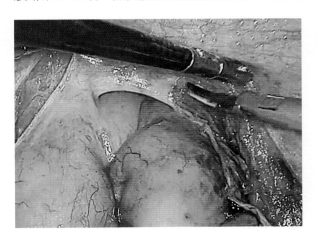

图 11-19 切开男性患者的腹膜反折

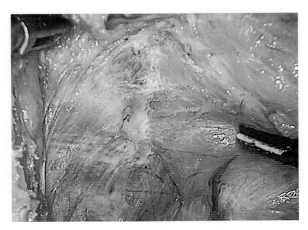

图 11-22 分离至直肠侧方系膜终点

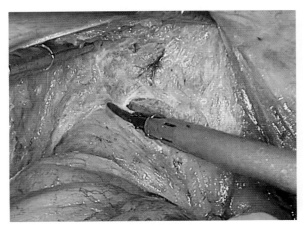

图 11-20 分离直肠前间隙

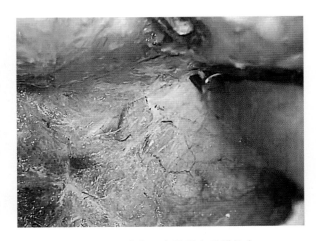

图 11-23 分离至直肠后方系膜终点

8. 直肠切断与吻合

（1）直肠裸化：通过一 3.0cm 长的丝线测量肿瘤远端拟切断的位置（图 11-24），沿直肠壁分别裸化肠管四周（图 11-25~图 11-27）。

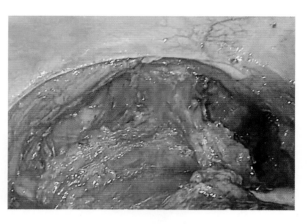

图 11-27　裸化直肠前壁

（2）直肠闭合：先予扩肛，至少可通过 5 个指尖，再予生理盐水冲洗直肠。通过 12mm 主操作孔置入可转头的切割闭合器。将闭合器头旋转，使之与直肠成垂直状态（图 11-28）。通常需要两把切割闭合器才能将直肠闭合切断，需将两次闭合切割点置于同一隆起重叠点（图 11-29）。

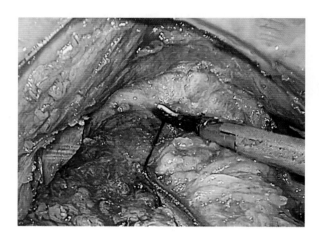

图 11-24　确定下切缘

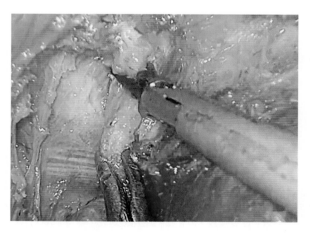

图 11-25　裸化直肠左侧壁

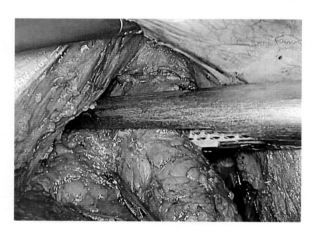

图 11-28　首次切割闭合器位置

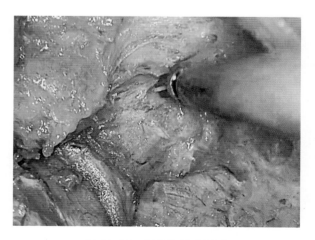

图 11-26　裸化直肠右侧壁

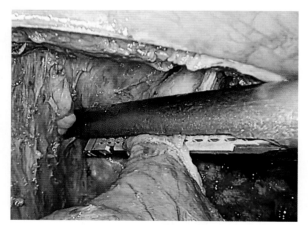

图 11-29　第 2 次切割闭合器位置

（3）标本取出与吻合：通常取下腹正中或旁正中切口，长约5cm，切缘距耻骨上2横指。切口内置入保护套，将肿瘤拖出至切口外。在肿瘤近端15cm处离断乙状结肠，置入抵钉座，固定后放回腹腔。在显示器的监测下，逐步经肛门置入吻合器。穿刺部位应从两次闭合重叠处穿出（图11-30、图11-31）。击发吻合前需检查近端肠管是否扭转（图11-32）。吻合后，可经肛注入亚甲蓝，或在盆腔内注水行注水注气试验（图11-33），如无吻合口漏，经左下和右下腹辅助操作孔置入乳胶管各一根于盆腔，从Trocar孔引出接负压球（图11-34）。同时采用倒刺线，连续缝合关闭盆底腹膜，恢复腹膜的连续性。如有明显吻合口漏，难以修补，应行预防性造口。

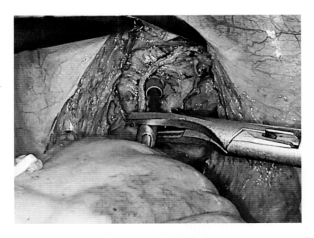

图 11-32　肠管吻合

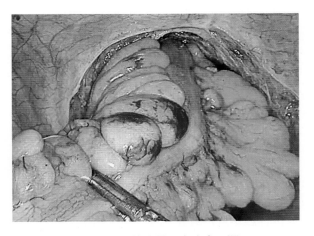

图 11-33　检查是否有吻合口漏

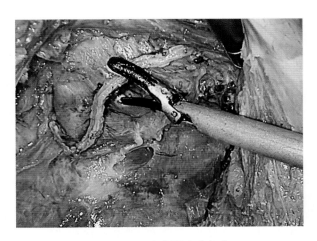

图 11-30　吻合器穿出部位

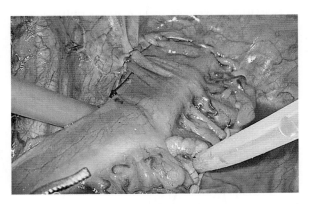

图 11-34　引流管置入和关闭盆底腹膜（PST 技术）

五、进展与总结

大量研究表明，腹腔镜直肠癌手术长期预后与开腹手术相似，而短期结局优势明显。腹腔镜手术需要一定的学习曲线，且需要主刀医师与助手、扶镜手之间有良好的协作。相信随着腹腔

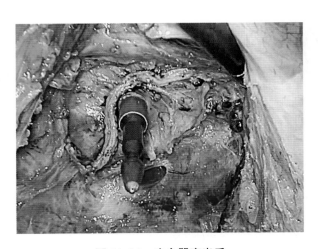

图 11-31　吻合器穿出后

镜技术的普及,其在直肠癌手术中所扮演的角色将更为突出。

(许剑民 常文举 汤文涛)

第二节 腹腔镜直肠癌腹会阴联合切除术

一、概述

(一)APR 的提出

直肠癌的手术治疗首先从研究到达原发灶的手术入路开始,以 Kraske 的骶骨入路和 Quenu 的会阴入路为代表,目的是通过研究手术入路来到达位于高位(距肛门位置)的原发灶并将其切除。在那个时代,术者仅关注原发灶,完全不思考从原发灶开始的淋巴结转移问题。Ernest Miles 于 1908 年 12 月 19 日发表在 *Lancet* 上的题目为 *A Method of Performing Abdomino-Perineal Excision for Carcinoma of the Rectum and of the Terminal Portion of the Pelvic Colon* 的文章,提出考虑把转移淋巴结作为手术的一部分,而不进行淋巴结清扫不能构成完整的根治术。这标志着直肠癌根治术的开端,并且在很长时间内成为直肠癌根治术的"金标准"。Miles 首先指出,直肠上有 3 个方向的淋巴流向(图 11-35A),即向上方流向、向侧方流向和向下方流向,其中向下方

流向指沿痔下血管经阴部管(Alcock 管)回流到髂内淋巴结;向侧方流向指位于肛提肌和盆筋膜之间的淋巴丛,进入位于闭孔上界处的闭孔淋巴结,再沿髂外血管旁引流至髂内淋巴结和髂总淋巴结;向上方流向指淋巴管伴随痔上静脉,进入直肠后淋巴结,最后汇入位于左髂总动脉分支处和位于中央的腰动脉淋巴结群。Miles 所谓的向下方流向,以现今的理解,可以归入侧方淋巴流向的一部分。侧方淋巴流向中,肛提肌和骨盆筋膜间淋巴管网定位不明确,对这附近解剖认识的模糊导致术中经常完全切除肛提肌,这是多年以来的误解。更大的误解可见向上方流向不是沿动脉而是沿静脉到左侧髂内外动脉分支处。观察(图 11-35B)可以知道,直肠淋巴流向中所有通过的淋巴结都位于虚线中,按虚线范围应切除坐骨直肠窝、肛提肌,广泛切除肠系膜,才是能达到 Miles 术式的根治。实际手术术式中(图 11-35C),手术范围仅至容易显露的左侧髂内动脉分支处,在其同水平结扎处理直肠上动、静脉。

(二)LAR 与 APR 的比较

随着对直肠淋巴引流认识的深入、吻合器械的发明和肠道重建经验的增加,直肠癌前切除(anterior resection,AR)和低位前切除术(low anterior resection,LAR)成为直肠癌根治术的主要术式。1982 年 Heald 提出直肠癌根治术 TME,使局部复发率降低到 5%~10%,肿瘤特

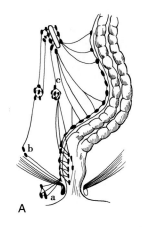
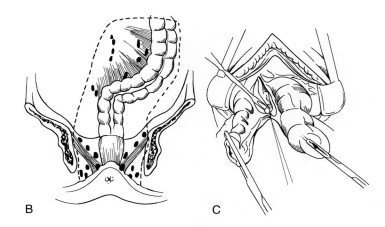

a.向下
b.侧方
c.向上

图 11-35 Miles 理解的直肠癌腹会阴联合切除术的范围
A.淋巴流向;B.切除范围(虚线所示);C.肠系膜下静脉处理部位。

异性生存率提高到70%,增加了直肠癌手术保肛率。TME推广和普及后,AR/LAR术后局部复发率明显降低,但是APR术后局部复发率没有明显降低,APR与AR相比,局部复发率分别为22.3%和13.5%,5年生存率分别为52.3%和65.8%。根据欧洲5个不同研究的报道,APR的环周切缘(CRM)受累与局部复发率增加、生存率降低有关。挪威一项大型队列研究显示,APR和AR的局部复发率分别为15%与10%,5年生存率分别为55%和68%。这两种手术在肿瘤学结果上存在差异,可能由于直肠下端周围的直肠系膜缩小并在括约肌顶部消失,低于这个水平时CRM则由括约肌形成;此外,复杂的解剖和APR相关操作问题也是造成差异的原因。如前所述,在传统APR中,腹部解剖通常沿着直肠进行,分离到盆底和耻骨直肠肌的顶部,将直肠系膜从肛提肌上游离。切除外括约肌和一部分耻骨直肠,以满足肛管顶部的盆腔游离。采用这种技术,取出的标本通常在距远端3~5cm处有一个典型的腰部,对应于耻骨直肠肌水平处的外括约肌顶部和直肠系膜的最低部分。根据Dutch TME trail研究,AR和APR的CRM阳性率分别为30.4%和10.7%,而APR术中肠穿孔发生率为13.7%,AR为2.5%,增加了3倍以上。传统的经括约肌外APR在肛提肌附近往往有较高的CRM阳性

率,难以完全切除肛提肌以及末端直肠系膜,在耻骨直肠肌部位的"外科腰",导致肛提肌部分狭窄,出现较高的CMR阳性率和术中肠穿孔发生率,增加了局部复发率。尽管进行了直肠癌TME和术前放化疗,与LAR患者比较,APR患者有更高的CRM阳性率、较高的局部复发率和较低的生存率。APR患者并没有因为进行TME而降低CRM阳性率,因为这个部位直肠系膜变薄甚至消失,并且肿瘤侵犯肛门括约肌甚至肛提肌,传统的括约肌外切除范围难以降低局部复发率。

(三)ELAPE的提出

1. **ELAPE手术评价** Holm等提出了肛提肌外腹会阴联合切除术(ELAPE)或柱状腹会阴联合切除术,主要目的是消除肛提肌切断部位的"外科腰",降低CRM阳性率和术中肠穿孔发生率,降低局部复发率(图11-36)。与APR相比,ELAPE术中肠穿孔发生率从10.4%~28%降低到4.1%~8%,CRM阳性率由15.4%~50%降低到5.9%~20%,局部复发率由11.9%降低到6.6%。王振军教授等的MRCT研究证明,与APR比较,ELAPE可以降低局部复发率,延迟局部复发时间,提高术后5年生存率。但是Krishna等比较ELAPE与APR的CRM阳性率和术中肠穿孔发生率,其差异无统计学意义。根据丹麦全国性

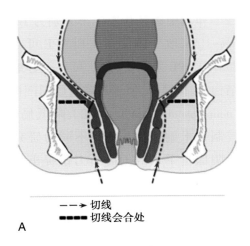
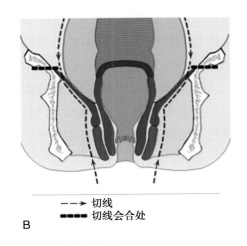

--→ 切线
━━━ 切线会合处

A

--→ 切线
━━━ 切线会合处

B

图 11-36 传统 APR 与 ELAPE 切除范围的比较
A. APR;B. ELAPE。

研究,ELAPE 与常规 APR 比较,CRM 阳性率分别为 17% 和 20%,伤口感染相关并发症明显增加,局部复发率差异无统计学意义。但是,对于 T 分期较晚、放化疗不敏感者,建议选择 ELAPE。回顾性分析显示,ELAPE 组距肛缘的中位距离明显较低,可完全避免意外术中肠穿孔,而常规 APR 组术中肠穿孔发生率为 16.7%;APR 组 5 年累积局部复发率为 18.2%,而 ELAPE 组为 5.9%;无远处转移的局部复发率在 APR 组为 15.5%,而在 ELAPE 组未观察到。王振军等报道 ELAPE 可缩短手术时间,减少出血量;术后辅助化疗可以降低直肠癌的局部复发率,单纯手术局部复发率为 55%,接受术后化疗后为 33%。叶颖江教授报道显示,与常规 APR 相比,沿一定手术平面解剖的 ELAPE 对低位直肠癌患者(包括老年患者)是安全的,并可能产生更好的手术质量和肿瘤学结果,如出血量少、会阴并发症少、术中肠穿孔发生率低、直肠系膜切除质量高、局部复发率较低。小样本研究初步分析结果显示 EALPE 可以降低局部复发率和提高术后生存率,也有报道 ELAPE 对 CRM 阳性率、术中肠穿孔发生率以及 OS 和 PFS 的改善无统计学意义。ELAPE 主要适用于直肠两侧和后壁的肿瘤,对于前壁的肿瘤,切断腹膜会阴筋膜及阴道后壁,才可以做到 CRM 阴性。ELAPE 术后性功能、排尿功能也一直是人们关注的焦点。Han 等报道,ELAPE 术后尿潴留发生率高达 18.6%(19/102),而在术前有性行为的患者中,ELAPE 术后性功能障碍发生率为 40.5%(32/79)。Kamali 等报道阳萎是 ELAPE 非常常见的副作用,平均症状评分为 89.7。也有报道显示,与 APR 组相比,ELAPE 组在性功能障碍和尿潴留方面差异无统计学意义。

2. 腹腔镜技术在 ELAPE 的应用 关于腹腔镜 ELAPE(La-ELAPE)与开腹 ELAPE(Op-ELAPE)的腹腔镜技术比较,王振军教授报道 La-ELAPE 可以明显降低术中失血量、缩短住院时间,不增加 CRM 阳性率和术中肠穿孔

发生率,两组并发症发生率和术后生存率差异无统计学意义。根据 COREAN 研究,12.6% 的中、低位直肠癌患者采用 APR,传统开腹手术与腹腔镜组的 CRM 阳性率分别为 8.3% 和 5.3%,MRCCLASICC 队列研究有 13% 的患者进行 APR,其中开腹组和腹腔镜组 5 年无病生存率分别为 36.2% 和 41.1%,具有相同的近远期临床疗效。与传统开腹手术相比,腹腔镜 APR 可以减少疼痛,缩短住院时间,早日恢复肠道功能。池畔教授介绍了 ELAPE 的手术经验,经腹腔直视下离断肛提肌,可减少排尿和性功能的损伤,无须改变体位即可进行会阴部手术。也有报道采用单孔微创经会阴入路,既降低了会阴皮肤大切口的必要性,便于充分显露,又可按要求完成括约肌外剥离和盆底切除。从下到上的入路提供了良好的可视化效果和进入肛提肌外平面的途径,不需要将患者旋转到俯卧位和/或切除尾骨来完成后路手术。在内镜直视下进行前列腺或阴道后壁的分离,可防止切除平面错误和尿道、阴道损伤,且不需要外旋转、拖出标本。

3. 会阴部手术体位 APR 中对于肛提肌切除范围没有明确规定,手术范围和解剖学标志往往不明确。因手术体位大多采取仰卧位和左侧半卧位,术中往往在靠近耻骨直肠肌的位置切断肛提肌,出现"外科腰"和 CRM 阳性率高。ELAPE 截石位改为俯卧折刀位后 CRM 阳性率和术中肠穿孔发生率分别为 10%~30% 和 5%~10%,改变体位完成 ELAPE 可有肿瘤学受益。ELAPE 采取折刀位,可以很好地显露盆底结构,操作简单,便于观察直肠周围神经血管束(neurovascular bundle,NVB),降低局部复发率,控制手术副损伤。但是不同的研究者对 APR 会阴部位手术的俯卧折刀位提出了质疑。在 de Campos Lobato 等的一项研究中,比较俯卧位 APR 和仰卧位 APR,发现两种体位在局部复发、远处复发或存活率方面差异无统计学意义,研究者得出结论,腹会阴联合切除术中会阴部分的手术体位不会影响围手术期并发症发生率或肿

瘤预后。对于 ELAPE,无论采取何种体位,重要的是完全切除肛提肌与骨盆侧壁的连接部位。Martijnse 等报道,专注于会阴剥离和仰卧位的标准化入路可减少 CRM 的受累。因此,不应将体位与手术技术混淆,无论患者是仰卧位、俯卧位还是侧卧位,都可以使用 ELAPE。体位本身并不重要,前提是熟练且训练有素的外科医师在肛提肌平面上进行细致解剖。手术体位不影响低位直肠癌患者的围手术期并发症发生率或肿瘤预后,ELAPE 的治疗效果取决于操作者的经验和熟练程度。然而,许多外科医师更喜欢俯卧位,这是因为俯卧位具有更好的稳定性,同时也便于教学。

4. 个体化 ELAPE ELAPE 术后患者会阴部并发症明显增加,伤口感染发生率由 12% 增加到 20%,排尿和性功能障碍以及会阴部慢性疼痛明显增加,尤其是合并尾骨切除的患者。一些学者建议行选择性 ELAPE,术前进行准确的 MRI 评估,在肿瘤受累一侧进行扩大切除,确保 CRM 阴性,使肛提肌和直肠系膜完整切除,以保护直肠远端,避免出现"外科腰"。从 Miles 提出直肠癌 APR 以来,根治性切除的原则没有改变。施行新辅助放化疗和术前 MRI 评估以及 CRM 评估,熟悉骨盆解剖、确定个体化最佳切除范围,利于在根治性和功能性之间作出最佳选择。应用腹腔镜或机器人以及个体化治疗,确保根治性同时可进一步降低性功能障碍和尿潴留的发生率。ELAPE 主要是降低 CRM 阳性率和术中肠穿孔发生率,降低局部复发率,提高术后生存率。个体化 ELAPE 的提出可进一步减少术后泌尿生殖功能障碍和慢性肛周疼痛的发生。ELAPE 强调精确解剖,符合肿瘤根治术的原则,是治疗晚期低位直肠癌的里程碑式手术。个体化手术的概念也得到了其他结直肠外科医师的认可。Chi 等认为并非所有接受 ELAPE 的低位直肠癌患者都需要切除所有肛提肌和尾骨,手术切除的范围应通过术前 MRI 的精确评估来确定。

5. 会阴部处理 会阴伤口引起的并发症是与传统 APR 相关的主要问题之一,会阴伤口一期缝合是 APR 术后常用的会阴重建方法,通常愈合良好,但是在接受新辅助放疗的患者中,APR 一期伤口缝合后,多达 50% 的患者出现了伤口问题,包括伤口裂开和伤口愈合延迟。在接受新辅助放疗联合 ELAPE 治疗的患者中,这些问题可能更为常见。为了重建盆底和减少 APR 后的伤口愈合问题,已经提出了多种一期缝合的替代方法,包括网膜蒂皮瓣(网膜成形术)、不同的局部旋转肌皮瓣和置入生物网片。肌皮瓣,如臀旋转/推进皮瓣、臀下动脉肌皮瓣、岛状转位皮瓣,以及横直肌/垂直腹直肌和股薄肌等构成的皮瓣等,已广泛用于盆底重建,通过良好的灌注和氧供可增加愈合。然而皮瓣的使用是非常困难的,伴随着手术复杂程度增高,患者创伤增加,术后伤口并发症风险增加。近年来,也报道了一些盆底生物网重建的经验,生物网组织相容性良好且并发症发生率没有明显提高。一项 ELAPE 术后会阴重建的回顾性分析,比较了 255 例接受皮瓣修复的患者和 85 例接受生物网片修复的患者,发现在会阴伤口并发症或会阴疝发生率方面差异无显著统计学意义。目前关于 APR 和 ELAPE 术后会阴部重建没有标准的手术方法,设计会阴部皮肤切除范围时要考虑患者的肿瘤部位、大小和患者术前治疗因素等具体情况,ELAPE 中完全切除肛提肌,封闭肌肉缺损,需要肌瓣转移或者盆腔网片进行修补。

二、适应证

1. 病理学诊断为直肠腺癌,肿瘤距离齿状线 1cm 以内,术前 MRI 评估为 $T_2 \sim T_4$ 期;CRM 阳性。

2. 局部进展期直肠癌浸润肛提肌、坐骨直肠窝脂肪组织或会阴部皮肤,肿瘤浸润致坐骨直肠窝形成脓肿和瘘管。

3. 肛管鳞状细胞癌。

4. 肿瘤下缘侵犯肛门内括约肌或齿状线。

5. 盆腔侧壁有肿大融合转移淋巴结,对放化疗不敏感。

6. 肿瘤侵犯骶骨或者阴道后壁,可以联合脏器切除。

7. 术前大便失禁,不适合消化道重建,吻合口漏风险高或严重并发症可能性大。

三、手术操作要点

(一)腹腔操作

1. **体位** 改良截石位,取头低足高右倾位,一般头低 15°~20°,右侧倾斜 20°。上肩托固定,下肢低于手术台平面,并用压迫性气囊固定(图 11-37)。

2. **Trocar 放置** 采用传统的 5 孔法,脐上置入 12mm Trocar 作为观察孔,气腹压力为 10~12mmHg,右下腹部主操作孔用 12mm Trocar,肿瘤位置越低,右下腹的操作器械越受限,直肠的分离和切断操作难度增加,因此操作孔位置一般要偏向内侧,简单标志为髂前上棘下 2 横指和内侧 3 横指(图 11-38)或者根据 CT 和 MRI 确定,避免小骨盆入口影响操作。右上操作孔确定时要考虑腰椎前突情况,避免影响低位盆腔操作。其余用 5mm Trocar,右上腹部 Trocar 一般平脐水平,注意腰椎前凸角度,不要影响小骨盆腔内操作。左上腹部和左下腹部用 5mm Trocar。

3. **显露术野** 向右上腹部和右侧腹部牵拉小肠,向头侧翻转大网膜以及推移横结肠,上方可以观察到十二指肠水平部、部分升部、紧靠下方的肠系膜下动脉、十二指肠升部内侧的肠系膜下静脉、右侧髂总动脉和右侧输尿管。从耻骨上腹壁刺入荷包缝合线,用长直针缝合子宫底或膀胱后壁,再从腹腔向上刺出腹壁,拉紧、结扎缝合线。

4. **探查** 常规探查肝左叶、右叶、脏面、膈面,小肠、结肠,以及大网膜。探查内容主要包括上述脏器有无粘连,腹主动脉和肠系膜下动脉根部周围有无肿大淋巴结,乙状结肠系膜有无肿大淋巴结,肿瘤部位及与邻近脏器的关系,盆腔侧壁有无肿大淋巴结和浸润,近端结肠有无梗阻扩张等。

5. **手术入路** 内侧手术入路,助手用左手钳抓起含有乙状结肠系膜动脉的肠系膜,右手钳在骶骨岬前方夹住直肠乙状结肠部位的肠系膜,于后腹壁垂直掀起乙状结肠系膜,呈幕状并保持一定张力。在骶骨岬前约 2cm,仔细观察系膜内低密度区域并切开(图 11-39A),可见"气泡征",沿着乙状结肠系膜光滑面向下分离扩大空间到上部骨盆,手术间隙在直肠深筋膜和腹下神经前筋膜之间(图 11-39B)。助手改变牵拉部位,确

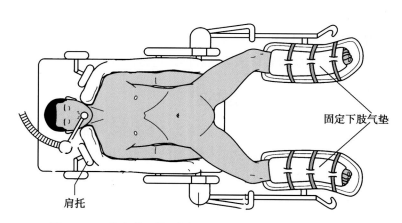

图 11-37 改良截石位,头低 15°~20°,向右侧旋转倾斜 20°

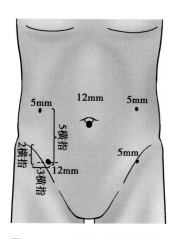

图 11-38 Trocar 位置的选择

Trocar 位置,5 孔法,右下腹部 Trocar 定位:髂前上棘下 2 横指,内侧 3 横指,脐上弧形切开插入 12mm Trocar 作为观察孔

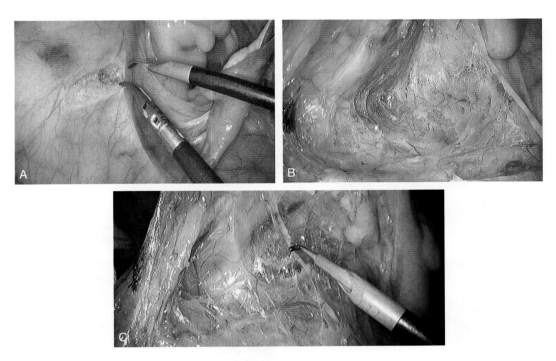

图 11-39 手术入路

A. 牵拉直肠乙状结肠系膜呈幕状，在骶骨岬前 2cm 左右低密度区切开，可见"气泡征"；B. 保持系膜和上提肠管张力，在直肠深筋膜与腹下神经前筋膜之间分离，向盆腔扩大分离范围；C. 保持系膜和上提肠管张力，在乙状结肠系膜与腹下神经前筋膜之间分离，向上分离上腹下丛前方，到肠系膜下动脉根部附近。

保乙状结肠系膜上部呈现一定张力和平面。在上腹下丛前面平面分离到肠系膜下动脉根部附近（图 11-39C）。

6. 肠系膜下动脉周围淋巴结清扫 淋巴结清扫需要 2 个术野，一个是分离腹膜下筋膜前方，确保和乙状结肠系膜的术野空间，即在 IMA 和 SRA 背面操作所需要的术野；另一个是要分离 IMA/SRA 前面所需的术野。助手的左手钳子夹持 SRA 的蒂部，向下前方充分牵拉 IMA/SRA，使乙状结肠和直肠系膜呈现直线化，右手钳子把乙状结肠系膜向左外侧牵拉，形成乙状结肠系膜平面。进行 IMA/SRA 背侧操作时，与腹主动脉呈 60°牵拉（图 11-40A），在腹下神经前筋膜与乙状结肠系膜后叶分离到 IMA 根部，注意在神经走行前方分离，分离 IMA 根部右侧和左侧，左侧往往有一个比较粗的肠系膜下动脉周围神经干，分离其与 IMA 根部左侧间隙，向外侧推开。进行 IMA/SRA 前面操作时，与腹主动脉呈 30°牵拉（图 11-40A），避开肠系膜下动脉周围交感神经干，如果 IMA 根部周围有肿大淋巴结，保留肠系膜下动脉左侧的交感神经丛，可以剥离、裸化肠系膜下动脉周围血管鞘，切除沿肠系膜下动脉走行的神经丛。向左侧游离左侧交感神经干，保留围绕肠系膜下动脉周围的分支，切断到肠系膜下动脉的分支（图 11-40B、C）。

处理肠系膜下静脉：在十二指肠水平部或者升部的左侧，可见肠系膜下静脉，牵拉降结肠系膜，在系膜凹陷部位切开进入腹膜后筋膜和降结肠系膜之间，这个部位间隙较宽、较疏松，向外侧分离、抬起肠系膜下静脉，裸化、分离、切断。

7. 游离乙状结肠和直肠系膜 助手钳子以适当的距离和张力，向左前侧牵拉乙状结肠系膜，呈现平面状，术者左手钳子向右后方牵拉输尿管腹下神经前筋膜，展开术野。术者右手钳子向外侧以及下方牵拉，在两个平面交界部位轻轻电凝切割或者钝性分离，可见有一定光泽的腹膜下筋膜和乙状结肠系膜的交界线（图 11-41）。透过腹下神经前筋膜可见左侧的输尿管和生殖

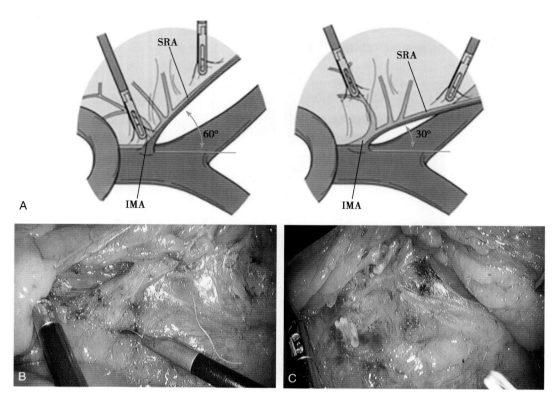

图 11-40 肠系膜下动脉周围淋巴结清扫

A. 保持直肠乙状结肠系膜张力,处理 IMA/SMA 后面时,与腹主动脉呈 60° 牵拉;处理 IMA/SMA 前面时,与腹主动脉呈 30° 牵拉;B. 处理肠系膜下动脉周围交感神经干,交感神经分为 2 部分,一部分沿肠系膜下动脉周围形成神经鞘,另一部分围绕肠系膜下动脉根部周围,向下形成上腹下丛;C. 切断肠系膜下动脉根部,保留围绕左侧的粗的交感神经干,然后,切断沿肠系膜下动脉周围的神经分支,保留围绕的交感神经干。

SRA. 直肠上动脉 IMA. 肠系膜下动脉。

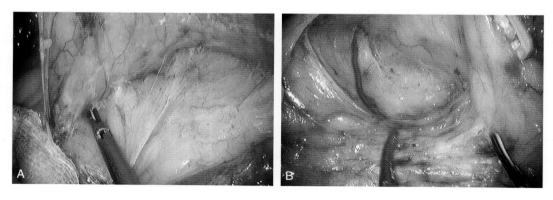

图 11-41 游离乙状结肠和直肠系膜

A. 助手双手钳子牵拉乙状结肠系膜,呈平面状,术者左手钳子下拉腹膜后筋膜,展开间隙,右超声刀或者电钩在分界点轻轻分离;B. 分离结束的术野画面,可透过腹下神经前筋膜看见输尿管和生殖血管,腹膜下筋膜和乙状结肠系膜的交界线,上下筋膜内血管走行方向不同。

血管。注意从 IMA 根部左上方平面开始分离，不要损伤在乙状结肠系膜上黏附的输尿管和生殖血管。随着向左下方剥离，可见左侧输尿管走向盆腔，到乙状结肠腹侧壁附着部位，沿分离线放置一块小纱布，将乙状结肠系膜回复至原来位置。

8. 外侧分离 松解乙状结肠与左侧腹腔壁和盆腔壁的粘连，抓起乙状结肠与壁腹膜交界部位，在降结肠与乙状结肠交界部位的尾侧，精索动、静脉的上方切开白线，可见下面有一层薄而疏松的筋膜，切开这层筋膜与内侧腹膜后分离平面相通，观察左侧腹壁与降结肠形成的空间，向上切开左侧腹膜，助手向下方牵拉和保护生殖血管，预防损伤生殖血管（图 11-42A）。术中抓持乙状结肠和降结肠肠壁或者肠脂肪垂，轻轻向内侧和上方牵拉，切开肠管与侧腹壁和后腹腔黏附的疏松组织，与内侧分离平面相通（图 11-42B）。确认内侧放置的纱布，移开纱布，确认左侧纱布，从下向上切开侧腹壁粘连，内外侧平面相通。注意降结肠系膜与左肾脂肪囊之间的间隙，注意下拉肠管长度，有时需要游离脾曲，切开外侧腹壁附着部位和脾曲。

9. 上段直肠的分离 再度把直肠回复至原来位置，向前上提拉直肠及系膜，在直肠深筋膜和腹下神经前筋膜之间向下分离，沿左、右腹下神经内侧平面向两侧分离到腹膜反折两端（图

11-43A）。沿直肠深筋膜向骶前深部分离到直肠骶骨韧带上缘附近，向左右两侧扩展盆腔分离空间。助手右手钳子在 11 点位置牵拉直肠深筋膜右侧，左手钳子向上牵拉直肠，术者左手钳子牵拉右侧腹膜，从盆腔内侧由下向上观察，切断直肠两侧腹膜，到坐骨直肠窝反折线（图 11-43B）。然后，开始处理直肠左侧，助手右手牵拉直肠左侧腹膜向前下提拉，左手钳子向左上侧牵拉直肠侧方腹膜，术者左手钳子牵拉直肠深筋膜左侧缘，从上向下切开直肠深筋膜左侧腹膜到坐骨直肠窝反折线（11-43C、D）。

10. 下段直肠的分离 下段直肠位于狭小的骨盆腔内，要有效利用腹腔镜的可视效果和放大效应，沿着疏松组织间隙进行精细解剖，保留下腹下丛的同时完成直肠系膜完整切除。术者与助手要有良好的配合，进行有效的牵拉和推压，显露好操作术野，确保正确的分离层面。低位直肠周围有 3 个平面和 2 个组织间隙，内侧为直肠深筋膜，外侧为腹下神经前筋膜及盆腔自主神经系统，最外侧为膀胱腹下筋膜。这三层筋膜之间有 2 层组织间隙，TME 的手术平面为直肠深筋膜和腹下神经前筋膜之间。

（1）低位直肠左侧的分离：术者左手向内侧牵拉、推移，助手左手钳子把持牵拉乙状结肠左侧的肠脂垂，通过"杠杆作用"向右上方牵拉乙状结肠，右手钳子张开向盆侧壁方向牵拉和

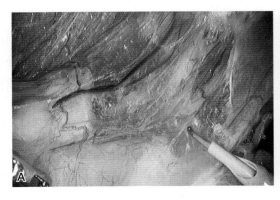
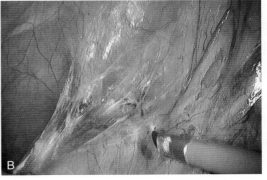

图 11-42 外侧分离

A. 降结肠乙状结肠外侧切开白线，通过薄膜，可见放置在分开乙状结肠后壁的纱布，内外间隙间隔一膜；
B. 切开外侧薄膜，内外侧分离平面相通，彻底游离降结肠乙状结肠。

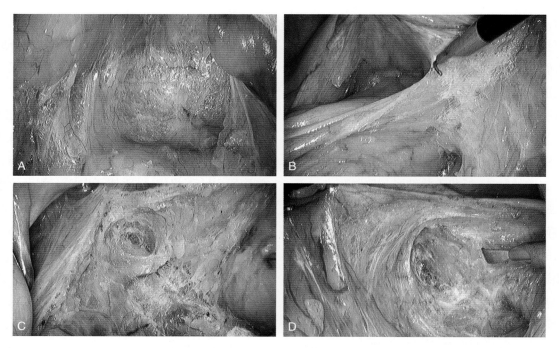

图 11-43 上段直肠的分离

A. 向上牵拉直肠和乙状结肠,向前上牵拉直肠系膜,在腹下神经前筋膜与直肠深筋膜之间分离,可见左右腹下神经和吻合分支;B. 三角牵拉右侧直肠侧方系膜,展开直肠系膜外侧间隙,沿不同颜色的低密度间隙游离,可见右腹下神经和下腹下丛上方;C. 三角牵拉左侧直肠侧方系膜,展开直肠系膜外侧间隙,沿不同颜色的低密度间隙游离,可见左腹下神经和下腹下丛上方;D. 沿左侧直肠系膜侧方,在腹下神经前筋膜与直肠系膜间分离,保留左侧盆腔神经网络,从内下向上分离,切开直肠侧方腹膜。

压向腹下神经前筋膜,扩大直肠后外侧盆腔疏松组织间隙,向前后分离到肛提肌。向前到侧韧带后面,向后到直肠后间隙(图 11-44A)。然后,助手右手钳子向前外侧牵拉,左手钳子向后外侧抵压,术者左手钳子向内后侧牵拉,右手用电铲或者超声刀轻轻分离直肠前外侧间隙,向下分离显露肛提肌。其中,前外侧间隙的外侧为神经血管束,前内侧为腹膜会阴筋膜,内侧为直肠系膜前外侧,后面为侧韧带前面,下面为肛提肌(图 11-44B)。在下腹下丛内侧,缓慢切断从下腹下丛分布到直肠侧壁的神经分支和小血管,有时有 2~3 个小血管分支,直到肛提肌平面(图 11-44C)。

（2）低位直肠右侧的分离:重要的是展开和分离直肠侧方,分离右侧时,助手的左手钳子把持、牵拉乙状结肠右侧的肠脂垂,以穿刺点为支点,以"杠杆作用"向左上方牵提乙状结肠,

进而,助手右手的钳子张开抵挡直肠系膜右侧。术者左手向右外侧牵拉和抵压盆腔腹下神经前筋膜,向下分离直肠右后外侧疏松组织间隙,到显露肛提肌表面(图 11-44D)。同样方法分离直肠前外侧间隙。术者的左、右手钳子把下腹下丛向外侧展开,呈现拉伸状态。通过左右手协调操作,拉伸走向直肠系膜侧面的侧韧带(图 11-44E),下腹下丛界限明显,沿着直肠系膜的圆形分布切断下腹下丛发出到直肠的神经分支和血管,从盆腔侧壁游离直肠右侧。侧方分离前方到精囊或者阴道后壁。

（3）低位直肠后壁的分离:助手左手钳子夹持 SAR 的蒂部把直肠向前上方牵拉,右手钳靠近分离平面附近抵压直肠后壁,术者左手钳子抵压位于分离面附近的骶前和肛提肌,沿直肠深筋膜分离,通过骶前筋膜可见骶正中和骶外侧静脉(图 11-44F),向下可见直肠骶骨韧带,切断直肠

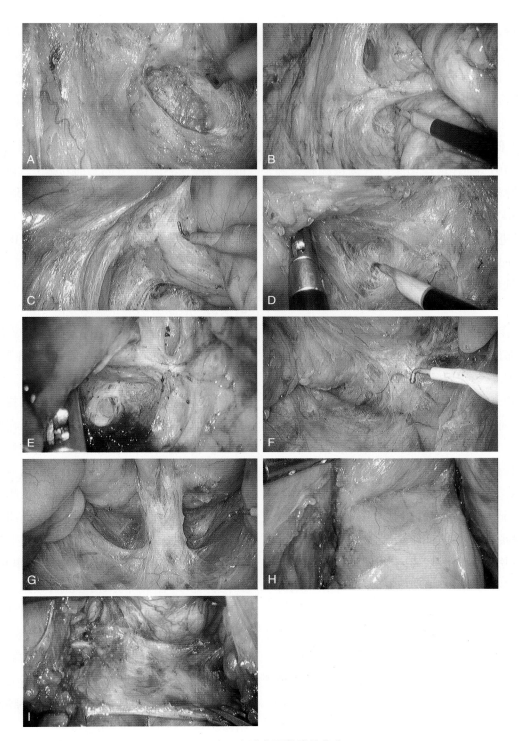

图 11-44 腹膜会阴筋膜的分离

A. 分离直肠后外侧低密度间隙到肛提肌,注意保护 S_2、S_3、S_4 神经,沿正确间隙分离;B. 分离直肠前外侧和后外侧低密度间隙到肛提肌,注意保护 NVB,显露侧韧带,主要是下腹下丛和分布到直肠的神经和血管;C. 在下腹下丛内侧,轻轻、缓慢分离、切断下腹下丛到直肠的神经,仔细切断小血管,注意止血;D. 分离直肠右后外侧间隙到肛提肌,主要有 S_2、S_3、S_4 神经走行,保护下腹下丛及腹下神经;E. 分离直肠右侧前外侧间隙和后外侧间隙,保留侧韧带后,切断到直肠的神经和血管;F. 在直肠深筋膜和腹下神经前筋膜间分离直肠后间隙,到直肠骶骨韧带上缘,可见盆腔神经吻合分支网络,透过膜可见骶前静脉;G. 分离直肠左、右后外侧间隙到肛提肌,然后处理直肠骶骨韧带;H. 在腹膜会阴筋膜后方分离,在直肠前系膜和腹膜会阴筋膜之间分离,两面的膜结构光滑,不能显露精囊和前列腺;I. 在腹膜会阴筋膜前方分离,在腹膜反折上方 2cm 左右切开,显露精囊,游离腹膜会阴筋膜到前列腺后上方附近,切断腹膜会阴筋膜。

骶骨韧带,向两侧分离与直肠后外间隙相通(图11-44G)。继续向下分离,可见耻骨直肠肌和直肠后壁之间的界限,可见直肠后壁呈现游离状态,由直肠后正中的Hiatal韧带固定直肠末端后壁,在尾骨尖附近切断Hiatal韧带。

（4）低位直肠前壁的分离:根据肿瘤部位和术前MRI评估,选择切除或者保留腹膜会阴筋膜。肿瘤位于直肠前壁的进展期癌,浸透肌层(T_3期以上),为避免外科分离而造成癌细胞外露,要进行腹膜会阴筋膜切除,病变位于直肠后、外壁或者早期癌,可在腹膜会阴筋膜的背侧进行低位直肠前壁分离,这样可以完全保留NVB。

1）腹膜会阴筋膜背侧的分离:在坐骨直肠窝最深部位的腹膜反折线稍稍靠近直肠侧切开腹膜,为沿直肠深筋膜的分离线。助手左右手钳子距离分离线2cm左右向上牵拉精囊或者前列腺后壁,向上牵拉前列腺或阴道,术者左手钳子向下抵压直肠前壁,可见腹膜会阴筋膜和直肠之间的疏松组织间隙,沿着间隙向下和左右侧分离。由于腹膜会阴筋膜覆盖精囊和前列腺后壁,不会显露出精囊和前列腺(图11-44H)。腹膜会阴筋膜与直肠之间组织疏松,可以顺利地分离到前列腺下缘附近。由中间向两侧分离直肠深筋膜前壁与前外侧间隙相通。注意在从前外侧间隙向腹膜会阴筋膜后中间分离时不要损伤NVB。也可以从直肠前外侧间隙的左、右沿直肠深筋膜向直肠前壁分离,一定保护好NVB,不要发生NVB损伤导致出血,在沿直肠深筋膜分离的同时,要确实保留左右前外侧壁的NVB,向下分离到肛管上缘。在女性会阴中心腱附近腹膜会阴筋膜与直肠间隙变窄,组织致密,注意不要损伤阴道后壁引起出血。

2）腹膜会阴筋膜腹侧的分离:进展期直肠癌病变位于直肠前壁,为确保CRM阴性,要进行腹膜会阴筋膜腹侧的分离,在坐骨直肠窝腹膜反折最低部位的前方2cm左右切开腹膜,向下分离。腹膜会阴筋膜附着切除的直肠前壁上,显露出左右精囊,注意腹膜会阴筋膜的左右侧有NVB穿行,在NVB内侧缘与直肠系膜之间切断腹膜会阴筋膜,可以直视NVB的立体轮廓,注意不要切断和损伤(图11-44I)。随着向下分离,腹膜会阴筋膜与前列腺被膜粘连变得紧密,甚至融合,强行分离会发生前列腺后静脉丛损伤出血和包膜内神经丛损伤,分离到前列腺下缘附近困难时,可在前列腺粘连紧密部位的上缘切断腹膜会阴筋膜进行腹膜会阴筋膜背侧分离。从腹膜会阴筋膜腹部向两侧分离时,会损伤NVB,可以在直肠前外侧间隙靠近直肠深筋膜切断腹膜会阴筋膜与腹膜会阴筋膜腹侧相通,尽量避免NVB的损伤。腹膜会阴筋膜腹侧分离尽量向下,在前列腺上缘或者中点附近难以分离的情况下,切断腹膜会阴筋膜进入直肠系膜前间隙,向下分离到肛管上缘。

11. 腹腔镜下经腹腔离断盆腔肛提肌 腹腔镜技术比较熟练的外科医师,可以在腹腔镜直视下经腹腔离断盆腔肛提肌。一般情况下离断盆腔肛提肌的解剖学界限为:前壁,肛管上缘附近(图11-45A);左、右侧壁,直肠系膜到肛提肌上的止点(图11-45B),一般在肛提肌腱弓附近;后方,尾骨尖附近的骶尾韧带。腹腔镜直视下用电钩在肛提肌腱弓附近垂直切断肛提肌,沿肛提肌腱弓向前、后切断肛提肌,显露出会阴部脂肪组织(图11-45C)。然后用同样方法切断对侧肛提肌腱弓,向前方到腹膜会阴筋膜外侧缘,注意不要损伤两侧NVB,前方也可在腹膜会阴筋膜后面分离到会阴中心腱附近。后方沿尾骨尖前方切断肛尾韧带,显露出坐骨直肠窝脂肪组织。

12. 盆底腹膜 用3-0 Proline倒刺线从盆腔腹膜最低部位开始缝合,缝合膀胱后壁或者阴道后穹隆后壁盆底腹膜,可半荷包缝合。从下向上连续缝合腹膜缺损到骶骨岬附近。如果缺损较大无法直接缝合,可用生物补片或者腹膜修补。连续缝合补片周边与盆底腹膜,确保没有小的缺损,以防盆腔肠壁疝。

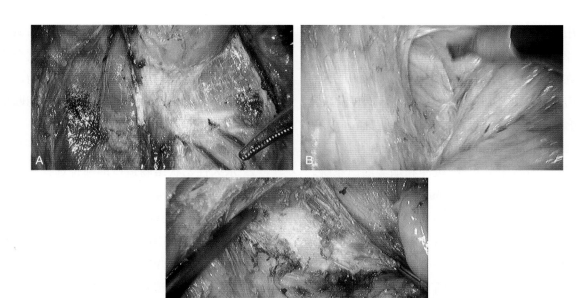

图 11-45　离断盆腔肛提肌

A. 直肠系膜后方分离到系膜终点，肛尾韧带附近，耻骨直肠肌上缘，感知尾骨尖附近，切断肛尾韧带；B. 直肠系膜侧方分离到系膜终点到肛提肌附着点，向后与直肠后间隙相通；C. 经腹腔镜直视下，沿肛提肌腱弓切断肛提肌，显露坐骨直肠窝的脂肪组织，向前到腹膜会阴筋膜侧方，后侧与肛尾韧带切断部位相通，同样方法切断对侧。

（二）会阴部操作

1. 截石位的会阴部操作　首先缝闭肛门一周，防止肠内容物外漏污染术野导致术后感染和癌细胞种植。直肠癌通常距离肛缘 2cm 切开皮肤，肛管癌距离肛缘 3~5cm 切开皮肤，切开皮肤的界限：后方位于尾骨前，侧壁位于坐骨结节内侧，前方为海绵体肌。切除坐骨直肠窝的脂肪组织，在 2 点和 10 点方向确认直肠下动脉，凝固、切断。手指触知尾骨尖，在尾骨前面切开，向上分离与直肠后间隙相通。助手可以在腹腔用手术器械指示盆腔空间位置，以明确切开部位。以和腹腔相通的部位作为导向，伸入示指确认从会阴侧切断肛提肌的部位，从后方向两侧根据手术指示部位切断肛提肌。切断左右侧的肛提肌，仅剩前壁部分没有分离。切断 3/4 左右，从腹腔内向外翻转切断的直肠，从会阴部拖出。开始直肠前壁的分离，切开皮下组织、脂肪组织至会阴浅横肌，然后用示指确认前列腺和尿道球部（女性阴道后壁），在会阴前面横向切断会阴浅横肌，向上分离可见白色致密的厚纤维组织为会阴中心

腱，一边用手指确认前列腺后壁和尿道球部，一边小心仔细地切断，切忌损伤后尿道和造成直肠穿孔。放化疗后解剖界线不清或者肿瘤侵犯前列腺包膜或阴道后壁，可以联合部分前列腺后叶或者阴道后壁切除，最后切断会阴中心腱，移除标本。修补前列腺或者阴道后壁时，前列腺两侧有 NVB，容易损伤出血，可以 Z 形缝合、止血。经腹腔充分冲洗会阴创口，从坐骨结节内下方 2cm 经皮放置引流管，用可吸收线缝合会阴部。

2. 折刀位的会阴部操作　直肠系膜游离在尾骨上缘的后方停止，男性在自主神经下方停止，女性在子宫颈下方停止。患者在会阴部操作时转为俯卧位，缝闭肛门，距离肛门两侧 5cm 处在肛门外括约肌外侧缘做"梭形"肛周切口，上切口达 S_5 水平，下切口达会阴水平。切开皮肤和皮下组织，切除坐骨直肠窝脂肪组织，沿肛提肌外侧向盆腔侧壁分离，切除的外界延伸到肛提肌起点，靠近盆腔侧壁切断肛提肌。根据情况可以先切断肛尾韧带，与盆腔相通。向两侧与肛提肌切断线相连续。用 2-0 可吸收线缝合肌肉缺

损,用 2-0 滑线缝合皮下组织和皮肤。

3. 腹腔镜单孔经会阴部 ELAPE 封闭肛门,在距离肛门外括约肌周围 2~3cm 处切开皮肤和皮下组织,切开约 3cm 深的坐骨直肠窝脂肪组织,缝合、固定会阴中心腱,可以插入单孔设备的 Gelpoint Mini 和 Gelpointh path 并连接到一个连续的高流量吹气、缓冲和烟雾渗出系统,二氧化碳气体压力为 15mmHg。用高清内镜和腹腔镜操作器械,向头侧分离直到盆腔底部肛提肌,沿肛提肌外部延续分离,根据具体情况进行单侧或者双侧 ELAPE,在一侧或两侧沿盆底直到闭孔内肌筋膜,在此切断(图 11-46)。在耻骨直肠肌外侧的尾骨水平横断,然后继续切断盆底肌肉,与上面分离的盆底筋膜相连续。通过会阴横肌进入正确的平面,进入腹膜会阴筋膜前面或后面的无血管区域,避免肛门括约肌外侧切断部位形成"外科腰"。

(三)结肠造口原则

1. 永久性乙状结肠造口的部位选择 通常选择在左下腹部,平脐稍稍左下方,腹直肌外缘内侧(图 11-47)。注意事项:造口应选取腹壁顶点;避开腹壁凹陷和瘢痕,如髂前上棘附近和手术切口瘢痕;造口位置应不随体位变动而变动;考虑体重变化可行造口移位,便于患者自行护

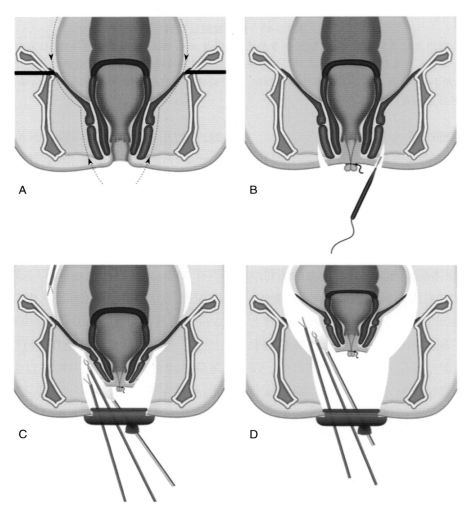

图 11-46 经会阴微创入路腹会阴外肛提肌切除术

A. 经会阴腹会阴切除术肛提肌的切除线;B. 用荷包线缝合肛门,在肛门周围做切口;
C. 经会阴 TAMIS 平台,在肛门外括约肌和肛提肌外继续解剖;D. 采用经会阴 TAMIS 平台从最外侧分离、切断肛提肌。

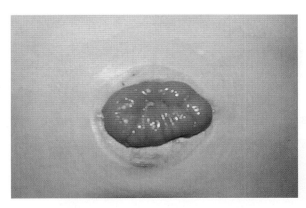

图 11-47　乙状结肠永久性造口

外翻,高出皮肤 1cm 左右,周围无瘢痕和缺损,造口无拖出,周围腹部无缺损和疝出。

理。一般在术前由造口医师确定造口部位并加以标记。

2. 经腹腔内造口　在直肠乙状结肠交界部位近端,切断乙状结肠动脉,保留边缘动脉弓,在边缘动脉弓消失部位上方横断乙状结肠系膜到肠壁,用 endo-Cut 切闭乙状结肠。在腹壁预定造口部位切除圆形皮肤和皮下组织,直径 3cm 左右,"十"字形切开腹直肌前鞘,分离左侧腹直肌到腹横筋膜,切开腹横筋膜和腹膜,经造口部位拖出乙状结肠。腹腔内关闭外拖结肠与腹侧壁之间裂隙。肠壁和系膜与腹膜间断缝合一周,腹直肌前鞘和肠壁及系膜间断缝合一圈。距离皮肤表面 4~5cm 切断肠管,皮下组织及真皮与肠管断端间断外翻缝合。

3. 经腹膜外造口　腹腔镜下游离左侧后腹膜,扩大游离空间 4 横指,尽可能向外侧游离,于腹壁外按照标记好的造口部位,切除直径 3cm 大小的皮肤和皮下组织,"十"字形切开腹直肌前鞘,分离腹直肌,切开腹直肌后鞘与腹膜外间隔,向外侧游离腹膜外间隙与腹腔游离腹膜后间隙相通,扩大游离隧道间隙,从腹壁经腹膜外隧道拖出乙状结肠,调整张力和腹膜后空间,间断缝合腹直肌前鞘与造口肠管浆肌层,肠管断端与真皮层及部分皮下组织。间断关闭外拖结肠与腹膜后间隙,以分别关闭肠系膜与后腹膜裂隙。

四、标本评估

对直肠癌手术切除的标本要进行整体系统性评估,包括肿瘤近切缘、远端切缘、肿瘤部位、大小、环周度、最大直径、溃疡深度、最深部位直径、有无系膜受侵、系膜内有无肿大的淋巴结、CRM 是否阳性、有无"外科腰"及直肠穿孔(图 11-48A、B),以及肛侧切断缘与肿瘤下缘距离(图 11-48C)。根据 Quirke 标准,直肠癌全直肠系膜切除标本的肉眼评估标准分为三个等级(图 11-48D)。

Quirke 标准分级:①完整:完整系膜,表面只有轻微不规则且表面光滑。凹陷不深于 5mm,而且在标本的远端边缘没有成锥形。水平面大切片上可见平滑的环状切边。②接近完整:肠系膜有中等量的突起,但表面不规则。标本的远端切缘允许有适度的锥形。除外肛提肌,在任何位置都没有可见的肌肉组织。③不完整:肠系膜表面有大量突起,部分地方有缺陷,可见肌肉组织和/或非常不规则的环周切缘。同时注意直肠癌标本远端切缘断端是否呈 W 形、U 形及 V 形。

五、并发症的预防和处理

APR 是直肠癌外科手术的经典术式,在 20 世纪前为直肠癌根治术的主要术式,涉及手术操作范围广,术式较为复杂,术中意外损伤和术后并发症较多。术中可能损伤输尿管、生殖血管、肠系膜下动脉周围神经丛、上腹上丛、骶前静脉丛、盆侧壁血管以及前列腺,会阴部操作还可能损伤后尿道和阴道等,术后可能出现内疝性肠梗阻和盆腔内疝。随着 ELAPE 的开展,会阴部并发症增加,缺损较大时还伴有会阴部疝、会阴部感染、盆腔脓肿和会阴部慢性疼痛等。乙状结肠永久性造口并发症有内疝性肠梗阻、后腹膜压迫性梗阻,造口肠管坏死、回缩、脱垂、分离,造口旁疝等。根据中山大学孙逸仙纪念医院胃肠外科经验,介绍术中预防要点如下:①全程显露术

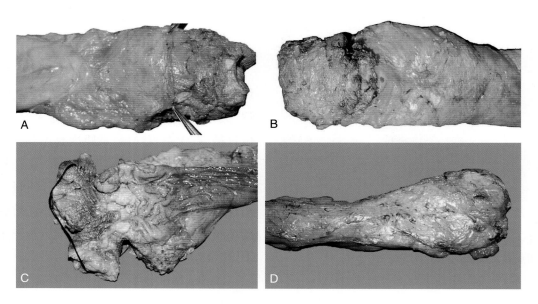

图 11-48 标本

A、B. 直肠癌 ELAPE 切除的标本,前面腹膜会阴筋膜切断部位完整,直肠前壁无穿孔,后壁直肠系膜光滑,无缺损和肌层外露,肛提肌切断部位与系膜一体,无"外科腰"缺损,没有肿瘤外露和系膜不完整;C. 剖开肿瘤标本,下缘距离皮肤切缘在 5cm 以上,没有穿孔和外露,CRM 阴性;D. 浆膜面观察和触诊,主要内容包括:浆膜、肠系膜浸润、有无肿大淋巴结,病灶边缘到切除标本两端距离,扩散转移范围、性状,根据 Quirke 标准进行分级。

野良好,直视下分离;②分离平面正确,进行膜间平面微间隙分离;③保持一定的张力,正确地牵拉和扩大分离间隙;④盆腔分离先宽间隙,后窄间隙,先低密度,后高密度;⑤利用腹腔镜放大术野功能,注意实证解剖学观察和亚微解剖结构。

(韩方海 杨斌 周声宁)

第三节 腹腔镜括约肌间切除术

自 1826 年 Jacques Lisfranc 博士首次采用经会阴直肠癌手术以来,直肠癌的治疗已取得显著进展。19 世纪亦有多种其他术式被报道,但病死率和复发率均较高。1908 年,Ernest Miles 从解剖学认识到肿瘤局部向上、向两旁及远端扩散的区域范围后发明了腹会阴联合切除术(APR),并首次将直肠癌根治性手术的观念从 R2 进步至 R0。此后,直肠癌复发率和病死率显著降低,APR 也成为现代直肠癌手术的基础。

1948 年,Claude Dixon 博士安全实施保留括约肌的前切除术,此前 APR 是直肠癌的唯一手术选择。1982 年,Heald 教授引入一种对直肠癌进行胚胎学定义的清晰解剖切除技术,其手术平面为全直肠系膜切除,显著降低 CRM 阳性率。20 世纪 70 年代末,端端吻合器和双重吻合技术出现,手术技术进一步发展,可对高、中位直肠肿瘤开展保留括约肌的手术,Moises Jacobs 博士于 1990 年完成首例腹腔镜 TME。

对于靠近肛管直肠环和括约肌复合体的低位直肠癌,在盆腔范围内切除足够的远端切缘和环周切缘尤其困难。由于局部复发的风险增加以及可能的括约肌功能丧失,外科医师对于 SPS 望而却步。随着新辅助放化疗使肿瘤降期及退缩、临床病理可反复评估远端切缘与括约肌间切除术(intersphincteric resection,ISR)的概念相结合,促使 SPS 不断进展。

ISR 结合了治疗炎症性肠病的括约肌间直肠切除及结肠肛管吻合术。Gerald Marks 博士在 1984 年对该方法进行完善,将其命名为经腹经肛(TATA)直肠乙状结肠切除术,但术语

"ISR"在1994年由Schiessel等推广使用。目前存在多种方式可沿括约肌平面进行会阴解剖,如TEM、TAMIS、TaTME,以上方法均可通过内镜提高可视化效果,并使用长柄器械简化较远头端结构的解剖操作。

直肠癌治疗的四个主要目标:①治愈,切缘阴性的肿瘤切除,防止局部和远处复发;②降低并发症发生率和病死率;③预防排便功能、性功能及排尿功能障碍,改善生活质量;④保持肠道连续性,尽可能避免永久性造口。ISR可以使部分低位直肠癌患者达成这些主要目标。

一、定义

括约肌间切除术分两个阶段进行:①经腹阶段。实施全直肠系膜切除,游离左结肠和直肠至肛提肌水平。②经会阴阶段。由尾侧向头侧进行分离也达到肛提肌水平。经腹阶段以开腹手术、腹腔镜或机器人手术方式进行。会阴部解剖是在内括约肌(直肠肌层的延伸部分)和外括约肌之间的解剖平面进行。内括约肌被部分或全部切除,而外括约肌则保留以控制术后排便,辅以结肠肛管手工缝合以保持肠道连续性。

根据内括约肌切除的程度,ISR可分为全切除、次全切除和部分切除。

全切除包括完全切除内括约肌,远端切缘位于括约肌间沟内,适合于扩散至齿状线及越过齿状线的肿瘤。

次全切除适用于距离齿状线2cm内的肿瘤。远端切缘位于齿状线和括约肌间沟之间(切除范围包括齿状线)。

部分切除适用于距齿状线2cm以上的肿瘤,远端切缘位于齿状线处或上方。

这一技术在直视下可对已知边缘的肿瘤进行精确解剖,术者可在术前与患者沟通是否有保全括约肌的可能。

二、适应证与禁忌证

在与患者讨论可能的术后肿瘤结局和功能结局后,可向距肛门直肠交界处小于2cm的低位直肠肿瘤患者行ISR,将手术局限于内括约肌以内,并使其远端切缘至少达到1cm。

对于浸润至外括约肌或盆底肌肉组织的肿瘤,ISR使其存在治愈的可能,但APR是一种更好的治疗方式。首先可以通过显示直肠肿瘤是否固定的直肠指检来评估肿瘤浸润程度,直肠固定表明肿瘤已经穿过括约肌平面,并导致直肠壁固定至外括约肌或盆底肌肉组织上。术前MRI或EUS可用于评估肿瘤扩散和括约肌受累的程度,新辅助治疗之前的检查结果有助于决策能否保留括约肌。

三、术前准备

术前检查包括直肠指检、实验室检查、结肠镜检查和组织学活检。使用CT、MRI或EUS评估肿瘤的侵袭程度,并用胸腹盆CT评估肿瘤是否转移。当CT或MRI无法清晰识别转移灶时,可使用PET/CT(但不用于常规检查)。

术前根据病史并结合大便失禁评分、直肠指检、肛门测压等方法对患者排便控制状态进行评估。肛门括约肌功能不良是一个相对禁忌证,尤其对于盆底肌肉组织较薄弱的老年患者,接受永久性结肠造口术可能是一个更好的选择,其他禁忌证包括低分化肿瘤和经评估无法切除的肿瘤远处转移。

对于肿瘤浸润至CRM且有淋巴结转移的T_3期低位直肠癌患者,建议术前接受新辅助放化疗,并且在新辅助治疗后8~12周进行手术。

四、手术步骤与解剖要点

Watanabe等于2000年首次报道了腹腔镜ISR,腹腔镜手术的优势是增强盆腔的可视化,便于直肠的细致解剖和下腹下丛的保留。多项研究指出,腹腔镜ISR在手术技术和肿瘤学方面安全可行,并且具有术中失血更少、术后疼痛与残疾的发生率更低、住院时间更短、切口外观更好的优势。以上优势可由将来大规模随机对照试验进一步证实。

1. 经腹阶段

可以使用开腹手术、腹腔镜或机器人手术经腹进行操作。下述5孔微创腹腔镜的技术操作：患者置于带有可调节的镫型物的改良Llyod Davis体位，两只手臂亦被置于适当位置。术前用直肠指检评估病变的位置，以确定远端切缘并评估病变的可切除性（图11-49）。腹部和会阴均以无菌方式消毒和铺巾，于脐上置入一个

12mm镜头孔，建立12mmHg气腹，并使用30°镜进行腹腔镜下评估。此外，于左右肋缘下、左右髂窝分别建立四个操作孔（图11-50）。首先游离左半结肠、松解结肠脾曲，然后向上牵引肠系膜下血管，高位结扎肠系膜下动脉。若乙状结肠长度足够则可以保留左结肠动脉。从直肠系膜和盆腔筋膜顶部之间的无血管平面至盆底继续游离直肠并保留腹下丛（图11-51）。显露并游离从耻骨直肠肌至外括约肌的内括约肌外层，并沿括约肌间隙尽可能向下解剖（图11-52、图11-53）。

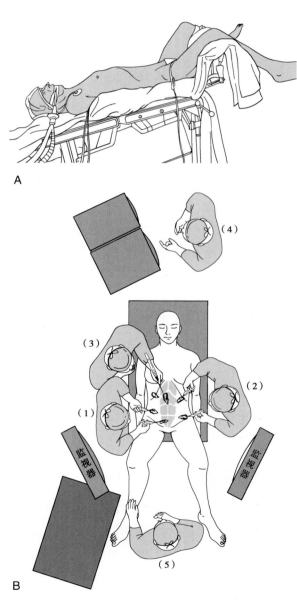

图 11-49　患者和医师的位置

A. 患者反屈氏位；B. 医师的位置：（1）主刀医师，（2）第一助手，（3）扶镜手，（4）麻醉医师，（5）外科手术技师。

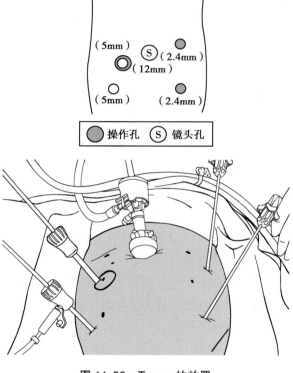

图 11-50　Trocar 的放置

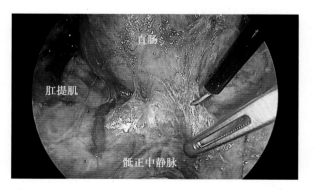

图 11-51　盆底的解剖

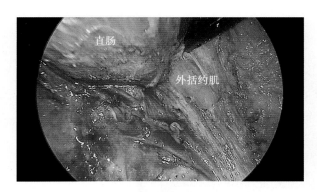

图 11-52 肛管后位解剖

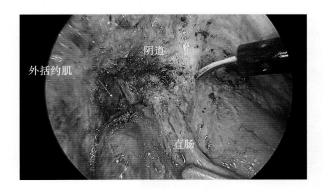

图 11-53 肛管前位解剖

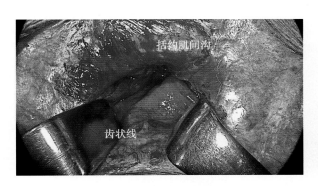

图 11-54 经会阴阶段

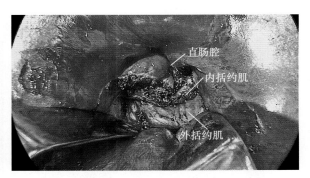

图 11-55 内括约肌后侧切开

2. 经会阴阶段

经腹手术完成后开始经会阴手术,如果有两个手术团队,也可腹部和会阴部手术同时进行,每个团队必须有一名主刀医师、一名助手和一名器械护士。

将自动拉钩(Lone Star 拉钩)置于肛缘并扩张,使齿状线可视化(图 11-54)。直视肿瘤下缘,垂直切开距离肿瘤远端至少 1cm(最好达到 2cm)的黏膜和内括约肌以到达括约肌间隙(图 11-55)。进行环形全层手术,需多次间断缝合将肛门口封闭,防止在会阴部解剖过程中肿瘤细胞播散,同时需对会阴部冲洗,沿括约肌平面继续向头端仔细解剖直肠。柔韧的单孔装置可用作经肛门通路平台,并通过使用具有排烟功能的连续注气器使直肠充气,获得更好的视野并建立沿肛管通路(图 11-56~图 11-57)。在腹腔镜的引导下会合两个解剖平面(图 11-58),离断标本并经肛去除。冲洗盆腔后进行无张力结肠肛管吻合

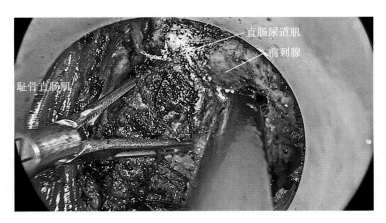

图 11-56 经肛平台下前位解剖

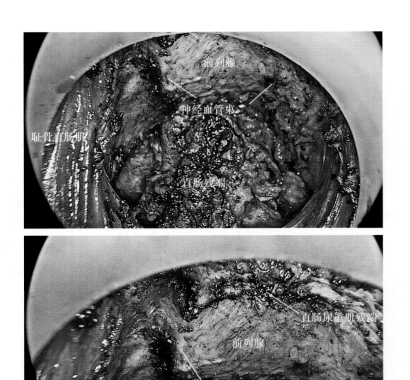

前列腺

神经血管束

耻骨直肠肌

直肠残端

直肠尿道肌残端

前列腺

神经血管束

图 11-57 经会阴视野（前位）

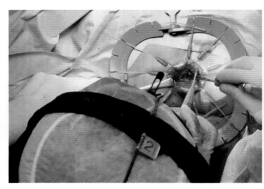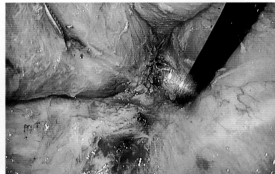

图 11-58 在经腹团队的引导下两个解剖平台会合

术，首选吻合技术是使用间断缝合的结肠肛管手工吻合，并常规行回肠造口术使吻合口暂时失用。

五、病死率

病死率定义为 ISR 术后 30 天内的死亡事件，2012 年系统综述中病死率约为 0.8%（0~6%）。最近的一项日本研究纳入 2 125 例患者，病死率仅为 0.1%。

六、并发症发生率

总体并发症发生率为 12.5%~32.1%，包括吻合口漏、盆腔脓肿、吻合口狭窄、直肠黏膜脱垂、肛门阴道瘘、出血和术后肠梗阻等。

吻合口漏平均发生率为 9.1%（0.9%~48%）。由于吻合口漏可能导致败血症等严重并发症，许多研究者提出各种方法以降低吻合口漏发生率，推广延迟吻合技术以最大限度地降低吻合口漏的风险,并减少预防性造口。吲哚菁绿荧光血管造影术也可用于评估吻合术前近端结肠的血管条件,5.8%~18.5%的手术因此改变了近端切缘。

良性吻合口狭窄平均发生率为2.7%(0~16%)。由于吻合口狭窄的定义尚无共识,吻合口狭窄的发生率很难在不同研究之间进行比较。术后放疗患者的吻合口狭窄发生率高于术前放疗患者。吻合口狭窄会影响肠道功能,引起梗阻,并可能需要再行永久性造口。接受ISR部分切除患者的吻合口狭窄率高于接受ISR全切除的患者。

其他肛门直肠并发症包括水肿、外痔和新直肠黏膜脱垂。外痔淤血由中部和内部的痔静脉丛被破坏而引起,术中应用Lone Star拉钩及血肿形成也是导致这一并发症的原因。据报道,新直肠黏膜脱垂出现于术后约3个月后,推测其原因为残存肛管功能受损及肛管与腹腔之间存在一定压力差,从而导致近端结肠的肠套叠发生。

七、肿瘤结局

能够实现R0切除的患者中CRM阴性率为96%。远端切缘阴性率为95%~100%。因此,ISR具有最佳的远端切缘结果,这是单纯经腹低位直肠癌切除无法实现的。

总体复发率、远处转移率和局部复发率分别为17.9%~28.2%、8.5%~24%和2.6%~8.2%。5年无病生存率和总生存率分别为70%~82.8%和85%~88.4%。研究显示ISR与经腹直肠癌切除的肿瘤学结局相似。

与单纯手术相比,术前新辅助放化疗使肿瘤降期并退缩,减少CRM阳性率且降低局部复发率,在一些研究中还改善了总生存率和肿瘤特异性生存率。但是,这也使得术后肛门功能及性功能减退。对于超低位但肛提肌未受侵的cT$_{3a\sim b}$期直肠肿瘤、非结节性cN$_{1\sim 2}$期肿瘤,是否采用新辅助放疗仍存在争议,建议仅在可以确保高质量TME和局部复发率≤5%的情况下单独进行TME。

八、功能结局

ISR术后的患者在造口关闭后可能发生排便功能障碍。在临床上各种机构应用特定的功能问卷用于排便功能评估,这些问卷评估的项目包括:排便频率、排便紧迫感、粪便形状和夜间排便症状等。失禁评分(如Wexner评分和Kirwan评分)用于主观评估失禁状态的严重程度,肛门直肠测压可以客观评估肛门功能。

一项纳入14项研究的系统综述中,有8项研究报道共计727例患者的排便功能结局,患者24小时内排便平均次数为2.7次,51.2%经历过"完美的控制",加权平均29.1%的患者经历过粪便污染,23.8%的患者经历过大便失禁。ISR术后功能结局不如LAR,Wexner评分为10.6和6.9(P<0.01),对止泻药的需求程度分别为60%和35%(P=0.04)。Kuo等报道了38%的患者存在粪便不成型,23.8%的患者有夜间排便症状,33.3%的患者需要止泻药,尽管数据显示并不完美,但仍有90.8%的患者对其ISR后的排便功能结果表示满意。

新辅助放疗可能会损害括约肌复合体和神经支配。一些研究表明,接受新辅助放化疗患者的肛门功能和Wexner评分都有所下降。吻合口漏和狭窄等术后并发症也对肛门功能产生一定负面影响。

九、生命质量

35项试验中的14项试验提出具有永久性造口患者的QoL不劣于非造口患者,其余研究尽管报道了一定差异,但非造口患者并不总是拥有更好的QoL。35项研究中的18项认为,造口在多重维度明显影响患者QoL,如性功能、身体形象感知和身体功能的不全。与低位前切除术或ISR相比,接受APR的男性患者的性功能较差。由于经济困难和缺乏适当的支持性护理,某些患者难以良好地护理造口。文化差异也可能导致总体 QoL 较差,因为造口的存在可能会阻碍某些宗教和文化活动,从而损害患者的社会生活并造成心理困扰。

然而不惜一切代价保肛并非绝对优选,应该根据术前肛门功能评估进行个体化决策,并权衡排便控制和排便频率严重受损的保肛术式是否真的优于永久性结肠造口术。

十、结论

低位直肠癌的治疗具有挑战性,其最佳治疗方法仍待研究。腹腔镜 ISR 可保留肛门括约肌,术后早期存在优势,且不会增加并发症发生率和病死率。ISR 与 APR 的肿瘤学结局方面亦旗鼓相当。因此,ISR 适合于具有保留括约肌意向且具有适当盆底功能的患者,而 SPS 的实施需要个体化决策,也需要进一步技术标准和前瞻性随机对照试验证据以确定低位直肠癌的最佳治疗策略。

（Takashi Akiyoshi　Huimin Liu）

（翻译　常文举　朱德祥）

第四节　低位直肠肿瘤治疗的现代趋势:经肛微创手术和经肛全直肠系膜切除术

直肠疾病,无论是良性还是恶性,均会导致重要的疾病负担。2015 年全球结直肠癌的年新发患者数为 170 万,相关死亡人数为 83.2 万。在经济发达国家,结直肠癌发病率排名第三,与癌症相关的死亡人数排名第二。

Gerhard Buess 博士于 1983 年首次提出TEM,预示了内镜外科的发展。TEM 实现了上段直肠的微创手术,具有更高的切除质量和阴性切缘的可能性,因此被认为是直肠病变切除术的一个里程碑。由于改善了手术路径、视野和解剖质量,TEM 降低了肿瘤复发率,提高了患者的无病生存率。2010 年 TAMIS 被首次报道,其将

TEM 原理与传统腹腔镜器械相结合,为结直肠微创手术提供了一个重要的选择。

20 世纪早期,筛查和内镜技术发展缓慢,良性或 T_1 期肿瘤患者行根治性手术和永久性结肠造口术的比率高。对于早期直肠癌,尽管进行了根治性手术,患者的局部复发率也很高。为了找到更好的方法,局部切除直肠病变已成为一种器官保留的方法。基于 2004 年以来经自然腔道内镜手术（NOTES）切除直肠病变的经验,经肛入路手术得以发展。通过使用一个坚硬的经肛内镜平台,经肛直肠切除术和经肛直肠乙状结肠切除术的可行性和安全性已在人类尸体和猪模型试验中得到证实。虽然单孔设计并不是用于经肛入路手术的,但单孔似乎是实现经肛入路的理想选择。随着技术的进步,用于 TEM 的硬性内镜平台已经被多功能平台所取代,如手套孔或 GelPOINT® 路径,新方法——TAMIS 也应运而生。

由于 TAMIS 的可及性不断增加,以及面向外科医师的培训课程越来越多,TAMIS 在全世界迅速普及。2009 年以来,出版物和引文的增加反映了其在全球的接受度。TAMIS 代表了腹腔镜、单孔手术、NOTES 和 TEM 的新融合。改善进入直肠腔的途径是 TAMIS 发展的动力。此外,TAMIS 为 TEM 提供了一种实用有效的替代方法。

直肠癌治疗的历史上不仅引入了新辅助放疗,还展示了在直肠系膜组织切除基础上的外科技术的进步。根据《NCCN 直肠癌临床实践指南》,目前对局部晚期直肠癌患者的标准治疗是新辅助放化疗,其次是 TME 和辅助化疗。与 TAMIS 相似,TaTME 是在前一阶段的基础上发展而来。TaTME 是 TME 和 TEM 概念的结合,允许直肠切除的深度延伸到直肠壁以外,包括直肠系膜和直肠周围脂肪,并在内镜技术下实现完整的直肠环周分离,包括直肠周围淋巴结。

一、适应证与禁忌证

（一）TAMIS 的适应证

TAMIS 和 TEM 需要先进的腹腔镜技术和

器械在狭窄的腔隙内实施手术。TAMIS 也是一种经肛门切除术，基于 TEM 发展而来，其适应证与 TEM 相似。TAMIS 和 TEM 这两种技术都有利于直肠病变的局部切除，降低腹盆腔手术的发生率。与传统经肛门切除术相比，TAMIS 具有较高的切缘阴性率和较低的标本不完整的概率。基于这些原因，对于早期直肠癌患者，TAMIS 比常规经肛门切除术的局部复发率更低。

TAMIS 的适应证包括直肠良性和恶性疾病。适应证主要基于经肛门切除术和 TEM，以及通过 EUS 或 MRI 确定的病变。传统上，经肛门切除的指征是距离肛缘 8cm 以内，直径小于 3cm，占直肠环周 40% 以下的病变。根据这个适应证，外科医师可以尝试用现有的仪器和视频系统达到最佳效果。对于恶性病变，TAMIS 通常适用于早期直肠癌患者，其定义为浸润性腺癌局限于黏膜下层或 T_1 期。早期直肠癌可分为低风险 T_1 期直肠癌和其他 T_1 期直肠癌，其特征是直径<4cm，分化良好，无淋巴管、血管或血管周围病变。组织学特征差（淋巴或神经周围浸润、分化差、肿瘤出芽等）的患者应进行多学科肿瘤团队讨论，以就后续治疗达成共识。具有较深黏膜下浸润（sm2 或 sm3）的 T_1 期肿瘤可能具有淋巴结转移潜能，因此应视为 T_2 期病变。

对于不确定的 T_1 期和 T_2 期病变，如没有淋巴结病变的证据，TAMIS 切除术可以确定 T 分期和指导进一步治疗。如果病理为 T_1 期病变，病理特征较差（包括黏膜下浸润较深）或 T_2 期病变，则仍需进行根治性切除，即 APR 或 LAR，或需要辅助化疗和放疗。当患者无法进行根治性切除时，TAMIS 可考虑用于 T_3 期病变。淋巴结转移或远处转移的患者应在可行的情况下由多学科团队进行评估，手术切除前应考虑化疗和放疗。TAMIS 的适应证也可以扩展到局部晚期直肠癌患者 cT_0 期病变的局部切除，这些患者在新辅助治疗后进行局部切除，以确认病理完全反应或 ypT_0。

尽管 TAMIS 切除类癌的有效性评估数据有限，但 TAMIS 似乎是切除直肠小类癌的合理选择，主要用于内镜切除不完全后的补救。TEM 的一些研究表明，这些病变通常比直肠腺癌更小，挑战性也小。在上述研究的最后手术标本中没有发现阳性切缘和局部复发。研究显示 TAMIS 术后直肠癌复发率与类癌相似，随访 9.8 个月无复发。

（二）TaTME 的适应证

根据早期研究和 TaTME 相关共识，骨盆狭窄、前列腺肥大、内脏肥胖或 BMI>30kg/m^2、肿瘤直径>4cm、新辅助放疗导致组织平面扭曲以及远端切缘难以识别的患者是经肛入路的理想选择。TaTME 适用于距离肛缘不超过 12cm 的可切除的肿瘤或位于距肛缘 5cm 以内的位置非常低的肿瘤。

然而，由于肿瘤与肛缘之间的标准距离尚未确定，目前没有纳入标准。2015 年，Lacy 报道了 140 例的大型单中心系列病例，其中肿瘤位于近端直肠的有 29 例（20.7%）。在国际注册研究中也应用了同样的概念，其中 38% 患者肿瘤位于中段或近端 1/3 直肠，在结肠镜下距肛缘高达 13cm。另外，由于 TaTME 仍处于非常早期的阶段，最适合手术的患者的特征仍待进一步明确。

最新的患者选择标准包括三个要点。第一是 cT_3 期肿瘤，其边缘距盆腔内筋膜<1 mm；第二是侵犯内括约肌或肛提肌的肿瘤；第三是新辅助治疗前的所有被排除在该方法之外的 T_4 期肿瘤。最近出现了超越经典手术适应证的其他适应证的报道。特别是 TaTME 可用于炎症性肠病患者，尤其是用于完成直肠切除术和结肠直肠切除术。然而，由于慢性炎症掩盖了组织平面，一些患者的手术是否能顺利进行将面临巨大挑战。

其他不常规的适应证包括慢性吻合口窦道或吻合口瘘下的直肠解剖/切除，直肠阴道瘘的直肠切除术。

二、术前准备

结直肠手术应遵循标准的围手术期管理方

案。术前 1 天口服抗生素,由于临床证据支持使用抗生素可减少手术部位感染,应在切皮前 1 小时静脉使用抗生素预防需氧菌和厌氧菌感染。为避免深静脉血栓形成和肺栓塞,建议在麻醉诱导期和术后使用加压袜,直到患者可以完全活动。肠道准备是需要的,但具体方式可以依据外科医师的偏好进行选择。有些医师可能更愿意让患者进行一次完整的机械性肠道准备,但对于大多数患者来说,口服泻剂和两次清洁灌肠即可。麻醉期间,药物导致的肌肉麻痹有助于直肠扩张和气腹形成。术中必须放置导尿管。无论病变部位在哪里,所有患者均可采用截石位,可缩短手术室的准备时间,是大多数麻醉医师的首选。俯卧折刀位或侧卧位作为可替代的体位也有被描述。俯卧折刀位可考虑用于位于前方的病变,但必须考虑进入腹腔时须重新定位的缺点。然后,可以按照经典的方式进行准备和铺巾。如果预期进入腹腔,也可以预先准备腹部。

三、体位与 Trocar 放置

对于肛门手术组,需要常规的腹腔镜器械和装置,器械放置及站位见图 11-59~图 11-61。

美国目前有两种 FDA 批准的 TAMIS 手术装置——GelPOINT® 路径 Rancho Santa Margarita Ranch 和 SILS™ 孔。两者都很容易通过肛门放置,并允许空气通过一个单独的通道进入。GelPOINT® 路径还有一个排烟通道,可在整个手术过程中保持清晰的视觉效果。如果可行,笔者建议使用一个带有柔性尖端的 3D 内镜和一个带有烟雾排出的连续吹气器,以获得更好的深度感知、适当的手眼协调和稳定的气腹区域。腹部手术组需要另一套常规的腹腔镜器械和一套完整的腹腔镜装置。最近 AirSeal® 的吹气器被用来建立和维持气腹。

腹部入路首先要在脐上方做一个小切口,然后插入 10mm Trocar,置入镜头。在直视下,将一个 5~12mm Trocar 插入右侧髂窝,在左右两侧放置两个 5mm 孔。两个小组同时工作。肿瘤切除宜采用内侧至外侧入路。肠系膜下动脉距主动脉起点 1cm,直肠系膜切除后,淋巴结位于血管弓旁。显露腹膜后平面并确定左侧输尿管后,使用血管封堵器、血管吻合器或血管夹进行动脉结扎。肠系膜下静脉位于胰尾和胰下缘两侧,结扎方式与结扎动脉相同。结肠剥离可沿着

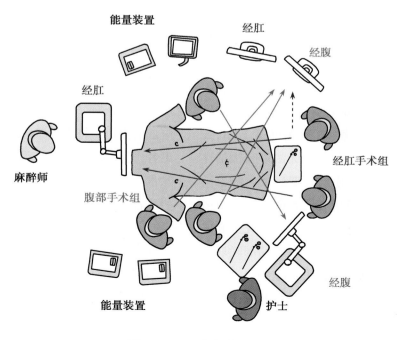

图 11-59　手术室布局

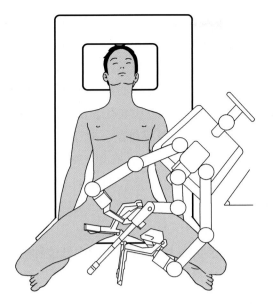

图 11-60　机器人手推车停靠在患者左侧头外侧 45° 处

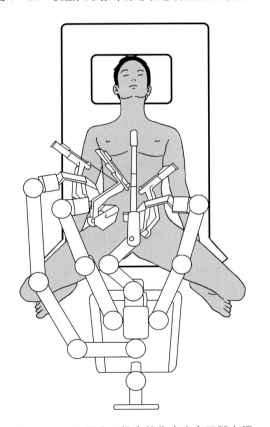

图 11-61　机器人手推车停靠在患者双腿之间

Toldt's 筋膜释放融合平面并根据需要游离脾脏。在直肠平面之外开始解剖直肠系膜，继续进行环周解剖以保留腹膜会阴筋膜，直到其与肛门手术组会合。

腹部解剖时，两个手术组一定要注意以下

几点。TaTME 有必要维持盆腔内的压力，在手术早期不要将腹部手术组和会阴手术组的解剖腔连通起来。连通点通常在腹膜反折处。因此，在两组进行腹部解剖时（上和下），最好不要解剖直肠前壁的腹膜反折，直到两组都准备好再连通。同样，解剖直肠后壁时，最好不要将腹腔与会阴间隙之间的解剖平面连接起来，这里正好位于直肠骶骨韧带附近。腹侧和会阴侧连通后，会阴侧和腹膜侧的腹压必然相同，气腹会消失，随后的腹部手术也会受到影响。

四、手术步骤与解剖要点

（一）解剖

1982 年，Heald 等提出 TME 治疗直肠癌。目前局部晚期直肠癌患者的标准治疗方法是新辅助放化疗 +TME 和术后化疗。腹腔镜甚至机器人辅助的低位直肠 TME 是一项具有挑战的技术；然而，它很适用于肥胖患者。腹腔镜 TME 是一种常用的外科手术，腹部解剖也没有明显的问题。然而，会阴侧手术解剖比较困难，手术过程也不安全。因此，熟练实施 TaTME 需要特定的经验和解剖。在腔外和腹膜下平面操作时，TAMIS 和 TaTME 会出现额外的困难。采用这项新技术的外科医师需掌握该区域的解剖及其变异，这一点至关重要。手术角度和直肠角度都与 TAMIS 有关。肛门内、外括约肌和由耻骨直肠肌维持的肛门直肠角负责粪便排出。检查前，患者必须做好适当的肠道准备。患者采用左侧卧位，并测量两个距离。一个是从肛门后缘到尾骨的距离，另一个是从肛门前缘到阴囊或子宫口后缘的距离（图 11-62）。随后，可以使用小儿直肠镜和量角器测量肛门会阴角和直肠会阴角。

1999 年，Piloni 等对肛门直肠角功能的重要性进行了评论。Choi 等报道，肛门直肠角的角度可以通过耻骨直肠和直肠后壁的印痕来测量，或者通过直肠后壁平行于直肠中心纵轴的水平线来测量。

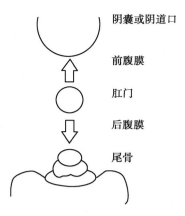

图 11-62　会阴部的距离

（图中标注：阴囊或阴道口、前腹膜、肛门、后腹膜、尾骨）

所有这些技术都是结合了两种方法的混合技术。这种技术被称为经肛经腹（TATA）直肠切除术。大多数外科医师采用经肛入路,通过 TEM 平台,采用 ISR 和全层切除术,对超低位直肠肿瘤进行"从上到下"的 TME。最近,外科医师提出利用 Gerald 和 John Marks 在 TATA 中提出的概念,即经肛使用视频内镜平台来推广 TME 的腹腔镜技术。Zorron 等将这种方法命名为"从下到上"的 TME,与"从上到下"的 TME 形成对比。

在直肠手术中,无论是从腹侧还是会阴侧进行手术,清楚了解直肠周围筋膜结构都是至关重要的。直肠系膜被骶前筋膜包围(图 11-63)。这一层保存了上腹下神经、下腹下丛和成对的神经血管束。腹前神经筋膜延续到直肠前壁,然后过渡到腹膜会阴筋膜。骨盆内筋膜位于腹前神经外侧和直肠后壁,覆盖骶骨前平面的血管。在直肠分离过程中,对这些筋膜层的解剖学理解是必不可少的。TME 的基本概念就是在术中识别直肠系膜,然后沿筋膜解剖。对于早期病变,如 T_1 期和 T_2 期直肠癌,可在常规 TME 解剖平面上进行根治性切除。对于 T_3 期和 T_4 期直肠癌,有时有必要选择一个更具包容性的解剖层,以确保足够的 CRM。

（二）齿状线上 2cm 以上的中低位肿瘤

直肠指检和适当冲洗后,放置肛门牵开器覆盖肛门以显示齿状线,然后插入固定在会阴皮肤平台上的内镜。笔者所在医院使用 TAMIS GelPOINT® 路径。将三个套管插入 TAMIS 孔的塑料盖中,与 6 点钟方向的镜头形成倒三角形。在直肠后方切除的情况下,镜头可以切换到 TAMIS 孔一侧的套管。然后腹部手术组夹住远端乙状结肠,建立气腹,并用标准的腹腔镜器械开始经肛手术。如前所述,腹部手术组夹住远端乙状结肠是减少结肠扩张的关键。TaTME 是在直视下完成的,因此定位肿瘤远端相对容易。在一定距离处,用一根 19mm 的针和一根可吸收线缝合关闭直肠腔。严密荷包缝合防止液体和肿

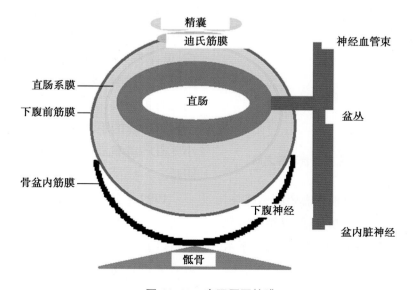

图 11-63　直肠周围筋膜

（图中标注：精囊、迪氏筋膜、神经血管束、直肠系膜、直肠、下腹前筋膜、盆丛、骨盆内筋膜、下腹神经、盆内脏神经、骶骨）

瘤细胞移位,从而降低盆腔脓肿和局部复发的风险。闭合的直肠残端用聚维酮碘溶液冲洗后,在荷包缝合的远端切开直肠。通过单极电刀以环周方式进行。吹气压力应设置为≤15mmHg。

解剖直肠时最好从直肠前表面12点钟位置开始,逆时针方向延伸。按照 Heald 描述的 TME 平面,进行全层解剖,直到到达无血管平面。TaTME 不是一个简单的程序,找到合适的平面可能是一个挑战。然而,一旦正确识别平面,腹膜会阴筋膜和 Waldeyer 筋膜的内部解剖会更加自然,特别是对于男性患者,降低了术中并发症的可能性,如出血和自主神经损伤,同时保持了直肠系膜的完整性。用电刀和双极钳进行头侧解剖。笔者更注重保持包膜对称性的环周解剖,因为这可以帮助定位直肠系膜最内侧的正确平面。TME 平面更容易在前面和后面被找到,这就是为什么在寻找侧方边界有任何疑问时,将它们连接起来会有帮助。不过,可能增加损伤骨盆侧壁的风险。在 TaTME 术中显露时,腹腔镜器械可视化效果的改善有助于外科医师识别正确的侧方平面,避免骨盆筋膜的侧方剥离。一旦达到腹膜反折水平,分离筋膜的前表面并进入腹腔,最后一步是保持气腹稳定(图 11-64)。

(三)齿状线上2cm以下的低位肿瘤

TAMIS 孔接入的通道长约 4.5cm。当肿瘤位置太低而限制其插入时,可能需要使用传统的开放式器械进行括约肌间解剖(图 11-65)。

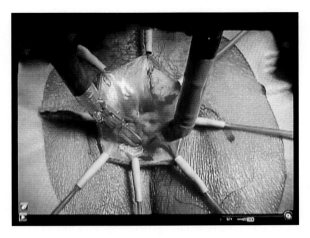

图 11-65 括约肌间解剖

Rullier 等提出,对于接近肛门的肿瘤(距肛管直肠环<1cm),可能需要部分括约肌间剥离;对于没有侵犯到肛门外括约肌的肛门肿瘤,则必须进行全部括约肌切除术。需要记住的是,某些或所有形式的内括约肌剥离术在技术上是可行的,但术后肠道功能不良的风险会增加。一旦有足够的组织接近管腔,应使用荷包缝合防止粪便漏出和癌细胞逃逸。随后可以置入内镜平台,并且可以使用如上所述的腹腔镜器械维持肛门的解剖结构。

(四)标本取出

有两种标本取出方法。一种是经肛门(图 11-66),另一种是经腹。

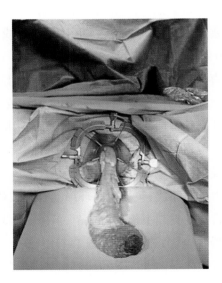

图 11-66 经肛门取出标本

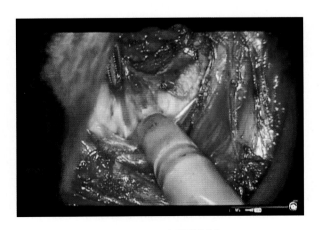

图 11-64 直肠解剖

经肛门取出标本有两个优点,一是保持腹壁的完整性,降低手术切口感染和切口疝的风险;二是减少术后疼痛,提升美容效果。在经肛门取出标本前,应考虑一些因素,包括肿瘤的大小、直肠系膜、结肠的长度和骨盆的宽度。取标本时,建议游离脾脏以减少血管张力。为防止吻合时的黏膜牵拉,在标本拖出肛门前应将缝线缝合在直肠远端。在这个步骤中,环形吻合(双荷包缝合)有助于防止黏膜牵拉。在放置四针缝线后,手工吻合结肠肛门时将标本经肛门拖出。当面对巨大的肿瘤和肥厚的肠系膜时,最好选择经腹取出标本而不是经肛门,尤其是狭窄骨盆的机器人手术,标本和括约肌复合体都有受损的风险。需要做一个低位正中切口,切口的长度可以根据标本的大小进行调整。应防止伤口感染和癌细胞种植。

无论采用哪种方法取出标本,都需要在体内离断近远端结肠,以避免边缘动脉在取出标本过程中断裂。

(五) 吻合

尽管目前需要一个标准化的吻合流程,但每个患者的解剖结构是不同的,因此,外科医师应该熟悉不同的吻合技术,包括端端吻合、端侧吻合或结肠 J 型袋,以及吻合器吻合与手工吻合。进行吻合时,笔者倾向于使用单钉双荷包缝合。将蘑菇头插入近端结肠进行端侧或端端吻合。通过腹腔镜的镜头,将第二个荷包线(通常是 3-0 缝线)放置在切开的远端肠管中。对于中低位直肠肿瘤,内镜检查后,可进行手工操作。在高位肿瘤的情况下(直肠断端更加开放),手工缝合可能具有挑战性,因此强烈建议使用经肛门和腹腔镜器械联合进行手术吻合。随后将断端荷包线连接到蘑菇头上并连接吻合器。可以用多种吻合器完成,包括腔内环形吻合器或痔吻合器。后者的尖刺很长(13.5cm),可以很容易地与吻合器接合,并进行超低位 TaTME 吻合。这种吻合器往往提供更广泛的钛钉和坚固的装订线。然而,根据患者的解剖结构,较大直径(33mm)

有时会造成吻合障碍。如果吻合口较低,可以手工缝合直肠断端。

最近,机器人辅助腹部入路也使用 TME 技术。这种机器人辅助装置可以提供手术区域的 3D 视野,并且有 7 个自由度,便于解剖。Law 等比较了 40 例 TaTME 和 40 例机器人辅助直肠癌 TME 的结局,研究发现,TaTME 组的手术时间和失血量都有所改善,术后并发症发生率、住院时间、再手术率两组无明显差异,获取淋巴结数和环周切缘累及方面也相似。研究得出结论,机器人和 TaTME 可以在遵循 TME 原理的基础上安全地行直肠切除术。Perez 等比较了 60 例机器人 LAR 和 55 例 TaTME 的直肠癌手术,研究发现,两组具有相似的并发症发生率和中转开腹率,两组的病理结果类似,平均检出 15 枚淋巴结,机器人组中有 2 例进行了 R1 切除术,而 TaTME 组为 0 例。TaTME 组直肠系膜完整率为 90.9%,机器人组为 88.3%。研究得出结论,对于直肠癌患者,机器人手术和 TaTME 有相似的结果。最近,机器人手术系统已经可通过单孔应用于肛周恶性肿瘤,可使用 GelPOINT® 路径执行经肛手术。Kuo 等报道了 15 例手术的经验,平均检出 12 枚淋巴结,平均失血 33ml,两次中转为标准的五孔腹腔镜腹部手术,所有患者均获得完整的 TME 标本,无环周切缘阳性。

特殊设置:联合机器人经肛全直肠系膜切除术和单点单孔技术用于超低位直肠手术。

(六) 术中经肛门切除阶段

第一步:全身麻醉后,用硅胶肩带将患者固定在手术台上,双臂收拢,双腿垫上可调节的马镫。然后将手术台头高足低位倾斜 30°,右侧倾斜 15°。达芬奇机器人 Si 系统机械臂与手术台左侧头外侧成 45° 对接,以使机械臂能够通过腹部并经肛门被引导。双极电刀固定在左侧第 1 臂,单极弯曲剪刀固定在右侧第 2 臂,30° 内镜穿过 12mm Trocar。

第二步:使用 Lone-Star 牵开器牵开肛门(图 11-67A),并从齿状线水平的环形切口开始进行

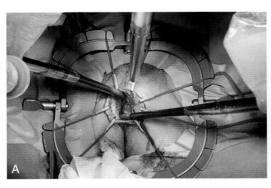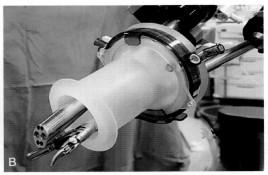

图 11-67　经肛切除平台

A. Lone-Star 被用来牵开肛门；B. GelPOINT® 经肛门平台安装。

括约肌间剥离。将黏膜、内括约肌与外括约肌、耻骨直肠肌分离后，行荷包缝合以防止腔内充气和肿瘤细胞逸出。

第三步：关闭直肠腔后，插入 GelPOINT® 路径经肛门接入平台，并用缝线固定在皮肤上（图 11-67B）。将吸入二氧化碳的压力固定于 12mmHg 环境下。全直肠系膜切除从直肠后部开始，然后进行侧面。在此之前，沿着腹膜会阴筋膜进行解剖，直到腹膜反折被破坏。随后，将机械臂松开并重新定位，进入腹部手术阶段。

（七）R-SSPO 技术在腹部根治性直肠切除术中的应用

第一步：在脐旁做一个 2.5cm 的垂直切口，并在直视下进入腹腔。使用非创伤性夹钳，将单孔端口紧握在下缘上方，并通过直视下引入。单孔端口包括一个多通道硅胶装置，用于容纳

8.5mm 内镜，两个用于 5mm 半刚性机器人操作臂的弯曲套管，以及一个辅助套管。然后将机器人推车停靠在患者双腿之间，气腹压力维持在 12~15mmHg。开窗双极钳从右侧弯曲套管插入，电钩从左侧插入。两个器械相互交叉，其尖端位于套管的对侧（图 11-68）。机器人控制台的手控制是根据仪器的出口位置而不是各自套管的位置来分配的，这使它更符合外科医师的人体工程学原理。另外一个 8mm 的机器人端口置入腹部右下象限，以容纳另一个 Endowrist® 器械或线性吻合器。在保留自主神经的同时，用线性吻合器切断肠系膜下血管。然后进行结肠游离及直肠解剖，直到平面与经肛手术形成的平面重合。

第二步：移除 GelPOINT® 装置后，经肛门取出标本。通过下拉降结肠在直视下进行结肠肛门缝合吻合。

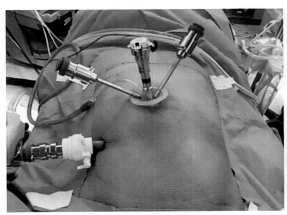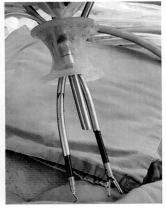

图 11-68　开窗双极钳从右套管固定到机械臂 1，单极烧灼钩从左套管固定到机械臂 2

（八）TaTME 结局与并发症

1. 功能结局　由于对经自然腔道手术的兴趣日益增加，2009 年 Sylla、Rattner、Delgado 和 Lacy 进行了第一例 TaTME。由于 TaTME 相关的便捷性及可视化技术逐步受到欢迎，许多外科医师返回解剖实验室接受额外的直肠癌 TaTME 技术培训。

一个重要问题是直肠切除术后患者的生命质量。TAMIS 和 TaTME 可能影响排便功能、性功能和排尿功能。一些临床试验已经评估了这些手术对功能的影响。目前已有多种方式（从医疗保健问题到反应评分系统）可用于评估大便失禁的严重程度，如克利夫兰临床失禁指数。各种有效的问卷可以用来评估手术对肠、膀胱和性功能的损害程度及其对生命质量的影响。这对于评估患者术前和术后的功能结果非常有用。

进行 TaTME 的一个原因是括约肌功能保留。一些主要与手术相关的因素可能会干扰和损害功能结果，如结肠吻合口漏的发生率增加、内括约肌损伤或扩肛时间过长。如果在整个手术过程中保持宽阔的肛门平台，可能会出现这种结果。小的系列研究很少发现 TaTME 术后的功能结局。现有的大多数研究中尚缺乏对 TaTME 低位结直肠、结肠和骶间吻合后功能结局的单独分析。因此，在这方面没有形成共识。尽管如此，初步研究结果表明，TaTME 术后患者的生命质量及功能恢复情况是可接受的，术后功能障碍的总体发生率与传统腹腔镜 TME 发表的结果相当。关于 TaTME 术后排尿功能障碍的资料很少。在目前的文献中，腹腔镜或开放性 TME 术后排尿功能障碍的发生率为 0~26%。据报道，TaTME 术后排尿功能障碍的发生率低于传统手术。Tuech 等报道在行 TaTME 后的 56 例患者中有 5 例（8.9%）出现术后尿潴留。随访 3 个月，所有患者均报告排尿功能正常，无尿失禁。一个可能的解释是 TaTME 可以更好地显示骨盆神经，但是需要进一步的研究来证实这个假设。关于 TaTME 术后患者的性功能，目前只有

男性患者的数据。Tuech 和 Kneist 研究了男性患者 TaTME 术后的性功能，报道阳萎发生率为 11%~22%，勃起功能下降发生率为 22%，射精减少发生率为 33%。常规或腹腔镜 TME 术后射精不能和阳萎发生率结果相似。

2. 肿瘤结局　直肠癌手术最重要的目标之一是肿瘤切缘阴性并完整取出标本。肠系膜标本的环周切缘对局部复发和远处转移有很大影响。

理论上，TaTME 对远端直肠具有更好的显示效果、更好的骨盆深部解剖层次感（无须直肠牵引）和更容易识别解剖平面等优点，可以获得更高质量的 TME 标本，降低 CRM 阳性率和远端切缘（distal resection margin，DRM）阳性率。在一项包含 510 例患者的 meta 分析数据中，根据 Quirke 分类报道完整的 TME 标本占 88%，CRM 阳性占 5%，DRM 阳性占 0.3%。国际 TaTME 注册中心在直肠系膜质量、CRM 阳性率和 DRM 阳性率方面报道了类似的结果。在一项较大的单队列研究中，De Lacy 报道了 TaTME 术后的病理结果，完全 TME 率、CRM 阳性率和 DRM 阳性率分别为 95.7%、8.1% 和 3.2%。

Hu 等最近报道，TaTME 在提高中段直肠手术质量方面具有更好的效果。TaTME 全直肠系膜切除率为腹腔镜 TME 的 1.93 倍。TaTME 组也报道了较低的 CRM 阳性率，两组 DRM 阳性率差异无统计学意义，可能是由于纳入研究的肿瘤位置的异质性导致。最近一项相同方向的研究显示，与腹腔镜 TME 相比，TaTME 术后 MRI 评估的残余直肠系膜显著减少（3.1% vs. 46.9%，$P<0.001$）。

与小样本研究（<30 例）相比，大样本研究中（>30 例）的 TME 标本质量更好，这似乎证实了可以归因于外科医师经过了更多的手术学习曲线。CRM 和 DRM 阳性受许多因素的影响，如盆腔狭窄、肿瘤大小和肿瘤距肛缘的距离。需要承认的是，大多数 TaTME 研究包括中低位直肠癌患者，而腹腔镜研究则大多包括高位直肠癌患

者。进一步的研究证实,TaTME 在降低 CRM 和 DRM 阳性率方面具有明显优势。

目前文献中 TaTME 研究较少。由于所有纳入的研究都没有完整的 3 年随访结果,因此在长期预后方面没有得出任何结论。值得注意的是,Dejjen 等最新报道,在纳入分析的 33 项研究中,只有 5 项研究的随访时间超过 12 个月。中位随访时间为 18.9 个月,局部复发和远处转移率分别为 4% 和 8.1%,这个概率在腹腔镜 TME 或开放 TME 相关的 RCT 研究报告的百分比范围之内。同样,所有这些报道的结果必须考虑到每项新技术早期阶段的学习曲线导致的不良结局。在一项涉及 72 例患者的对比研究中,Lelong 发现腹腔镜 TME 与 TaTME 有类似的短期预后。研究的中位随访时间为 31.9 个月,腹腔镜 TME 和 TaTME 的局部复发率分别为 5.3% 和 5.7%。然而,在 TaTME 组和腹腔镜 TME 组中,只有根治性切除(诊断时无转移)的患者局部复发率分别为 0 和 5.7%。值得注意的是,这项研究没有提供任何关于远处转移的信息。

Koedam 等报道了 TaTME 的学习曲线。尽管术中并发症无学习曲线效应,但前 40 例患者的主要并发症增加。吻合口并发症和脓肿形成与学习曲线效应相符合。主要术后并发症的评估显示,TaTME 有清晰的学习曲线,临界点为 40 例。经历过学习曲线后的外科医师作为外科团队指导者,并同时指导两个团队时,手术也可以安全有效地进行,并且可以显著减少手术时间。在实施这项有前景的技术时,应考虑广泛的培训和细致的监测,以及对前 40 例患者的严格筛选。

规范手术步骤可以显著预防术中并发症。当对解剖位置,特别是侧壁和直肠腹侧的位置判断错误时,可能会发生最严重的并发症。穿孔、直肠黏膜和标本受损时局部复发率可能更高。实际上,当解剖发生在 TME 平面时,神经肌肉结构受损或出血风险也会增加。

3. TaTME 术后并发症 TaTME 的术后并发症主要包括直肠脱垂、伤口感染、吻合口狭窄、盆腔脓肿、小肠梗阻和吻合口脱垂。轻微的术后并发症可以选择保守治疗,必要时需要手术治疗。如果出现全层直肠脱垂,则需要手术治疗。有一例患者术后 5 个月出现直肠脱垂并缺血,进行了手术切除。该患者术后肠道再通,且恢复良好。如术后出现肠梗阻,则需要进行粘连松解术。在未来,性功能或肠功能可能会在术前进行评估。Valsdottir E B 等对直肠癌患者行新辅助治疗及保留外侧括约肌手术后的功能恢复和生命质量进行了评估,其中 61 例 TATA 患者的初步结果显示,大多数患者倾向于不造口。结果还表明,通过手术的方式可以获得良好的生命质量和可接受的术后功能恢复情况。采用了快速康复外科方式后,平均住院时间为 5 天(3~24 天),恢复清淡饮食中位数时间为术后 1 天(1~21 天),恢复正常饮食中位数时间为术后 3 天(2~22 天),恢复通气中位数时间为术后 2 天(1~7 天),恢复排便中位数时间为术后 2 天(1~22 天)。

(1)尿道损伤:尿道损伤是 TaTME 手术特有的并发症。由于 TaTME 可以接近狭窄或较深的骨盆,其已经成为男性低位直肠癌的首选治疗方法。在其他保留直肠括约肌的手术方式中,尿道损伤尚未见报道,是经腹手术发生率较低的并发症,发生率为 1.5%~3.0%。迄今为止,Rouanet 等对 30 例男性患者进行的一项研究显示,尿道损伤率为 0~6.7%。许多大型研究报道均未发现尿道损伤,包括 de Lacy 报道的 140 例病例研究、Velcamp-Helbach 报道的 80 例病例研究和 Chen 等报道的 50 例病例研究。其他三个系列研究均报道了一例尿道损伤,Burke 等报道的 50 例患者中尿道损伤发生率为 2%,Kang 等报道的 20 例病例研究中尿道损伤发生率为 5%,Perdawood 等报道的 100 例病例研究中,发生率为 1%。国际志愿 TaTME 注册结果显示,在接受 TaTME 治疗的 1 594 例患者中,12 例有尿道损伤(0.8%),与之前报道的 720 例患者的研究结果相似。值得注意的是,大多数系列研究报道的发生率并没有按患者性别细分,因此没有仅针对男性患者的数据。这可能部分解释了 Rouanet 等在其关于男性患者的研究中发现较高的发生率。在这些大型病例研究报道中,尿道损伤的真实发生率可能被低估。随着 TaTME 的普及,尿道损伤的发生可能变得更加常见。TaTME 的结构化培训包括会阴解剖的教学以避免器官损伤,以及增强快速识别和修复器官损伤的能力,尸体手术培训,以及指导外科医师的直视手术,以帮助减少尿道损伤的发生。此外,使用红外和近可见光谱成像的新技术可能有助于识别尿道并防止损伤。

(2)二氧化碳栓塞:二氧化碳栓塞虽然罕见,但却是一种严重的危及生命的并发症,外科医师和麻醉医师都应在 TaTME 中敏锐地意识到二氧化碳栓塞的风险,并及时给予干预治疗。由于二氧化碳的蓄积作用,手术过程中出血会导致静脉系统的相对低压。在目前的文献中只有一例报告。这例典型的二氧化碳栓塞病例,其血氧饱和度降低,血压在停止充气后恢复。TaTME 手术期间的风险仍在研究中,但一项 TaTME 队列研究的数据提示,实际并发症发生率可能比目前报道的更高。腹膜后积气不是标准腹腔镜检查的并发症,而当手术团队进行经肛入路手术时,腹膜后积气就会发生。注入的二氧化碳积聚在腹膜后,使得随后的腹部手术更加困难。此外,不完全荷包缝合可能导致肠道本身显著扩张,使得从上方显露术野更具挑战性。沿组织平面的解剖也可能导致损伤。对于男性患者,TaTME 期间存在阴囊水肿的风险。然而,这些影响是暂时的,随后可逐步恢复。目前已有关于 TaTME 其他问题的报道,如在手术切除过程中肿瘤细胞种植的可能。因此,应注意确保在手术过程中正确使用杀瘤剂(如无菌 H_2O)。还要注意,由于边缘动脉的剪应力,经肛门取标本可能导致缺血。

五、进展与总结

(一)经肛手术的未来

结直肠癌并不是一种新的疾病,其发病率

在世界范围内迅速增加。TaTME 是低位直肠癌患者外科治疗的一个选择。该术式安全可行,术后近期疗效满意。根据目前的资料,传统手术方式很难切除的低位直肠肿瘤,可以通过 TaTME 进行充分的肿瘤切除。TaTME 特有的并发症应在有经验的机构中以独立的方式进行研究。除肿瘤病例外,由于直肠远端解剖的原因,TaTME 也可用于良性病变,并取得了满意的结果。TaTME 相对于其他微创技术的潜在优势需要进一步研究,正在进行的随机试验结果将有助于阐明长期预后中尚未解决的问题。最近的研究表明,与标准的腹腔镜或开放式 TME 相比,TaTME 具有更低的中转开腹率、相似的术后并发症发生率、良好的切除结果和可观的肿瘤疗效。然而,很难复制训练有素的外科医师所获得的良好结果,因此在解释结果时必须谨慎。此外,目前仍缺乏随机对照试验。因为 TaTME 的手术程序和使用的器械类型之间存在异质性,所以这项技术和程序的标准化是必要的。关于适应证,患者的选择和肿瘤到肛缘的距离也是高度异质性的。所有这些变量都会影响手术结果和数据解释,尤其是在考虑 meta 分析的情况下。事实上,meta 分析是一个很好的工具,可以对有争议的话题或小样本研究得出科学结论,但这种分析总是来源于文献,因此受到文献缺陷的影响。就 TaTME 而言,主要的局限性在于缺乏高质量、精心设计和随机化的研究。基于这些评论,外科学界对 TaTME 的接受和实施取决于几个因素:①专家应就适应证的正确定义和技术(材料、装置、方法)的标准化达成一致。②建立一个学习曲线,并评估每项技术中最小病例数的百分比。目前,没有明确解决此问题的文献。③尽管短期肿瘤结果令人鼓舞,但正在进行的 RCT 研究中,肿瘤结果(尤其是局部复发率)的长期随访数据仍在进行中。这些结果连同生命质量和长期功能结果,将有助于外科学者正确评估手术程序。④在成本效益时代,与流程相关的成本分析是必要的,特别是考虑到大范围推广。⑤实施详细的国家培训计划将确保技术的安全扩展和标准化。

（二）相关产品

达芬奇机器人系统：目前最广泛使用的机器人单点接入手术平台是达芬奇单点平台。该平台采用的一体化弯曲装置适用于腹部手术，但不太适用于经肛手术。除铰接式摄像机外，该技术还利用三个独立的铰接式工作臂连接到一个机械臂上，并通过一个端口引入。外科医师控制台实际上与现有的达芬奇机器人系统控制台完全相同。达芬奇 SP999 手术系统患者侧推车配有与 IS 3000 系统相同的底座和立柱，并修改了手术臂和操纵器的配置。SP 系统最初于 2014 年被 FDA 批准用于单孔泌尿外科手术，但它还没有在市场上广泛销售。2017 年，Marks 和 Mak 报道该系统在机器人经肛手术中表现良好。

MedRobotics：Flex® 机器人系统采用高度铰接的多连杆示波器，该示波器使用多个同心结构的机械连杆。内镜通过一个入口插入并指向手术区。一旦定位，内镜就会变得坚硬，形成一个稳定的手术平台，外科医师可以从中置入灵活的手术器械。该系统包括车载高清可视化设备和两个工作通道，可接受多种手术和介入器械，并可容纳第三方器械。适用于口腔及经肛手术。2014 年，获得欧洲 CE 标志，2017 年获得 FDA 许可证。关于在口腔手术的报道已经发表。在美国结直肠外科医师学会和三方会议（2017 年 6 月 10—14 日，美国华盛顿州西雅图）的会议记录中，Obias V、Sylla P 和 Pigazzi A 介绍了对经肛系统临床前的初步评估。

Titan：港口 ™（单孔机器人）手术系统，有两个机械臂和一个摄像头，通过一个 15mm 的端口，覆盖了 64mm×103mm 的大工作空间。这种多关节仪器包括一个一次性的、可更换的机械臂和一个开放式工作站的平板显示器，并且可实现 3D 高清可视化。它包含一个单臂移动患者推车，目前用于腹部手术，可用于狭窄的空间。这项技术仍在开发中，样机首先在美国佛罗里达州的一家医院安装。目前尚未上市。

TransEnterix：Haber 等报道了用于泌尿外科的 SPIDER 手术系统的初步实验室经验。该系统是一个患者侧机器人手术系统，通过一个切口进入。多个通道容纳刚性和柔性的手术工具，以提供触觉，还集成了高清 3D 可视化设备。该系统的尺寸和移动性有助于在多点手术中重新定位。作为患者侧的机器人系统，外科医师可以在整个手术过程中直接进入无菌区。FDA 的批准原申请于 2015 年被驳回，目前这个产品正在开发中。同一家公司的 Senhance™ 被 FDA 认证用于大肠和妇科手术。这是一个多臂系统，提供触觉反馈，但似乎不适用于 SSA 或经肛手术。

三星：三星高级技术研究所开发了单端口手术机器人技术平台。其主要功能是从机械臂设置了远程中心运动点的位置。当远程中心运动点与切口区域对齐时，可通过一个小切口插入两个手术器械和一个摄像头。现有资料表明该产品适合腹腔内使用，目前尚不清楚是否适合于经肛手术。

此外，其他大型科技公司也处于手术机器人的研发阶段。有关这些产品的信息可在互联网上获得，但细节有限。

（郭立人　陈威智；翻译：常文举　朱德祥）

第五节　侧方淋巴结清扫术

直肠的侧向淋巴引流途径最早于 1895 年由 Gerota 提出。1940 年，Coller F 提出低位直肠癌有较高的侧方淋巴结转移率，建议低位直肠癌切除应同时清扫上方流向及侧方流向的引流淋巴结。20 世纪中叶，西方国家及日本几乎同时开始进行直肠癌侧方淋巴结清扫的尝试，但由于侧方淋巴结清扫带来的手术相关创伤、高并发症发生率、侧方淋巴结清扫的阳性率低等因素，以及放疗的应用降低了局部复发率，日本与西方国家在这一领域走向完全不同的方向。西方国家的学者普遍采取了新辅助放化疗的治疗策略,而日本多数学者始终坚持以侧方淋巴结清扫代替新辅助放化疗,获得了与西方国家相似的局部复发率。RCT 研究显示侧方淋巴结清扫术能显著降低中低位 T_3 期以上直肠癌的局部复发率。而国际多中心的回顾性研究也显示,对于初诊时存在侧方淋巴结肿大的患者,行新辅助放化疗后仍有较高的局部复发率。因而越来越多的学者认为对于存在可疑侧方淋巴结转移的患者,应联合新辅助放化疗及侧方淋巴结清扫,以期达到更好的治疗效果。

一、适应证与禁忌证

关于侧方淋巴结清扫术的适应证尚无统一标准,除日本《大肠癌处理规约》仍推荐对低位 T_3 期以上直肠癌行预防性侧方淋巴结清扫外,多数亚洲及部分欧美学者主张仅对初诊时存在侧方淋巴结肿大、新辅助化疗后未明显缩小或消失的病例施行选择性侧方淋巴结清扫术。但目前关于侧方淋巴结的诊断标准尚不统一,根据《中国直肠癌侧方淋巴结转移诊疗专家共识(2024 版)》意见,推荐预防性侧方淋巴结清扫术及选择性侧方淋巴结清扫术的适应证如下:①侧方淋巴结短径≥10mm;②MRI 或 CT 明显的恶性淋巴结影像学征象,如 MRI 示淋巴结信号不均匀,边缘不规整,DWI 不均匀弥散受限等,或 CT 示淋巴结密度不均匀,边缘强化及淋巴结边缘不规整等;③影像学存在疑诊的侧方淋巴结,淋巴结短径≥5mm(或 7~8mm),伴或不伴恶性影像学征象;④侧方存在多枚≥5mm 的淋巴结;⑤PET/CT 怀疑侧方淋巴结阳性;⑥新辅助放化疗后侧方淋巴结未消失。

禁忌证:①伴肝、肺、骨等远处不可切除转移灶;②伴腹膜后广泛淋巴结转移(腹主动脉旁及髂总动脉旁、髂外动脉旁转移淋巴结≥3 枚);③肿瘤原发灶不能实现 R0 切除;④患者全身合并症多,身体状况评估不能承受大型手术。

二、术前准备

(一)直肠准备

美国外科手术质量提升计划等多项研究结果显示,联合使用肠道清洁与口服抗生素能显著降低结直肠手术部位感染及吻合口漏等并发症发生率,推荐行直肠手术前 1 天应仅进食流食或含糖溶液,采用口服聚乙二醇电解质溶液等泻剂清洁肠道,清洁肠道后的下午或晚上口服抗生素,如新霉素、卡那霉素及甲硝唑等。但单独使用肠道清洁并不能降低外科手术部位感染发生率。术前半小时应静脉使用预防性抗生素。

(二)皮肤准备

术前应按腹腔镜直肠手术的常规进行皮肤准备,对于拟行 TAMIS 或经腹膜外入路手术的患者应准备会阴部及腹股沟部的皮肤。

三、体位与 Trocar 放置

鉴于经腹腹腔镜侧方淋巴结清扫术仍是目前的主流术式,机器人辅助的侧方淋巴结清扫术的手术步骤与腹腔镜手术基本相同,本节仅介绍经腹入路的腹腔镜侧方淋巴结清扫术。

本手术常是腹腔镜直肠癌根治术的附加手术,对复发患者也可单独施行。患者采用全身麻醉,体位可采用截石卧位,右侧大腿降低至与腹部水平,注意关节处的良好衬垫。手术探查后,取头低足高位,斜度为 30°~45°,可向右侧适度倾斜,以通过重力作用使小肠远离手术视野。主刀医师通常站位于患者右侧完成左侧或右侧侧方淋巴结清扫,当行右侧侧方淋巴结清扫时,也可视情况站位于患者左侧。Trocar 布置如图 11-69,主操作孔取在右下腹麦氏点偏内侧。腹腔镜下操作完成后,取下腹正中切口取出标本。为保证侧方淋巴结清扫术中各筋膜的完整性,TME 时应严格靠近直肠深筋膜分离,避免损伤腹下神经浅筋膜及下腹下丛。

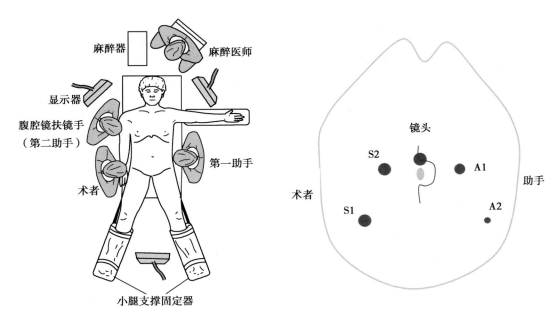

图 11-69 腹腔镜直肠癌侧方淋巴结清扫术的站位及 Trocar 放置

四、手术步骤与解剖要点

（一）直肠的侧向淋巴引流途径及盆侧方间隙的解剖

淋巴引流与动脉血流方向逆向流动是广为接受的理论，直肠的上方引流途径主要沿直肠上动脉、肠系膜下动脉流动，分别引流至腹主动脉外侧、腹主动脉下腔静脉间、髂总动脉及腹主动脉分叉，以及腹主动脉前方。而侧向淋巴引流有四条途径（图 11-70A）：①沿膀胱下动脉或阴道动脉引流的腹侧途径；②沿直肠中动脉穿过下腹下丛的中间途径；③沿骶外侧及骶正中动脉引流的背侧途径；④沿直肠下动脉至阴部内动脉的尾侧途径。通常来说，偏腹侧的器官更多自腹侧途径引流，而直肠更多采用中间或背侧途径引流。但也有研究显示前列腺或阴道动脉与直肠中动脉实际上共享同一动脉干，分别向生殖器官及直肠发出细小分支。而 Takahashi T 指出，沿直肠侧韧带的淋巴引流可同时沿髂内血管上升及沿闭孔引流。胚胎学研究发现，胚胎时期盆侧壁的淋巴组织发育良好，而骶前并未观察到淋巴结组织，这一发现与临床上很少观察到盆侧壁肿大淋巴结相符，提示经骶前的背侧引流途径中

侧方淋巴结转移的具体作用尚存疑，日本《大肠癌治疗规约》也一直认为可省略骶外侧组淋巴结的清扫。

盆壁筋膜这一名称尽管很常用，但非常容易导致歧义。真正的盆壁筋膜实际上应该是覆盖于肌性和骨性骨盆表面的筋膜，包括骶前筋膜及其向外侧延续的闭孔内肌筋膜及肛提肌浅筋膜等，它们的实质是腹横筋膜向盆腔的延续。而其他盆筋膜均属于盆内筋膜，覆盖盆内脏器官及相应的支配血管，应根据具体的部位对其进行命名。骶前筋膜的前方与直肠深筋膜间，存在一层延续的筋膜结构，为腹下神经前筋膜。该筋膜向前与腹膜会阴筋膜后叶延续或致密粘连，覆盖外侧的腹下丛、输尿管及下腹下丛。该筋膜与输尿管及腹下丛共同构成日本文献中命名的输尿管腹下神经筋膜，向尾侧及腹侧延续为膀胱周围筋膜。输尿管腹下神经筋膜是侧方淋巴结清扫的内侧界面，是侧方淋巴结清扫术中的重要辨识解剖结构。膀胱腹下筋膜是位于脐动脉与膀胱壁外侧的三角形筋膜结构，可将其理解为分别覆盖于髂内血管内脏分支（膀胱上下动脉、子宫动脉、阴道动脉及直肠中动脉之间）内侧面及外侧面的双层筋膜结构，髂内淋巴结分布于该筋膜的

双层结构内部(图 11-70B~C)。该筋膜向尾侧移行为覆盖前列腺及阴道周围组织外侧的筋膜。睾丸输精管筋膜是包裹输精管与生殖血管的一层三角形筋膜结构,向内侧延续包裹精囊。输尿管腹下神经筋膜与膀胱腹下筋膜向尾侧延续时,融合增厚形成前列腺及阴道两侧的致密结缔组织,这些致密的结缔组织为盆腔内脏提供支撑作用,包括耻骨膀胱韧带、膀胱宫颈韧带及宫颈直肠韧带等结构,有时也被合并称为骨盆内筋膜。骨盆内筋膜继续向尾侧下降并在肛提肌表面反折延续为肛提肌前筋膜,两者延续的部位在肛提肌表面形成白色的腱弓样组织,因而也被称为盆筋膜腱弓(图 11-70C)。

髂内动脉在腰骶椎间盘平面及骶髂关节前方自髂总动脉发出,下降约 4cm 后分出前干及后干,前干常依次分出脐动脉、膀胱上动脉、子宫动脉、闭孔动脉、膀胱下/阴道动脉、直肠中动脉、臀下动脉及阴部内动脉。臀下动脉及阴部内动脉常共干,构成前干的主干。直肠中动脉常缺如或与膀胱下/阴道动脉共干。闭孔动脉也可起源于后干。髂内静脉的属支与动脉同名,但它们的汇入点往往较动脉分叉点更偏向远心端,即偏向尾侧及背侧,加之内脏支静脉的管径常常膨大,导致静脉的分支更加密集,在阴道及前列腺两侧形成静脉丛。髂内静脉的属支变异多,其主干的

形成较动脉分支更缺乏恒定的规律。

下腹下丛是由腹下丛与盆腔自主神经共同构成的网状、扁平的神经丛,位于精囊的后外侧或阴道上段的外侧,距离肛门约 6cm。腹下丛的主要成分来源于 L_2~L_3 的交感神经纤维,这些神经纤维在骶骨岬前方形成上腹下丛,并在 S_1 前方分出左、右腹下神经,继而沿盆侧壁下降,参与下腹下丛的形成。腹下丛纤维走行于腹下神经前筋膜与膀胱腹下筋膜的内侧面之间。盆腔自主神经主要起源于 S_3 及 S_4 骶神经,部分人群的 S_2 自主神经纤维也参与下腹下丛的构成。盆腔自主神经出骶孔后走行于骶前筋膜的后方,与骶丛并行约 3cm 后,垂直于骶丛(T 形)向前发出分支,参与下腹下丛的构成。自下腹下丛分出的神经纤维呈扇形均匀分布,或集束,支配直肠、膀胱、前列腺/子宫阴道及外生殖器等器官。这些神经纤维常与到相应器官的血管集合成神经血管束,其中到前列腺及外生殖器的神经血管束走行于前列腺后外侧,被称为 Walsh 神经血管束,包被于腹膜会阴筋膜的前后叶之间。总体来看,下腹下丛及其分支走行于腹下神经前筋膜与髂内血管及其主要内脏血管分支之间,即位于血管的内侧面,在邻近器官表面时血管与神经均会发出分支穿过腹下神经前筋膜,供应相应器官,因此末梢部分的血管与神经平面必然存在相互穿

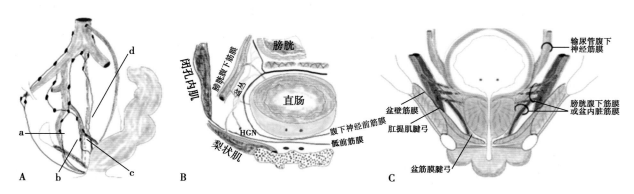

图 11-70 盆内筋膜分布的传统观点

PVL. 耻骨膀胱韧带;VUL. 膀胱子宫韧带;USL. 子宫骶韧带;CL. 子宫主韧带;LLR. 直肠侧韧带;PVS. 膀胱侧间隙;VRS. 阴道直肠隔;PSS. 骶前间隙;HGN. 腹下神经。A. 直肠侧方淋巴结引流的四条途径,经直肠下动脉(a)、经膀胱下动脉或阴道动脉(b)、经直肠中动脉(c)及经骶正中动脉(d);B. 盆腔筋膜的基本结构(轴位),盆内脏筋膜(淡蓝色部分)为包裹内脏血管以及盆内脏器的脂肪结缔组织,输尿管腹下神经筋膜(紫红部分);C. 盆筋膜的基本结构(矢状位)。

插的情况。但保护好输尿管腹下神经筋膜及其向尾侧的延续,能最大限度地保护盆腔自主神经及下腹下丛的完整性。

(二) 直肠癌侧方淋巴结的分组

日本《大肠癌治疗规约》将侧方淋巴结按图 11-71 进行分组,分别包括骶外侧淋巴结(260)、髂内淋巴结(263,又分为近端 263p 及远端 263d)、骶正中淋巴结(270)、髂总淋巴结(273)、腹主动脉分叉淋巴结(280)、闭孔淋巴结(283)、腹股沟淋巴结(260)、髂外动脉周围淋巴结(293)、腹主动脉周围淋巴结(216)等。日本《大肠癌治疗规约》推荐对髂内淋巴结(髂内近端 263p 及髂内远端 263d)及闭孔淋巴结(283)进行清扫。而其他区域淋巴结的清扫,在无明确阳性淋巴结时可以省略。日本《大肠癌治疗规约》还将双侧侧方淋巴结的彻底清扫定义为 LD3,仅清扫 263p、263d 及 283 定义为 LD2,未达 LD2 时为 LD1。

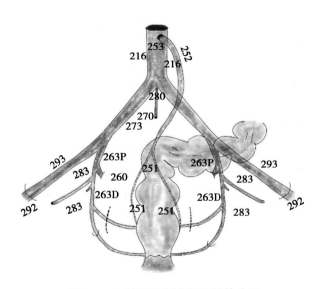

图 11-71 直肠癌侧方淋巴结的分组

(三) 手术入路及清扫范围

施行腹腔镜侧方淋巴结清扫术的手术入路通常为经腹入路,其他入路包括 TAMIS 入路及经腹膜外入路(trans-extraperitoneal approach,TEP),这两种入路在此简要介绍。

1. TAMIS 入路 通常在完成经肛 TME

(TaTME)后开始实施,经肛入路的切入点通常开始于 S₄ 发出的自主神经干下方与肛提肌间,向腹侧扩大手术平面时应注意预防损伤分布于盆筋膜腱弓的扩张静脉。该入路方便显露肛提肌上筋膜及膀胱腹下筋膜的远端边界。手术通常沿肛提肌筋膜分离至闭孔内肌筋膜,显露闭孔及神经血管,切断闭孔动、静脉,继续向上分离髂外静脉的边缘。继续沿膀胱腹下筋膜向髂内血管近端分离,由于视角的限制,该入路对于髂内血管周围淋巴结的完整切除,受到一定限制,必要时可采用与腹腔镜手术联合的杂交手术入路。

2. 经腹膜外入路 该术式解剖平面的创建与腹股沟疝的 TEP 手术入路相似。手术平面的建立沿腹直肌鞘前方进行,观察孔在脐下。平面分离至耻骨联合及耻骨梳韧带后,分离的范围与经腹手术类似,只是分离的步骤是由远及近的相反方向进行。

侧方淋巴结清扫术的清扫范围通常仅包括 No.263p、No.263d 及 No.283 组淋巴结,而髂总动脉、髂外动脉等区域有转移时,通常仅在转移灶为孤立病灶时实施清扫,多个转移灶清扫后的预后极差。侧方淋巴结清扫范围的标准化,按照三间隙清扫的原则进行,其中第二间隙为髂内淋巴结区域,第三间隙为闭孔区域。在纵向侧面上有四个可供分离的平面,从内向外依次为输尿管腹下神经筋膜、髂内血管内侧面、髂内血管外侧面及闭孔内肌/肛提肌平面,侧方淋巴结清扫的背侧面,即底面为腰骶干、骶丛及梨状肌,其尾侧端应达阴部管(Alcock 管)以远。关于是否切除髂内血管的分支应依据淋巴结的部位及转移状况而定,多数日本学者主张裸化、保护各内脏血管分支,但当淋巴结位于髂内血管远端时,由于内脏分支尤其是静脉分支的复杂性,逐一裸化各个血管存在一定难度及风险,此时应切除相应的内脏血管分支。当转移淋巴结与血管粘连或累及血管时,应切除相应髂内血管分支。在下腹下丛未直接受累及时,应尽量保护下腹下丛。当行双侧侧方淋巴结清扫时,应尽量保留至少一侧下腹下丛及膀胱血管,以避免术后严重膀胱功能及性功能障碍。

(四) 手术步骤

1. 输尿管腹下神经筋膜平面的建立　手术整体步骤如图 11-72。首先在输尿管外侧切开腹膜,将输尿管牵向内侧,紧贴输尿管外侧的光滑平面进行分离,多采用沿筋膜表面"回推"的钝性分离,能更好地保证该筋膜的完整性,其间有自髂内血管向内侧发出的微小穿支血管,应予以切断。沿该筋膜向尾侧分离至见到输精管或子宫动脉,向背侧见到梨状肌表面筋膜,向头侧分离至充分显露髂总动脉分叉处,并见到骶骨岬。清晰见到梨状肌筋膜对于处理后续分离过程的髂内静脉意外出血有较重要意义,因为沿梨状肌筋膜能较容易地分离髂内血管后方间隙,以便钳夹髂内静脉。沿该筋膜分离至靠近下腹下丛时组织变得致密,应及时停止分离,避免意外出血及神经损伤。分离过程中输尿管腹下筋膜一定要完整光滑,不宜直接暴露髂内血管的各个分支血管,以避免将髂内的淋巴脂肪组织残留于输尿管腹下筋膜表面(图 11-73)。

2. 膀胱腹下筋膜外侧平面的建立　膀胱腹下筋膜的头侧平面较易建立,沿髂外动脉的外侧分离,并能迅速分离至脐动脉、膀胱上动脉外侧的疏松间隙,尽量沿血管向膀胱及会阴方向分离。但继续向会阴方向的分离,由于血管分支的变异往往较多,可能遇到子宫动脉、闭孔动脉、膀胱下动脉/阴道动脉,同名静脉分支的出现更偏尾侧及内侧,因此沿脐动脉一直分离到肛提肌表面常常有一定难度。此时,可即时裸化膀胱下动脉或子宫动脉,调整至其外侧延续该平面,努力辨认膀胱下静脉及阴道静脉,以避免残留淋巴脂肪组织于前列腺/阴道外侧表面。辨认清楚膀胱下静脉及阴道静脉,将闭孔远端的脂肪组织向外侧剥离,很容易到达肛提肌表面平面,沿静脉继续向尾侧及腹侧方向分离,可以显露白色的盆筋膜腱弓(见图 11-73B),笔者认为该结构才是侧方淋巴结清扫的最尾侧标识。前列腺/阴道静脉

的显露等同于显露了膀胱腹下筋膜向尾侧的延续,在该静脉和输尿管腹下神经筋膜的指引下,能准确定位下腹下丛所在平面,同时清晰显露髂内血管各内脏分支构成的"血管蒂"。无论切除内脏血管与否,都有助于避免下腹下丛损伤及提高侧方淋巴结清扫的彻底性。

3. 髂内血管内脏分支血管远心端的离断　当疑诊的侧方淋巴结位于或紧邻髂内血管远端时,可考虑切除内脏血管分支。在前列腺/阴道静脉及输尿管腹下筋膜的指引下,从腹侧向尾侧依次分离并切断各内脏分支。由于内脏血管邻近内脏时分支越来越多,血管间的间隙越来越窄,分离过程中应注意预防意外出血。沿盆腔自主神经走向纵向滑动分离脂肪组织,有助于显露血管间的间隙,分离并结扎各内脏分支血管。在靠近髂内静脉主干时,组织再次变得致密,此时可暂缓分离,待后续显露髂内静脉主干后再继续分离。

4. 闭孔外侧平面的建立　沿髂外静脉表面分离,在其内侧缘显露腰大肌,向远端分离见到白色耻骨梳韧带,并继续向耻骨联合方向分离。可切断脐动脉索的远端,在近股深淋巴结处,钳夹并切断来自下肢的淋巴结,沿耻骨梳韧带向背侧分离显露闭孔内肌及闭孔,分离闭孔神经,结扎切断闭孔动、静脉的远心端。沿闭孔内肌向头侧分离至髂内静脉分叉处,沿髂内动脉外侧缘最终显露髂内动脉后干(臀上动脉),显露闭孔神经头侧,清扫闭孔尖端的淋巴脂肪组织。游离保护闭孔神经(图 11-73C)。

5. 侧方区域背侧平面(底面)的建立　沿髂内动脉后干及闭孔内肌显露腰骶干,当后干支配闭孔内肌的血管影响到腰骶干显露时,可予以切断(图 11-73C)。沿腰骶干表面的疏松间隙显露骶丛神经,并追踪至其出盆处,显露臀下血管及阴部内血管的出盆处,至此髂内动、静脉主干的全长(后壁)得以显露(图 11-74)。优先显露髂内血管的后侧及出盆处,对于控制意外出血有重要意义,因为凶猛的出血往往来自臀部及会阴部

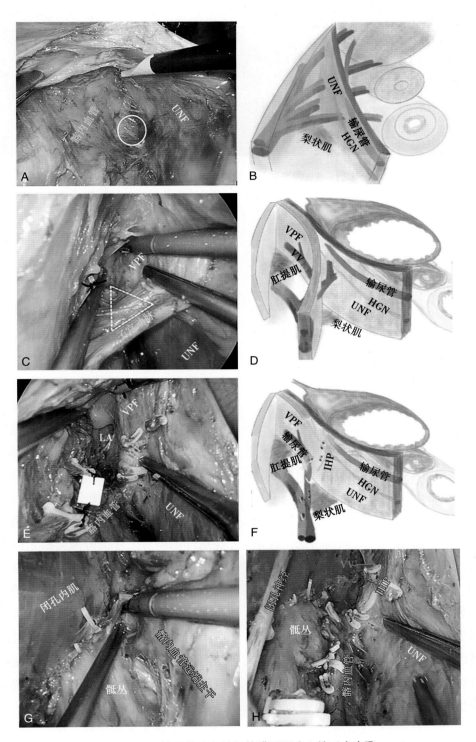

图 11-72 输尿管腹下神经筋膜平面建立的手术步骤

A、B. 分离输尿管腹下神经筋膜；C、D. 分离盆内脏筋膜，倒三角区域显示有盆内脏筋膜包绕的内脏血管蒂；E、F. 在 UNF 及 VPF 的导向下切断内脏血管的远心端，以更好地保护下腹下丛；G. 沿骶丛分离以显露髂内血管远端主干；H. 完成清扫后的效果，各盆内筋膜光滑，下腹下丛保护良好。

UNF. 输尿管腹下神经筋膜；VPF. 盆内脏筋膜；IHP. 下腹下丛；LA. 肛提肌，VV. 阴道静脉；HGN. 腹下神经。

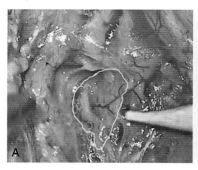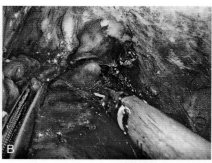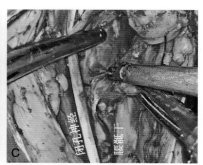

图 11-73 侧方淋巴结清扫的其他关键结构显露

A. 应避免输尿管腹下神经筋膜表面残留脂肪组织(白色线条),避免清晰见到髂内血管;B. 沿肛提肌及阴道静脉向尾侧及腹侧分离至盆筋膜腱弓;C. 显露闭孔神经及腰骶干。

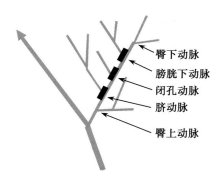

图 11-74 髂内动脉分支

臀下动脉
膀胱下动脉
闭孔动脉
脐动脉
臀上动脉

的反流。沿闭孔内肌表面向肛提肌方向继续分离直至与经内侧建立的平面会合。

6. 闭孔腹侧的分离 尽管理论上膀胱侧间隙(即闭孔区域)脂肪组织向腹侧及内侧一直延续至膀胱前间隙,闭孔淋巴结清扫无明确的前方平面,但由于闭孔的远端脂肪垫逐渐变薄,且膀胱被向外侧牵拉的缘故,在腹侧任意平面横断闭孔区域脂肪组织时,很容易造成尾侧的膀胱侧间隙淋巴脂肪组织清除不足。因此在闭孔的腹侧分离时找到膀胱壁是提高清扫彻底性及避免膀胱损伤的重要举措。可结合几种操作共同实现在前方找到膀胱壁:①沿闭孔内肌及肛提肌表面尽量向尾侧、腹侧分离;②沿输精管及睾丸输精管筋膜向内向尾侧分离,结合钝性剥离即可找到膀胱壁;③沿膀胱上动脉追踪膀胱腹下筋膜至膀胱,但由于膀胱上血管存在多个分支,该方法容易产生多个人工分离平面,必须与前两种方法结合才能准确地在尾侧找到膀胱

腹下筋膜,避免闭孔及髂内远端淋巴脂肪组织的残留。

7. 髂内淋巴结的清扫 沿髂内动脉的近端或髂总动脉内侧边缘分离,显露位于其内后方的髂总及髂内静脉。横断覆盖在髂总静脉前方的淋巴脂肪组织,在静脉后方无确切影像学可见淋巴结时,不必清扫静脉后方的淋巴脂肪组织。显露骶骨岬,注意避免将腰骶交感神经链错误当作淋巴结加以清除。沿髂内静脉表面清扫,并继续显露髂内动脉的远端,视情况切断髂内动脉的前干或单独切断个别内脏分支,沿静脉分离显露髂内静脉远端,静脉前方淋巴结的分离至骶交感神经链外侧即可。仔细分离离断走向内脏的静脉属支(当髂内远端存在淋巴结时),在行髂内静脉最远端前方的清扫时,应注意阴道静脉与输尿管腹下神经筋膜的指引,避免切断盆腔自主神经的主干。追踪髂内动、静脉至阴部管,必要时切断髂内动脉或髂内静脉,并继续沿肛提肌表面向尾侧腹侧分离,至与之前分离的盆筋膜腱弓处会合结束清扫过程。

8. 下腹下丛的切除 尽管下腹下丛相对来说位于髂内血管分支的内侧,但组织研究显示髂内血管内脏支的末梢分支与下腹下丛交织成网状结构,因此下腹下丛一旦受累,或下腹下丛所在的骨盆内筋膜存在转移淋巴结时(图 11-75),必然需要完整切除下腹下丛及其发出到内脏的主要神经血管束,尤其是 Walsh 神经血管束。由

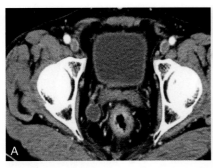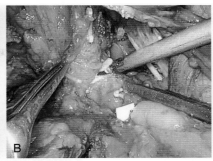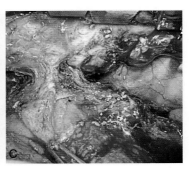

图 11-75 下腹下丛及 Walsh 神经血管束的处理

A. Walsh 神经血管束内部有淋巴结转移；B. 神经血管束内膨大的静脉总体位于神经的外侧；C. 完整切除神经血管束及部分前列腺。

于后者的静脉腔膨大及发出分支直接进入前列腺或阴道，因此妥善处理下腹下丛及 Walsh 神经血管束与生殖器官的致密连接显得非常关键，必要时可切除前列腺或阴道。建议腹腔镜下优先分离转移淋巴结的背侧，可考虑在骶丛及梨状肌表面分离，完整切除髂内动、静脉的远端部分。后方分离后可获得更好的对抗牵拉。处理前方粘连时，建议先由两侧分离到组织足够薄时，夹合成夹或钛夹，再采用 LigaSure 进行离断。当淋巴结与生殖器官关系过于密切时，可从内侧先切开阴道或进入前列腺实质，采用 LigaSure 分离切断神经血管束的外侧部分。当发生出血时，采用 Prolene 线连续缝合可妥善止血。

（五）手术并发症

直肠癌侧方淋巴结清扫术相关并发症发生率较高，为 7%~41%，其中严重并发症（Clavin-Dinho 分级 ≥3）发生率为 3.3%~22%。因此，了解侧方淋巴结清扫术后并发症的发生机制及防治措施至关重要。

1. **排尿功能障碍** 对排尿功能障碍的定义尚不统一，可指长期留置导尿管，或因尿潴留而重新置入导尿管，或残余尿量增加。目前较多应用残余尿量 ≥50ml（或 100~150ml）（图 11-76）。可由盆腔自主神经干或下腹下丛损伤，或膀胱血管下降等因素引起。部分患者也可表现为尿失禁。防治原则包括：①优先辨认输尿管腹下神经筋膜以及前列腺/阴道静脉外侧的膀胱腹下筋膜，从而确定髂内淋巴结清扫的内侧边界；②双侧侧方淋巴结清扫时，尽可能保留一侧的膀胱上、下动脉，以维持膀胱的良好血供；③术后常规检测膀胱残余尿量，残余尿量 ≥150ml 应及时再次留置导尿管。

2. **性功能障碍** 目前对于直肠癌侧方淋巴结清扫术后的性功能障碍的研究主要集中于

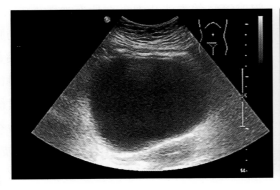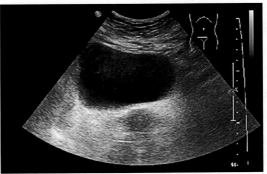

图 11-76 彩超示尿潴留

男性患者,可表现为勃起及射精功能障碍。根据 IEF-5 量表,性功能障碍分为五个维度:严重(1~7 分),中度(8~11 分),轻中度(12~16 分),轻度(17~21 分),无(22~25 分)。勃起功能障碍主要与盆腔自主神经损伤、膀胱下血管切断及放化疗等因素相关,射精功能障碍主要与腹下丛损伤相关。下腹下丛切除后有 80%~100% 的患者会发生性功能障碍,行保留下腹下丛的侧方淋巴结清扫后,仍然有 13%~37% 的勃起功能障碍及 33%~47% 的射精功能障碍。防治原则:术前均应常规评估患者性功能,性功能障碍的男性患者,可给予西地那非治疗,约 70% 男性患者的性功能可得以改善。

3. 血清肿 侧方淋巴结清扫术后侧方间隙可能出现以淋巴液为主的囊实性包块。多发生于侧方引流管拔除以后。CT 表现为平均 CT 值在 10 以下的囊性积液,可区分脓肿及侧方血肿。发生率为 4%~30.6%,多数患者无明显症状。部分可出现下肢麻木、疼痛等。防治原则:采用合成夹夹闭位于髂外静脉内侧的淋巴链,妥善止血,减少钝性剥离组织可能降低术后血清肿的发生率。关闭侧盆壁腹膜可能是导致淋巴水肿的高危因素,但该措施可降低小肠坠入闭孔的概率,对于关闭盆壁腹膜在侧方淋巴结清扫术中的作用目前尚无对照研究报道。对于有明显症状的患者,在超声或 CT 引导下穿刺引流,可迅速改善症状。囊肿压迫可致输尿管扩张和肾盂积水,多在穿刺引流后缓解,必要时可放置输尿管支架(图 11-77),以保护肾功能。

4. 闭孔神经麻痹 常见于闭孔神经机械性或热损伤后,亦可见于并发血清肿的患者。多数患者症状轻微,必要时可给予神经营养药物治疗。

5. 大出血的预防与控制 侧方淋巴结清扫过程中的大出血多见于转移淋巴结累及血管,且血管旁的筋膜间隙未得到充分显露的情况下。建议在清扫淋巴结前,优先且充分显露输尿管腹下神经筋膜、膀胱腹下筋膜覆盖的阴道/前列腺

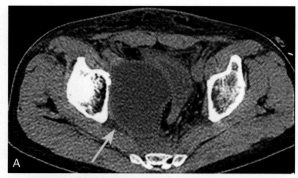
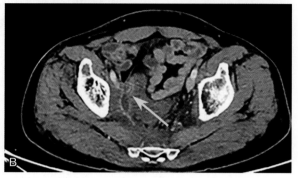

图 11-77　CT 示盆腔侧方区域血清肿
A. 穿刺前;B 穿刺后。

静脉、梨状肌前筋膜、骶丛及髂内血管全程的背侧面。自骶丛表面分离显露髂内血管的背侧面可显露血管全程,降低清扫过程中误损伤血管的概率,即使出血也可迅速控制出血。当血管被淋巴结侵犯,粘连致密时,不要试图分离髂内血管与淋巴结间的致密粘连,应果断提前切断血管,进入正常的疏松间隙操作。发生大出血后,尤其是静脉出血,不要盲目用能量设备或合成夹止血,容易导致新的邻近血管损伤。应在按压止血的基础上,回到正常的疏松组织平面分离,看清周围血管分支关系和/或骶丛神经后,再采用夹闭或缝扎的方法止血。对所有血管断端,应尽量妥善夹闭。对神经血管束附近及其他筋膜性出血,应尽量避免单独电凝止血,宜用合成夹夹闭或采用 Prolene 线缝扎更为可靠。侧方淋巴结清扫术后出血的发生率为 0.7%~2.8%。对缓慢发生的出血,应优先考虑急诊血管介入检查治疗,发现出血部位后可根据情况采用覆膜支架、弹簧圈等方法实现止血。否则应果断再次手术止血。

6. 臀大肌坏死　发生率极低（1%左右），见于术中大出血和联合臀上动脉切除患者。术中应尽量保留髂内动脉后干即臀上动脉，可有效避免该并发症的发生。

7. 内疝形成　有小肠掉入侧方间隙形成嵌顿的个案报道。但相当罕见，关闭侧方分离的腹膜可避免该并发症，但可能增加血清肿的发生。

8. 输尿管损伤及缺血　输尿管损伤发生率极低，为1%左右。清扫时首先显露保护输尿管，若不慎损伤，及时行输尿管支架置入或输尿管膀胱再植术。输尿管缺血偶见于接受大剂量放化疗及手术时同时切除髂内血管内脏分支的患者，缺血通常发生在输尿管近膀胱段。其发生可能与放疗后小血管闭塞有关。应尽量避免分离输尿管末段，以免损伤自膀胱侧向输尿管反流的血供。输尿管缺血坏死后应再次手术行输尿管膀胱再植或膀胱翻瓣术。

五、进展与总结

文献报道的直肠癌侧方淋巴结转移率受手术指征及是否接受新辅助治疗等的影响，存在较大差异，多数认为进展期低位直肠癌的侧方淋巴结转移率为 10%~25%。日本 JCOG0212 研究纳入腹膜反折下 T_3 期以上直肠癌，并排除侧方淋巴结直径大于 1cm 的患者后，侧方淋巴结的转移率为 7.4%。欧洲 Mercury 研究发现在低位直肠癌患者中，符合 MRI 诊断标准的侧方淋巴结转移率为 11.7%。直肠癌合并侧方淋巴结转移的危险因素包括：影像学可见肿大淋巴结、低位、低分化、$T_{3~4}$ 期、$N_{1~2}$ 期、脉管受侵、环周切缘阳性或肠壁外脉管阳性等。日本第 9 版《大肠癌处理规约》仍推荐对 $T_{3~4}$ 期的低位直肠癌行侧方淋巴结清扫术。在所有的侧方淋巴结转移危险因素中，预测价值最好及最稳定的是侧方淋巴结大小，JCOG0212 研究显示，术前影像学显示侧方淋巴结短径为 5~10mm 时，淋巴结阳性率为 21.4%，而<5mm 时，淋巴结阳性率仅为 5.2%。

以未联合放化疗而病理检查淋巴结阳性为判断标准时，多数研究推荐将淋巴结大小的截断值定为 5mm。联合放化疗情况下的数据相对较少，多数文献推荐放疗前淋巴结短径为 7~8mm，放疗后为 4~6mm。国际多中心研究显示，接受新辅助放化疗的低位直肠癌患者中，当淋巴结短径≥7mm 时发生侧方型复发的概率高达 19.5%，而同时接受侧方淋巴结清扫的患者局部复发率降至 5.7%。当淋巴结短径<3mm 时，对侧方淋巴结转移的阴性预测值可高达 99%，提示对影像学上无可见侧方淋巴结肿大的患者施行侧方淋巴结清扫的价值有限。目前多数研究推荐对于存在侧方淋巴结肿大可疑转移的患者，应考虑联合放化疗和选择性侧方淋巴结清扫术的策略。但关于侧方淋巴结转移的诊断标准目前尚无统一标准，诊断准确率仅约为 72%，尽管淋巴结纹理分析有望提高侧方淋巴结转移的诊断正确率，但目前其临床应用尚处于探索研究阶段。

（王自强）

第六节　腹腔镜直肠癌经自然腔道取标本手术

近年来，经自然腔道取标本手术（NOSES）已成为我国结直肠肿瘤外科治疗的主要手术方式之一，并得到越来越多国内外学者的关注和认可。直肠肿瘤是开展 NOSES 最主要适应人群，也是 NOSES 方式最为丰富多样的组织器官之一。目前，直肠肿瘤 NOSES 在我国的开展普及最为迅猛，然而由于直肠 NOSES 的复杂性和多样性，导致该技术在手术适应证选择、手术方案制订及手术操作规范性等方面，仍有待进一步改善和提高。本节将针对以上几个问题，全面展示直肠肿瘤 NOSES 理论体系、适应证选择及手术方式规范化实施的要点。

NOSES 理念提出以来，NOSES 的定义和分类也在不断修订完善，进而来适应不断发展的

NOSES。《结直肠肿瘤经自然腔道取标本手术专家共识（2019 版）》（以下简称《共识》）中 NOSES 的定义是：使用腹腔镜、机器人或软质内镜等设备平台完成腹盆腔内各种常规手术操作（切除与重建），经人体自然腔道（直肠、阴道或口腔）取标本的腹壁无辅助切口手术。术后患者腹壁没有取标本切口，仅存留几处微小 Trocar 瘢痕。与传统开腹手术和常规腹腔镜手术相比，NOSES 表现出极佳的微创效果（图 11-78）。目前，NOSES 已应用于腹盆腔内各个组织器官，包括结直肠、胃、小肠、肝胆、胰脾、泌尿及妇科等各个领域（图 11-79）。

根据取标本的不同途径，直肠 NOSES 分为两种，即经肛门 NOSES 和经阴道 NOSES（图 11-80）。经肛门取标本主要用于标本小的患者，经阴道主要适用于标本大、经肛门取出困难的女性患者。根据取标本的不同方式，NOSES 又可分为三类，分别是标本外翻体外切除（外翻切除式）、标本拉出体外切除（拉出切除式）、标本体内切除拖出体外（切除拖出式）。每种方式都有其独特的操作方法，不用手术方式选择的主要决定因素是肿瘤位置。外翻切除式主要适用于低位直肠肿瘤，拉出切除式主要适用于中位直肠肿瘤，切除拖出式主要适用于高位直肠肿瘤。

为规范 NOSES 统一命名，便于学术交流和技术推广，笔者结合取标本途径、取标本方式及手术切除范围等重要信息，将 NOSES 进行具体

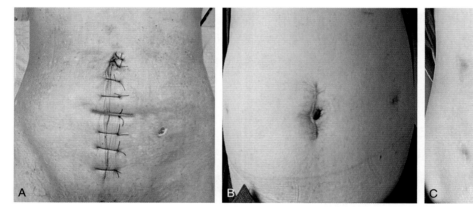
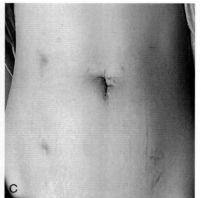

图 11-78 不同手术方式腹壁切口
A. 开腹直肠癌手术腹壁切口；B. 手辅助腹腔镜直肠癌手术腹壁切口；C. 直肠癌 NOSES 腹壁切口。

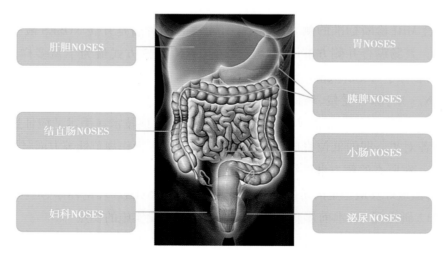

图 11-79 可开展 NOSES 的器官

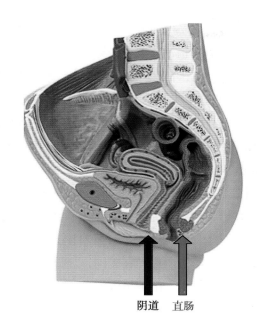

阴道　直肠

图 11-80　结直肠 NOSES 手术取标本途径

的手术方式命名（表 11-1）。其中 NOSES Ⅰ式又包括六种方法，A 法为传统外翻法、B 法为改良直肠外翻法、C 法为结肠肛管吻合术（Parks）、D 法为 ISR、E 法为结肠经肛管拉出术（Bacon）、F 法为无离断外翻法（Petr V. Tsarkov 提出）。在

直肠手术中，除上述 NOSES 术式外，临床还有一些疑难罕见的 NOSES 术式报道，如直肠癌联合多脏器切除 NOSES、直肠癌侧方淋巴结清扫 NOSES 等，尽管这些术式在临床鲜有开展，但作为一种操作方式，也是对 NOSES 体系的进一步完善。

一、适应证与禁忌证

（一）适应证

在 NOSES 临床实践中，合理选择适应人群是开展 NOSES 的重要前提。首先，NOSES 必须先满足常规微创手术适应证的基本要求，主要包括：①手术团队一定要具备丰富的腹腔镜手术经验，并能熟练完成全腹腔镜下消化道重建；②不能用于局部晚期肿瘤；③不适用于肿瘤引起的急性肠梗阻和肠穿孔；④需进行全腹腔探查；⑤需考虑术前病灶定位。取标本过程中，由于受到自然腔道的限制，NOSES 也需满足一些特有适应证。在最新版《共识》中指出，NOSES 适应证主要包括：肿瘤浸润深度以

表 11-1　直肠肿瘤 NOSES 命名

术式简称	手术名称	取标本途径	肿瘤位置
NOSES Ⅰ式（A、B 法，外翻法）	腹部无辅助切口经肛门取标本的腹腔镜下低位直肠癌根治术	肛门	低位直肠
NOSES Ⅰ式（C 法，Park 法）	腹部无辅助切口经肛门取标本的腹腔镜下低位直肠癌根治术	肛门	低位直肠
NOSES Ⅰ式（D 法，ISR 法）	腹部无辅助切口经肛门括约肌间切除标本的腹腔镜下超低位直肠癌根治术	肛门	低位直肠
NOSES Ⅰ式（E 法，Bacon 法）	腹部无辅助切口经肛门拉出结肠的腹腔镜下低位直肠癌根治术	肛门	低位直肠
NOSES Ⅰ式（F 法，无离断外翻法）	腹部无辅助切口经肛门取标本的腹腔镜下低位直肠癌根治术	肛门	低位直肠
NOSES Ⅱ式	腹部无辅助切口经直肠拉出切除标本的腹腔镜下中位直肠癌根治术	肛门	中位直肠
NOSES Ⅲ式	腹部无辅助切口经阴道拉出切除标本的腹腔镜下中位直肠癌根治术	阴道	中位直肠
NOSES Ⅳ式	腹部无辅助切口经直肠拖出标本的腹腔镜下高位直肠癌根治术	肛门	高位直肠/乙状结肠远端
NOSES Ⅴ式	腹部无辅助切口经阴道拖出标本的腹腔镜下高位直肠癌根治术	阴道	高位直肠/乙状结肠远端

$T_2 \sim T_3$ 期为宜，经肛门取标本要求标本最大环周直径<5cm为宜，经阴道取标本要求标本最大环周直径5~7cm为宜。在临床工作中，可以根据肠系膜肥厚程度、自然腔道解剖结构等情况，灵活掌握手术适应证。良性肿瘤、Tis期、T_1期肿瘤病灶较大，无法经肛门切除或局部切除后需进行补充根治的情况，也是NOSES的合理适应证。

（二）禁忌证

NOSES相对禁忌证包括肿瘤病灶较大、肠管系膜肥厚、患者过度肥胖（BMI≥30kg/m²）。此外，合并肛周疾病或肛门狭窄者不建议开展经直肠NOSES，合并妇科急性感染、阴道畸形或未婚未育以及已婚计划再育的女性，不建议开展经阴道NOSES。对于局部晚期结直肠癌、多原发癌、联合脏器切除、多脏器切除等复杂手术，不建议开展NOSES。

由于直肠解剖位置的特殊性，以及直肠NOSES术式的多样性，常导致直肠术式选择存在不合理性。因此，在NOSES术式选择时一定要注意技术开展的规范性。例如，外翻切除式主要应用于低位直肠肿瘤，其操作要点是将直肠系膜向盆底充分游离，以便直肠及系膜顺利经肛门翻出体外。然而，如将外翻切除式用于中、高位直肠肿瘤，将导致直肠系膜的过度游离，增加神经损伤风险，加大直肠前切除综合征的风险，与肿瘤功能外科原则严重相悖。因此，每种NOSES一定要严格掌握其适用范围，这样才能保障技术的规范性和安全性。

二、术前准备

（一）直肠准备

随着快速康复理念兴起，关于无肠道准备的临床研究陆续在国内外开展，并有研究逐渐证实无肠道准备并不增加并发症发生率，但存在一定的非一致性和不确定性，原因是很多研究缺乏统一肠道准备标准及抗生素预防应用方案。对于NOSES，肠道准备这一环节是不可缺少的，这也是术中无菌操作的有力保障。拟行NOSES的患者行术前肠道准备，可参考如下方案：①饮食调整，术前3天开始半流质饮食，术前2天全流质饮食，术前1天禁食，根据患者营养状态给予至少1天静脉营养支持；②口服泻剂，无梗阻症状患者目前常用方法为术前1天口服泻剂；③术前灌肠，至少术前1天清洁灌肠。

（二）阴道准备

对于常规结直肠手术，无须对阴道进行消毒。但对于经阴道NOSES，需对阴道进行充分术前准备和严格消毒。在美国，只有聚维酮碘批准在阴道中使用。由于聚维酮碘是水溶性的，可减少对皮肤和黏膜的刺激，也很少引起疼痛或过敏反应。对于拟行经阴道NOSES的患者，可采用如下方案进行阴道准备：术前3日使用3‰碘附冲洗阴道，每天1次；手术当日，冲洗阴道后，再用3‰碘附仔细对宫颈进行消毒；术区消毒时，外阴、阴道及肛门周围等部位需要在原有基础上再消毒2次。结合以上操作可以确保阴道无菌环境。

三、体位与Trocar放置

患者体位取功能截石位，常规消毒铺单，术者与助手的密切配合均有重要作用，这也是NOSES无菌操作和无瘤操作的重要保障。此外，腹壁的Trocar孔，尤其是5mm Trocar孔，并不会对腹壁功能产生明显损伤，也不会影响腹壁的美容效果。

对于刚开展NOSES的团队，建议使用五孔法进行手术操作（NOSES Ⅰ式~Ⅴ式需要使用1个12mm Trocar、1个10mm Trocar和3个5mm Trocar；NOSES Ⅷ式~Ⅹ式需要使用2个12mm Trocar、1个10mm Trocar和2个5mm Trocar）。观察孔主要位于脐上、脐下或脐窗内，术者操作孔摆放需根据肿瘤位置决定，一般情况下病灶与术者左右手操作孔的空间布局需构成三角形，切勿将三者置于同一水平线（图11-81）。充分发挥助手的配合作用，进而确保手术能够安全顺

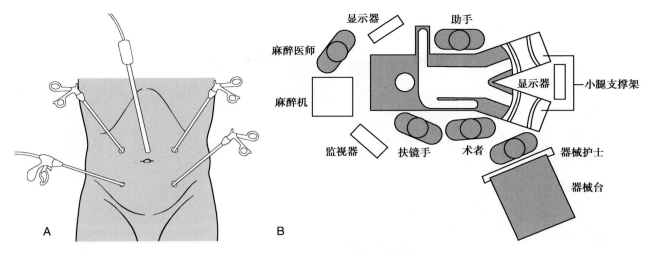

图 11-81 Trocar 位置和手术站位
A. Trocar 位置;B. 手术站位。

利进行。

对于经单孔腹腔镜技术联合 NOSES,需要有一定腹腔镜手术经验的团队选择性开展,不建议进行广泛推广。

四、手术步骤与解剖要点

(一) NOSES 无菌术与无瘤术

自 NOSES 在临床开展以来,如何保障无菌操作和无瘤操作,一直都是 NOSES 受质疑与挑战的难题。在开腹手术和常规腹腔镜手术中,同样会面临无菌术与无瘤术挑战,但外科医师对开腹手术和常规腹腔镜手术的把控会更强,主要是因为术者已经熟练掌握这些操作技术,进而最大限度降低手术风险。因此,NOSES 无菌无瘤操作也是一个熟练的过程。尽管 NOSES 对无菌术和无瘤术提出挑战,但并不代表两者有必然联系,这一点还需理性面对。

如何确保 NOSES 中的无菌操作与无瘤操作。首先,术者要具有良好的无菌和无瘤观念,这是任何手术都要具备的基本前提;其次是要掌握术中操作技巧,尤其是消化道重建及标本取出环节,这是高质量完成 NOSES 的必要条件。此外,确保 NOSES 的无菌与无瘤操作需要注意以下几个问题。第一,术前充分肠道准备是 NOSES 无菌操作的基础,包括口服泻剂及术前清洁灌肠。第二,充分掌握手术操作技巧,如腹腔镜下碘附纱条的运用(图 11-82)、吸引器的密切配合、大量碘附蒸馏水冲洗术区、经肛注入碘附水灌洗肠腔、取标本保护套的使用等一系列操作技巧(图 11-83),均能有效控制腹腔感染和肿瘤种植的发生。此外,笔者开展的多中心研究表明,NOSES 术后腹腔感染的发生率仅为 0.8%,这也表明只要做到术前充分准备,术中掌握操作技巧,NOSES 的感染风险是完全可防可控的。

(二) 直肠 NOSES 标本取出与消化道重建

鉴于直肠 NOSES 的病变切除范围、淋巴结清扫站别、系膜游离层面等操作与常规直肠癌手术无明显区别,本节针对此部分内容不进行重点阐述。考虑到标本取出和消化道重建是 NOSES 的特殊环节,因此本节将重点讲解 NOSES 不同手术方式的标本取出和消化道重建步骤。

1. **NOSES I式A法** 完成常规直肠游离与淋巴结清扫后进行标本取出与消化道重建。严格遵循无菌原则和无瘤原则,经肛门置入无菌塑料保护套,至肿瘤上方 5cm。用卵圆钳夹持抵钉座,经肛门保护套内肿瘤的对侧滑入直肠近端,至预切定线上方(图 11-84A)。观察肠管血运,用直线切割闭合器在裸化的肠管预切线处切割闭合乙状结肠(图 11-84B),并将抵钉座留在乙状结肠腔内。用碘附纱条消毒断端。经肛

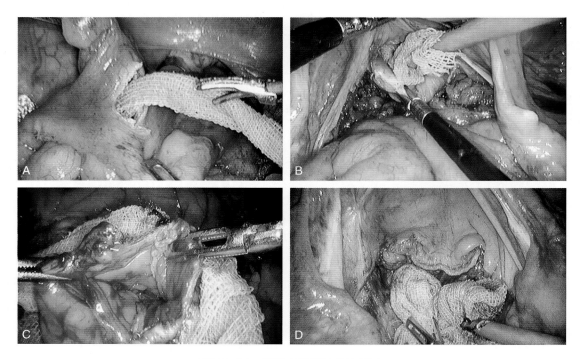

图 11-82　腹腔内碘附纱条的使用

A.碘附纱条消毒肠腔；B.碘附纱条消毒阴道切口；C.碘附纱条保护肠腔切口；D.碘附纱条消毒肠管断端。

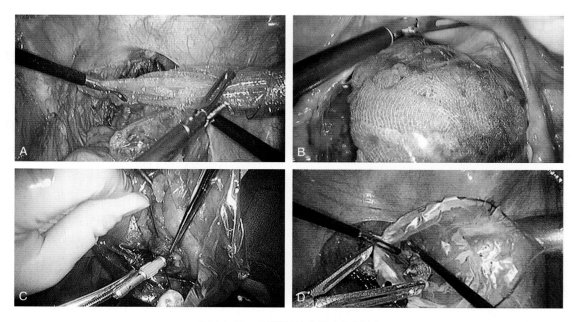

图 11-83　无菌保护套的合理使用

A.经 Trocar 置入无菌保护套；B.将纱条与标本置入保护套内一同经阴道取出；C.在保护套的隔离下进行体外操作；D.用取物袋将直肠残端经 Trocar 取出。

置入卵圆钳伸至直肠断端，夹持肠系膜断端及肠壁，将直肠外翻拉出肛门外（图11-84C）。标本翻出体外后，肿瘤位置清晰可见。用碘附生理盐水冲洗，确认无误后用闭合器在肿瘤下缘1~2cm切断直肠（图11-84D）。移除标本，直肠断端可自行还纳回腹腔。充分进行扩肛，经肛注入碘附生理盐水，在腹腔镜下观察直肠断端有无渗漏；在乙状结肠断端将抵钉座连接杆取出（图11-84E）。经肛置入环形吻合器，完成乙状结肠直肠端端吻合（图11-84F）。

2. NOSES I式B法　完成常规直肠游离与淋巴结清扫后进行标本取出与消化道重建。用直线切割闭合器在裸化的肠管预切线切割闭合乙状结肠（图11-85A），用碘附纱条消毒断端。助手将卵圆钳经肛门伸至直肠残端，夹持肠系膜残端及肠壁。将直肠匀速外翻拉出肛门外（图11-85B）。外翻后切开肠壁（图11-85C），经外翻后的肠壁通道将抵钉座送入盆腔（图11-85D）。用碘附生理盐水冲洗标本，无误后用闭合器在肿瘤下缘1~2cm切断直肠（图11-85E），移除标

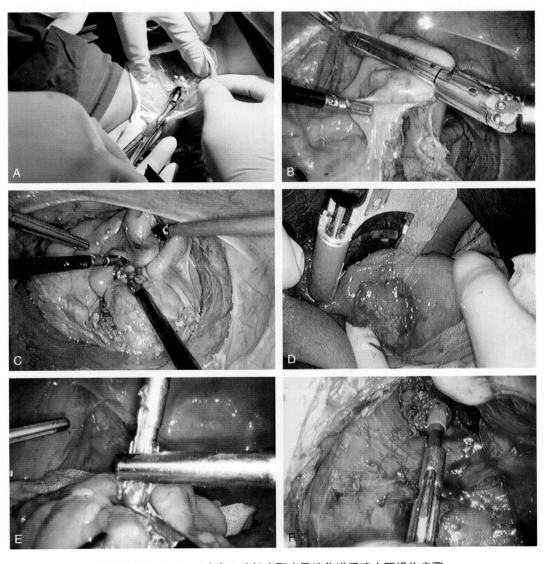

图11-84　NOSES I式A法标本取出及消化道重建主要操作步骤

A. 经肛门置入抵钉座；B. 切割闭合乙状结肠；C. 经肛门将标本翻出体外；D. 用闭合器切除标本；E. 取出抵钉座连接杆；F. 乙状结肠直肠端端吻合。

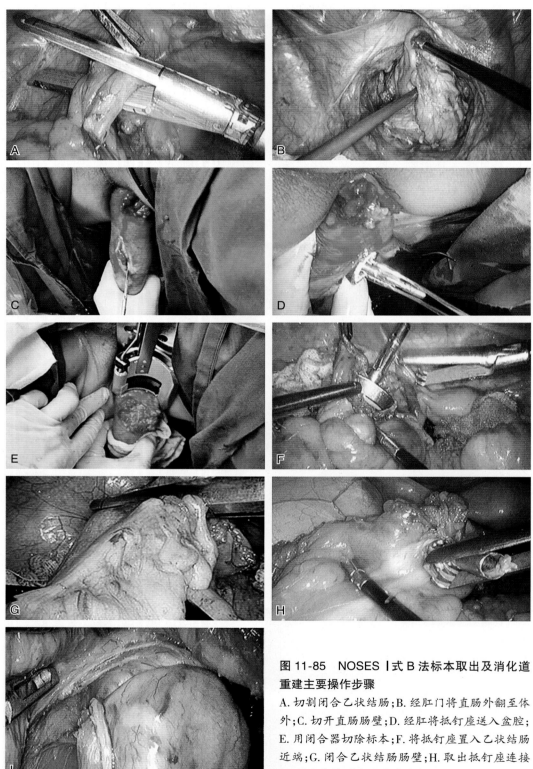

图 11-85　NOSES Ⅰ式 B 法标本取出及消化道重建主要操作步骤

A. 切割闭合乙状结肠；B. 经肛门将直肠外翻至体外；C. 切开直肠肠壁；D. 经肛将抵钉座送入盆腔；E. 用闭合器切除标本；F. 将抵钉座置入乙状结肠近端；G. 闭合乙状结肠肠壁；H. 取出抵钉座连接杆；I. 乙状结肠直肠端端吻合。

本。在乙状结肠断端处肠壁切开一小口,并用碘附纱条进行消毒,将抵钉座置入乙状结肠腔内(图 11-85F),用直线切割闭合器关闭乙状结肠切口(图 11-85G)。在乙状结肠断端将抵钉座连接杆取出(图 11-85H)。经肛门置入环形吻合器,旋出穿刺杆,行乙状结肠直肠端端吻合(图 11-85I)。通过注水注气试验检查吻合口吻合确切,生理盐水冲洗,确切止血,分别经左右下腹 Trocar 孔放置引流管。

3. NOSES I 式 C 法 完成常规直肠游离与淋巴结清扫后进行标本取出与消化道重建。先

在肿瘤上方预切线处用直线切割闭合器将乙状结肠切断(图 11-86A)。腹部操作结束后开始进行会阴部操作。应用肛门牵开器或膀胱拉钩完全展开肛门显露直肠,用碘附纱条对直肠肠腔进行充分消毒。在齿状线上 0.5cm 切开直肠,电刀离断直肠全层(避免损失内括约肌)。在切断直肠肠壁过程中,可以直视下判断下切缘位置(图 11-86B),并保证下切缘的安全性。经肛门拉出近端肠管及肠系膜(图 11-86C),切除标本送术后病理检查。

碘附生理盐水冲洗盆腔,探查无出血后开

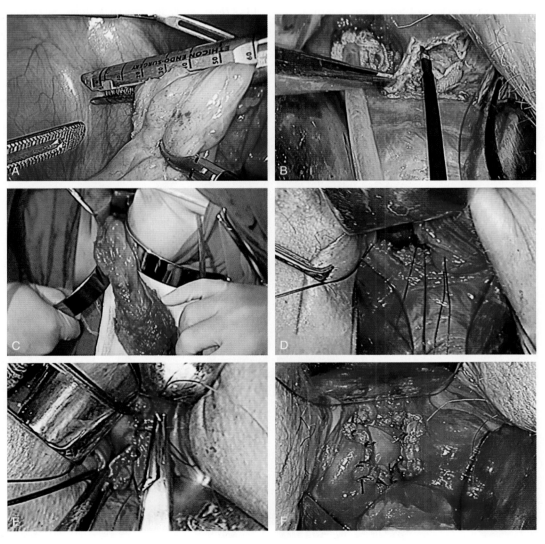

图 11-86 NOSES I 式 C 法标本取出及消化道重建主要操作步骤

A. 于肿瘤上方预切定线处切断乙状结肠;B. 直视下判断下切缘位置;C. 经肛门将直肠拉出体外;D. 于 3 点、6 点、9 点、12 点位置在远端肛管缝合四针;E. 逐针加固缝合吻合口;F. 检查吻合口完整性。

始进行消化道重建,行乙状结肠肛管手工单层吻合。分别于肛管的3点、6点、9点、12点位置全层缝入预留线(图11-86D),将预留线向四个方向展开备用。经肛门置入卵圆钳,在腹腔镜下将乙状结肠拉出肛门外,仔细检查系膜方向无扭转后,在肛门外将乙状结肠残端打开,吻合备用。通过肛管处4根预留线分别将乙状结肠全层缝合,将乙状结肠缓慢退回肛管后,将预留线打结固定。再分别将每相邻的两根固定线提起,在两针之间再行全层缝合2~3针进行加固(图11-86E)。4个象限全部缝合结束后,检查吻合缝线疏密程度、吻合口是否通畅、有无出血,完成乙状结肠肛管端端单层手工吻合(图11-86F)。

4. NOSES I式 D 法 完成常规直肠游离

与淋巴结清扫后进行标本取出与消化道重建。先将肛门充分展开,在肿瘤远端1~2cm处确定下切缘,逐层切开肠壁(图11-87A)、黏膜下层至内括约肌层,环周切开,沿后壁向侧壁顺序在括约肌间隙向上游离至腹腔(图11-87B),最后再分离前壁(图11-87C)。将直肠及系膜经肛门拖出,确认切缘完整。腹腔镜下置入卵圆钳,将近端乙状结肠拖出体外,过程中应注意系膜的方向,避免旋转,拉出过程操作轻柔,保护括约肌不受过多牵拉张力损伤(图11-87D)。环形修剪拉出体外的近端乙状结肠断端(图11-87E),将乙状结肠断端与肛管间断缝合,完成吻合(图11-87F)。检查吻合确切无出血,局部消毒。腹腔内留置1~2根引流管至盆底,关闭Trocar孔。

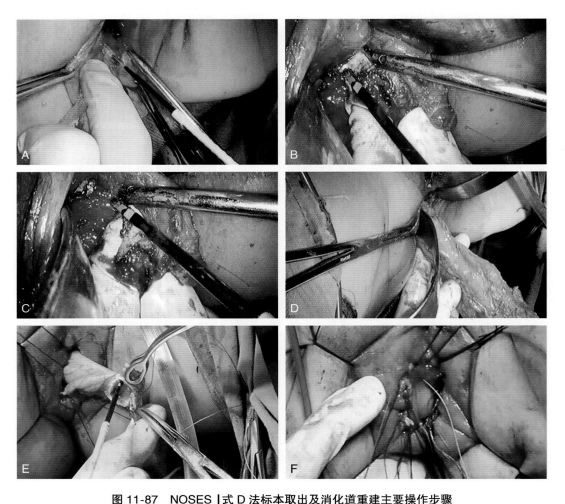

图 11-87 NOSES I式 D 法标本取出及消化道重建主要操作步骤
A. 逐层切开肠壁;B. 切开直肠侧壁;C. 切开直肠前壁;D. 经肛门将标本拉出体外;E. 打开乙状结肠断端;F. 缝合乙状结肠断端与肛管。

5. NOSES I式E法　完成常规直肠游离与淋巴结清扫后进行标本取出与消化道重建。用缝线或盘状拉钩将肛门充分外展，显露齿状线（图11-88A），碘附棉球消毒，在肿瘤下方1cm处荷包缝合肛门（图11-88B），在缝线下方白线附近向上剥除肛管黏膜或齿状线附近打开肠壁向上游离（图11-88C），保留肛门内括约肌，与腹腔游离肠段上下会合。自肛门将游离肠段向下拖出（图11-88D），操作轻柔，注意无菌无瘤原则，保持系膜完整性，避免损伤肠管，肿瘤上方7~10cm处切断肠管，移除标本（图11-88E）。肛门外留出3~5cm肠管，周围缝线固定5~8针，固定时避开肠系膜血管，防止断扎影响血运。冲洗盆腔，并放置引流管。移除标本，并用缝线固定

肠管。2~3周后，进行肛门二期成形手术。充分显露会阴部，在肛缘确认血运良好水平切断肠管，切除多余的肠管，残缘留置0.5cm。充分结扎系膜侧血管，将断端肠管黏膜与肛缘皮肤缝合（图11-88F），尤其注意在肠管黏膜与肛缘皮肤缝合时，系膜侧结扎血管的包埋缝合。此外，肠管翻出的黏膜不要留置太多，以免缝合后黏膜坏死，或引起肛门口黏膜脱垂。

6. NOSES I式F法　完成常规直肠游离与淋巴结清扫后进行标本取出与消化道重建。首先需确保结肠长度足以经肛门取出，而后将一根金属棒经肛门置入直肠，直至金属棒头部超过肿瘤上方。腹腔镜下将直肠近端肠管结扎固定于金属杆头部下方（图11-89A）。缓慢通

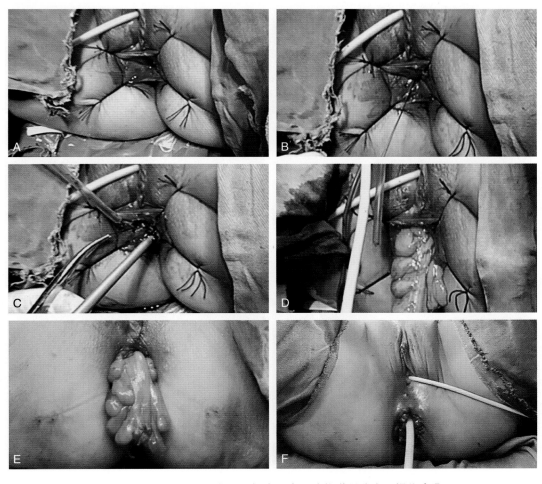

图11-88　NOSES I式E法标本取出及消化道重建主要操作步骤
A.将肛门充分外展；B.缝线荷包缝合；C.剥除白线上黏膜；D.将直肠向肛门外拖出；E.移除标本，缝线固定肠管；F.成型后肛门。

过金属棒将直肠外翻到肛管外,形成双圆柱状结构,直肠成为圆柱外壁,乙状结肠成为圆柱内壁(图11-89B),直肠外翻直至肿瘤完全显露。直视下在肿瘤下方将外翻后的直肠壁离断(图11-89C),不要损伤内侧乙状结肠肠壁。在直视下切除外圆柱后,将直肠展开,标本恢复正常外观。在乙状结肠远端切开肠壁,并进行充分消毒,而后将吻合器抵钉座经乙状结肠处切口置入乙状结肠近端,并用反穿刺法将抵钉座穿刺杆经乙状结肠肠壁穿出(图11-89D)。用线性吻合器在抵钉座远端肠管10cm处切断闭合乙状结肠,移除标本(图11-89E)。将带有抵钉座的结肠残

端消毒并送回腹腔。在直肠残端处进行荷包缝合,以固定圆形缝合器。将一根细管经肛门插入直肠,一端在肛管外,另一端从荷包口伸到腹腔。为了确保圆形缝合器的中心杆顺利穿过直肠残端,将其固定到先前插入的细管上,在细管的引导作用下,将吻合器连接杆准确置入荷包中心,腹腔镜下行乙状结肠与直肠的端端吻合(图11-89F)。进行注水注气试验确保吻合完整性,盆腔放置引流管。

7. NOSES Ⅱ式 完成常规直肠游离与淋巴结清扫后进行标本取出与消化道重建。助手充分扩肛冲洗后,可经肛置一碘附纱团于肿瘤下

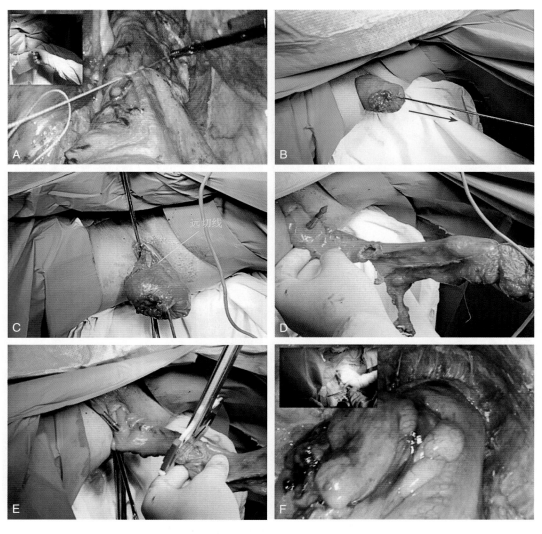

图11-89 NOSES Ⅰ式 F法标本取出及消化道重建主要操作步骤

A.将直肠近端肠管结扎固定于直肠外翻器;B.经肛门将直肠外翻至体外;C.在肿瘤下方将外翻后的直肠壁离断;D.将抵钉座置入乙状结肠;E.于预切线处切断闭合乙状结肠;F.行乙状结肠直肠端端吻合。

方,使用碘附纱团一方面能够起到消毒、润滑和指示的作用,另一方面可使肠管扩张,更易于肠管切开。助手右手持吸引器,于肿瘤下方约2cm处,当横向切开肠管时,及时吸净肠内容物。术者用超声刀在肿瘤下方约2cm,肠腔内纱团指引下横向切开肠管(图11-90A)。助手经肛置入卵圆钳,取出碘附纱团,随后经Trocar孔置入无菌塑料套进入腹腔(图11-90B),助手将保护套一端经肛门拉出体外,将直肠断端及游离的直肠置入套内,助手经肛用卵圆钳夹住直肠断端,缓慢经肛拉出(图11-90C)。分离的标本拉出肛门,在肛门外乙状结肠预切线处上荷包钳,切断直肠

移去标本(图11-90D)。

将抵钉座置入乙状结肠断端,收紧荷包,冲洗消毒后,用卵圆钳将其送回腹腔(图11-90E)。向腹腔内注入1 000ml碘附生理盐水冲洗盆腔并扩肛。用直线切割闭合器闭合直肠残端。经肛门置入环形吻合器,将抵钉座与机身对接,完成端端吻合(图11-90F)。注水注气试验检查吻合口有无出血、渗漏,是否通畅确切,于盆腔放置两根引流管。

8. NOSES Ⅲ式　完成常规直肠游离与淋巴结清扫后进行标本取出与消化道重建。用直线切割闭合器在肿瘤下方4~5cm处切断肠管

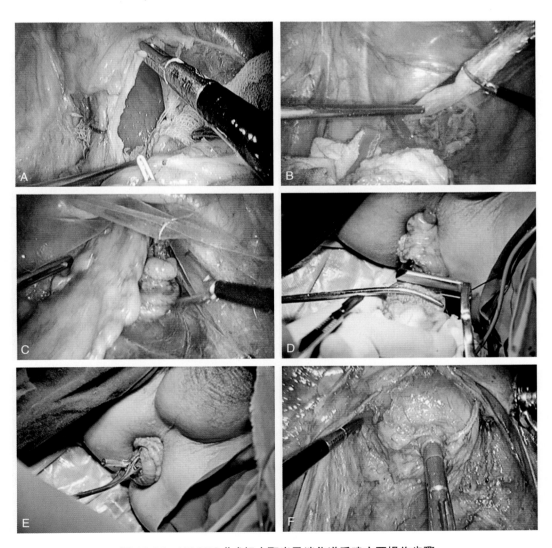

图 11-90　NOSES Ⅱ式标本取出及消化道重建主要操作步骤

A. 横向切开直肠;B. 经Trocar孔置入无菌塑料套;C. 经肛门将直肠标本拉出体外;D. 于肿瘤近端预切线处切断肠管;E. 乙状结肠近端置入抵钉座;F. 乙状结肠直肠端端吻合。

（图 11-91A）。助手经阴道再次消毒后，将小膀胱拉钩置于阴道后穹隆起指示作用，术者用超声刀横向切开后穹隆（图 11-91B），经 Trocar 孔将无菌塑料保护套送入腹腔，助手用卵圆钳夹持保护套一端，将其经阴道拉出体外。术者将标本置入保护套内，助手经阴道用卵圆钳夹持直肠断端，将其拉出体外（图 11-91C），在体外乙状结肠预切定线上放置荷包钳（图 11-91D），切断并移去直肠标本。

将吻合器抵钉座置入乙状结肠残端，收紧荷包（图 11-91E）。冲洗消毒后，用卵圆钳将乙状结肠送回腹腔。经肛门置入环形吻合器，完成抵钉座与穿刺针连接后，行乙状结肠与直肠的

端端吻合（图 11-91F）。同时检查吻合环的完整性。用可吸收线在危险三角区域行"8"字缝合。注水注气试验检查吻合口是否通畅，有无出血及渗漏。排出腹腔气体，阴道切口的缝合可采用腹腔镜下缝合。再次生理盐水或蒸馏水冲洗盆腔，留置引流管。关闭 Trocar 孔，清点纱布器械确切无误，术毕。

9. NOSES Ⅳ式　完成常规直肠游离与淋巴结清扫后进行标本取出与消化道重建。将保护套经主操作孔置入腹腔，用超声刀将直肠闭合端切开，经肛门置入卵圆钳，将保护套拉出至肛门外（图 11-92A），用卵圆钳将抵钉座经保护套送入腹腔（图 11-92B）。将远端肠管置入保

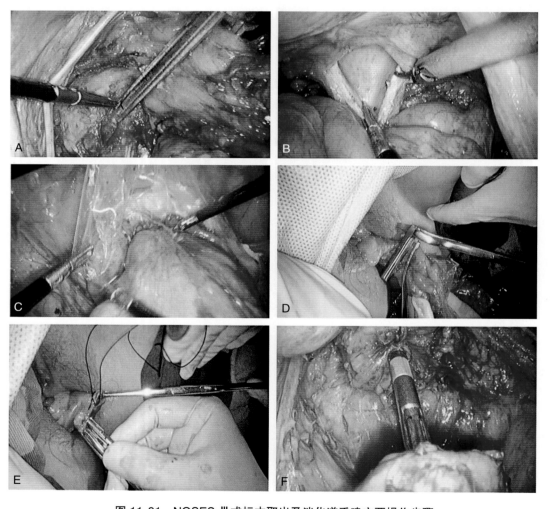

图 11-91　NOSES Ⅲ式标本取出及消化道重建主要操作步骤
A. 于肿瘤下方切割闭合直肠；B. 切开阴道后穹隆；C. 经阴道将直肠标本拉出体外；D. 于肿瘤近端预切线处切断肠管；E. 乙状结肠断端置入抵钉座；F. 乙状结肠直肠端端吻合。

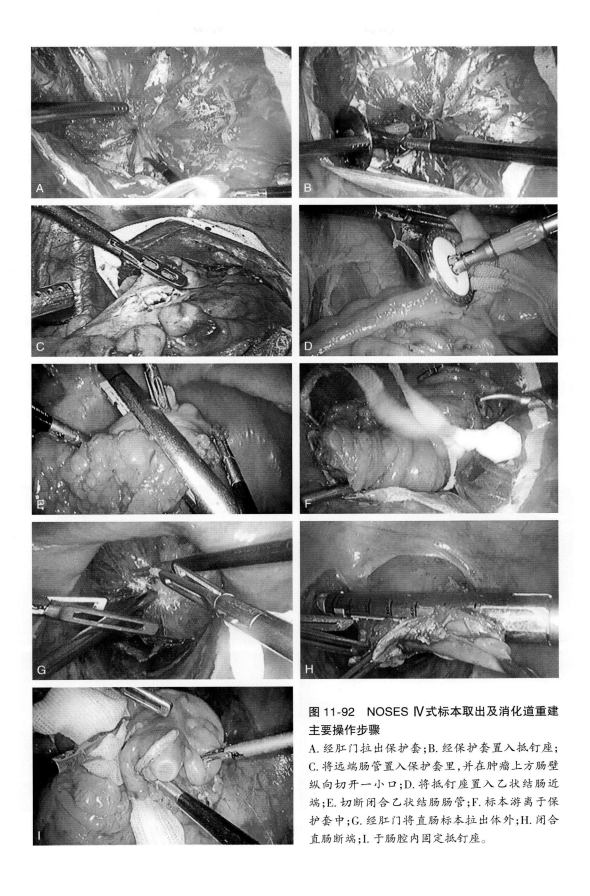

图 11-92 NOSES Ⅳ式标本取出及消化道重建主要操作步骤

A. 经肛门拉出保护套；B. 经保护套置入抵钉座；C. 将远端肠管置入保护套里，并在肿瘤上方肠壁纵向切开一小口；D. 将抵钉座置入乙状结肠近端；E. 切断闭合乙状结肠肠管；F. 标本游离于保护套中；G. 经肛门将直肠标本拉出体外；H. 闭合直肠断端；I. 于肠腔内固定抵钉座。

护套里,并在肿瘤上方肠壁纵向打开一小口(图11-92C),将1/4碘附纱条经纵切口探入乙状结肠腔内。将抵钉座经纵切口置入乙状结肠腔内(图11-92D)。在纵切口上方,用直线切割闭合器将肠管裸化区切割闭合(图11-92E),并用碘附纱团消毒乙状结肠断端,至此标本完全游离于保护套中(图11-92F)。将用过的小纱布和标本一起置入保护套内。在保护套内经直肠肛门缓慢拉出,移出体外(图11-92G)。用直肠切割器闭合直肠断端(图11-92H),由于肿瘤位置高,闭合容易,往往一次切割闭合即可。将切下的直肠断端置入取物袋或者自制手套中,经12mm Trocar取出。在乙状结肠断端一角取出抵钉座连接杆(图11-92I),助手将环形吻合器经肛门置入,靠近直肠残端的左侧角旋出穿刺器。完成对接,调整结肠系膜方向,完成乙状结肠直肠端端吻合。冲洗腹腔,检查无误后,左右下腹部各放置一根引流管。

10. NOSES V式 完成常规直肠游离与淋巴结清扫后进行标本取出与消化道重建。将保护套经主操纵孔置入(图11-93A),助手经阴道用膀胱拉钩将阴道后穹隆抬起,术者用超声刀横向切开阴道约3cm,再纵向牵拉切口,扩大至5~6cm(图11-93B)。经阴道置入卵圆钳将保护套拉出体外并撑开,再经保护套将抵钉座送入腹腔(图11-93C)。在肿瘤上方乙状结肠预切线下方1cm纵向切开肠壁(图11-93D),助手用吸引器及时吸引肠内容物并用碘附纱布清洗肠腔。将抵钉座置入乙状结肠近端肠腔内,用直线切割闭合器横断乙状结肠(图11-93E)。同时,再用直线切割闭合器在肿瘤下方肠管裸化区横向切断直肠(图11-93F)。至此,直肠肿瘤及肠段完全游离于腹腔。术者与助手将标本及用过的小纱布置入保护套内,另一助手用卵圆钳在保护套内夹持住肿瘤下方肠壁断端,缓慢、匀速将肿瘤拉出体外(图11-93G)。

在乙状结肠断端一角取出抵钉座连接杆,经肛门置入环形吻合器并旋出吻合器穿刺针,将

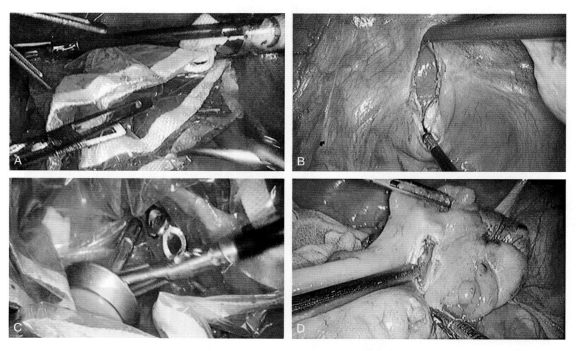

图11-93 NOSES V式标本取出及消化道重建主要操作步骤
A.经主操作孔置入保护套;B.切开阴道后穹隆;C.经保护套置入抵钉座;D.切开乙状结肠肠壁。

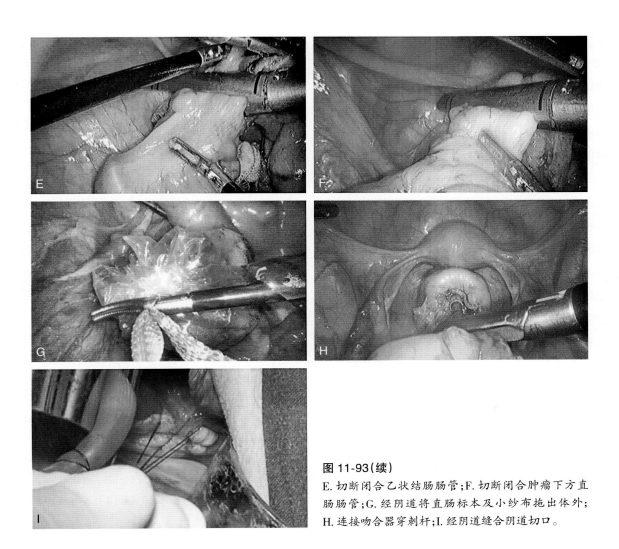

图 11-93（续）

E. 切断闭合乙状结肠肠管；F. 切断闭合肿瘤下方直肠肠管；G. 经阴道将直肠标本及小纱布拖出体外；H. 连接吻合器穿刺杆；I. 经阴道缝合阴道切口。

抵钉座与吻合器机身对接（图 11-93H），完成乙状结肠直肠端端吻合。最后进行注水注气试验再次检查吻合口通畅性，确切无出血。生理盐水或蒸馏水冲洗腹腔后，经腹或经阴道放置腹腔引流管。引流管摆放好后，排出腹腔气体关闭 Trocar 孔，充分显露阴道切口，用两把 alice 钳提起切口的前后壁，用可吸收线间断缝合即可（图 11-93I，视频 11-1）。

视频 11-1　腹腔镜直肠癌经自然腔道取标本手术

五、总结与展望

仅短短几年的时间里，NOSES 在微创领域从星火之光迅速发展为燎原之势，并成为我国结直肠肿瘤外科治疗的主要方式之一。这一点也充分证明，NOSES 是微创时代走到一定阶段所带来的必然产物，更是医师与患者共同追求的目标和方向。

目前，结直肠 NOSES 相关研究虽然逐年增多，但多数研究结果的证据等级不足。因此推荐开展大样本、多中心、前瞻性的 RCT 临床研究，得出更多高级别循证医学证据，来全面评估 NOSES 的近期和远期疗效，进而得出更加科学可信的结论。结直肠 NOSES 的主要临床研究方向包括术中及术后并发症发生率、手术病理标本的评价、患者术后恢复情况、术后生活质量评价(包括疼痛评分、肛门功能、生理功能、家庭功能和心理状态等)、肿瘤局部复发率、无病生存期和总生存时间,以及 NOSES 的卫生经济学评价。

目前,结直肠腹腔镜技术已广泛开展,多数外科医师均具有良好的腹腔镜手术经验,这为 NOSES 开展提供了有利的基础和保障。对于 NOSES 的未来发展,我们仍有很多工作要继续加强完善,包括开展高质量临床研究、研发手术配套的器械设备、注重手术开展的科学规范性、加强技术培训和质量控制等,也只有通过理论体系和技术细节等多方面的不断提高,NOSES 才能有更顽强的生命力,从而更好地服务于医师、造福病患。

（王锡山　关旭）

参考文献

[1] MILES W E. A method of performing abdomino-perineal excision for carcinoma of the rectum and of the terminal portion of the pelvic colon(1908)[J]. CA Cancer J Clin, 1971, 21(6):361-364.

[2] CURTIS N J, FOSTER J D, MISKOVIC D, et al. Association of surgical skill assessment with clinical outcomes in cancer surgery[J]. JAMA Surg, 2020, 155(7):590-598.

[3] PRYTZ M, ANGENETE E, BOCK D, et al. Extralevator abdominoperineal excision for low rectal cancer—extensive surgery to be used with discretion based on 3-year local recurrence results: A registry-based, observational national cohort study[J]. Ann Surg, 2016, 263(3):516-521.

[4] KLEIN M, FISCHER A, ROSENBERG J, et al. Extralevatory abdominoperineal excision(ELAPE)does not result in reduced rate of tumor perforation or rate of positive circumferential resection margin: a nationwide database study[J]. Ann Surg, 2015, 261(5):933-938.

[5] NAGTEGAAL I D, VAN DE VELDE C J, MARIJNEN C A, et al. Low rectal cancer: a call for a change of approach in abdominoperineal resection[J]. J Clin Oncol, 2005, 23(36):9257-9264.

[6] FITZGERALD T L, BRINKLEY J, ZERVOS E E. Pushing the envelope beyond a centimeter in rectal cancer: oncologic implications of close, but negative margins[J]. J Am Coll Surg, 2011, 213(5):589-595.

[7] HAN J G, WANG Z J, WEI G H, et al. Randomized clinical trial of conventional versus cylindrical abdominoperineal resection for locally advanced lower rectal cancer[J]. Am J Surg, 2012, 204(3):274-282.

[8] DIXON C F. Anterior resection for malignant lesions of the upper part of the rectum and lower part of the sigmoid[J]. Ann Surg, 1948, 128:425-442.

[9] HEALD R J, HUSBAND E M, RYALL R D. The mesorectum in rectal cancer surgery: the clue to pelvic recurrence?[J]. Br J Surg, 1982, 67:757-761.

[10] RULLER E, LAURENT C, BRETAGNOL F, et al. Sphincter-saving resection for all rectal carcinomas-The end of the 2-cm distal rule[J]. Ann Surg, 2005, 241:465-469.

[11] LYTTLE J A, PARKS A G. Intersphincteric excision of the rectum[J]. Br J Surg, 1977, 64:413-416.

[12] 王锡山. 结直肠肿瘤经自然腔道取标本手术专家共识(2019版)[J]. 中华结直肠疾病电子杂志, 2019, 8(4):336-342.

[13] 王锡山. 腹盆腔肿瘤经自然腔道取标本手术学[M]. 北京:人民卫生出版社, 2019.

[14] HAN J G, WANG Z J, QIAN Q, et al. A prospective multicenter clinical study of extralevator abdominoperineal resection for locally advanced low rectal cancer[J]. Dis Colon Rectum, 2014, 57(12):1333-1340.

[15] PRYTZ M, LEDEBO A, ANGENETE E, et al. Association between operative technique and intrusive thoughts on health-related Quality of Life 3 years after APE/ELAPE for rectal cancer: results from a national Swedish cohort with comparison with normative Swedish data[J]. Cancer Med, 2018, 7(6):2727-2735.

[16] YANG W,HUANG L,CHEN P,et al. A controlled study on the efficacy and quality of life of laparoscopic intersphincteric resection(ISR)and extralevator abdominoperineal resection(ELAPE)in the treatment of extremely low rectal cancer[J]. Medicine(Baltimore), 2020,99(22):e20245.

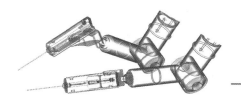

第十二章

机器人直肠癌根治术

第一节　机器人辅助直肠低位前切除术

机器人在结直肠肿瘤中的应用越来越广泛。相较传统腹腔镜手术,机器人具有许多固有优势,如高清、稳定的 3D 视野,灵活、可旋转 540°的机器人机械臂腕部结构等,使其在进行盆腔深在组织显露、分离等操作中更为精准,这可能转化为技术和功能上的优势,从而使患者获益。有研究表明,对比腹腔镜直肠切除术,机器人手术在术后短期结局方面与其相当,并且具有中转开腹率更低的优势。在长期肿瘤学预后方面,仍有待 RCT 研究提供更多循证医学证据。郑州大学第一附属医院结直肠外科自 2014 年开展机器人结直肠切除术以来,目前手术量已超过 800 例,术式包括机器人辅助 Dixon、APR、ISR、左右半结肠切除、横结肠癌根治切除、全结直肠切除及直肠固定术等常见的结直肠切除术。本章内容结合科室临床实践,从技术细节层面,简述机器人辅助直肠低位前切除术。

一、适应证与禁忌证

随着技术的成熟和经验的积累,不论直肠癌的部位、分期及有无邻近脏器受侵、有无腹部手术史、BMI 大小等,几乎所有的直肠癌都适合机器人辅助手术。有学者认为机器人的机械臂可能会压迫或损伤腹主动脉瘤或髂总动脉瘤,这部分患者应禁忌行机器人手术。对处于手术学习曲线内的术者,需要严格选择患者,以保证手术安全性。对于 cT_3 期和/或 N_+ 期以上的中低位局部进展期直肠癌,应按照《中国结直肠癌诊疗规范(2023 版)》及《NCCN 直肠癌临床实践指南》进行术前新辅助治疗。

二、体位与 Trocar 放置

C 为镜头孔,位于脐部右上约 3cm 处;R1 为机械臂 8mm 操作孔,位于麦氏点处,连接单极电剪或超声刀;R2 为机械臂 8mm 操作孔,位于左侧腋中线肋缘下 2~3cm 处,连接双极电凝,位置约高于镜头孔,便于 No.253 组淋巴结清扫;A 为辅助孔,与 C、R1 及 R2 呈弧形排列,各孔间距大于 8cm,尺寸均应以气腹后有张力的情况下为准。笔者所在中心较多采取此种 Trocar 布局,对于需要游离脾曲或者狭窄骨盆患者,亦可在左下腹置入第三机械臂。对于第三代机器人 Si 系统或者第四代机器人 Xi 系统 Trocar 孔布置,可参照《机器人结直肠癌手术中国专家共识(2020 版)》(图 12-1~图 12-3)。患者取改良截石位,调整为头低足高,右倾卧位。可适当降低患者左腿高度,以防止与机械臂碰撞。

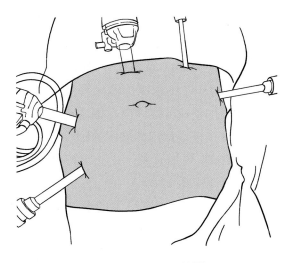

图 12-1　Trocar 位置

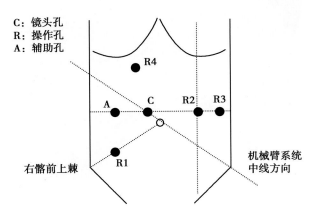

C:镜头孔
R:操作孔
A:辅助孔

图 12-2　机器人 Si 系统直肠癌根治术 Trocar 位置

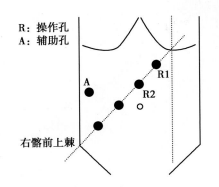

R:操作孔
A:辅助孔

图 12-3　机器人 Xi 系统直肠癌根治术 Trocar 位置

三、手术步骤与解剖要点

1. 机器人对接　机器人对接如图 12-4、图 12-5 所示。机械臂与 Trocar 连接时注意调整高度,动作柔和,避免向上提拉 Trocar。机械臂固定后,不可再移动患者体位或手术床。采取头低足高体位,使大网膜、中段小肠及其系膜移动到肝区,可以将腹腔镜纱布放在小肠系膜根部左侧,尽量显露十二指肠水平部、IMA 根部及 IMV 近胰腺下缘段,以防在进行 IMA 根部淋巴结清扫及离断 IMA 和 IMV 过程中出现视野干扰,从而影响手术进程并可能造成手术副损伤(图 12-6)。为了之后游离直肠时有良好的视野,可以在男性精囊腹侧腹膜,女性子宫底部使用 3-0 荷包线或者 2-0 微乔线缝合悬吊,从耻骨联合上方引导至体外牵拉固定(图 12-7)。

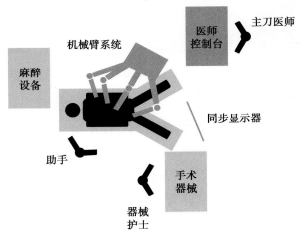

图 12-4　机器人 Si 系统直肠癌根治术机械臂布置及对接

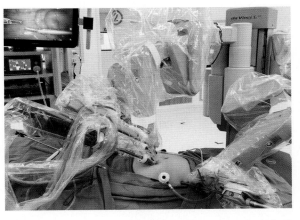

图 12-5　机械臂从患者左下肢外侧进入,进入角度位于镜头孔与左侧髂前上棘连线延长线上

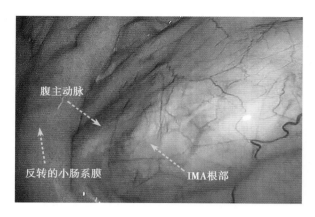

图 12-6 IMA 根部的显露

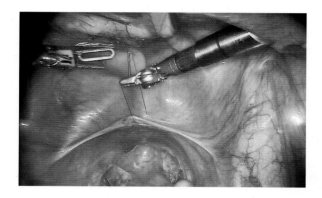

图 12-7 使用荷包线悬吊盆底腹膜,使盆腔内具有良好的视野

2. IMA 和 IMV 的解剖 IMA 和 IMV 的解剖过程建立在层面游离的基础上,首先需要进入正确的解剖间隙,即左侧 Toldt's 间隙。笔者常采用传统中间入路方式,自骶骨岬水平 IMA 投影处切开腹膜,进入左侧间隙并分别向头侧及尾侧拓展。2 号臂上提直肠系膜,自 A1 孔进入抓钳或吸引器反向牵拉,电剪或者超声刀切开腹膜,待气体充盈间隙后逐步游离(图 12-8)。

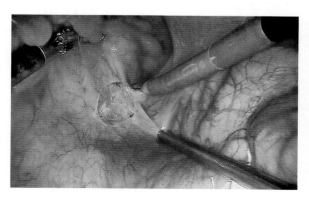

图 12-8 2 号臂与吸引器形成对抗牵引,切开腹膜

向头侧游离,显露 IMA 根部,此时可见到左、右腰内脏神经分布于 IMA 根部两侧,注意保护。使用电剪打开 IMA 血管鞘并向远心端游离,距 IMA 根部约 5mm 处离断(图 12-9、图 12-10)。机器人的单极电剪可以弯曲,相对于腹腔镜,更容易处理 IMA 左侧的血管鞘并保护左侧神经。IMV 一般位于 IMA 外侧约 2cm 处,IMV 的背侧即为左侧输尿管。离断 IMA 后进一步向左侧拓展间隙即可显露 IMV 及输尿管,在离断 IMA 同一水平离断 IMV,注意保护输尿管及生殖血管(图 12-11、图 12-12),继续向左侧游离至结肠旁沟。笔者所在科室常规开展术前吲哚菁绿肿瘤旁黏膜下注射,更加有利于中央淋巴结的完整清扫(图 12-13、图 12-14)。图 12-15、图 12-16分别展示近红外模式下绿染的淋巴结和肿瘤位置。

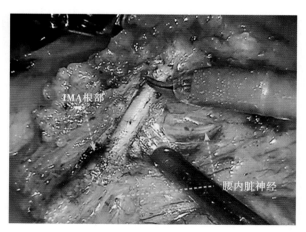

图 12-9 显露 IMA 根部,电剪一侧贴近 IMA 完成裸化
IMA. 肠系膜下动脉。

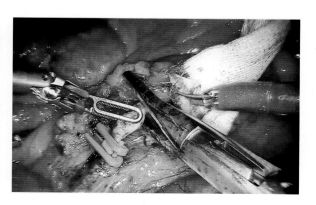

图 12-10 使用可吸收生物夹夹闭后切断 IMA

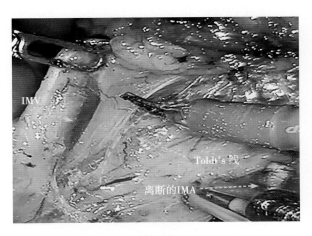

图 12-11 离断 IMA 后拓展间隙,显露 IMV,完成 No.253 组淋巴结清扫

IMA.肠系膜下动脉;IMV.肠系膜下静脉。

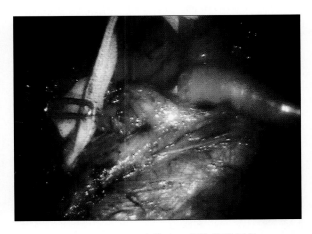

图 12-14 近红外模式下绿染的淋巴结

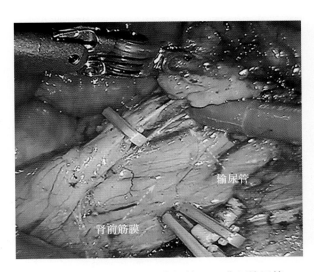

图 12-12 离断 IMV,注意保护 IMV 背侧输尿管

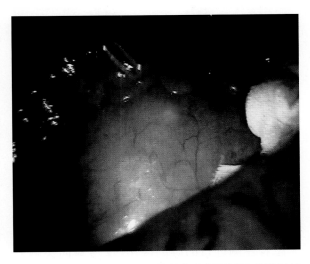

图 12-15 近红外模式下绿染的向中枢侧引流的淋巴结

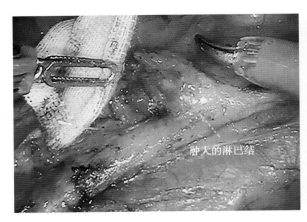

图 12-13 白光模式下肿大的淋巴结

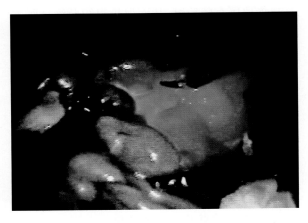

图 12-16 绿染区域为近红外模式下肿瘤的位置

3. **外侧的游离** 自内侧充分游离拓展平面后,可以很容易地切开降结肠旁沟腹膜,使外侧游离与内侧入路相交通,继续向头侧游离,对于新辅助放化疗后的患者,因为需要切除更多的近段结肠,需要游离到脾曲,以便无张力完成肠管吻合(图 12-17)。

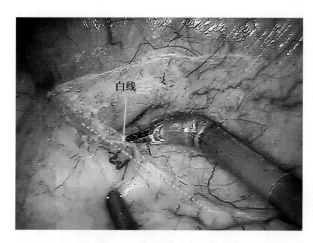

图 12-17 2号臂向内侧牵拉乙状结肠,保持张力,充分弯曲单极电剪的关节,垂直游离面切开腹膜

4. **直肠后间隙的游离** 直肠游离的顺序一般为后壁、前壁及侧壁。前壁及后壁都有明确的膜间隙,侧壁因为有直肠中动脉贯穿盆壁以及直肠系膜,没有很好的游离层面。在直肠后间隙游离的过程中应尽可能直达左侧盆腔侧壁,以减少从患者左侧进行的解剖操作。2号臂向头侧上举直肠系膜,对于组织比较脆弱或者脂肪较少及骶前间隙较陡峭的病例,可以使用腹腔镜纱布折叠起来顶压直肠后壁,从而保护组织及维持张力(图 12-18)。使用适当的张力就可以显露直肠深筋膜与腹下神经前筋膜之间的疏松结缔组织,靠近直肠深筋膜,电剪可以左右摆动快速向骶前间隙游离推进。在此过程中,注意保护腹下神经前筋膜、双侧腹下神经及下腹下丛(图 12-19)。直肠后间隙的游离终点根据肿瘤位置而定,对于中低位直肠癌行 TME,高位直肠癌行肿瘤相关系膜切除。

5. **直肠前壁及侧壁的游离** 在完成直肠双侧腹膜游离后即进入直肠前间隙的游离。对于

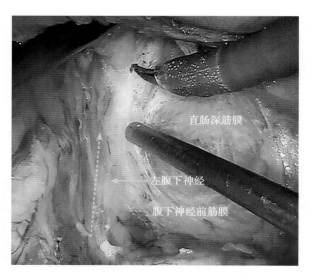

图 12-18 在直肠深筋膜与腹下神经前筋膜之间向足侧游离

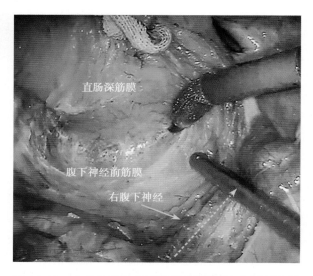

图 12-19 电剪尖端垂直于游离面使切开组织更加高效且没有热损伤

女性患者,于腹膜反折最低位切开进入腹膜会阴筋膜前间隙,在其以远约5cm处离断腹膜会阴筋膜前叶进入腹膜会阴筋膜后间隙;对于男性患者,应于腹膜反折上方约1cm处切开,在精囊尾部约5mm处呈倒U形弧形切开腹膜会阴筋膜前叶。目的在于一方面保护双侧NVB,从而保留自主神经功能;另一方面可以扩大盆底空间及视野(图 12-20、图 12-21)。

以左侧壁及左前壁间隙游离为例,离断腹膜会阴筋膜前叶进入腹膜会阴筋膜后间隙后继

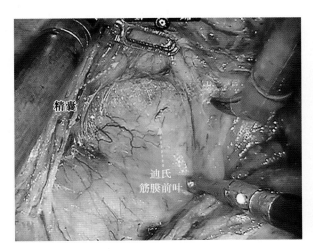

图 12-20　自右向左切开腹膜会阴筋膜前叶

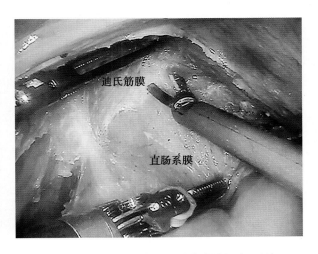

图 12-22　此处腹膜会阴筋膜腹侧即为 NVB

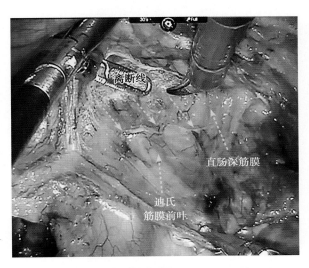

图 12-21　男性患者，距腹膜反折 5cm 处离断腹膜会阴筋膜前叶进入腹膜会阴筋膜后间隙

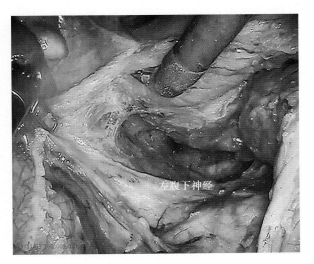

图 12-23　2 号臂向外牵拉左腹下神经，1 号臂向肛侧及腹侧游离，避免下腹下丛的损伤

续向右前及左前间隙游离，在其 2 点及 10 点位置即双侧 NVB 位置常可见到被白色纤维组织覆盖（图 12-22），这层白色组织即腹膜会阴筋膜前叶，若切除则可能造成 NVB 损伤。在游离左侧方时，第 1 辅助孔插入肠钳向右侧及头侧牵拉直肠及其系膜，2 号臂向外侧推挤左腹下神经及左盆壁，形成良好张力，很容易向足侧推进并保护好腹下神经及下腹下丛（图 12-23）。同法可完成右侧壁及右前壁间隙的游离。

6. 直肠远端的裸化及系膜裁剪　确定肿瘤位置后，按 TME 或者 TSME 原则标记预切除远端肠管位置。2 号臂向背侧及头侧下压直肠，助手经第 1 辅助孔插入吸引器或抓钳向右下方牵

拉直肠系膜，1 号臂转动电剪，使其尖端垂直于肠壁切除系膜，注意避免肠壁损伤（图 12-24）。在直肠前壁、右侧壁及右后壁完成裸化后，很容易完成直肠左侧壁的游离。经第 1 辅助孔插入抓钳向右下方头侧牵拉血管蒂，经第 2 助手孔插入肠钳向左下方腹侧牵拉直肠，2 号臂上提 IMV 外侧结肠系膜，形成三角牵拉，分别离断左结肠动脉、第 1 支及第 2 支乙状结肠动、静脉，注意勿损伤边缘血管弓（图 12-25）。

7. 离断直肠　离断直肠前，常规使用肝门阻断带或者 LigaSure 结扎和闭合直肠，经肛门冲洗肠腔后使用可弯曲直线切割闭合器离断直肠；通常使用蓝色钉仓，但如果肠壁较厚也可使用绿

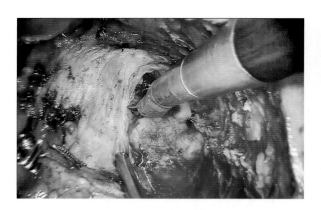

图 12-24 肿瘤以远直肠壁的裸化

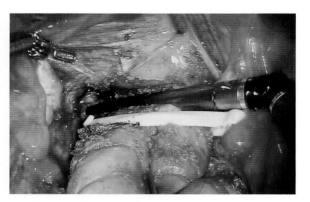

图 12-26 阻断肠腔,垂直于肠壁长轴离断直肠

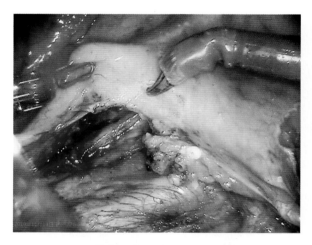

图 12-25 裁剪系膜,注意不要损伤边缘血管弓

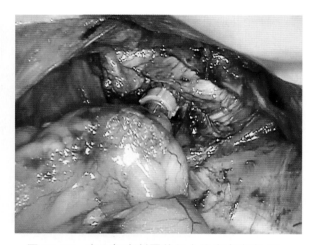

图 12-27 中心杆穿刺器从闭合线中点穿出,完成和抵钉座对接

色钉仓。注意阻断肠腔要彻底,以防脱落的肿瘤细胞遗留在闭合线内从而造成吻合口复发。另外,应垂直于肠壁长轴离断,此时要求 2 号臂向头侧牵拉阻断带,经第 1 辅助孔插入闭合器将肠壁含入钉仓内,调整角度,同时 1 号臂将肠壁向右侧推挤,加压 20 秒后击发离断直肠壁(图 12-26)。

8. 重建 撤除机器人后取下腹正中或耻骨上横切口,用切口牵开器保护切口。确保肠管断端距肿瘤大于 10cm,继续裁剪肠系膜。确保吻合无张力及良好的血运。放好抵钉座后,重建气腹完成吻合。吻合时有两个要求:第一是吻合器中心杆穿刺器需从闭合线中点或者交叉点穿出(图 12-27);第二是中心杆和抵钉座对接时最好使近端肠管的系膜偏向一侧从而减少吻合张力(图 12-28)。吻合完毕后需进行测漏试验,视吻

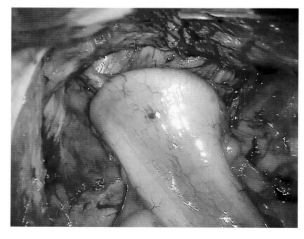

图 12-28 为减少张力,吻合时近端肠管的肠系膜偏向一侧

合口高度完成经腹或经肛吻合口加固。骶前留置一根引流管,不常规留置肛管,缝合切口,手术完毕(视频 12-1)。

视频 12-1　机器人 Dixon 术

（袁维堂　连玉贵）

第二节　机器人腹会阴联合切除术

腹会阴联合切除术（APR），又称 Miles 手术，是低位直肠、肛管恶性肿瘤的标准术式。1908年 Miles 首先报道了 APR 手术方式，手术的具体方法包括经腹游离直肠、乙状结肠腹壁造口，经会阴部切除直肠。APR 手术范围通常包括肛提肌、坐骨直肠窝脂肪和会阴部皮肤，主要原则是获得阴性的环周切缘。

自 20 世纪 80 年代 Heald 提出并推广 TME，以及外科吻合技术的提高，直肠 APR 的比例逐渐下降。Mella 统计了英国的直肠癌 APR 比例，从 20 世纪 70 年代的 90%，下降至 20 世纪 90 年代的 37%。随着直肠癌手术技术的提高及手术器械的更新，腹腔镜手术、机器人手术技术日益广泛的应用，中低位直肠癌保肛手术的比例逐渐提高，但腹会阴联合切除术仍是低位直肠癌和肛管恶性肿瘤的标准选择。复旦大学附属中山医院自 2010 年 9 月至 2017 年 6 月，共计开展机器人直肠手术 1 145 例，其中 227 例为机器人APR，占比为 19.8%。

机器人直肠 APR 手术过程与常规腹腔镜手术类似，但具有操作稳定、视野立体、术者消耗小等优点，狭小空间的操作及缝合的便利性，使其在盆腔手术中具有更大的优势。

机器人 APR 的疗效分析显示，减少手术创伤是机器人技术优势的直接体现，也是机器人手术的主要优势所在。既往的大量研究显示，机器人手术可显著减少术中损伤、术中出血，降低中转开腹率等；促进术后恢复，减少术后并发症，缩短住院时间，改善术后排尿功能及性功能，提高术后生活质量。

复旦大学附属中山医院开展了比较机器人与腹腔镜和开腹 APR 治疗效果的单中心 RCT研究，共纳入 520 例患者，按 1∶1∶1 分配，结果显示，与腹腔镜和开腹手术相比，机器人 APR 手术并发症发生率明显降低（机器人 16.1% vs. 腹腔镜 27.2% vs. 开腹 34.1%），术中出血量少，胃肠道功能恢复快，术后排尿功能与性功能改善明显，因此机器人手术在直肠 APR 中有望得到更多的应用。

一、适应证与禁忌证

1. **适应证**　机器人 APR 的适应证与传统腹腔镜手术类似。

（1）早期低位直肠癌或肛管恶性肿瘤。

（2）病变范围较局限，尚未侵犯至周围组织的进展期低位直肠癌或肛管恶性肿瘤。

（3）ASA 评分≤3 分。

2. **禁忌证**

（1）不能耐受全身麻醉，如严重心、肺、肝等脏器功能不全。

（2）严重凝血功能障碍。

（3）合并肠梗阻伴明显腹胀。

（4）腹盆腔广泛粘连、机器人手术系统下清扫困难。

（5）肿瘤穿孔合并急性腹膜炎。

（6）身体衰竭，大量腹水、内出血或休克等。

（7）合并妊娠。

（8）BMI>40kg/m² 的严重肥胖者，目前无加长的机器人手术穿刺器及手术器械。

二、术前准备

（一）结直肠癌的术前评估和术前准备

详见第六章。

（二）患者准备

术前肠道准备，术前 1 天流质饮食，服用液状石蜡 300ml 或者口服聚乙二醇电解质溶液清洁肠道;术前备皮,清洁腹部、腹股沟及会阴部皮肤;麻醉诱导期预防性应用抗生素。麻醉一般采用气管内插管全身麻醉,并留置导尿管,必要时放置鼻胃管;其他术前准备按照常规手术进行。

(三)器械准备

机械臂使用专门设计的配套器械,助手可采用传统的腹腔镜器械;机械臂所持器械包括热剪(单极电剪)、电钩、超声刀、无损伤抓钳、带双极电凝的无损伤抓钳,带双极电凝的马里兰抓钳,抓持牵开器;助手所持器械包括腹腔镜无损伤肠钳,剪刀、冲洗吸引器、超声刀或 5mm LigaSure、hem-o-lock 钳、施夹钳、直线切割闭合器;开放造口及会阴部手术操作部分使用常规开腹手术器械;机械臂专用的一次性无菌套。

(四)机器人系统准备

1. 机器人系统开机自检。

2. 检查器械是否齐全,检查器械完整性及功能,特别需检查机械臂运动是否灵活,专用器械的可转腕有无活动异常,剪刀、抓钳等开合是否正常。

3. 机械臂安装专用的一次性无菌套。

4. 机器人专用镜头连接光源,行白平衡,对焦记忆 3D 校准,应用热水(不超过 55℃)加温,防止起雾。

5. 注意调整手术台四周及上方设备,妥善固定设备供电线,避免影响机械臂活动。

6. 若操作过程中发现机械臂有相互磕碰,应及时调整机械臂位置。

7. 主刀医师可以通过控制台上的屏幕显示调整主控制台目镜的高度及倾斜角度、手臂支撑架高度等。

三、体位与 Trocar 放置

(一)体位

采取改良的膀胱截石位,便于腹部和会阴

部操作。麻醉后,套弹力袜或抗栓裤,下移患者,使之尾骨超过背板下沿,显露骶尾部。两腿分开,右腿略低,双臂置于身侧,固定身体。头低足高 30°,行机器人腹腔内操作时右倾 15°。大腿外展 60°~80°,弯曲 30°~40°,相较开腹手术常规截石位,改良截石位腿部弯曲略低,避免机械臂与肢体碰撞,保证机械臂的活动空间。

(二) Trocar 数量和位置

手术常用 4~5 枚 Trocar,镜头孔 C,机械臂操作孔 R1、R2、R3,辅助孔 A(图 12-29)。

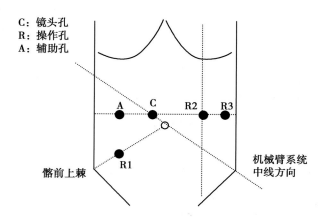

图 12-29 机器人直肠 APRTrocar 位置

1. **镜头孔 C** 12mm,置于脐右上方 3~4cm 处。

2. **机械臂操作孔 R1** 8mm,置于右侧麦氏点,即脐与右髂前上棘连线外 1/3 处。

3. **机械臂操作孔 R2** 8mm,置于左锁骨中线,平镜头孔处。

4. **机械臂操作孔 R3** 8mm,置于左腋前线,平镜头孔处,若患者操作条件好,操作臂 R3 安装非必须。

5. **辅助孔 A** 5mm 或 12mm,置于过机械臂操作孔 R1 的垂线,平镜头孔处,主要用于助手操作。

镜头孔的位置相对固定,其余 Trocar 位置依据肿瘤部位、患者体型及术者习惯进行调整,注意保持操作中心在肿瘤部位。原则上 Trocar 尽量拉开距离,相邻 Trocar 间距 8~10cm,避免机械臂交叉磕碰或者互相干扰。尺寸均应以气腹后有张力的情况下为准。

（三）探查

建立气腹,气腹压力为 8~15mmHg(1mmHg=0.133kPa)。可使用腹腔镜或机器人镜头进行腹腔探查。探查中若发现有影响 Trocar 安放的组织粘连,必须先使用腹腔镜器械进行松解,并调整体位,充分显露手术部位,明确机器人手术操作可行后,再连接机器人手术系统。

（四）机器人手术系统的连接

机器臂系统安置于患者左侧,中线与镜头孔 C 和左髂前上棘的连线重合,各机械臂采取"环抱"姿态:镜头臂居中,两侧器械臂关节向外充分伸展,器械臂上方数字应正对前方,避免交叉磕碰(图 12-30)。机械臂与 Trocar 连接时主要调整高度,避免提拉。一旦机械臂固定后,不可再移动患者体位或手术床位置。

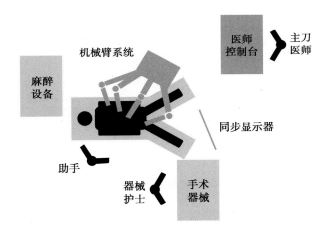

图 12-30　机器人 APR 的手术室布局

四、手术步骤与解剖要点

一般建议采用中间入路手术,若为女性患者,一般考虑行子宫悬吊以改善手术视野。可利用机器人缝合优势,将子宫体部缝合固定于盆底腹膜前壁,一般固定左右两侧;手术结束前需解除子宫悬吊并止血(图 12-31)。男性患者有时候也可悬吊膀胱表面腹膜以改善手术视野。助手在辅助孔应用无损伤肠钳将小肠、大网膜等向上推移至右季肋区或上腹部,向上外侧牵拉直肠

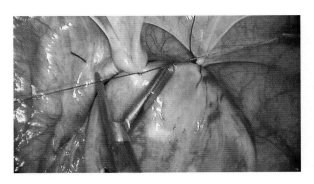

图 12-31　悬吊子宫

和乙状结肠与后腹膜交界的肠系膜,辨别腹主动脉分叉处,显露出肠系膜下血管根部。部分情况可应用腹腔镜纱布推挡肠管,以免副损伤。

1. **分离肠系膜下血管**　总体遵循 TME 手术原则。助手或者机器人 2 号臂提起乙状结肠和直肠上段系膜,应用 1 号臂电剪刀或者电钩于骶骨岬平面自黄白交界线切开右侧腹膜,沿直肠深筋膜和盆侧壁腹膜交界处切开。向上分离 Toldt's 间隙后,助手牵拉乙状结肠系膜并形成一定的张力,继续分离裸化肠系膜下动脉根部,清扫血管根部淋巴脂肪组织,D3 清扫,在距离根部 2cm 离断,或者保留左结肠动脉后离断直肠上动脉和乙状结肠动脉,钳夹切断;继续裸化肠系膜下静脉,清扫其周围淋巴脂肪组织,钳夹切断。若根部无明显肿大淋巴结,保留左结肠动脉有利于保证乙状结肠的血供,有利于造口血供的保留;若根部有肿大淋巴结,则建议肠系膜下动脉根部分离离断,以保证淋巴结清扫完整性。对于高龄,合并动脉硬化、糖尿病等血栓形成危险因素的患者,优先考虑保留左结肠动脉(图 12-32~图 12-34)。解剖要点:TME 要求从肠系膜下动脉血管根部离断肠系膜下血管,而肠系膜下丛从根部包绕肠系膜下动脉,形成上腹下丛,过高的结扎水平会损伤该神经。一般建议距离根部 2cm 结扎肠系膜下动脉。由于肠系膜下丛走行至骶骨岬下方分为左、右腹下神经前的一段神经丛非常纤细,容易与 Toldt's 筋膜的纤维丝混淆,平面不容易判断,故一般建议进入 Toldt's 间隙后先向尾侧游离,直至进入正确的直肠后间

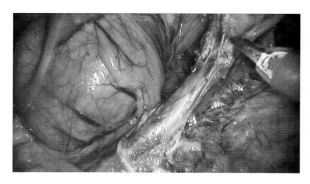

图 12-32 分离肠系膜下血管根部

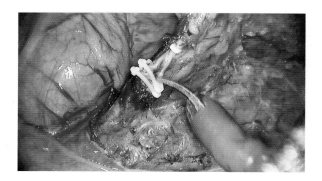

图 12-33 离断肠系膜下动脉

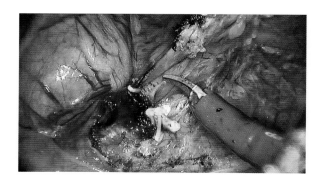

图 12-34 离断肠系膜下静脉

隙,游离直肠后间隙并越过中线后,再转头游离头侧间隙,这样相对容易寻得正确的间隙。

2. 游离直肠后间隙 沿直肠后壁深筋膜外侧间隙锐性分离后进入骶前间隙。沿骶前间隙继续向下锐性分离,注意牵拉后为疏松结缔组织,扩大直肠后间隙后继续向头侧分离。注意保持解剖平面为 Toldt's 筋膜浅层,若不能维持该平面,则容易损伤深层的输尿管和生殖血管,注意仔细辨别一切可疑的管道,以免误伤。大多数输尿管损伤在术中不易发现,术中若遇出血切忌慌忙止血,避免大块钳夹或电灼,建议应用纱布

压迫后仔细辨别出血位置后再止血。由于机器人屏幕有放大效应,很多小出血可以依靠纱布压迫止血(图 12-35、图 12-36)。解剖要点:乙状结肠系膜与直肠系膜连续,借 Toldt's 筋膜依附于后腹膜,结直肠系膜是属于"完全后腹膜外"的,在结直肠手术中,正确进入该"神圣平面"可不破坏腹膜下筋膜后叶,完整显露系膜床,即可实现对神经血管的完整保护。骶前筋膜由两层筋膜构成,骶前筋膜前叶为腹下神经前筋膜,位于直肠深筋膜之后,覆盖双侧腹下神经。在 S4 椎体下方,腹下神经前筋膜和直肠深筋膜融合,构成直肠骶骨筋膜。骶前筋膜后叶位于腹下神经之后,向下延续为肛提肌筋膜。

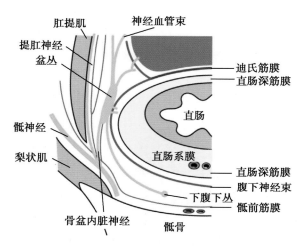

图 12-35 直肠周围的筋膜结构

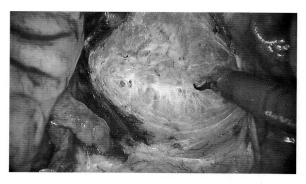

图 12-36 分离直肠后间隙

3. 游离侧腹膜 沿左侧腹壁与乙状结肠系膜的黄白交界线切开,进入后腹膜 Toldt's 间隙,向内侧游离,与从右侧游离的 Toldt's 间隙贯通。若乙状结肠较短,必要时需游离脾曲。解剖要

点:注意保持 Toldt's 筋膜浅层完整,其间左侧腰大肌、左髂总动脉及跨越左髂总动脉上方的左侧输尿管均隔薄膜可见。

4. 游离直肠前方间隙(腹膜会阴筋膜) 一般在腹膜反折上方 1cm 打开腹膜反折(膜桥),男性为直肠膀胱陷凹,女性为直肠子宫陷凹,进入腹膜会阴筋膜前间隙。男性患者显露两侧精囊及前列腺为界,注意尽量保护两侧精囊包膜完整,避免损伤精囊,女性以子宫颈和阴道穹窿为界,此间隙较小,注意避免分离过深损伤神经血管束容易引起出血或功能障碍,两侧神经血管束位于腹膜会阴筋膜前叶前外侧,分离过浅容易破坏直肠壁的完整性,甚至导致直肠术中穿孔,直肠环周切缘的阳性与局部复发相关。男性在精囊远端 0.5~1cm 处,女性在距离腹膜反折下方 5cm 横断腹膜会阴筋膜前叶,进入腹膜会阴筋膜后间隙,继续向下游离至肛提肌水平。女性患者在直肠前壁和阴道后壁之间锐性分离,游离至肛提肌水平(图 12-37、图 12-38)。解剖要点:腹膜会阴筋膜为双层膜结构,包括腹膜会阴筋膜前叶及后叶,腹膜会阴筋膜后叶即直肠深筋膜。男性在精囊与前列腺交界水平,腹膜会阴筋膜前叶向两侧大致分为三层:前层向前与前列腺被膜融合,参与构成前列腺被膜;中层向两侧逐渐消失并包绕腹膜会阴筋膜两侧并附着于盆壁筋膜;后层与腹下神经前筋膜移行并包绕直肠深筋膜。其中腹膜会阴筋膜前叶和腹膜下筋膜深叶之间

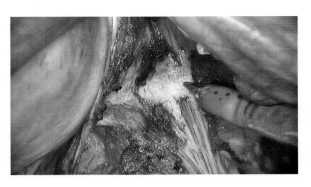

图 12-38 分离直肠前间隙(女性)

为腹膜会阴筋膜前间隙,腹膜会阴筋膜前叶和直肠深筋膜之间为腹膜会阴筋膜后间隙。

5. 游离直肠骶骨筋膜和直肠两侧间隙 继续应用电剪刀或者电钩沿骶骨前间隙向下游离,离断直肠骶骨筋膜,分离至肛提肌水平,应用电剪刀或电钩切开右侧盆侧壁腹膜至腹膜反折处。同理切开左侧盆侧壁腹膜,游离直肠左侧壁,至腹膜反折水平。操作顺序根据不同术者习惯,可选择"后侧—两侧—前侧"或"后侧—前侧—两侧"(图 12-39~图 12-41)。解剖要点:直肠骶骨筋膜是腹下神经前筋膜与直肠深筋膜相融合形

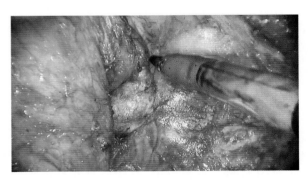

图 12-39 游离直肠后间隙至直肠骶骨筋膜

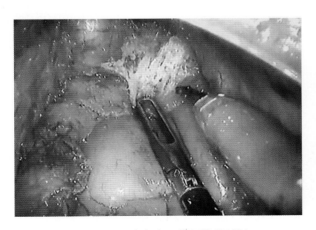

图 12-37 分离直肠前间隙(男性)

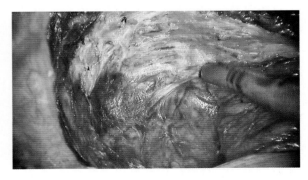

图 12-40 游离直肠左侧间隙

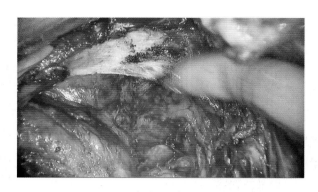

图 12-41 游离直肠右侧间隙

成的致密韧带样组织,融合水平一般位于肛门直肠角上方3~5cm。充分游离直肠前后间隙之后,侧方间隙自上而下的距离大大缩短。这个区域直肠深筋膜和腹下神经前筋膜之间的"神圣平面"有直肠神经丛呈网状弥漫样穿过,并分割成多个小间隙。在中段直肠,下腹下丛发出的直肠支穿过直肠环周筋膜,构成了所谓"侧韧带",但此结构中未见明显的韧带样结构。"侧韧带"为盆腔筋膜外组织,含有髂内动、静脉及其分支,骨盆神经丛及其分支。直肠中动脉是髂内动脉末端分支之一,出现率约为20%。下腹下丛在骶前筋膜后方走行,约在骶骨岬水平分为相对粗大的左右两支腹下神经,行走4~5cm后紧贴直肠"侧韧带"。该间隙常非常致密,若分离较深容易损伤下腹下丛及其分支,若分离较浅则容易破坏直肠系膜完整。在S₄水平以上,骶前筋膜前叶向两侧走行,与腹膜会阴筋膜前叶后层延续,直肠深筋膜与骶前筋膜之间为"神圣平面",此结构容易分离。而S₄以下,直肠后方在直肠骶骨筋膜被切断后为融合筋膜,两侧方间隙下半部也为直肠深筋膜和腹下神经前筋膜的融合筋膜,故自下而上分离两侧直肠侧方间隙比较困难,强行分离容易损伤下腹下丛,两侧融合筋膜在侧方上半部分开为直肠深筋膜和腹下神经前筋膜,分离直肠前后间隙后,再自上而下分离直肠两侧间隙操作更安全。游离直肠侧壁时常需靠近直肠系膜,一般距直肠系膜1~2cm范围内。需要根据肿瘤位置、侵犯深度、局部淋巴结转移情况决定手术策略,如肿瘤侵犯浆膜或侧韧带有淋巴结转

移可能,可行一侧保留或者部分保留盆腔自主神经。

6. 裸化肠管,离断肠管并拖出 分离直肠系膜,清除肠系膜下血管根部淋巴脂肪组织,保留乙状结肠血管弓,助手应用超声刀或者LigaSure分离直肠系膜至乙状结肠,应用腹腔镜直线切割闭合器在肿瘤近端至少15cm上方离断乙状结肠,近端备拖出行乙状结肠造口,远端备会阴部手术自会阴部移除标本。消除气腹,左下腹预定造口处切开皮肤及皮下组织,打开腹膜后,拖出离断后乙状结肠,注意勿扭曲,张力适度,备乙状结肠造口(图12-42、图12-43)。

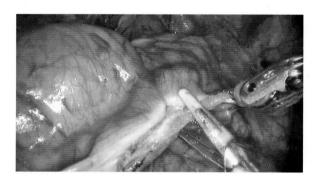

图 12-42 游离肠系膜

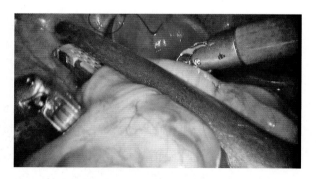

图 12-43 离断肠管

7. 会阴部手术 荷包缝合肛门,绕肛门做前后向梭形切口,两侧达坐骨结节内侧缘。如为低位直肠癌或肛管恶性肿瘤,应适当加大切口,以便将坐骨直肠窝的脂肪组织大部切除。切开皮肤及皮下组织,向前下牵引肛门,切断肛尾韧带,在尾骨直肠间伸入止血钳分开一裂隙,将左手示指从此裂隙伸入直肠后间隙与盆腔游离面

会合,引导向两侧钳夹、切断肛提肌及盆膈,切断阴部内血管的分支。由后向前直至前列腺(阴道后壁)附近。以卵圆钳伸入盆腔内,将已经游离切断的乙状结肠及直肠从骶前拉出,以利直肠前壁的分离。分离直肠前方时,将直肠向下及向一侧牵拉,切断肛门外括约肌深部向前的交叉纤维,再将一侧的耻尾肌钳夹切断,同理处理对侧。至此,肛管直肠交接处仅借耻骨直肠肌和直肠尿道肌与尿道后方相连。左手示指及中指伸入盆腔内,置于前列腺与直肠之间,向后向下稍用力抵住直肠,切断直肠前的附着肌肉,将直肠切除。在分离直肠前壁时,注意紧靠直肠隔及前列腺包膜,并随时扪摸留置导尿管的位置,避免误伤尿道球部及膜部,但不应过于紧贴直肠,以免分破直肠前壁,术中肠穿孔易污染伤口或造成肿瘤播散。骶前放置伤口引流管,关闭会阴部切口。

8. **重新建立气腹,检查,关闭盆底腹膜** 暂时夹紧会阴部伤口引流管,重新建立气腹,置入手术器械,注意需在直视下置入手术器械,尤其是因 R2 孔邻近造口肠管,置入机器人器械时常需要绕开肠管,否则容易损伤肠管或系膜血管。仔细检查腹盆腔手术创面有无出血,引流管位置是否合适,拖出肠管有无扭曲。检查完毕后,冲洗腹盆腔,建议关闭盆底腹膜恢复解剖结构,以避免肠管粘连于盆底引起肠梗阻,减少盆底积液,降低会阴部感染概率。充分利用机器人手术缝合方面的优势,应用可吸收线由远及近连续缝合关闭盆底腹膜,针距适度,为 0.5~0.8cm,注意避免留有空隙,以免肠管卡入引起内疝。建议直视下进出针,避免误伤输尿管及血管。实际操作中,并非所有的 APR 都能顺利关闭盆底腹膜,尤其是部分肥胖患者,腹膜松弛度小,残留腹膜难以关闭,或只能勉强关闭但张力较高,这些情况下不建议勉强关闭盆底腹膜,以防术后缝合处裂开引起内疝。术中分离乙状结肠内外侧腹膜时,建议尽量保留部分腹膜以便于关闭盆底腹膜(图 12-44、图 12-45,视频 12-2)。

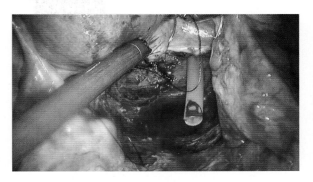

图 12-44 放置引流

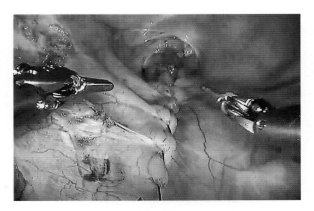

图 12-45 关闭盆底

视频 12-2 机器人 Miles 术

9. **关闭腹部切口及乙状结肠造口** 关闭腹部切口后,按照常规行乙状结肠造口。以往肠造口的位置多是由术者在术中临时选定,造口位置是否合理难以判断,往往造成患者术后并发症多,护理困难,甚至要对造口重新移位。随着对肠造口认识的深入和临床观察证实,由造口护理师行术前定位能大大降低术后并发症发生率,提高患者的生存质量。造口位置线选择左下腹,将肠管固定于腹膜及前鞘,可减少造口旁疝发生,同时注意检查造口血供情况。

五、进展与总结

机器人柱状 APR 和肛提肌外腹会阴联合

切除术（ELAPE）是扩大的 APR（表 12-1，图 12-46）。

表 12-1 三种腹会阴联合根治术的特点

手术名称	体位	会阴部切除范围	特点
APR	截石位	坐骨直肠窝部分脂肪、紧贴直肠的部分肛提肌	存在"外科腰"，最经典术式
柱状 APR	截石位或俯卧折刀位	坐骨直肠窝全部脂肪、全部肛提肌	消除了"外科腰"，盆底缺损重建困难
ELAPE	截石位或俯卧折刀位	尽可能保留坐骨直肠窝内的脂肪、切除全部肛提肌	保留的脂肪组织易于加固盆底

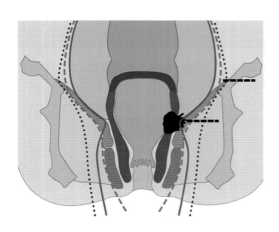

图 12-46 三种腹会阴联合切除术

2007 年瑞典学者 Holm 等提出了"柱状 APR"的概念，其腹部操作遵循 TME 原则，游离至腹膜反折后停止向深部游离。对柱状 APR 建议的体位仍存有争议，俯卧折刀位可使会阴手术于直视下进行，视野开阔，止血确切，学习曲线短，而截石位不用变换体位，缩短了翻身时间，但若考虑经会阴部离断肛提肌则操作较困难，机器人手术的优势在于直视下经腹分离离断肛提肌，可以克服这个难点。会阴部手术组沿直肠肛门

周围切口，向上分离至骶骨，并切除尾骨，外侧至肛门外括约肌皮下部外侧，自会阴部向上，沿肛门外括约肌、耻骨直肠肌、肛提肌表面分离至肛提肌盆腔起始部，并与腹部组合合。手术切除范围包括肛提肌、肛管、低位直肠及部分坐骨直肠窝脂肪，因标本呈圆柱状，故称为"柱状 APR"，该手术消除了"外科腰"，对于位于"外科腰"附近的肿瘤，可以降低环周切缘的阳性率和术中肠穿孔发生率，从而降低术后局部复发率。在肛门外括约肌完全受侵，或者坐骨直肠窝可疑受侵时，建议行柱状 APR。目前柱状 APR 的难点主要是手术范围太大，盆底重建困难，文献报道可使用臀大肌皮瓣移植，然而应用臀大肌皮瓣移植的会阴部伤口并发症发生率高达 41.5%，或可应用补片等。

2009 年，Shihab 等学者提出了改良的低位直肠癌术式——ELAPE，该术式被认为可以显著降低环周切缘阳性率，减少了肿瘤穿孔率，并能进一步降低局部复发率和提高存活率。机器人手术应用于 ELAPE，可以经腹切断肛提肌，可以协助进行肛提肌群的切除及盆底重建，避免术中翻身，提高操作效率。既往 APR 往往将坐骨直肠窝脂肪一并切除，而研究表明低位直肠癌极少侵犯坐骨直肠窝，而 ELAPE 保留了坐骨直肠窝的脂肪，有利于盆底重建。该术式的腹部操作遵循 TME 原则，而会阴部操作沿肛门外括约肌—肛提肌外侧平面分离，尽量保留足够距离的肛周皮肤和坐骨直肠窝脂肪。Kim 的研究发现机器人手术组的经腹肛提肌切除率显著高于开腹手术组（68% vs.42%），且术后第一天疼痛评分降低，环周切缘阳性率和排尿功能障碍也减少，提示机器人手术的扩大术野和精细操作，有助于提高 ELAPE 根治性，减少并发症和避免翻身操作。ELAPE 从理念上强调了沿肛门外括约肌—肛提肌外侧筋膜平面切除的重要性，符合肿瘤根治术的精准治疗原则。

（韦烨 陈竟文）

第三节　机器人经内外括约肌间直肠切除术

一、机器人经内外括约肌间直肠切除术的发展

经内外括约肌间直肠切除术,简称括约肌间切除术(intersphincteric resection,ISR)是低位直肠癌保留括约肌的终极术式。该革命性术式的主要依据在于 CRM 在肿瘤学根治中的主要地位而非 DRM 2cm 的原则。

Schiessel 团队证明,如果低位直肠癌没有侵犯肛门外括约肌(external anal sphincter,EAS),从肿瘤学的角度而言,则没有必要将其切除。这一认知进而引入了经内外括约肌间平面(intersphincteric plane,ISP)向尾侧扩大切除的概念,增加了保留括约肌可能性,减少 APR 的应用。

本节内容涵盖了 ISR 所有的关键点并概述了这项复杂的技术。这对直肠外科医师开展高标准外科手术非常重要。

(一)保肛手术发展史

John Arderne 在 13 世纪首次描述了直肠癌,然而直到 19 世纪,由 Amussat 所描述的功能性结肠造口术仍是唯一能够缓解梗阻性直肠癌的手术。如果将直肠癌切除术的首次报道定为 1739 年 Faget 在治疗坐骨直肠脓肿病时偶然实施的,那么直到 1826 年 Lisfranc 才首次通过会阴入路实现了直肠癌的根治性直肠切除。1907 年 Lockhart-Mummery 对该手术进行了改进,并将其标准化为两步手术操作过程,大大降低了病死率。

在德国,Kraske 首先将骶骨入路作为会阴切除术的延伸,切除尾骨和骶骨下部。该入路可以很方便地进入肛提肌上方的直肠后部,并可恢复肠的连续性。

奥地利外科医师 Hochenegg 首次成功进行了保留括约肌的直肠癌切除术,并在 1889 年进一步发明了一种称为"Durchzieh-methode"(英语为"拉入法")的替代技术,现代结肠肛管吻合术由此发展而来。这项技术采用骶旁切口入路,在 10 年的观察期间内,60% 的患者报告了满意的控制排便能力,病死率为 11%。

尽管有奥地利经验,1908 年 Miles 报道,高达 95% 的直肠癌患者在会阴切除术后出现复发;随后他描述 APR 是一种根治性手术技术,能够根除直肠癌的所有淋巴扩散区。通过病理研究,Miles 意识到需要一种通过腹部的手术入路,来控制经毗邻痔血管上方的淋巴管向头侧扩散。由于 5 年存活率超过 50%,APR 很快成为直肠癌的标准外科手术方法,目前仍被外科医师广泛使用(主要用于低位直肠癌)。Miles 坚信,只有通过彻底的 APR 才能达到根治目的。尽管保留括约肌的术式相比先前已有所改进,但仍被 APR 所取代。

1930 年,由 Mayo 诊所的 Dixon 改进的直肠前切除术(anterior resection,AR)被引入,由于其病死率低(5.9%),5 年生存率高(67.7%),很快成为上、中 1/3 直肠癌的首选治疗方法。AR 将 APR 的指征降低到低位直肠癌,很快提高了保留括约肌手术的比例。

与此同时,一些研究证明了 Miles 的结论是不正确的,因为他们证明了肿瘤的横向和远端扩散极为罕见,只有近端肿瘤扩散被观察到是常见的。Goligher 等也观察到在 1 500 个经腹会阴联合切除术标本中只有 2% 出现了远端淋巴结转移。尽管有了这些新的结果,Miles 的主张仍然受到那些认为保留括约肌手术不是肿瘤根治性手术的外科医师的支持。

阻碍保肛手术在直肠下 1/3 肿瘤中应用的主要是三大质疑:①DRM 需要达到 5cm;②认为需要剩余 6~8cm 的直肠以保持自主控便;③直肠切除术后最佳重建技术的确定。

这些质疑很快就被解决了。首先,一些研究报道了肿瘤远端壁内扩散极为罕见,这也表明生存率和复发率与 DRM 扩散无关;这就将根治

术所需的 DRM 长度缩减到了 2cm。其次,1972年 Parks 报道了一项经腹直肠切除术,将近端结肠与上肛管进行肛管内吻合术,表明如果肛门括约肌没有受损,不需要用较宽的残余直肠来控制肛门。再次,结肠肛管吻合术是低位直肠切除术后最安全的重建技术。这些新结果也将保留括约肌的 AR 适应证扩展到直肠下 1/3 的肿瘤。

随着 Heald 对全直肠系膜切除技术的标准化,肿瘤治疗的进步和 MRI 的常规应用,肿瘤治疗结局有了很大的改善。

Schiessel 等于 1994 年把 ISR 应用于直肠下 1/3 的肿瘤,并且取得了令人印象深刻的肿瘤学结果(局部复发率为 5.3%)。ISR 中的直肠切除经 ISP 延伸至部分或全部切除内括约肌,这是直肠/肛管环形肌解剖学上的延续。ISR 也进一步被应用于 EAS 节段性切除,且不影响肛管的控制功能。

最后,随着 Watanabe 等开展了第一台腹腔镜 ISR,Kim 等开展了机器人辅助 ISR,ISR 也被纳入了微创手术的进展。

(二)经内外括约肌间直肠癌切除术的定义

ISR 是 Schiessel 等在 1994 年提出的一种低位直肠癌保留肛门技术,现在被公认为是终极的保留肛门技术。该技术结合了治疗炎症性肠病的直肠括约肌间切除术和结肠肛管吻合术。ISR 的目的是延长尾侧解剖面,从而使本需 APR 切除的超低位直肠癌,仅用 ISR 切除成为可能。ISR 是可行且安全的,这得益于我们意识到了低位直肠癌淋巴仅在直肠系膜中向头侧回流,局部播散仅在几毫米范围之内。ISR 分为两个不同的阶段:腹部和会阴。Schiessel 等最初将其分为两种类型:次全 ISR 和全 ISR,主要根据肛门内括约肌(internal anal sphincter,IAS)的完全切除或部分切除。之后日本的研究根据切除范围的扩大将 ISR 分为三种类型(图 12-47):①全 ISR,即在括约肌间沟完全切除 IAS;②次全 ISR,后方切除线位于齿状线(dentate line,DL)与括约肌间沟(intersphincteric groove,ISG)之间;③部分

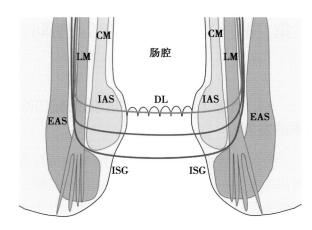

图 12-47　根据解剖的扩展对 ISR 进行分类
红线:全部 ISR(完全切除 ISG 处的 IAS);蓝线:次全部 ISR(DL 和 ISG 之间的切除线);紫线:部分 ISR(DL 水平的切除)。
CM. 肛管环形肌;DL. 齿状线;EAS. 肛门外括约肌;IAS. 肛门内括约肌;ISG. 括约肌间沟;LM. 肛管纵肌。

ISR,在 DL 水平切除。当定义 ISR 步骤时,将其与 Parks 的传统 CAA、超低位前切 CAA、吻合器 CAA 区别开是十分重要的,因为 Schiessel 等描述的是手工缝合的 CAA。

(三)括约肌切除术的微创方法

几项随机对照试验和综述研究了腹腔镜在结直肠癌手术中的作用,报道了改善的术后早期结局,包括减少术中失血、术后疼痛,降低肠梗阻率和改善美容效果,从而更早康复出院。此外,诸如 CLASICC 研究和 COREAN 研究之类的大型随机对照试验发现,腹腔镜手术是可行的,且在肿瘤学上是安全的,总生存或无病生存期没有差异。

然而,尽管腹腔镜带来了技术上的改进,如更好地扩大了手术视野,但正如预测的那样,OS 或 DFS 并没有相关的益处。CLASICC 试验表明,与开放组相比,腹腔镜组的环周切缘阳性率更高(12.4% vs. 6.3%)。此外,直肠腹腔镜亚组的中转开腹率高于结肠腹腔镜亚组(34% vs. 25%)。与开腹或腹腔镜手术患者相比,从腹腔镜转为开腹手术患者的病死率和并发症发生率更高(分别是 9%、5%、1%;P=0.34)。中转开腹组的并发症发生率也更高(P=0.002),这提示在腹腔镜治疗直肠癌中可能存在技术问题。接下来的 COLOR

Ⅱ研究证实,腹腔镜手术对开腹手术来说肿瘤学结局非劣,中转开腹率虽有所降低,但仍然很高(17%);而且,这项研究是一项均由熟练外科医师参与治疗的大型多中心随机对照试验。

许多亚洲的外科手术系列报道中转开腹率低于5%,但由于医师(熟练的腹腔镜专家)和患者(排除cT₄期病变和较低的BMI)的选择,这些结果可能会有一些局限性。

腹腔镜手术的结果可能是由于其技术难度所致,这是因为不可旋转笔直刚性器械的使用,依赖助手的、不稳定二维未放大图像,以及狭窄骨盆中的人体工程学设计不佳共同所致。与开腹手术相比,这些技术缺陷是腹腔镜学习曲线较陡的原因,并且可能导致神经可视性差、牵引伤、直肠交叉吻合、牵开困难及器械拥挤,从而给经验不足的外科医师带来次优的临床结果。

达芬奇手术系统是专门为弥补腹腔镜器械的技术局限性而开发的。达芬奇平台通过提供更好的人体工程学,消除了生理震颤、增加了额外的工作臂、改善了灵活性,并引入了具有动态缩放比例、放大功能的3D立体视图作为外科医师控制的稳定摄像头,最终彻底改变了复杂手术的手术方式。机器人平台使外科医师能够在狭窄而深的骨盆腔内进行稳定而精细的解剖。缺乏触觉反馈可能会增加解剖和牵拉过程中组织损伤的风险,但是可以通过视觉迹象和手术经验来克服这一技术问题。

尽管机器人技术在结直肠外科手术中的普及率不断提高,但仍然缺乏其优于常规腹腔镜手术的高质量证据。当前发表的文献仍是基于个别机构、病例队列的回顾性研究和meta分析,以及少数证据不足的临床试验。

ISR是对技术最苛刻的直肠外科手术之一。机器人平台提供的技术优势(包括清晰视野和腕式器械)是骨盆解剖过程中的关键,目的是减少对相邻结构的伤害。此外,机器人技术可进一步提升括约肌平面解剖的腹部阶段深度,从而减少更具挑战性的会阴手术的持续时间。

二、适应证与禁忌证

ISR是一种治疗低位直肠癌患者的外科技术,但是低位直肠癌缺少明确的定义,即便它们通常被确定为下缘距肛缘4~5cm以内的肿瘤,或盆底肌以下的肿瘤。这些肿瘤通常很容易通过直肠指检(digital rectal examination,DRE)进行临床分期。Schiessel团队制订的适应证为:①T₁~T₃期低位直肠癌;②肿瘤直径>1cm;③大的绒毛腺瘤,即使突出伸入肛管;④残余肿瘤,经浅表黏膜切除与放疗后;⑤低位类癌与血管瘤;⑥没有远处转移。禁忌证为:①未分化肿瘤;②EAS浸润;③T₄期;④术前括约肌功能不全。正如Schiessel团队所称,术前分期对肿瘤患者选择合适的治疗方案至关重要,且分期结果应基于腹盆腔MRI、胸腹盆CT、直肠超声、硬直肠镜及DRE的结果。特别是DRE,无论是患者卧床(伴或不伴肛门收缩),还是在手术室麻醉后,对于评估肿瘤活动度、与括约肌的关系以及最终的治疗方案决定都尤为重要。

Akagi等在一篇系统综述中证实了Schiessel团队提出的适应证,认为ISR应该被用于T₁~T₃期、距离肛缘30~35mm以内、伴或不伴IAS侵犯的患者。

2012年,Martin等证实了绝对禁忌证:①T₄期肿瘤;②肿瘤侵犯EAS,伴或不伴肛提肌(levator ani muscle,LAM)侵犯;③DRE触及固定肿瘤(ISP浸润的标志);④活检证实分化差的腺瘤;⑤术前有记录的排便能力受损;⑥远处转移。近期,JSCCR又通过一份全国的问卷评估证实了这些指征标准。

此外,Shirouzu等拓宽了排除标准,纳入了一些严重的术前合并症,如心力衰竭、肝硬化、肾功能不全、呼吸衰竭和精神方面疾病。

当存在远处转移时,只有那些不可切除的被认为是排除标准。

Rullier等通过一项基于MRI的简单的低位直肠癌分类确定适应证。他们将低位直肠癌分为四类,以更好地选择保肛手术或APR:Ⅰ型低位直肠癌,为肛门上肿瘤(病灶距离肛管直肠环>1cm);Ⅱ型为近肛门肿瘤(病灶距离肛管直肠环≤1cm);Ⅲ型为肛门内肿瘤(具有 IAS 侵犯的病灶);Ⅳ型为经肛肿瘤(具有 EAS 或 LAM 侵犯的病灶)。ISR 适用于Ⅱ型与Ⅲ型。一些作者建议Ⅳ型肿瘤可采用 ISR 合并 EAS 部分切除术。

Rullier 的分类根据 MRI 冠状位评估了 LAM 和 EAS 与肿瘤部位的关系,尽管很直观,但是这个分类并未考虑肿瘤在肛门环周的具体位置。Kang 等通过对手术标本环周肿瘤位置的回顾性分析发现,肛缘前侧往往累及 CRM,且展现了更深的肿瘤侵犯。需要进一步的研究来确定肿瘤的环周位置是否在未来的治疗策略中发挥作用,如更强的术前放疗指征或手术入路的选择。

Park 等讨论了 ISR 的适应证标准,肿瘤对新辅助放化疗的反应及盆腔 MRI 重分期的作用。他们讨论了 ymrT 分期与 ymrCRM 状态在决定 ISR 或 APR 时的作用。他们认为 ISR 也可用于新辅助放化疗后分期下降的临床 T_4 期人群(即 $ymrT_0 \sim T_3$),但是他们不建议考虑反应差(即 $ymrT_3$)且 CRM 不明确的人群。在笔者中心,

ISR 应用于以下两种情况:①作为超低位直肠癌的替代疗法(距离肛缘 4cm 以内,术前放化疗的 $cT_3 \sim T_4$ 期患者);②在切除标本中累及或威胁远端切缘或由于任何原因导致吻合器失效时,可由超低位前切除术转为 ISR。

由于上述解剖结构围绕着骨盆深处的远端直肠/肛管,对 ISP 的正确识别具有挑战性。在经腹和经会阴手术中应仔细识别解剖平面。最安全、最容易的解剖起点在前外侧,因为此处裂孔韧带(hiatal ligament,HL)缺失,LAM 与肛管纵肌之间的附着较宽,以及 LAM 与 EAS 之间没有重叠。因此,在横向切断 LAM 并接近 LM 后,使进入 LM 和 EAS 之间的潜在平面(见图 12-47)成为可能。在后侧,较厚的 HL 必须被切开,以便进入下面的 ISP,位于 LM 和 LAM/EAS 复合体之间,后者没有紧密连接。由于腹部与肛周平面共面,前外侧和后外侧的剥离相对容易。

经会阴手术中,在解剖 IAS/LM 复合体和 EAS 之间的平面后,手术平面可能会错误地朝向背侧的 LAM 进而进入坐骨直肠窝,导致与之前的腹部手术平面不匹配(图 12-48)。

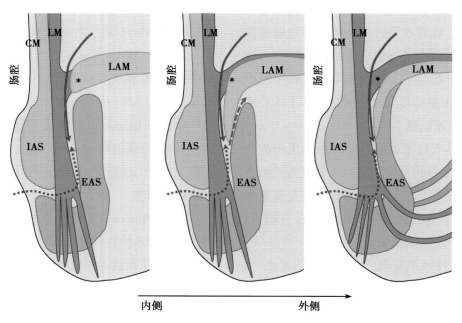

图 12-48 直肠/肛管解剖学的侧视图

CM. 肛管环形肌;EAS. 肛门外括约肌;IAS. 肛门内括约肌;LM. 肛管纵肌;LAM. 肛提肌。
*LAM 和 EAS 之间的重叠;红线:全 ISR 的括约肌间平面;蓝线:会阴期误切的平面。解剖模型根据 Muro 及 Tsukada 等的描述设计。

三、体位与 Trocar 放置

全身麻醉后,将患者置于改良的截石位,双腿分开放在豆袋床垫上,以防止滑动。操作孔定位和对接前文已有描述。对于达芬奇机器人 Si 系统和 Xi 系统,根据外科医师对操作孔放置的偏好,可以使用 Veress 针或简化 Hasson 技术。两个平台都使用六个操作孔,但是操作孔的类型和位置有所不同。

对于达芬奇机器人 Si 系统,定位如下(图 12-49A):①沿着正中线脐上,与麦氏点等距的 12mm 标准 Trocar;②右下腹的 13mm Trocar;③上腹的 8mm Trocar,稍微偏离中线(1~2cm),以避开镰状韧带;④左下腹的 8mm Trocar 与右下腹的操作孔对称;⑤左上腹的 8mm Trocar 位于镜头孔上方约 2cm 处,在与锁骨中线叉处,比左下腹操作孔稍靠中线一些;⑥5mm Trocar 置于脐上方,靠近右侧腋前线。1、2、3、4 和 5 操作孔用于机械臂,并且应至少隔开 8cm。在腹部结肠手术阶段,将单极弯曲剪刀插入操作孔 2,将内镜插入操作孔 1,将 Maryland 双极钳插入操作孔 3,将 Cadiere 钳插入操作孔 5。在结肠手术阶段,助手在床旁使用操作孔 6 进行吸引/冲洗,夹住

血管和收回组织,在骨盆手术阶段也可以使用操作孔 3。

对于达芬奇机器人 Xi 系统,仅使用 8mm 达芬奇机器人系统专用 Trocar,且位置稍有不同(图 12-49B):①正中线脐上操作孔;②右下腹麦氏点操作孔;③上腹部操作孔,相对 Si 系统更外侧;④左下腹操作孔位于左锁骨中线平脐水平或稍向下(左上腹无操作孔);⑤另一操作孔位于右下腹操作孔和脐上操作孔中间;⑥助手操作孔位置与 Si 系统相似。内镜放置在操作孔 5 中,而不是操作孔 1 中。Cadiere 钳置于脐上操作孔,Maryland 双极钳位于右上腹操作孔。

对 Si 系统或 Xi 系统,在腹部和盆腔手术阶段,机械臂和器械的位置会改变。然而,如先前所讨论的,不需要改变手术平台的位置。对 Si 系统来说,Cadiere 钳从左上腹操作孔移至左下腹操作孔,Maryland 双极钳从上腹移至左上腹。对 Xi 系统来说,Cadiere 钳从脐上操作孔移至左下腹操作孔,Maryland 双极钳从上腹操作孔移至脐上操作孔。Xi 系统具有自动对准的特定功能,可以在不更改机器人手推车对接的情况下重新对准机器人手臂。

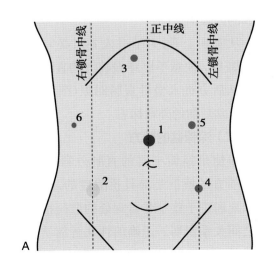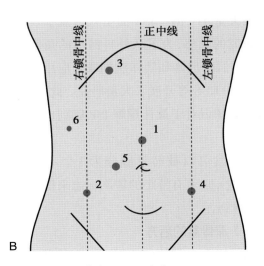

图 12-49　Toh 和 Kim 描述的达芬奇 Si 系统和 Xi 系统的 Trocar 定位

A. Si 系统 Trocar 定位;B. Xi 系统 Trocar 定位。
黄圈:13mm 达芬奇机器人系统专用 Trocar;红圈:12mm 标准 Trocar;蓝圈:8mm 达芬奇机器人系统专用 Trocar;绿圈:5mm 标准 Trocar(辅助)。

手术期间,如有需要,右下腹操作孔可用于达芬奇系统吻合器。使用 Xi 系统时,在骨盆手术阶段结束时,需要更换 12mm 达芬奇操作孔。

在这两个平台中,均使用 0° 机器人镜头。患者向右倾斜,并置于头低足高位,这是为了在没有固定角度的情况下获得最佳显露。在对接之前,使用腹腔镜器械探查整个腹腔。然后即可对接。两个系统之间的对接有以下区别:Si 系统手术平台位于手术台的左尾侧,髂前上棘与操作孔 1 之间的连线上;Xi 系统手术平台位于患者的左侧,并与操作孔 1 对称。对于这两个系统,助手都站在患者的右侧,以免在手术过程中出现镜面现象。

四、手术步骤与解剖要点

随着 ISR 的引入和微创技术的应用,外科技术的进步激发了外科医师对高度复杂区域解剖的进一步研究。如果说 ISR 的应用增加了对深骨盆解剖精确认知的需要,那么,采用高质量的腹腔镜/机器人相机放大的 3D 立体视图,则增加了直肠外科医师观察肛门直肠的解剖特点和正确调动远端直肠/肛管周围结构的机会。

尽管研究众多,但对深骨盆解剖的描述仍然存在大量不一致。ISR 的引入激发了现代解剖学研究的灵感,为了从外科医师的角度描述 ISP,学者们对尸体和活体病例联合应用免疫染色、MRI 和 EUS 等开展了大量研究。此外,显微解剖学的知识对于最佳理解 ISP 解剖也是至关重要的。

深骨盆可以被简单地分为 3 个不同方向(前、后、侧),必须有特定的解剖标志来确定正确的 ISP 解剖。

(一) 深骨盆的后方

直肠壁由内到外分五层:黏膜(柱状上皮);深层黏膜(固有层和黏膜肌层);黏膜下层;固有肌层,包括内环肌(circular muscle,CM)和外纵肌(longitudinal muscle,LM);浆膜(直肠周围脂肪,腹膜外部分不存在)。

固有肌层的平滑肌细胞在肛管尾部继续,LM 覆盖由 CM 延伸形成的 IAS。

在头侧方面,LM 的细胞直接附着在肛提肌(LAM)的骨骼肌纤维上。尾侧,LM 穿过 EAS 的下部(即皮下),分成两束纤维,一束向前下走行,终止于皮下(Parks 韧带),另一束向后侧和头侧形成由胶原和弹性纤维组成的韧带环,止于尾骨背侧。在 Toldt 于 1903 年尝试用国际化解剖术语规范化该纤维环后,Muro 等将其定义为肛尾韧带(anococcygeal ligament,ACL)。EAS 位于 LM 周围和外部,既往被描述为由三层(深层、表层和皮下)组成,然而最近的研究只发现了一个连续层。EAS 是一种骨骼肌,延续到 LAM,既往被描述为由三个部分组成(耻骨直肠肌、耻尾肌和髂尾肌)。术中,由于 EAS 和 LAM 紧密的解剖连接,在宏观上表现为连续的肌肉结构。LAM 通过髂尾肌和耻尾肌中缝(raphe of the iliococcygeus and pubococcygeus muscle,RIPM)紧密黏附在尾骨的表面。位于椎板上方的一层厚组织,由平滑肌细胞组成,将椎板后侧连接到尾骨的腹侧表面。依据 Shafik 先前的描述,被 Muro 等命名为裂孔韧带(HL),然而,习惯上结直肠外科医师将其命名为肛尾韧带。ISP 位于 LM 的外表面与 EAS 的内表面之间。

从宏观上看,为了进入 ISP,必须在直肠后方剥离 HL,注意不要穿破前方的直肠壁或穿过裂孔从后方进入坐骨直肠间隙(图 12-50)。HL 是深骨盆后侧的外科标志。

(二) 深骨盆的前方

即使是经验丰富的直肠外科医师也认为直肠前方的解剖是最具挑战性的,因为泌尿生殖系统和位于狭窄骨盆深处的肛门括约肌复合体之间关系密切。正确的性别解剖学知识对于正确的 ISP 解剖是至关重要的,这样既可以保证肿瘤根治,也可以避免损伤。Nakajima 团队、Muro 团队和 Suriyut 团队通过尸体解剖与肛门直肠 MRI 对深骨盆前侧进行了详细研究与报

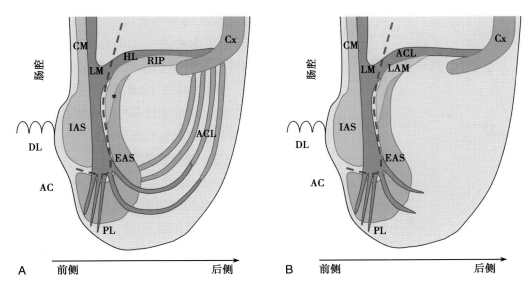

图 12-50 直肠/肛管后方解剖结构

解剖学家（A）和结直肠外科医师（B）之间的不同观点。AC. 肛管；ACL. 肛门韧带；Cx. 尾骨；CM. 肛管环形肌；DL. 齿状线；EAS. 肛门外括约肌；HL. 裂孔韧带；IAS. 肛门内括约肌；LM. 肛管纵肌；PL. Park's 韧带；RIP. 髂尾肌和耻尾肌的 Raphe。*. LAM 和 EAS 之间的重叠；红线：总 ISR 的棘间平面。解剖模型根据 Muro 等的描述建立。

道。无论男女，从管腔向前方均可依次观察到直肠/肛管远端的黏膜、IAS、LM 和 EAS。这种层次差异产生于 LM 纤维的复杂分布。对于男性患者，LM 纤维在矢状面尾侧分成三束（图 12-51）：①EAS 后部，覆盖 IAS 前表面；②EAS 前，形成 LM（AB）前束，夹在球海绵体肌（bulbocavernosus muscle，BM）和 EAS 之间，终止于 EAS 前纤维上方的疏松结缔组织；③前面形成直肠尿道肌（rectourethral muscle，RUM）。对于女性患者，LM 纤维尾分为两束（图 12-52）：①LM 的内侧纤维向下运行，IAS 与前方的合并到后阴道平滑肌层，阴道前庭和会阴覆盖了 EAS 的前表面，形成一个前密集区域的肌肉混合体；②LM 的外侧纤维位于 EAS 和 IAS 之间。直肠前方没有明确的 ISP，但应根据两种解剖标志进行解剖。对于男性，沿腹膜会阴筋膜剥离完成后，应沿 LM 纤维尾端剥离，并穿过 RUM，以免引起直肠后方穿孔和前方尿道损伤。RUM 向前延伸，在上部到达尿道横纹肌，在下部直接到达膜性尿道，因此是解剖过程中一个至关重要的危险区域。无论是开腹手术还是腹腔镜手术，RUM 均很难看见，笔

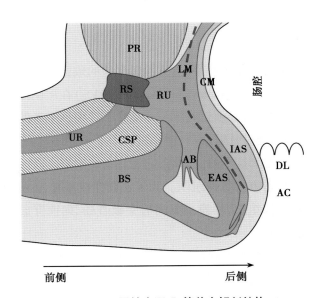

图 12-51 男性直肠/肛管前方解剖结构

AB. LM 的前束；AC. 肛管；BS. 球海绵体肌；CM. 肛管环形肌；CSP. 阴茎冠状肌；DL. 齿状线；EAS. 肛门外括约肌；IAS. 肛门内括约肌；LM. 肛管纵肌；PR. 前列腺；RS. 横纹肌；UR. 尿道。红线：解剖平面，用于进入括约肌间平面进行全 ISR。解剖模型是根据 Nakajima 等的描述设计的。

者认为，RUM 的可视化可能只有通过机器人系统放大的 3D 立体视图才能实现，从而观察到从 LM 分离的小束纤维在平行于盆底的平面上向

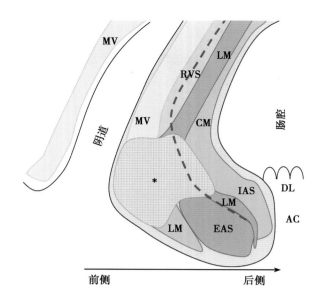

图 12-52 女性直肠/肛管前方解剖结构

AC. 肛管;CM. 肛管环形肌;DL. 齿状线;EAS. 肛门外括约肌;IAS. 肛门内括约肌;LM. 肛管纵肌;MV. 阴道平滑肌;RVS. 直肠阴道隔。*:LM 和 VM 的肌纤维与 IAS 的肌纤维(前致密组织)交融的区域;红线:用于进入棘间平面进行全 ISR 的解剖平面。解剖模型是根据 Muro 等的描述设计。

前走行。在女性中,前方肌肉混杂的致密区域是直肠阴道隔(rectovaginal septum,RVS)在尾侧深部的终点,必须正确解剖才能看到。根据笔者的经验,通过开放、腹腔镜和机器人手术,可以很容易地看到这个解剖标志,它是直肠和阴道之间的末端前方的致密组织。为了正确完成 ISR,必须剥离该组织,注意不要向后穿破直肠、向前穿破阴道。

ISR 中正确的前方解剖外科标志,在男性为腹膜会阴筋膜和 RUM,在女性为 RVS 前方致密组织。正如解剖学家 Muro 等所建议的,为了减少可能的损伤,笔者总是在"直肠前外侧区域相对稀疏的空间"之前进行解剖,并只在越过中线,外科平台消失之后。

最后,在对 ISR 进行前路解剖时,必须考虑一个更重要的解剖细节。Suriyut 等最近的一项研究报道,外尿道括约肌可能是不同横纹肌的复合体,如横纹肌、球海绵体肌、会阴浅横肌前束、LAM 和 EAS。这一最新发现表明在骨盆手术中

尿道和肛门括约肌功能可能存在紧密的联系。此外,因为在进行正确的 ISR 时,只有 RUM 被切开而没有损伤所有其他肌肉结构(球海绵体肌、会阴浅横肌、LAM 和 EAS),理论上 ISR 的术后功能结果应该比其他类型更好。然而,需要进一步的研究来证明这一点。

(三)深骨盆的侧方

Tsukada 等通过尸体和手术标本详细描述了深骨盆的外侧解剖结构。其结构与前文所述的后方解剖相似,但是,有以下三点不同。第一,覆盖于 LAM 形成 HL 侧伸的平滑肌层在这部分非常薄。第二,上腰椎与下腰椎之间的附着长度从前向后显著减少,前外侧有更大的伸展。第三,LAM 与 EAS 的重叠随着向后方延伸而增加。正确的侧方剥离的外科标志是 LAM 的内侧缘(很容易通过电凝使肌肉收缩来识别)和直肠之间的平面。

有作者根据情况利用达芬奇机器人 Si 系统或 Xi 系统使用双左手技术执行单站式全机器人辅助括约肌间切除术。该技术分为两个单独的阶段:腹部(机器人)和会阴部(开放)。腹部阶段也分为两个步骤:①结肠部分通过血管结扎并通过"中间入路"进行脾曲游离;②骨盆部分使用 TME。该技术最初于 2009 年被描述。在整个腹部阶段,单次定位连接即可,不需要改变手术平台和患者的位置。在腹部阶段的结肠和盆腔解剖之间,仅机械臂的位置发生了变化。在机器人手术期间,使用低压(8mmHg)气腹可减少手术并发症。

(四)腹部手术阶段:血管结扎和结肠游离

将小肠从骨盆腔中移出到右上腹,显露 IMV,用 Cadiere 钳将其向上牵拉,于 Treitz 韧带处进行解剖,在胰腺下缘附近用机器人 hem-o-lock 夹闭并切断。通过横结肠系膜在胰腺上方 2cm 处做一个小切口,以便进入网膜囊。从 IMV 到网膜囊按照解剖线进行解剖。识别出 IMA 沟,并用 Cardiere 钳向上牵拉。切开 IMA 周围的腹膜,并用单极剪刀解剖肠系膜,使用神经保护技

巧,注意不要损伤腹主动脉下腹神经丛。用机器人 hem-o-lock 在 IMA 根部附近夹闭并切断。结肠系膜根部的解剖常常沿着先前解剖的 IMV 方向,从尾侧向头侧进行。然后沿着 Gerota 筋膜和 Toldt's 筋膜之间的平面朝着降结肠外侧进行解剖,注意识别并保留左生殖血管和输尿管。解剖在髂骨上方进行,然后沿尾侧至头侧方向沿白线进行侧向解剖。在此阶段,助手必须注意先牵引乙状结肠,然后再牵引降结肠,这样不会引起黏膜撕裂损伤。左上腹机械臂的横向反牵引力也有助于安全解剖。侧面解剖继续到降结肠的近端。侧向分离一直到脾曲。然后从横结肠分离大网膜。助手将横结肠向尾侧中间拉下,并使用右上腹机械臂将大网膜提起。分开肾结肠韧带和脾结肠韧带,完全游离脾曲。

(五)盆腔手术阶段:TME 和盆腔解剖

将右上腹和左上腹操作孔的机械臂设备分别对接和重新对接到左上腹和左下腹操作孔(左上腹:Maryland 双极钳;左下腹:Cadiere 钳)。助手使用右上腹操作孔向头侧牵拉直肠乙状结肠,并使用 5mm Trocar 进行冲洗或吸引。至此,在手术区使用了五种器械(三台机械臂和两台手持设备),从而最大限度地提高了对 TME 的帮助。在直肠乙状结肠向头侧牵拉的情况下,Cadiere 钳抓取器将直肠向前方牵拉,从而使直肠深筋膜(围绕直肠系膜)和腹下前筋膜之间的平面得以显露。用单极剪刀将血管间隙清晰地切开。识别并保留腹下神经和远端的下腹下丛。在解剖 Waldeyer 筋膜后,后间隙的解剖从右向左,并向下延伸至盆底,同时 Cadiere 钳从后侧向前固定直肠。左、右外侧解剖均在 Cadiere 钳横向打开盆腔的情况下进行。前方的解剖是通过切开腹膜反折来进行的。通过右下腹操作孔置入绑带并绑扎在直肠上段周围,使助手可以牢固地牵引。女性的子宫或男性的前腹膜反折通过缝线缝至下腹部的腹壁上。然后在男性的腹膜会阴筋膜前面或女性的直肠阴道隔进行直肠前方的锐性解剖,注意不要将直肠向后方过度牵拉

以免损伤男性的精囊和前列腺或女性的阴道后壁,同时用 Maryland 钳抓住泌尿生殖器官提供轻柔的反向牵引力。

在开始盆腔手术阶段之前先切断左结肠动脉,以减少降结肠系膜的体积并提高经肛门取出标本的成功率。

(六)盆腔手术阶段:经腹括约肌间切除

一旦直肠完全游离,则通过靠近直肠后侧的裂孔韧带解剖后方,开始对括约肌间平面进行识别(图 12-53)。用 Cadiere 钳将直肠向前牵拉,并用 Maryland 钳将裂孔韧带向后牵拉,即可完成此步手术。使用单极剪刀通过锐性解剖寻找括约肌间平面(图 12-54)。对括约肌间平面的识别一直进行至右侧的侧方间隙。盆底完全显露,并通过电刺激识别耻骨直肠肌的内侧缘(图 12-55)。然后,用 Cadiere 钳向外侧推动和牵拉肛提肌,而 Maryland 钳则向内牵拉直肠(图 12-56)。括约肌间平面可以通过在直肠壁内侧和耻骨直肠外侧之间用单极剪刀进行锐性解剖而显露。在以相同方式进行左侧解剖之前,右侧的解剖需要进行到右方前外侧。前部是最具挑战性的,并且在不同性别有所不同。对于男性患者,用 Cadiere 钳在前列腺下方向前牵拉,Maryland 钳则向后牵拉直肠,以便识别直肠尿道肌并对其进行锐性解剖,注意不要向后穿透直肠或尿道膜部。直肠尿道肌可以通过机器人系统放大的 3D 立体视图轻松看到,因为有一小束纤维从纵向肌分离并在平行于盆底、垂直于机器人器械的平面上向前走行(图 12-57)。对于女性患者,Cadiere 钳用于向前牵拉阴道后壁,Maryland 镊则向后牵拉直肠,以完成直肠阴道隔的解剖,直到识别出由交织的平滑肌细胞组成的位于直肠纵行肌、肛门内括约肌和阴道肌之间的前部致密组织(图 12-58)。锐性解剖前部致密组织以便进入括约肌间平面,但前部是不可见的,因此,必须格外小心地进行此步骤。一旦识别出括约肌间平面并沿周围解剖,即可将机器人手术平台脱离并推离病床。腹部手术阶段完成。

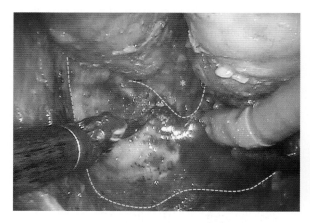

图 12-53 完全显露盆底后直肠后侧

蓝色虚线:骨盆后缘。黄色虚线:解剖前裂孔韧带的边缘。*裂孔韧带(或结直肠外科医师所指的会阴韧带)。

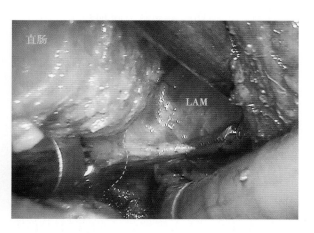

图 12-56 经右外侧切口牵引和反牵引以获得最佳 ISP 显露

LAM.肛提肌;黄色虚线:ISP。

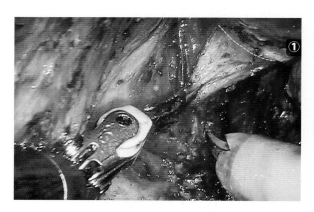

图 12-54 剖开裂孔韧带后棘间平面

黄色虚线:括约肌间平面;*肛提肌

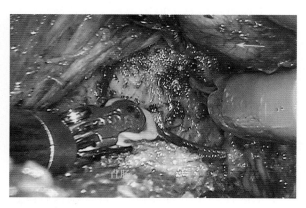

图 12-57 男性患者直肠前方术中视图

*直肠尿道肌;箭头示前列腺。

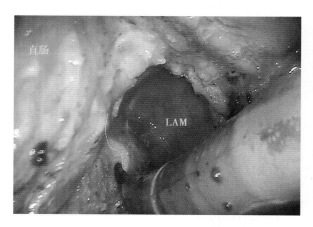

图 12-55 右外侧切开

LAM.肛提肌;黄色虚线:ISP 的侧切线。

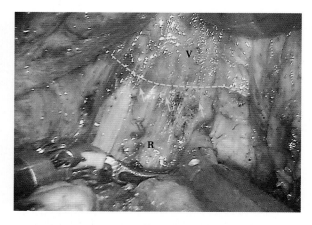

图 12-58 女性患者直肠前方术中视图

V.阴道后壁;R.直肠/肛管前壁。黄色虚线:阴道后肌层与直肠/肛管纵肌之间的平面;箭头示前部致密组织,对应 Muro 等描述的 LM、IAS 和 MV 之间的交融区。

(七) 会阴部手术

患者采取改良截石位,以更好地进行会阴部操作。肛门通过周围缝线拉开,以便进行肛门操作。直肠用纱布包裹,以避免术中肿瘤细胞播散(图12-59)。根据肿瘤的位置,沿着齿状线或在齿状线的上方做黏膜和肛门内括约肌的环周切口,以获得至少10mm的远端切缘。首先沿着括约肌间平面进行解剖,直到机器人系统解剖的盆腔,然后完成两侧的侧方解剖(图12-60、图12-61)。前方的解剖是最重要的,因为前方最为复杂,必须小心谨慎以免损伤泌尿生殖器官或穿透直肠壁。当所有的直肠都被游离时,解剖就完成了。如果可能,视直肠系膜直径,可将直肠和乙状结肠经肛门取出并用直线切割闭合器切断(图12-62)。若接受了术前新辅助放化疗,则间断缝合加固切割闭合器断端。若肿瘤/肠系膜太大,难以经肛门将标本拖出,则在延长操作孔后,通过左下腹小切口经腹部取出标本。将结肠放回盆腔后,冲洗并检查盆腔。如果在执行CAA之前检测到异常的组织增厚,则需进行活检。在与横切端相距3cm处的降结肠上做纵向切口,然后用3-0可吸收线进行间断缝合完成CAA。在四个主要部位行全层缝合(包括肛门外括约肌),以防止黏膜脱垂并提供更好的术后排便功能(图12-63~图12-65)。

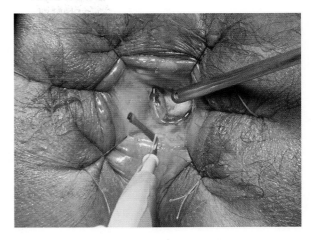

图 12-60 解剖方向为向后外侧
黄色虚线:棘间平面。

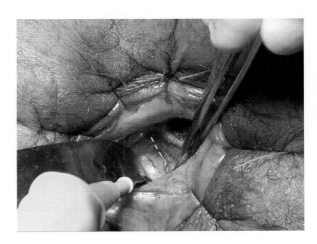

图 12-61 经 ISP 平面(右后侧)显露肛门外括约肌
黄色虚线.括约肌间平面;*.肛门外括约肌。

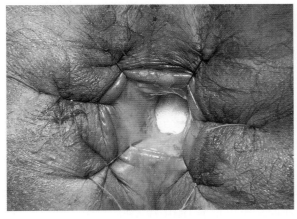

图 12-59 环形缝合显露肛门
肛门内放置纱布以避免术中肿瘤细胞播散。

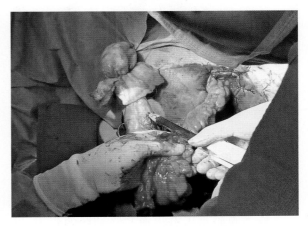

图 12-62 直肠和乙状结肠经肛取出与切断
使用直线切割闭合器横断标本。

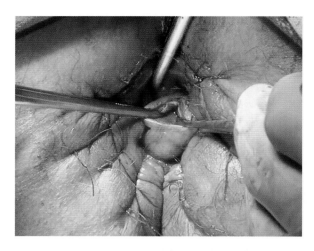

图 12-63　CAA 吻合前的操作技巧

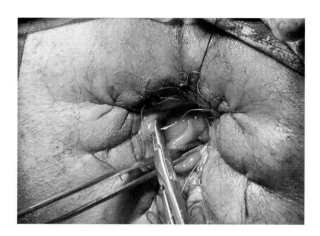

图 12-64　右外侧象限全层缝合

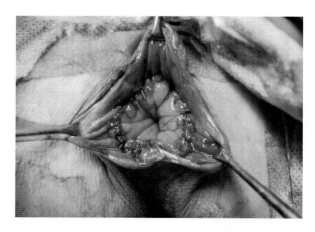

图 12-65　手工缝合吻合结肠

(八) 腹部手术阶段和回肠造口术

检查腹腔是否有出血和降结肠的张力,以避免吻合口张力过大。引流管从左侧向下延伸到直肠后方的盆腔。在右下腹做回肠造口。关闭手术切口。

五、进展与总结

(一) ISR 的肿瘤学结局

ISR 由 Schiessel 等在 1994 年引入外科肿瘤学,现在被认为是低位直肠癌的终极保肛手术技术。从那以后,ISR 被许多外科手术团队热情地接受和实践,尤其是在欧洲和东亚国家。许多已发表的研究都旨在回答一个特定问题:极低位直肠癌与肛门括约肌复合体的邻近是否引起特定的肿瘤学问题? 理论上追求更好的肛门控制是否会影响肿瘤学结局?

Collard 和 Lefevre 的近期综述对此主题进行了精彩讨论,报道了 ISR 的 5 年无病生存率为 80.2%,局部复发率为 5.8%,中位随访时间为 52 个月。但是,文献报道的数据差异很大,其中 5 年生存率和无病生存率分别为 62%~97% 和 66.7%~87%,LR 为 0~23%。此外,Shirouzu 等的先前综述报道,共有 22 项研究评估了开放和腹腔镜 ISR 术后的肿瘤学结局,结果显示生存率差异很大(5 年无病生存率为 68%~86%;5 年生存率为 76%~97%),且远端切缘介于 5~25mm 和环周切缘≤1mm 的数量占患者数的 4%~19.6%。ISR 的特点是通过括约肌间平面进行远端解剖,如果正确选择患者,则可确保最佳环周切缘及足够的远端切缘。

正如前文所述,在意识到经典的肿瘤学安全规则(DRM 至少 5cm)不是优化肿瘤学结局的必要条件后,ISR 技术成为可能,然而为了完全接受该结果,花了几十年的时间。

在 Goligher 的文章发表后,许多学者已将 DRM 缩小到 2cm 甚至 1cm(有或无术前新辅助放化疗)。一些研究甚至质疑 1cm 的 DRM 规则。在病理学专家评估之前,应考虑关于标本操作的技术细节。有文献报道,甲醛固定标本 12~18 小时后可以扩展 DMR 约 57%。

定义一个精确的 DRM 界值并不容易,然而挪威一项对直肠切除术后 3 571 例患者的登记研究发现,当 DRM<10mm 时,对肿瘤复发有负面影响,因此在进行 ISR 时应考虑 DRM≥1cm(新鲜标本的)。

尽管 DRM 一直是关于 ISR 肿瘤安全性的主要评判标准之一,但这不应被作为 ISR 的禁忌证,因为该技术适合对每个肿瘤位置进行手术并保证安全的 DRM。此外,由于超低位直肠周围没有直肠系膜,因此肿瘤下方直肠系膜发生转移的危险性应视为零。明确的 DRM 边缘只应考虑用于肿瘤切除,而不是用于直肠系膜的切除。

为了避免局部复发和远处转移的风险,ISR 的 CRM 界值与标准切除术相同(CRM>1mm)。如前文所述,超低位直肠的特点是没有直肠系膜,因此,在保留 EAS 的情况下进行 ISR 时,必须评估 ISP 的肿瘤清除率,以获得肿瘤学上安全的 CRM。正如之前在适应证中所讨论的,EAS 的侵袭被认为是 ISR 的禁忌证,即使有些作者建议在特定病例中进行 EAS 局部切除。

ISR 的主要关注点之一,也是经常被批评之处,是盆腔内(包括吻合部位)的局部复发率,据报道,局部复发率为 0~22.7%。局部复发率的范围很广,可能与所研究的手术差异性有关,与 ISR 前行新辅助放化疗的比例也有很大的关系(0~100%)。

为了提高括约肌保留率,新辅助放化疗对极低位直肠癌的益处在文献中存在争议。新辅助放化疗可使病灶下移、缩小,56% 的患者肿瘤退变分级为 3~4 级,可减少肿瘤沉积、萌芽和微转移。根据《NCCN 直肠癌临床实践指南》,新辅助放化疗是降低局部晚期直肠癌 CRM 和 LR 阳性的标准治疗方法。

然而,在日本,对于可切除的 cT_{1-3} 期肿瘤,无论 TME 内是否存在淋巴结转移,都不进行新辅助放化疗。Akagi 等的研究结果报告 LR 的比例很低(4.8%)。此外,在日本和韩国,接受 ISR 的患者中,新辅助放化疗的作用有一些争议,如导致较高的手术相关并发症发生率、对肛门功能

的负面影响、性功能障碍、没有明确的生存获益。

在笔者所在研究所,只有当盆腔 MRI 分期显示受侵犯或可疑阳性 CRM 和/或在 TME 平面外侧盆腔存在短轴直径>5mm 的淋巴结时,才会进行新辅助放化疗。根据相关指南,笔者记录到 2 年后局部复发率为 5.6%,与已发表的文献一致。

由于缺乏大样本量或长随访时间的研究结论,机器人 ISR 在肿瘤学和功能方面的作用仍在研究之中。大多数关于机器人 ISR 的研究都是在韩国进行的,这可能导致这些结果在其他国家的重复性出现偏差。

Kim 等发表了一项关于机器人 ISR 患者的长期回顾性研究,报告 5 年局部复发率、生存率和无病生存率分别为 2.5%、86.7% 和 80.7%。

一项由韩国腹腔镜结直肠手术研究组的 7 家机构参与的多中心研究,旨在通过分析相对较大样本量的患者群体的长期随访结果,验证比较机器人 ISR 与腹腔镜 ISR 治疗低位直肠癌的长期安全性。机器人组和腹腔镜组的 cT_{3-4} 期肿瘤在 3 年局部复发率(P=0.930)和 3 年无病生存率(P=0.887)方面差异均无统计学意义。

笔者发表了一项对 70 例患者的回顾性研究,腹腔镜组中位随访时间为 36.5 个月(3.7~69.9 个月),机器人组 33.9 个月(4.4~61.3 个月),结果显示,机器人和腹腔镜组的 3 年生存率(88.5% vs. 95.2%;P=0.174)、3 年无复发生存率(75.0% vs. 76.7%;P=0.946)和 3 年局部无复发生存率(91.7% vs.87.2%;P=0.466)差异无统计学意义。近 80% 的直肠癌复发发生在术后 2 年内,因此 3 年随访数据具有重要临床意义。目前有一项研究正在调查长期生存率,并特别关注局部复发的危险因素。

最近韩国的一项对 147 例新辅助放化疗后行腹腔镜或机器人 ISR 的低位直肠癌患者的队列研究显示,中位随访时间为 34 个月(8~94 个月),确定了 CRM 受累(P=0.027;HR=2.361,95% CI 1.102~5.060)、ypT 期(P<0.001;HR=4.681,

95% *CI* 2.295~9.546）、ypN 期（*P*=0.018；*HR*= 2.258,95% *CI* 1.153~4.423）和 ymrT 期（*P*=0.043；*HR*=2.01,95% *CI* 1.021~3.965）是后癌症复发的预测因素。Lee 等此前对 163 例行开腹或腹腔镜 ISR 治疗的患者进行研究发现,ypT 期和 ypN 期是 DFS 的预后因素,而肿瘤高度（2cm 为分界点）、肿瘤大小（3.5cm 为分界点）和 ypN 期是局部无复发生存的预后因素。需要进一步研究来充分了解哪些患者可能会更好地受益于 ISR,以优化 ISR 的适应证。

（二）ISR 后的功能结果

ISR 的主要目的是避免永久性结肠造口,并通过保留 EAS 提供更好的术后生命质量（QoL）。然而,ISR 对 QoL 的影响是有争议的,作者报道有显著改善,尽管之前有 Cochrane meta 分析。

ISR 与传统直肠切除术的风险相关,如低位前切除综合征和泌尿生殖系统损伤,以及 ISP 切除后的尿失禁功能障碍。低位前切除综合征的发生率与直肠切除的长度成正比,Kupsch 等报道在部分 TME、TME 和 ISR 中其发生率分别为 38%、58% 和 73%。

扩大切除 IAS 的手术对术后功能的影响尚有争议。日本的一项多中心研究报道指出,全 ISR 与部分或次全 ISR 相比,尿失禁情况明显恶化,而 Saito 等在他们的病例系列中报道,差异没有统计学意义。

然而,Denost 等报道,与 ISR 扩大范围相关的两个因素,如肿瘤距离肛管直肠环>1cm（*OR*=5.88；*P*=0.004）和吻合口高于肛门边缘 2cm（*OR*=6.59；*P*=0.037）是良好的独立预测因素。Martin 等的综述中也有关于尿失禁的报道,51.2% 的患者有尿失禁,29.1% 的患者有大便失禁,23.8% 的患者有胀气,18.6% 的患者有尿急；共有 18.4% 的患者需要服用止泻药。这些不利的结果往往会随着时间的推移而改善。

ISR 术后尿失禁的另一个独立危险因素是新辅助放化疗,这也与较低的无结肠造口生存率有关。

正如 Schiessel 等所述的,ISR 以人工 CAA 为特点,如有可能,应在行结肠贮袋术后进行,以增加取得良好功能效果的概率。但与单纯 CAA 相比,结肠贮袋术的作用尚不明确,往往不安全。

如前所述,ISR 的禁忌证之一是术前括约肌功能不足。这可以通过 DRE 和术前肛门直肠测压来评估。术前测压的结果与 ISR 后大便失禁独立相关。

此外,绝不能单独考虑术前括约肌功能不足的作用,而一定要根据患者具体情况而定。有的作者认为禁忌证仅指有尿失禁发作报道的病例。特别是,Denost 等报道说,在他们的经验中,面对肛门功能不好的患者,采用低纤维饮食、膨化剂、甘油灌肠、洛哌酰胺、括约肌训练、骶神经刺激和灌肠,只有 5% 的患者因严重和难治性大便失禁而需要造口。

多位作者研究了机器人 ISR 对术后效果的作用,有两项研究报道称,与开腹手术相比,机器人 ISR 与较低的大便失禁率和较好的性功能恢复有关。

Kim 等的一篇综合文献比较了机器人低位前路切除是否行 ISR,结果显示,如前文所讨论的那样,在术后 12~24 个月,全 ISR 与部分或全部 ISR 相比,大便失禁评分明显较高。但与低位前切除相比,任何程度的 ISR 都与更差的大便失禁评分（固体、液体、气体失禁）相关。然而,该报道指出,与术前的压力测量值（平均静息压力、最大挤压压力、排便冲动量和最大耐受量）相比,ISR 组的压力测量值在术后有所降低,并在 24 个月内恢复到可接受水平,这与其他研究中观察到的情况相同。年龄、女性、晚期肿瘤、较低肿瘤位置、新辅助放化疗、手工吻合、手术时间较长是与较差的测压值显著相关的因素。

笔者通过 Wexner 评分和由笔者所在的科室开发的功能问卷,评估腹腔镜或机器人回肠造口术后至少随访 12 个月的患者每天的排便次数、排便急迫性和日/夜漏情况。腹腔镜组和机器人组在尿失禁方面没有差异,在多变量分析中,新辅助放化疗是唯一影响 Wexner 评分的因素,证实了新辅助放疗对肛门直肠功能的负面作用。但在 70 份问卷中,回答的人数仅有 30 人,结果可能存在未回答偏差。在笔者的临床经验中,认为部分或次全 ISR 与全 ISR 相比有更好的功能结果,而在手术计划中往往几乎不考虑与 APR 进行比较,但数据仍在整理中。

机器人平台的技术优势可以开辟完全经腹的方法来解剖 LAM 和 EAS,从而减少对括约肌的损伤及功能的影响。

最后,ISR 后应考虑的其他功能结果是泌尿功能和性功能的损害。微创方法对功能结果的影响是有争议的,一些作者报道,与开腹手术相比,腹腔镜患者的功能结果最差。而另一些作者则报道,机器人平台比腹腔镜平台的效果更好。Kim 等报道,与腹腔镜相比,机器人组的功能恢复较早,而 D'Annibale 等报道,只有机器人组的勃起功能完全恢复。机器人手术后性功能和泌尿功能的改善可能与更好的神经可视化和保护有关,这是因为 3D 放大的摄像头视角和机器人平台更精确的解剖。很少有研究分析 ISR 对泌尿生殖系统和性功能的影响,报道说 ISR 技术本身并没有使其恶化,而是与 TME 有关。

(三) 总结

ISR 是一项具有挑战的手术技术,需要对盆腔深部空间有全面的了解,被认为是现代结直肠外科医师对低位直肠肿瘤广泛开展的括约肌保存手术的终极类型。如果选择得当、操作充分,ISR 可以安全替代 APR,为超低位直肠癌提供可观的肿瘤学和功能结果。

通过微创方法进行 ISR 是非常具有挑战性的,需要丰富的盆腔手术经验。机器人平台提升了微创手术在这一高难度手术中的优势,优化了盆腔显露,并在盆腔深处提供了更精细的解剖。

(Piozzi Guglielmo Niccolò,Kim Seon Hahn
译者:常文举 朱德祥)

第四节 机器人经肛全直肠 系膜切除

在直肠外科手术中,全直肠系膜切除术(TME)的应用,大大降低了直肠癌术后的局部复发率,并已经成为直肠癌外科治疗的标准术式。然而外科医师们也发现"自上而下"的传统 TME 在远端直肠解剖过程中也有其局限性。面对困难骨盆的低位直肠癌手术,直肠前切除的手术方式在术野显露、直肠系膜解剖、离断直肠的过程都极具挑战,并且术野不佳会增加术中损伤的风险,经腹腔镜切割闭合器离断远端直肠时多次切割闭合也会增加术后吻合口漏的发生风险。近年来得益于外科技术的不断发展,特别是 NOTES 的理念,在结直肠外科领域出现了"自下而上"的经肛全直肠系膜切除术(TaTME)新技术,解决了既往传统 TME 中因中下段直肠系膜周围间隙显露不佳而导致的操作困难,特别是在肥胖、男性、骨盆狭小、巨大肿瘤和低位肿瘤的情况下更具优势。"自下而上"的手术路径可以更精确地确定远端切缘,在完整切除肿瘤的情况下尽可能地保留远端直肠,更有利于保留肛门提高患者的生活质量。并且经肛入路可以直接进入低位直肠的系膜周围间隙,并有利于更清晰地显露并减少对阴道、前列腺、盆腔神经和盆腔血管等周围结构的损伤。TaTME 还可以通过肛门取出标本,避免腹部切口,在更加美观的同时减少了切口相关的并发症风险。

相对于腹腔镜手术而言,直肠周围间隙和盆腔空间更为狭小,因而传统的腹腔镜仪器操作的角度限制和操作难度是影响 TaTME 质量和推广的主要瓶颈。机器人辅助手术相对于普通腹腔镜手术具有明显的优势,它具有更加先进的立体视觉、更灵巧的操作臂,在狭小空间内的视野、显露、解剖操作都更具优势。机器人手术的 3D 高清摄像与稳定的相机视野,有助于进行荷包缝合的操作,更加稳定的操作手臂可更稳定地维持术区张力,提供一个更精确的解剖平面,减少相邻结构与组织的损伤,并有利于对意外出血的预防与控制,而符合外科医师人体工程学的操作平台也可以有效减少疲劳,在持续时间较长和复杂的手术中更为明显。因此,机器人经肛全直肠系膜切除术(robotic transanal total mesorectal excision,RTaTME)在解决传统 TaTME 的困难方面提供了新的思路。

RTaTME 作为一种较新的手术方式,同时具有 TaTME 和机器人手术的潜在优势。这种组合有助于克服传统腹腔镜 TME 的局限性。初步结果表明,RTaTME 是安全可行的手术方式,然而国内外关于 RTaTME 仍存在争议,亟须更进一步的高质量研究结论。随着新机器人技术及平台的发展,RTaTME 在未来将有更多的优势和可能。

一、适应证与禁忌证

RTaTME 的手术适应证与禁忌证同 TaTME,主要适用于需要精准解剖远端切缘的中下段直肠癌。特别是对于男性、骨盆狭小、肥胖、直肠系膜肥厚、肿瘤巨大、新辅助放疗后等的中低位直肠癌患者更有优势。虽然对于"困难骨盆"的患者,TaTME 及 RTaTME 较腹腔镜 TME 更有优势,但对于患者性别、BMI、肿瘤大小并无绝对要求。对于肿瘤距离肛缘大于 8cm 的高位直肠癌患者,不推荐用 RTaTME。但机器人手术的特殊性在于增加费用,因为机器人的戳卡对接过程也会增加总手术时间。所以,在腹腔镜 TaTME 手术适应证的基础上,对 RTaTME 的手术指征还应该考虑患者的经济承受能力与手术时间、麻醉风险的总体评估情况。根据陆军军医大学陆军特色医学中心(大坪医院)的经验,2 个团队同时手术(机器人经肛、腹腔镜经腹)可以大大降低手术时间,与常规的腹腔镜 TaTME 相当。当然,随着未来机器人手术相关费用的降低,也许费用也不是制约这一术式的问题。

二、术前准备

(一)术前评估

所有患者术前需完善盆腔 MRI、腹腔增强

CT、胸部 CT 以明确肿瘤的毗邻关系并评估分期。术前应进行多学科讨论确定科学的治疗方案,特别是新辅助放化疗的执行。

(二)术前准备

常规按照加速康复外科的原则与指南进行术前准备:特别需要关注术前营养评分、重要脏器功能以及手术耐受性评估。

常规进行术前肠道准备及口服抗生素以降低手术部位感染发生率:建议术前口服抗生素(左氧氟沙星+甲硝唑)1~2 天;行机械性肠道准备。

(三)单团队 RTaTME 与双团队 RTaTME

手术可分为全机器人单团队手术和机器人经肛联合腹腔镜辅助双团队手术两种方式。相较于腹腔镜辅助 TaTME,全机器人单团队 RTaTME 中因机器人需要戳卡对接 2 次,会增加总手术时间,因此在 RTaTME 中,机器人经肛联合腹腔镜经腹的双团队手术模式更有优势。双团队手术可以有效减少机器人对接次数,经腹和经肛两组可同时操作,减少手术时间,降低长时间麻醉带来的额外风险。并且在经腹和经肛两组操作平面会合时可相互协作,降低术中损伤风险。陆军军医大学陆军特色医学中心(大坪医院)的研究结果表明,单团队全机器人手术和双团队联合手术的平均手术时间分别为(263±53)分钟和(171±18)分钟,双团队手术优于单团队手术。但是双团队手术需要同时两组有经验的胃肠外科医师,而且对两组团队之间的配合要求更高,否则反而会影响手术进程。而且双团队手术对手术室空间和设备也有更高的要求。因此,单团队腹腔镜辅助联合机器人经肛直肠癌全系膜切除术或单团队全机器人 TaTME 也可作为备选方案。本节主要介绍机器人经肛联合腹腔镜辅助双团队手术步骤。

三、体位与 Trocar 放置

患者摆低平截石位,仰卧,两腿打开,双手固定于身侧,头低足高 15°。麻醉机设置在患者的头部,使用挡板固定患者肩部避免术中因体位

变动导致患者移动。手术室布局:以目前常用的机器人 Si 系统为例,器械护士及手术器械台置于患者右腿外侧,腹部手术组站在患者的右侧,腹部手术组腹腔镜显示器及工作台置于患者左侧大腿外侧,腹部穿刺孔如图 12-66。达芬奇手术机器人放置于患者身体左侧,轴线与手术台平行或呈 20°(图 12-67)。机器人镜头孔使用 12mm 口径一次性 Trocar,置于肛门纵轴下方约 15cm 处;1、2 号臂 R1、R2 均使用 8mm 口径金属 Trocar,分别置于镜头孔两侧。使用自制经肛手术平台还可再置入 12mm 口径 Trocar 于镜头下方,做辅助孔,协助显露和排除烟雾。为减少不同机械臂之间碰撞,镜头臂、R1、R2 整体布置呈三角形,摄像臂位于顶点,操作臂位于左右两侧(图 12-68)。推荐 1 号臂接电凝钩,2 号臂接双极电凝。机器人 Si 系统模式图见图 12-69。

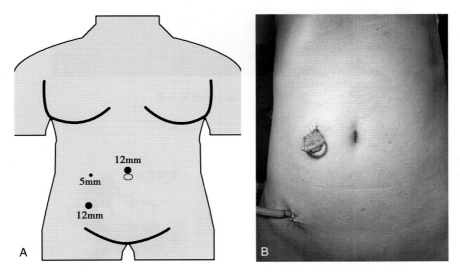

图 12-66 腹部穿刺孔

A. 腹部 Trocar 放置情况:观察孔位于脐上 1~2cm,主操作孔位于右锁骨中线与两髂前上棘连线交点处,辅助操作孔位于右锁骨中线平脐处,后期可扩大此切口做回肠保护性造口;B. 机器人经肛联合减孔腹腔镜手术,观察孔及主操作孔位于右锁骨中线平脐处,并于此切口做回肠保护性造口,辅助操作孔位于右锁骨中线与两髂前上棘连线交点处,术毕于此孔置引流管。

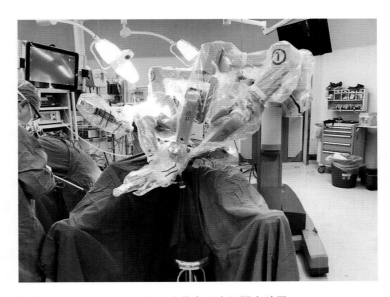

图 12-67 达芬奇手术机器人放置

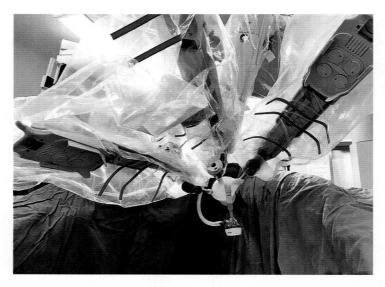

图 12-68 机器人机械臂布置

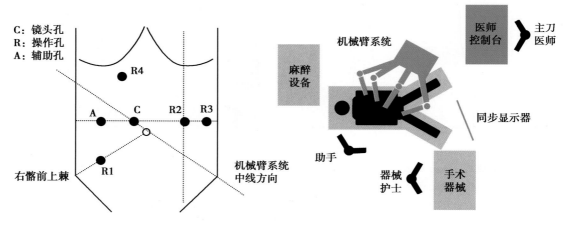

图 12-69 达芬奇机器人 Si 系统 TaTME 的 Trocar 及机械臂布置

四、手术步骤与解剖要点

(一)经肛平台

手术室除常规准备标准腹腔镜器械及达芬奇手术机器人专用器械以外,还应该准备专用的经肛手术器械。目前尚无专用于 RTaTME 的商用经肛操作平台和设备,腹腔镜常用的 TaTME 经肛手术平台包括 GELport,STARport 等,但机器人特有的 8mm 穿刺鞘无法应用这些平台,因此可借鉴 TAMIS 平台理念,使用手套自制手术平台,满足机器人 8mm 穿刺孔的需要,并可增加操作孔之间的距离,减少各机械臂之间的影响

(图 12-70)。

(二)气腹

经腹手术部分可使用普通气腹机,压力维持于 10~13mmHg。经肛手术部分因直肠及盆腔内空间狭小,少量烟雾即可严重影响操作视野,而且容易出现气腔的"潮汐"现象,因此,维持恒定且足够的直肠、盆腔气腹压力以及良好排烟功能是 RTaTME 的关键之一。最佳选择是智能气腹机(如 Airseal 气腹机系统),能够同时进气与排烟。如果不具备智能气腹机条件,可使用普通的高流量气腹机或双气腹机,同时助手可使用吸引器低流量吸烟,以维持足够和稳定的气压及排

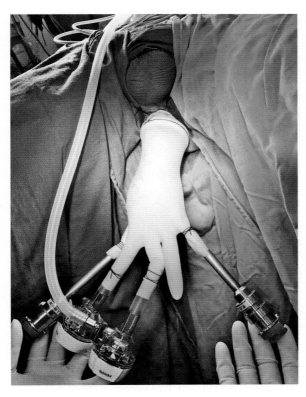

图 12-70　自制经肛机器人平台

自制平台由无菌 7 号手套与 STARpo 的基座相连接,并由丝线结扎固定。由右至左(面对患者由左至右)分别为 8mm 机器人金属套管(R2 臂)、12mm 一次性套管(摄像臂)、12mm 一次性套管(助手孔及充气孔),8mm 机器人金属套管(R1 臂)。

烟功能以满足机器人经肛手术的需要。

(三) 手术操作

患者全身麻醉后,采用低平截石位并头低足高 15°,在开始经肛手术操作及第一次机器人对接之前,应先等待腹腔镜手术组完成腹腔探查。

1. 经腹手术部分　通常采用常规腹腔镜直肠癌 TME 的四孔、五孔、单孔或减孔法操作。建立气腹后,先完成腹腔镜探查,确定手术方案。将小肠置于右上腹及头侧,在直肠乙状结肠交界附近结扎或夹闭阻断肠腔以便经肛手术组建立气腔,防止经肛手术开始后,二氧化碳进入近端结肠及小肠,影响手术。若肿瘤位置较低,在直视下完成经肛门直肠荷包缝合时,可不必经腹腔镜阻断近端肠管。

采用常规腹腔镜直肠癌 TME 的手术入路。在骶骨岬附近右髂血管内侧打开后腹膜进入 Toldt's 间隙,拓展平面,分离至肠系膜下血管根部,注意保留肠系膜下丛及上腹下丛,清扫 No.253 组淋巴结,裸化血管后使用结扎夹夹闭并离断肠系膜下血管(选择性保留或者不保留左结肠动脉),裁剪乙状结肠系膜至预定切断处附近。游离直肠系膜的过程中应注意保护双侧输尿管及生殖血管。

游离乙状结肠与侧腹壁粘连,向近端游离降结肠,并应视患者结肠长度、肿瘤位置情况决定是否游离结肠脾曲,向盆腔方向游离直肠系膜。腹部组术中游离直肠,一般前方在腹膜反折与经肛组会合,直肠后方系膜游离至第 3~5 骶椎水平。若经腹操作在达到该游离水平之前已经很困难,可等待会合后相互协助,完成剩余解剖。

2. 经肛手术部分　扩肛后使用 Lonestar 拉钩显露肛门,消毒肛门及直肠,直视下探查肿瘤位置。大部分低位直肠癌能够直视下完成第一个荷包缝合。对于 ISR,也是直视下完成游离及荷包缝合,然后再置入经肛操作平台,对接机器人(图 12-71)。如果肿瘤位置较高,可等待腹腔镜手术组完成腹腔探查和近端结肠阻断后,置入经肛手术平台,完成机器人戳卡对接。机器人直视下于肿瘤远端 1cm 处使用电凝 1 周肠黏膜做预标记,直视下于标记线处行荷包缝合,收拢并打结(图 12-72)。荷包缝合深度应包含直肠黏

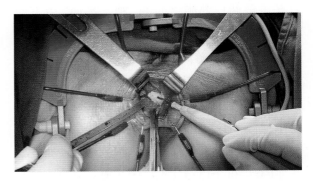

图 12-71　经肛操作平台对接机器人

对于低位直肠癌患者,可使用 Lonestar 拉钩显露肛门,于荷包缝合完成后,先直视下完成 ISR,再置入经肛操作平台,对接机器人。

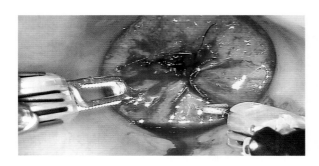

图 12-72 肿瘤远端缝闭

于肿瘤远端1cm荷包缝合一周,关闭肠腔,避免肠内容物及肿瘤细胞污染手术创面。

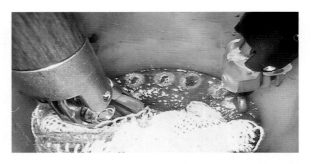

图 12-73 使用电凝钩环形标记预定切缘1周

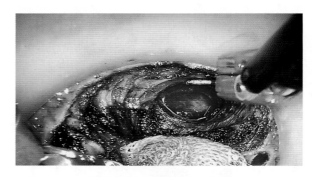

图 12-74 在直肠前方逐层切开黏膜、黏膜下层、环形肌、纵行肌进入直肠周围的疏松层面

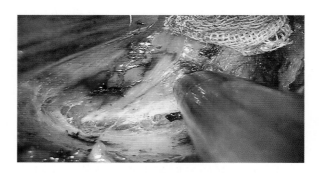

图 12-75 进入直肠后方脏壁两层筋膜之间的"神圣平面"并向头侧游离直肠

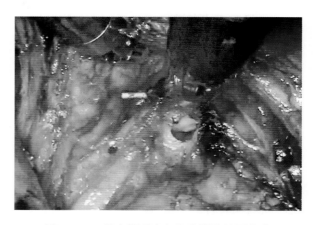

图 12-76 从直肠前方与经腹操作平面会合

膜及肌层,针距不宜过大,以保证荷包缝合的气密性及减少术中肿瘤细胞污染。缝合完毕后再次碘附冲洗消毒肠腔。

在荷包缝合远端0.5~1cm处,再次使用电凝钩间断预标记肠壁1周(图12-73),逐层切开黏膜、黏膜下层、环形肌、纵行肌进入直肠周围的疏松层面(图12-74)。应从直肠前方及后方切开直肠纵肌,后方解剖时,5点、7点钟方向为最佳解剖位置,从此处切开后侧的直肠尾骨肌,进入后方的疏松间隙。对于男性患者,直肠前方以1点和11点钟方向为切入点,切开前侧的直肠尿道肌,进入前列腺后方的间隙,找到并进入腹膜会阴筋膜。对于女性患者,前方解剖时靠近直肠切开直肠阴道隔,进入腹膜会阴筋膜。完成直肠前后的解剖后,再沿先前的平面切开直肠侧韧带。当完整进入直肠窝疏松间隙后,此时可考虑缝合第二个荷包以防第一个荷包不够紧密。沿直肠脏壁两层筋膜之间的"神圣平面"由下向上分离直肠。后方达第3骶椎附近(图12-75)。对于男性患者,游离前壁时注意保护尿道、前列腺,女性患者应注意避免损伤阴道壁。游离过程中,应注意2点和10点位置可有神经血管束,极易出血,解剖过程中应予以尽可能保留,如有损伤出血,一般可机器人下双极电凝止血,如电凝止血困难,可予以结扎夹夹闭止血。分离直肠时注意保持张力,环形逐步推进,直到与经腹操作平面会合(图12-76),完成全直肠系膜的切除。如遇手术区域出血,应及时止血,经肛操作空间狭小,少量出血即可明显影响视野,影响后续操作,增加术中损伤风险。

3. 两组会合　会合前,腹部组可将直肠拉起,保持张力,可为经肛门解剖提供更多空间。会合前两组应尽可能环形解剖直肠,使会合前仅保留一层薄薄的组织。通常从直肠前方会合更易操作。如果直肠前方操作困难,也可考虑经直肠后方会合。完成前方与后方会合后,再解剖直肠两侧,腹部组及经肛门组可相互协助显露。解剖过程中,分别经腹腔及肛门可从不同视角观察操作平面,可有效减少精囊、侧方盆神经等周围组织、器官损伤风险。完成直肠全系膜切除后,冲洗盆腔,解除机器人对接,移除经肛手术平台,将直肠及肿瘤经肛门拖出,在体外直视下切断肠管并移除标本。如肿瘤较大,或肥胖患者合并骨盆狭小,肠管难以经肛门拖出,也可经腹移除标本。

4. 消化道重建　可以选择端端吻合、端侧吻合或者结肠肛管吻合,并根据具体临床情况选用吻合器吻合或手工吻合。完成消化道重建后通过腹腔镜冲洗盆腔,放置引流管。视情况行回肠保护性造口术。

(四)术中并发症预防与质量控制

作为一种全新的"自下而上""从黏膜到浆膜"的手术入路,TaTME 手术难度大,学习曲线较长。RTaTME 在全世界开展的例数目前单中心尚无超过 100 例的报道,所以仍然处于学习曲线中,所有腹腔镜 TaTME 的术中意外或并发症 RTaTME 都有可能出现。为保证手术安全与质量,在开始 RTaTME 临床实践之前,团队必须具备熟练的腹腔镜 TaTME 以及机器人 TME 经验。笔者认为,团队至少应该具有 50 例的腹腔镜 TaTME 经验,以及 50 例以上的机器人 TME 经验。

1. 荷包缝合　正确且高质量的荷包缝合是手术成功的关键之一。荷包缝合深度应包含直肠黏膜及肌层,针距不宜过大。不正确的荷包缝合层面可能导致后续手术过程中难以进入正确

的解剖层次,将大大增加后续手术操作的难度和出血、损伤风险。荷包线应该完全关闭直肠肠腔,在解剖过程中,如果荷包线断裂,可能会导致手术区域遭受肠腔内细菌和肿瘤细胞的污染,增加感染的风险,并可能对肿瘤学预后产生负面影响。此外,如果荷包缝合的肠腔关闭不完全,可能导致近端结肠肠腔充气膨胀,从而增加经腹手术的难度。因此,若荷包缝合质量不佳,必要时应进行双荷包缝合甚至三荷包缝合。

2. 经肛游离直肠　经肛操作的解剖层面错误是引起 RTaTME 术中意外损伤的最重要原因。错误的解剖层面易导致骶前血管、髂内血管、系膜血管以及神经血管束的损伤出血,尿道损伤、骶神经损伤、前列腺或阴道损伤等。

因为 RTaTME 是"由黏膜向浆膜"解剖,与常规入路并不一致,若缺乏经验,容易进入错误平面。首先应完整切开黏膜、黏膜下层、环形肌、纵行肌进入直肠周围的疏松层面。若切开层次太浅,整个手术平面在直肠肌层内或系膜内进行,虽然不会造成大出血,但容易持续渗血影响后续操作,而且也难以保证切除系膜的完整性,影响肿瘤学结果。如果层次太深,则可能导致周围结构的损伤,甚至大出血。盆底的直肠及系膜被骨骼肌包绕。通常情况下,盆底肌肉被筋膜层包裹。然而,在 TaTME 解剖过程中,如果筋膜层被切开,盆底骨骼肌显露在视野中,则表明已经进入了错误的解剖平面。整个游离过程中,保持合适的张力极为关键,张力不稳易导致平面丢失,从而进入错误层次。

在进行直肠后方解剖时,应确保在直肠后方的"神圣平面"内进行,并且遵循骶骨的自然弯曲,若在没有预料到这种弯曲的情况下直行,极易导致平面过深,损伤骶前静脉丛导致出血,不仅此处出血不易控制,还会严重影响术野,导致正确手术平面丢失。两侧游离过深可能导致盆壁出血。除此之外,经肛盆腔视野的 2 点和 10 点位置可有神经血管束,也是易出血的部位,尽可能完整分离显露,紧贴直肠离断,有助于术

后生理功能的恢复,也有助于减少此处出血风险。一般可行机器人双极电凝止血,如电凝止血不佳,可予以结扎夹夹闭。在男性患者中,直肠前方的解剖中应于1点、11点方向游离直肠尿道肌,并且紧贴直肠一侧进行,若远离直肠解剖,很容易进入错误的平面,增加尿道损伤的风险。

3. 消化道重建 通常首选圆形吻合器行端端吻合。可经肛或经腹部切口将乙状结肠断端拖出腹腔,荷包缝合后放入吻合器钉砧,收紧荷包后放回盆腔。环形拉钩充分显露肛门,于远端直肠断端进行全层荷包缝合,可置入引导管后收紧荷包,并于腹腔镜辅助下,将圆形吻合器连接杆经引导管与乙状结肠断端钉砧接合并收紧,完成乙状结肠直肠端端吻合。直肠残端的荷包缝合尤为重要,应在远端充分游离下行全层缝合,否则会大大增加术后吻合口漏的发生,器械吻合后应检查"甜甜圈"的完整程度,对于有吻合不完整的患者应进行缝合加固。对于超低位直肠癌患者,已行ISR后难以经圆形吻合器行端端吻合,则可选用手工吻合。间断缝合或连续缝合均可以使用,但首选间断缝合方式。根据最新的回顾性研究,男性、肥胖、吸烟、糖尿病、肿瘤大于25mm、术中失血大于500ml、经肛手术时间>1.5小时均为术后吻合口漏的独立危险因素。根据具体临床情况,对于高危患者,应选用回肠保护性造口。

4. 二氧化碳栓塞 二氧化碳栓塞是一种罕见但致命的并发症,但已有相关的报道。在解剖过程中,当遇到意外出血时,盆腔内的二氧化碳可以进入静脉系统。因此在整个RTaTME期间,外科医师和麻醉医师都应该清楚地意识到这一潜在风险,并准备在必要时及时开始治疗。最重要的预防措施是尽量避免术中血管损伤,因此,正确的解剖平面尤为重要。

五、进展与总结

(一)临床结局

Atallah和他的团队在2013年开展了全世界第一例RTaTME,国内第一例RTaTME由童卫东和他的团队在2017年报道。关于RTaTME的临床研究也开始在全世界范围内逐步开展。Atallah最早报道了3例RTaTME的临床研究,这3例患者中,RTaTME分为了腹腔镜手术和机器人经肛手术2个阶段进行。经肛部分使用TAMIS平台与机器人机械臂对接,术中术后无并发症发生,术后病理评估远端切缘、环周切缘均为阴性,系膜完整度均为完整或几乎完整,初步确定了RTaTME的可行性及有效性。

国内陆军军医大学陆军特色医学中心(大坪医院)报道了13例RTaTME的临床研究结果。所有13例患者均通过肛门取出标本,8位患者行手工吻合,5例患者使用吻合器吻合。中位总手术时间为240分钟(IQR 195~270分钟),经肛手术时间中位数为95分钟(IQR 74~100分钟)。术后平均住院时间中位数为7天(IQR 6~10天)。术中无大出血、尿道损伤等并发症,术后无死亡、腹腔内出血或肠梗阻等严重并发症。其中1例患者出现B级吻合口漏,经引流、禁食和营养支持等保守治疗后好转出院。术后病理评估系膜完整度为完整或几乎完整,远端切缘、环周切缘都为阴性。在15个月(IQR 11~18个月)的中位随访时间中,没有出现局部肿瘤复发、转移或死亡。研究结论也表明RTaTME是安全可行,并且有助于克服部分传统腹腔镜TaTME面临的困难与挑战。

笔者回顾了2013年以来关于RTaTME的相关文献(表12-2),其远期生存与功能学的结果目前尚无报道,国内外结直肠外科医师对于TaTME和RTaTME还仍有争议。大样本高质量的RCT研究仍在进行中,但已有大量初步报告表明,TaTME和RTaTME是安全可行的手术方式,RTaTME的短期结果令人鼓舞,并且已为越来越多的结直肠外科医师所接受。但需要进一步研究来评估RTaTME的远期肿瘤学预后及功能学结果。

表 12-2 RTaTME 的相关文献回顾结果

作者	发表时间	样本量/例	年龄/岁	BMI/(kg·m⁻²)	肿瘤距肛缘距离/cm	手术方式	总手术时间/min	术中失血量/ml	总住院天数/d	环周切缘阳性/例	随访时间/月	局部复发/例
Verheijen	2013年6月	1	48	23.6	8	单团队	205	50	3	0	NA	NA
Gómez-Ruiz	2014年5月	5	57±13.9	25.8±2.7	5(4~6)	单团队	398±88	90±50	6±1	0	3(3)	无
Atallah	2015年1月	4	44(26~59)	29(21~38)		单团队	376(140~409)	200(50~300)	4.3(4~5)	0	8(6~12)	无
Atallah	2015年2月	1	66	31.6	<0,4	单团队	316	75		0	NA	NA
Huscher	2015年5月	7	63.2±9.7	29.9±6.1	2(1~6.5)	双团队	165.7±54.4	NA	4.8±0.6	0	2.5(2~3.5)	NA
Kuo	2016年10月	15	60.3(44~75)	21.97	3.3(2.0~5.0)	单团队	473(335~569)	33(30~50)	12.2±1.5	0	NA	NA
Hu	2019年7月	20	56.3±14.4	23.9±3.4	5.8±2.6	单团队	172.3±24.2	82.0±107.1	8.8±4.2	3(15%)	NA	1
Monsellato	2019年7月	3	61(55~68)	26(25~28)	4.33(3~6)	单团队2例 双团队1例	530(440~600)	NA	10.6(7~15)	0	12(12)	无
Suhardja	2020年7月	1	67		6	双团队	210	NA	5	0	12	无
Ye	2020年9月	13	62(42~67)	22.26(20.90~24.08)	4.5(4~6)	单团队9例 双团队4例	240(195~270)	60(50~100)	7(6~10)	0	15(11~18)	无

注：NA. 文献中未提及。

（二）新一代手术机器人

新一代的手术机器人平台正在迅速发展，以满足新时代的要求。目前达芬奇机器人 Xi 系统已在全世界逐步取代 Si 系统，进一步优化后的驱动结构使得机械臂移动范围更灵活精准，可覆盖更广的手术部位；数字镜头也更加轻巧，使用激光定位并可自动计算机械臂的最佳手术位姿，画面成像更清晰，3D 立体感更强；内镜可以在四个机械臂上相互转换，手术视野更加广阔；全新设计的机械手更小更细，大大提高了手术操作的灵活度；更长的支架设计为医师提供了更大的手术操作空间。这些优势有可能使 RTaTME 获得进一步发展。

除此之外，通过自然腔道进入腹腔和盆腔的手术方式也被考虑在了新一代手术机器人的设计之中。多种全新的单孔手术机器人平台目前也正在开发和评估中。达芬奇手术机器人 SP 已经逐步在泌尿外科领域和耳鼻喉外科领域使用，充分展示出其有效性和安全性。而 Flex 手术机器人系统（Flex® Robotic Systems）已获美国 FDA 批准应用于结直肠手术，并且基于 Flex 手术机器人的 TaTME 已经于尸体试验中成功完成，证明了其可行性。

在新的单孔手术机器人系统中，可伸缩的操作臂和摄像臂设计向柔性化和小型化发展，通过计算机辅助操作进行控制，通过单个操作端口而非传统的多操作孔的方式进入术区，且灵活的机械臂可以最大限度地模仿腹腔镜手术的操作。一定程度下新的单孔机器人系统结合了腹腔镜、机器人、结肠镜各自的优点，允许操作臂头部以柔性、连续性的操作和转向，进行非线性的观察和解剖，更能贴合 TaTME 这种经自然腔道手术的应用。

随着单孔机器人系统在系统设计上的持续改进与发展，我们相信，更加灵活和更加精准的平台将在不远的将来出现，可以想象，对于直肠远端肿瘤、高位直肠甚至更加靠近近端的结直肠肿瘤的局部切除甚至 TME 都将变得更加容易、更加安全简单。传统的内镜如结肠镜原则上仅能探查管腔和进行活检或小息肉的切除，而新的机器人操作平台则可能进行更多的操作，新的机器人技术将可能取代目前传统的内镜系统。

（三）实时导航系统

无框架立体导航系统已经在神经外科、耳鼻喉外科、骨科领域发展了数十年，使用腹腔镜技术配合实时无框架立体导航系统已经在小范围的试点中证明安全可行。关于结合无框架立体导航系统的盆腔手术国外已有报道，充分肯定了导航系统在直肠手术中的可行性。当用于经肛全直肠系膜切除术时，定向导航用于在手术的经肛部分提供实时位置评估，具有相当高的准确性。这种图像引导手术也被用来协助盆腔肿瘤的完整切除，并可以精确评估解剖层次，减少周围其他结构损伤的风险。对肿瘤根治术的精确切除是外科医师的永恒追求，而随着机器人硬件和软件的不断改进，术中数字化程度越来越高，机器人手术适配的定位导航及图像引导功能可能在不久的将来成为现实，这将大大促进外科医师对局部复杂解剖结构的理解，从而使手术变得更加精准、高效。

（四）大数据与远程医疗

随着云时代的来临，大数据吸引了越来越多的关注，医疗行业也是如此，而关于手术操作方面的大数据目前还正处于初始阶段。传统的开放与腹腔镜手术的操作过程主要由医师通过手臂直接进行，难以精确测量和收集具体手术数据。但机器人手术中，主刀医师通过平台控制手术机器人进行具体的操作，使得手术当中的每一步操作与动作都可以被精确地记录和收集，为手术学和大数据的结合铺平了道路。相信随着大数据医疗的持续发展，未来的手术方式和治疗将迎来新一轮的进化。除此之外，远程医疗也是机器人手术最为独特的优势与发展前景之一。得益于通信技术的发展，手术机器人的操作系统既可以与手术平台处于同一间手术室，也可以远在数千公里之外,使得远程手术成为可能。第一台基于5G网络的远程机器人手术已在国内成功开展,随着技术的进一步发展,基于机器人手术平台的远程医疗可能成为常态,这也使得RTaTME的开展在未来有更多的优势和可能。

（童卫东　沈灏德）

第五节　机器人经自然腔道取标本手术（NOSES）

机器人技术最早用于直肠和乙状结肠癌手术,其高清3D视野配合高自由度可转向器械比传统腹腔镜直杆器械在低位直肠侧方游离及缝合方面更有优势。大量回顾性研究及meta分析显示:机器人手术能显著减少术中出血量,降低中转开腹率,促进术后胃肠道功能恢复,缩短住院时间,且能更好地保护患者排尿功能和性功能;在肿瘤根治方面,机器人手术能够提高TME质量,并在降低CRM阳性率方面存在一定优势,而在清扫淋巴结数量、远端切缘阳性率、局部复发率和长期生存率方面,机器人手术与腹腔镜手术相仿。虽然一项多中心RCT研究认为,对比腹腔镜手术,机器人直肠癌手术在中转开腹率、CRM阳性率、并发症发生率、住院时间、排尿功能、性功能等方面的优势并不显著,但是,目前该领域高质量RCT研究较少,相关结果有待进一步验证。

经自然腔道取标本手术（NOSES）可以避免腹部辅助切口,从而减少切口疼痛和切口相关并发症,加快术后恢复,并兼顾美容效果。其长期生存与传统微创手术方式相仿。依据《结直肠肿瘤经自然腔道取标本手术专家共识（2019版）》,根据肿瘤位置选择不同的NOSES术式,不影响根治效果。对于合适的患者,机器人手术与NOSES技术结合更有优势,不仅可确保手术安全性与根治效果,而且较腹部辅助小切口能进一步减少疼痛,促进术后康复。

一、适应证与禁忌证

1. 机器人直肠癌根治术（NOSES）适应证

（1）肿瘤最大径≤5cm。

（2）肿块下缘距肛缘≤10cm。

（3）肿块占据肠腔不超过2/3周。

（4）BMI<30kg/m^2。

（5）临床TNM分期为$T_{1\sim3}N_{0\sim1}M_0$。

2. 机器人直肠癌根治术（NOSES）禁忌证

（1）不能耐受全身麻醉,如严重的心、肺、肝等主要脏器功能不全。

（2）严重凝血功能障碍。

（3）妊娠期患者。

（4）腹盆腔内广泛转移、机器人手术系统下清扫困难。

（5）结直肠癌梗阻伴有明显腹胀。

（6）肿瘤穿孔合并急性腹膜炎。

（7）腹腔广泛严重粘连等导致不能进行穿刺建立气腹。

（8）器官功能衰竭,大量腹水、内出血或休克。

（9）BMI>40kg/m^{2}的重度肥胖者（目前尚无加长的机器人手术系统穿刺器及手术器械）。

二、术前准备

（一）患者准备

术前准备按常规手术进行,包括术前肠道准备,麻醉诱导期预防性应用抗生素、留置导尿管等。加速康复外科（ERAS）方案同样可以用于机器人手术的围手术期管理,有助于进一步加快术后康复,缩短住院时间。相比腹腔镜,机器人联合ERAS的获益可能更为显著。

（二）器械准备

1. 机械臂　使用专门设计的配套器械,如有助手参与手术,可使用传统腹腔镜器械。

2. 机械臂所持器械　有多种选择,如热剪（单极电剪）、电钩、超声刀、无损伤抓钳、带双极电凝的无损伤抓钳、带双极电凝的马里兰抓钳、抓持牵开器等。

3. 助手所持器械 主要有腹腔镜无损伤肠钳、剪刀、冲洗吸引器、5mm LigaSure、hem-o-lock钳、施夹钳、内镜用直线切割吻合器。

4. 开放吻合所用器械。

5. 机械臂专用的一次性无菌套。

（三）机器人系统准备

1. 机器人系统开机自检。

2. 检查器械是否齐全，功能是否良好。应特别注意检查机械臂运转是否灵活，专用器械的可转腕有无活动受限，剪刀、抓钳等是否正常开合。

3. 机械臂安装专用的一次性无菌套。

4. Si 系统及更早版本系统的达芬奇机器人专用镜头连接光源，白平衡，对焦以及 3D 校准确认后，应在热水（不宜超过 55℃）中加温，防止起雾。而达芬奇机器人 Xi 系统的镜头为自动白平衡、自动对焦及 3D 校准，同时头端有加温功能，需提前打开光源。

5. 注意调整手术台四周及上方设备，妥善固定各设备供电传输线路，避免影响机械臂运动。

6. 若在手术过程中发生机械臂活动相互磕碰，可以及时地对机械臂位置进行适当调整。

7. 主刀医师可以通过调整控制台上的人体工程学调节按钮，调整主操控台的目镜高低和倾斜角度、手臂支撑架的高度。

（四）机器人直肠癌根治术（NOSES）术前评估

术前准确判断直肠肿瘤的位置、大小和浸润深度，是选择最佳手术方案的基础。目前直肠 MRI 是用于直肠肿瘤术前临床分期的常规手段。直肠 MRI 对软组织有较高的分辨率，能够显示直肠肿瘤的部位、大小、浸润深度及与毗邻脏器的关系。推荐术前常规行直肠 MRI 检查充分评估直肠肿瘤的术前分期，评估进行 NOSES 的可行性。直肠超声和 CT 3D 重建也可以用于直肠肿瘤的术前评估，必要时可以联合应用。

三、体位与 Trocar 放置

（一）麻醉方式

麻醉方式宜采用气管内插管全身麻醉。

（二）患者手术体位

行直肠前切除术和低位直肠前切除术的患者，取剪刀位或改良截石位。对于低位直肠癌可能需要行经腹会阴联合直肠癌根治术的患者取截石位。患者固定后，调整为头低足高，右倾卧位。可适当降低患者左腿高度，防止与机械臂碰撞。

（三）Trocar 和机械臂布置

对于达芬奇机器人 Si 系统及更早版本，手术常用 4~5 枚 Trocar：镜头孔 C，机械臂操作孔 R1、R2、R3，辅助孔 A。若需游离结肠脾曲，则需将机械臂操作孔 R2 更改为机械臂操作孔 R4（图 12-77）。

1. **镜头孔 C** 12mm 口径，置于脐右上方 3~4cm 处。

2. **机械臂操作孔 R1** 8mm 口径，置于右侧麦氏点，即脐与右髂前上棘连线中外 1/3 处。

3. **机械臂操作孔 R2** 8mm 口径，置于左锁骨中线，平镜头孔处。

4. **机械臂操作孔 R3** 8mm 口径，置于左腋前线，平镜头孔处，多用于辅助低位直肠的分离。根据术者习惯适当调整。

5. **机械臂操作孔 R4（用于游离结肠脾曲）** 8mm 口径，置于剑突下方 3~4cm，中线和右锁骨中线中间处。

6. **辅助孔 A** 5mm 或 12mm 口径，置于过机械臂操作孔 R1 的垂线，平镜头孔处。

镜头孔的位置相对固定，其余 Trocar 位置根据肿瘤部位、患者体型及术者习惯进行适当调整，注意保持操作中心在肿瘤部位。相邻 Trocar 间距 8~10cm，以避免机械臂交叉磕碰。尺寸均应以气腹后有张力的情况下为准。游离直肠和乙状结肠时使用操作孔 R1、R2 和/或 R3；游离结肠脾曲时使用操作孔 R1、R4 和/或 R3。

机械臂系统安置于患者左侧，中线与镜头

孔 C 和左髂前上棘的连线重合。各机械臂采取"环抱"姿态:镜头臂居中,双侧器械臂关节向外充分伸展,器械臂上数字应正对前方,以免交叉磕碰。机械臂与 Trocar 连接时注意高度调整,动作柔和,避免向上提拉 Trocar。机械臂固定后,不可再移动患者体位或手术床。若需游离结肠脾曲,则需要先撤离机械臂,改变机械臂系统位置,更换操作孔,重新连接机械臂。

四、手术步骤与解剖要点

(一) 机器人直肠癌根治术(NOSES)手术过程

1. **常规腹盆腔探查** 建立气腹,气腹压力设为 8~15mmHg(1mmHg=0.133kPa)。可使用腹腔镜或机器人镜头进行腹盆腔探查。探查中若发现有影响 Trocar 安放的组织粘连,必须先使用腹腔镜器械进行分离松解,并调整体位,充分显露手术部位,明确机器人手术操作可行后,再连接机器人手术系统。探查顺序:按照肝、胆囊、胃、脾、大网膜、结肠、小肠、直肠和盆腔顺序逐一进行探查。女性患者可使用机器人手术系统行子宫悬吊,以更好地显露盆腔(图 12-77),男性患者可悬吊膀胱。若肿瘤位于腹膜反折以下,盆腔无法观察到肿瘤,可以联合直肠指检,探查直肠肿瘤位置及周围浸润情况。同时判断乙状结肠及血管弓长度。

2. **手术入路** 建议采用中间入路手术。助

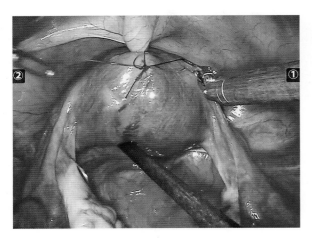

图 12-77 机器人下悬吊子宫

手在辅助孔用无损伤肠钳将小肠、大网膜移动至右季肋区,可用腹腔镜纱布将小肠挡于右上腹部。向上外侧牵拉直肠和乙状结肠与后腹膜交界的肠系膜,显露整个肠系膜下动、静脉根部和盆腔,切入点在骶骨岬下方 3~5cm(图 12-78)。助手提起直肠向头侧及腹壁牵拉,完全显露肠系膜下血管根部及乙状结肠系膜。切开腹膜后,刀头汽化产生热能,刀头上下推动,进入 Toldt's 间隙,可见白色蜂窝状组织(图 12-79),表明进入正确间隙。

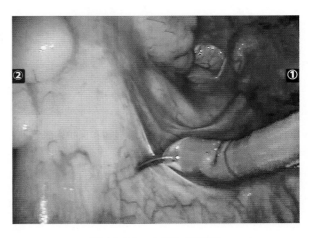

图 12-78 中间入路切开

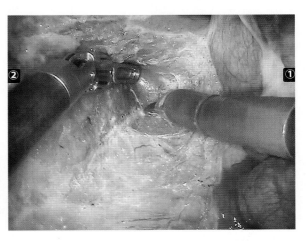

图 12-79 进入 Toldt's 间隙,可见白色蜂窝状组织

3. **肠系膜下动、静脉分离和切断** 拓展 Toldt's 间隙,进入正确的间隙后,游离平面光滑、平整,可见左侧生殖血管、左侧输尿管走行及蠕动(图 12-80),裸化肠系膜下动、静脉,清扫 No.253 组淋巴结,距离肠系膜下动脉根部 1cm

处夹闭并切断动、静脉,或在清扫肠系膜下动脉根部淋巴结后,于左结肠动脉分叉处远端夹闭切断,保留左结肠动脉,并于相应水平夹闭并切断肠系膜下静脉(图 12-81)。可利用电钩、超声刀、LigaSure 等器械与小纱布相结合,拓展空间。

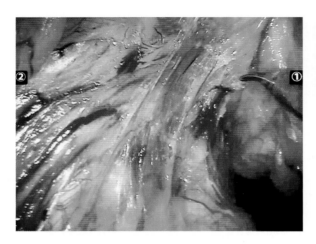

图 12-80　拓展 Toldt's 间隙,显露和保护输尿管

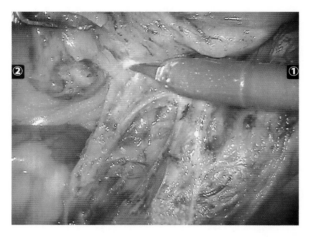

图 12-81　肠系膜下动脉根部游离,保留左结肠动脉,离断直肠上动脉和肠系膜下静脉

4. 游离侧腹膜　将乙状结肠向右侧牵开,游离脏腹膜与壁腹膜间隙,注意避免损伤输尿管和生殖血管(图 12-82)。可将小纱布置于肠系膜动、静脉后方,既可以作为保护标志,又可以吸掉细微渗血,保持术野清晰。避免切开腹主动脉前筋膜,以免损伤神经。

5. 游离结肠脾曲　若需游离结肠脾曲,需要先撤离机械臂,改变机械臂位置,更换操作孔,重新连接机械臂。对乙状结肠较短,术前评估需

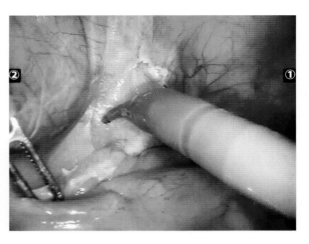

图 12-82　离断左侧腹膜

要行结肠脾曲游离的患者,也可先行结肠脾曲游离,再更换机械臂位置行直肠游离,以便一次性完成游离和吻合。一般不常规进行脾曲游离。

6. 游离降结肠和乙状结肠　沿 Toldt's 间隙游离降结肠和乙状结肠,注意保护神经、左侧生殖血管和输尿管。

7. 直肠系膜的游离　当肠系膜下动、静脉离断后,助手可将肠系膜下动、静脉远断端翻转,术者沿 Toldt's 间隙向下向外分离,依照 TME 原则进行分离,注意层次,可以从后壁中央开始(图 12-83、图 12-84),逐步向两侧进行分离,最后分离直肠前壁。可见下腹下丛,注意保护。部分肥胖患者骨盆狭小,也常在前后间隙均分离明确后再行侧方间隙分离。机械臂 R3 可进行直

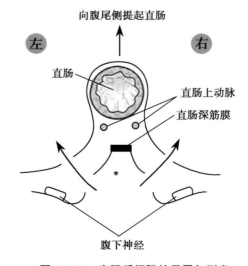

图 12-83　直肠后间隙的显露与剥离

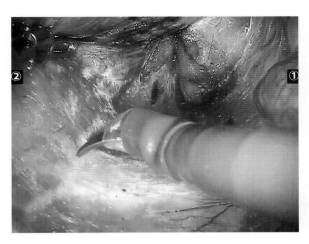

图 12-84　直肠后壁及骶前分离，注意保护骶前静脉

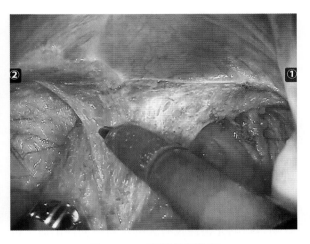

图 12-86　直肠前壁游离

肠的牵拉显露。注意机械臂牵拉张力的控制，避免软组织撕脱。根据肿瘤所在位置决定是否打开腹膜反折及游离直肠的长度，必要时向下分离至尾骨水平，直至肛提肌。骶前分离一定要沿着正确的间隙进行，过深易伤及骶前静脉，导致大出血，过浅则导致直肠系膜不完整。可以置一块小纱布于骶前，吸掉细微渗血，保持术野清晰。直肠后壁游离充分，侧面则更容易分离（图12-85），助手可以协助提起膀胱底（男性）或阴道后壁（女性）。

8. 游离直肠远切端　可使用机器人的电钩、热剪或超声刀进行肠壁裸化，沿直肠前壁向下分离，显露双侧精囊（男性）或阴道后壁（女性）（图12-86），术中可以行直肠指检协助，确保切缘

距离肿瘤下缘>2cm。同时进一步裸化直肠左、右侧肠壁，注意保护神经血管束。

9. 乙状结肠系膜裁剪　将乙状结肠拉向左侧，确定系膜裁剪范围，向肠壁游离，裸化肠管2~3cm后按照预切线切断。

10. 侧方淋巴结清扫　对术前影像学检查发现侧方淋巴结转移的患者，可考虑行侧方淋巴结清扫，但应充分考虑患者健康状况、病情分期以及不良预后因素。建议参考《中国直肠癌侧方淋巴结转移诊疗专家共识（2024版）》。

11. 机器人（NOSES）吻合　同样遵循结直肠肿瘤根治原则。与传统经腹部切口取标本相比，NOSES的主要差别在于标本取出的方式。根据患者性别及肿瘤部位不同，NOSES又可分为Ⅰ到Ⅹ共10种方式。NOSES手术适应证可参见《结直肠肿瘤经自然腔道取标本手术专家共识（2019版）》，但应注意结合术中具体情况，必须严格遵循无菌和无瘤原则。对于合适的中低位直肠癌患者，机器人NOSES更具优势：行TME时利用机器人的技术优势，彻底游离直肠系膜直至盆底，以便于后续操作。笔者所在中心机器人NOSES主要适用于中低位直肠癌，多采用直肠肿瘤经肛门外翻技术，预切线处用直线切割闭合器切断肠管后，经肛置入卵圆钳，伸至直肠断端，夹持肠系膜断端及肠壁，将远端肠管从肛门口向外翻拉出肛门外（图12-87），肿瘤位置清晰可见，

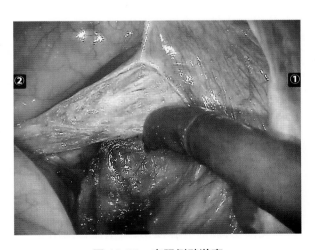

图 12-85　直肠侧壁游离

碘附消毒后,生理盐水冲洗,切开外翻出的肿瘤近端肠管壁,将抵钉座放入盆腔,机器人下切开近端结肠残端,置入抵钉座(图12-88)。直视下判断拖出肛门外肠管的切缘距离,确认无误后用闭合器在肿瘤下缘1~2cm处切断直肠,移除标本。直肠残端回纳腹腔,充分扩肛后,经肛门置入吻合器,机器人直视下完成乙状结肠直肠端端吻合(图12-89),完成吻合后,注水注气试验或亚甲蓝注入试验检查吻合是否满意,直肠指检检查吻合口的完整性及有无吻合口活动性出血。机器人下可缝合加固吻合口,并关闭盆底腹膜,放置肛管,以降低吻合口漏导致严重腹腔感染的风险。

肠系膜不是太厚的肠管才可考虑经肛门取出,也需要一些小技巧:给予足够的肌肉松弛药;

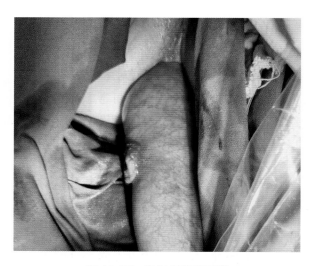

图 12-87 经肛门外翻肠管

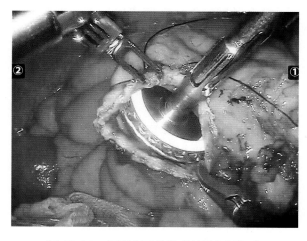

图 12-88 机器人下结肠残端置入抵钉座

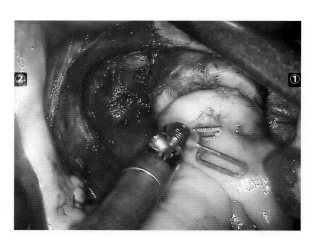

图 12-89 机器人下完成乙状结肠直肠端端吻合

充分扩肛,确保肛门松弛,便于标本顺利拖出,减少对标本的挤压,避免造成癌细胞脱落和肠内容物外溢,到达肛门口时可上下左右晃动;牵拉肠管时要力度适当,轻柔、缓慢牵拉,避免暴力牵拉导致肠管断裂。助手可以在盆腔用钳子协助推送标本,里外结合。

12. 关闭切口 腹腔适当冲洗,放置引流,关闭切口。

(二)手术并发症防治要点

机器人结直肠手术的很多并发症与传统腹腔镜相似,但也有机器人手术特有的并发症。

1. 术中并发症

(1)穿刺损伤:血管损伤和肠管损伤。

预防措施:穿刺时必须谨慎,建议使用开放法置入第一个穿刺器。

治疗措施:若损伤严重,腹腔镜下难以处理,应及时中转开腹修补损伤。

(2)气腹相关并发症:心肺功能异常、高碳酸血症等。

预防措施:术中严密监测,尽量避免出现广泛的皮下气肿,术中保持良好的肌肉放松状态,尽量缩短手术时间。

治疗措施:降低气腹压力,尽快结束手术,排除腹腔内二氧化碳。

(3)术中血管损伤出血:肠系膜上下血管及其分支损伤,骶前静脉损伤,盆壁血管损伤等。

预防措施:熟悉脏器的正常解剖结构和变

异情况,正确显露手术平面,熟练使用电设备。

治疗措施:团队密切配合,正确使用止血工具。

(4)相邻脏器损伤:输尿管、膀胱、前列腺、尿道、阴道、十二指肠、肝、脾、胆囊等损伤。

预防措施:熟悉脏器的正常解剖结构,沿正确的平面进行分离,避免误损伤。

治疗措施:及时发现、及时处理。

(5)肠道吻合和肠造口相关并发症:肠壁裸化损伤,肠壁破裂,吻合口裂开出血,肠造口出血等。

预防措施:注意操作技巧,动作轻柔,选用合适的切割闭合和吻合器,确保肠管有足够血供及无张力。

治疗措施:缝合修补损伤,重新裸化,使用合适的切割闭合器和吻合器,并注意操作要点,吻合口缝合加固,预防性肠造口或置管减压引流等。

(6)机械故障与处理:机械故障的处理是机器人手术安全的重要组成部分。术中机器人故障通常分为可恢复故障和不可恢复故障。可恢复故障出现时,机械臂上的指示灯变成黄色,同时系统发出报警音,手术室人员可根据屏幕提示解除故障,并继续手术。不可恢复故障出现时,机械臂上的指示灯变成红色,同时系统发出报警音,手术室人员需记下屏幕上的报错代码(以便维修人员能快速及时查寻故障原因),然后重启系统。部分不可恢复故障可以通过此方法解决,从而继续手术,但严重故障经多次重启系统仍不能解决时,需撤离机器人手术系统,转腹腔镜手术或开腹手术,并通知维修工程师到场检修。主操控台上有一个紧急制动按钮,非紧急状况不得随意按动。

(7)组织嵌入手术器械关节:由于手术器械的多角度活动可能会使关节夹到组织。

解决方案:操作时应避开周围组织。根据嵌入组织的类型可以切除,如果是肠管部分必须修补。

(8)"热剪"保护套破裂:保护套的破裂会引起破裂部位的意外灼伤。

解决方案:定期更换保护套,手术时发现有意外灼伤应该检查保护套,如有损坏应及时更换。

(9)手术器械无法到达目标区域:术中发现手术器械无法触及所需要手术的区域。

解决方案:检查各个机械臂之间是否有接触,影响机械臂活动。各 Trocar 套管体外留置是否过长,影响机械臂深入。

(10)机械臂失控和不灵活:可能的原因是器械安装更换时没有完全契合。

解决方案:重新安装或者更换器械。

(11)中转开腹的紧急处理:对于因大出血等严重并发症需要紧急中转开腹的情况,不必完全撤除机器人系统,仅需将机械臂撤出开腹手术区域,避免干扰即可。

2. 术后并发症

(1)吻合口漏:多发生在低位和超低位直肠前切除术后。

预防措施:借助机器人的技术优势,可以较为容易地实现缝合加固吻合口、关闭盆底腹膜,联合放置肛管引流,能够有效减少吻合口漏的发生。对于高危患者,可行预防性肠造口术。

治疗方法:如腹膜炎较局限,保持引流通畅,乳胶管可改为简易双套管,可行盆腔持续冲洗,使用全身性抗菌药,一旦出现急性弥漫性腹膜炎,建议手术探查,行腹腔冲洗引流联合肠造口术。

(2)肠梗阻:肠梗阻可发生在术后任何时间,肠道的任何部位。术后早期的肠梗阻较开腹手术减少。

预防措施:如能关闭系膜裂孔或盆底腹膜则建议关闭,须避免关闭不全。术后早期下床活动。

治疗方法:确诊肠梗阻后行保守治疗无缓解时应及时手术探查。

(3)排尿与性功能障碍:该并发症的预防

重在术中有意识地显露和保护盆神经。研究显示,机器人手术在减少排尿功能与性功能障碍方面具有优势。立体视野以及狭窄空间的灵活操作优势均有利于外科医师最大限度地显露和保护盆腔内神经组织,从而在保证直肠 TME 质量的同时,减少患者性功能和排尿功能的损害。盆腔自主神经损伤造成排尿功能和性功能障碍常通过国际前列腺症状评分(international prostate symptom score,IPSS)、国际勃起功能指数(international index of erectile function,IIEF)和女性性功能指数问卷调查评估。Kim 等比较了机器人和腹腔镜 TME 术后生活质量和功能恢复情况,发现机器人比腹腔镜手术后排尿功能恢复(3 个月 vs.6 个月)和男性性功能恢复(6 个月 vs.12 个月)方面所需时间更短。

(4)腹壁疝:包括穿刺孔疝、切口疝、造口疝等,多发生于直径>10mm 的穿刺孔、切口、造口处,好发于腹壁薄弱的老年患者。

预防措施:缝合关闭直径>10mm 的切口,尽量去除引起患者腹内压增高的因素。

治疗方法:可行手术修补。

3. **特殊并发症** 机器人结直肠手术有一些与机器系统使用相关的风险,特别是机器人远程手术有特殊的危险。准确地控制机器人取决于手术医师的控制台与手术室中机器人之间连接的数据质量。机械和电子设备都易损,手术机器人系统也不例外。

(三)术后处理要点

1. 术后观察患者生命体征、引流液性状及量、尿量、尿液颜色、切口恢复情况等。注意有无高碳酸血症、腹腔内出血、吻合口出血、吻合口漏、感染等。

2. 给予适当营养支持;积极翻身拍背,咳痰,雾化吸入治疗;预防性应用抗生素;早期下床活动,预防深静脉血栓;早期锻炼排尿功能。患者通常可早期恢复排气,视具体情况逐步恢复饮食。对于合适的患者,可应用 ERAS 方案加快术后康复。有肠造口患者出院前学习相关护理知识。

五、进展与总结

(一)热点问题

1. **低位保肛预防性造口的利弊** 吻合口漏是中低位直肠癌术后最严重的并发症之一,预防性造口可以实现粪便完全转流,使直肠吻合口相对清洁,降低肠腔内压力,从而降低吻合口漏的发生率。然而,预防性造口本身也可能出现各种并发症,如造口回缩、坏死、感染、造口旁疝等。且造口回纳仍然存在吻合口漏、切口感染、肠梗阻等并发症,一定程度上增加了患者的创伤和经济负担。中低位直肠癌手术是否需行预防性造口目前仍存在争议。Gu 等的 meta 分析包括 13 项研究 8 002 例行直肠前切除术的低位直肠癌患者,44.5% 接受了预防性造口,可显著降低吻合口漏所引起的腹膜炎等严重并发症发生率、再手术率和病死率。然而,预防性造口会给患者造成诸多不便。Garfinkle 等报道显示,8% 的患者出现造口回纳术后肠梗阻。Song 等报道了 520 例小肠造口回纳后,9.8% 的患者因为术后并发症而行挽救性造口,原因主要有吻合并发症、肿瘤局部复发以及肛门括约肌功能丧失等。笔者分析了复旦大学附属中山医院结直肠外科行机器人中低位直肠癌根治性保肛手术的 636 例患者的临床资料,其中应用末端回肠预防性造口 15 例(2.4%),1 例发生了吻合口漏。而未行预防性造口的 621 例患者中,37 例(6.0%)出现了吻合口漏,两者差异并无统计学意义($P=0.695$),提示行预防性末端回肠造口未能降低吻合口漏的发生率。笔者中心机器人辅助直肠癌根治术,常规加缝吻合口和放置肛管,能够降低吻合口漏的发生率。术中行亚甲蓝灌注试验检查吻合口的完整性,对吻合口完整性存在缺陷部位进行加缝加固,尤其是双吻合器法在吻合口侧方形成的交角("狗耳朵")结构相对薄弱,是吻合口漏的高发区域,加固缝合有望降低其发生率。通过常规关闭盆底腹膜,将盆腔和腹腔分隔开,以降低弥漫性腹膜炎风险。即使存在小的吻合口漏,通过盆腔持续冲洗,大多数病例可以避免转流手术(即造口手术)。当然,如果患者存在吻合口漏的高危因素、全身营养状况差、感染重、术前放疗或者肠梗阻导致肠管水肿,可选择性行预防性造口。对于行预防性造口的患者,建议待吻合口愈合后定期扩肛并进行功能锻炼,尽量保护肛门功能,避免造口回纳后肛门功能不全。

2. 左结肠动脉是否有必要保留　直肠癌根治术是否需要保留左结肠动脉一直存在争议。从肿瘤根治角度考虑,根部结扎、切断肠系膜下动脉可以保证彻底清扫动脉根部淋巴结(即No.253组淋巴结),降低术后复发转移风险。吻合口的血供靠结肠边缘动脉弓可以基本得到满足。也有研究表明:结扎肠系膜下动脉根部后仅靠中结肠动脉的边缘动脉弓可能发生吻合口血供不佳,而保留左结肠动脉可以明显改善吻合口的血供。保证根部淋巴结的彻底清扫为前提,保留左结肠动脉,可保证近端肠管充足的血液供应,降低了吻合口漏和吻合口狭窄的风险,特别是对于有肠系膜血管病变、肥胖、糖尿病等合并症的老年患者。笔者所在中心常规保留左结肠动脉,分析638例笔者所在医院完成的机器人中低位直肠癌根治术的患者资料发现:仅6.0%(38/638)的患者出现了吻合口漏,其中13例为A级,19例为B级,6例为C级。吻合口漏的发生率低于目前报道的平均水平。

(二) 机器人NOSES总结

机器人NOSES通过使用机器人完成腹腔内手术操作,再经直肠或者阴道等自然腔道取出标本,腹壁不需要辅助切口,减轻了手术带来的创伤疼痛及切口相关的并发症,且利于术后患者身心健康的恢复。达芬奇机器人常用的NOSES手术方式包括NOSES Ⅰ式、NOSES Ⅱ式和NOSES Ⅳ式。截至2020年11月,笔者所在中心已完成超过360例机器人NOSES,其安全性和有效性的研究结果与既往研究类似(未发表结果)。机器人NOSES的适应证和局限性仍在进一步探究,但可以确定的是,达芬奇机器人在狭小空间的灵活操作有利于NOSES的完成,同时也是直肠癌微创手术的重要前进方向。

(许剑民　林奇)

参考文献

[1] CHANG W, WEI Y, REN L, et al. Short-term and long-term outcomes of robotic rectal surgery-from the real word data of 1145 consecutive cases in China [J]. Surg Endosc, 2020, 34(9):4079-4088.

[2] EFTAIHA S M, PAI A, SULO S, et al. Robot-assisted abdominoperineal resection: clinical, pathologic, and oncologic outcomes [J]. Dis Colon Rectum, 2016, 59(7):607-614.

[3] PRETE F P, PEZZOLLA A, PRETE F, et al. Robotic versus laparoscopic minimally invasive surgery for rectal cancer: A systematic review and meta-analysis of randomized controlled trials [J]. Ann Surg, 2018, 267(6):1034-1046.

[4] 池畔, 王枭杰. 膜解剖——推动精准腔镜和机器人结直肠外科的动力 [J]. 中华胃肠外科杂志, 2019, 22(5):406-412.

[5] SCHIESSEL R, KARNER-HANUSCH J, HERBST F, et al. Intersphincteric resection for low rectal tumours [J]. Br J Surg, 1994, 81(9):1376-1378.

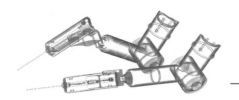

第十三章

术中肠损伤的管理和预防

微创手术中的损伤主要包括三类：肠损伤、血管损伤和邻近器官损伤。肠损伤发生率为0.07%~0.7%，部分损伤仅影响肠壁外层，完全损伤影响肠壁全层，侵及肠腔。部分损伤可能进展为完全损伤，也可能在一段时间后愈合。本章将概述微创手术中肠损伤的机制、临床表现和处理。20世纪90年代腹腔镜电外科相关并发症的发生率为0.2%~0.5%，器械导致肠意外穿孔发生率估计为0.06%~0.3%。最常见损伤的部位是小肠（55.8%），其次是大肠（38.6%）、胃（3.9%）。研究发现，主刀超过60例手术，手术技巧成熟，电外科并发症发生率降低。

一、损伤机制

腹腔镜手术中电外科损伤机制包括：解剖结构的误认、机械性损伤和电热损伤。外科医师的空间定向和手眼协调不成熟时，解剖结构的误认和机械性损伤就可能发生。电热损伤可能由以下情况引起：直接电损伤、绝缘失效和直接电耦合效应。直接电损伤可能因电极意外启动而发生。在绝缘器材存在缺陷时可能发生绝缘失效。直接电耦合效应是由于非绝缘器材与腹部器官意外接触。在回路电极没有与患者皮肤充分接触时可能发生肠损伤。回路电极应放置在皮肤清洁干燥、肌肉组织丰富处，避免贴于骨隆起和瘢痕组织。

有腹部手术史的患者更易发生这些损伤，因为其发生肠粘连的可能性更高。其他肠损伤的危险因素包括超重、外科医师缺乏经验和处于学习曲线期。

二、临床表现和诊断

损伤处理的关键在于早期发现，因为临床体征通常不明显（表13-1）。器械造成的意外肠穿孔在术中容易发现，大多数电热造成的肠损伤（约75%）不易被发现。如未在术中发现，可发生严重的并发症。损伤早期可无明确症状和异常实验室指标，其中电热损伤性肠穿孔常在术后4~10天才被发现。对于直接创伤性穿孔，症状常在术后12~36小时就出现。灼伤到穿孔的间隔期与凝固性坏死的严重程度相关。

延迟肠损伤的诊断十分困难，需医师高度警觉才能早期识别，并做好及时手术探查的准备。对于难以解释的术后发热、持续性腹痛或不适、腹膜炎体征、恶心或呕吐，甚至腹泻等症状，应考虑存在肠损伤的可能。体格检查最有助于

表 13-1 腹腔镜肠损伤的体征

腹腔镜肠损伤的体征
进行性或持续性腹痛
腹胀或压痛
需要持续使用阿片类药物
恶心、食欲缺乏
不愿或不能活动
寒战、发热
穿刺孔有炎症或分泌物
心动过速或心律失常
少尿
引流液呈血性或含肠内容物
炎症指标升高
呼吸系统并发症,尤其是肺底部胸腔积液为脓性渗出

正确诊断,实验室检查和影像学检查仅有非特异性表现,有时可见白细胞减少或白细胞增多,伴随 C 反应蛋白升高。

　　腹部 X 线片可见肠梗阻,穿孔发生时站立位胸部 X 线片可见膈下游离气体。CT 在诊断肠损伤时有重要作用,但早期损伤的读片困难大。诊断延迟患者有腹水和气腹(图 13-1、图 13-2)。不典型表现有时也需要注意,如下消化道出血可能因消化道热损伤引起。

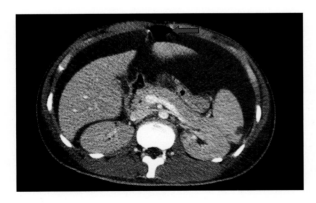

图 13-1　大量腹水和肠腔外少量气体(蓝色箭头)CT 表现

三、肠损伤的处理

　　腹腔镜引起肠损伤的处理分为腹腔镜手术干预、开腹手术治疗和保守治疗。开腹手术包

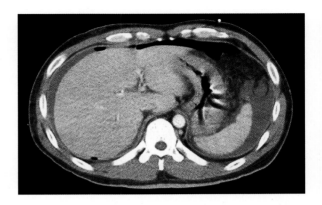

图 13-2　肝周区积液和腹腔游离气体 CT 表现

括从腹腔镜手术转为开腹手术,最常用于处理腹腔镜引起的肠损伤。开腹手术的优点是可快速、全面评估腹部损伤的情况,浆膜损伤可以酌情修复。当手术过程中出现点状灼伤和其他浆膜损伤时,可以使用腹腔镜下修复手术。保守治疗包括经皮腹腔脓肿穿刺引流和经验性抗生素使用。

　　腹腔镜手术中电热损伤从以下几方面预防。首先,详细了解电设备的生物和物理原理是十分重要的。当输出未达预期效果时,应怀疑接地板有损坏或连接问题。其次,通过练习提高手眼协调性。当医师局限于二维视觉时,手与眼通常协调差,发生直接损伤的可能性更大。为了使直接损伤的可能降到最低,只有整块解剖组织和刀头都在视野内才能激活电极。

　　早期识别损伤并尽早治疗,对减少灾难性后果十分重要。对肠损伤的治疗取决于损伤的情况,肠表浅热损伤可在腹腔镜下直接缝合损伤组织。电热损伤会扩散到初始损伤区域之外,并可能造成大面积的坏死,因此需要一段术后观察期。术后观察期可以持续 3~5 天,在此期间,值班医师应该对早期腹膜炎症状高度警觉。腹膜炎的程度取决于肠液溢出的量和穿孔的时间长短。先兆体征可能较隐蔽,尽早干预十分重要。

　　在完全穿孔的情况下,除非在发生时直接看到损伤的部位,否则应该考虑中转开腹,尽量探查腹腔并确保没有遗落其他穿孔,因为延误诊断是灾难性的。

值得注意的是,肠损伤可以由助手的疏忽行为造成,例如在传递针头或在粘连分离过程中牵拉过猛,这些经常发生于镜头视野外。为了降低在置入气腹针或套管针过程中意外穿刺肠道的风险,建议使用锥形钝性扩张器和套筒,以更安全地进行腹腔镜套管针的穿刺。通过脐下小切口的腹腔镜开放式进腹技术是一种安全进入腹腔的方法,能够在直视下清晰地分离进入腹腔。

如果气腹针插入空腔脏器但没有撕裂,则无须治疗,肌层将自动覆盖穿刺口。如果患者有多次开腹的病史或怀疑严重肠粘连,则应当尽量避开原手术的瘢痕区域,选择其他穿刺位点可能更好。如果套管针插入小肠或结肠,重要的是看清穿孔的大小,如果穿孔小,推荐腹腔镜下直接缝合修复。穿孔过大时,如达到肠腔直径 1/2,则必须考虑中转开腹。

四、结论

腹腔镜肠损伤是一种罕见,但具有潜在破坏性的微创手术并发症,症状和体征通常不明显,增强 CT 是确诊的最佳手段。早期识别,保守治疗,甚至手术干预对处理这一问题是必要的,迅速行动是关键,因为延误治疗可导致多器官功能障碍,甚至衰竭的发生。

(王照元;翻译 常文举 许东浩)

参考文献

[1] VAN DER VOORT M,HEIJNSDIJK E A,GOUMA D J. Bowel injury as a complication of laparoscopy [J]. Br J Surg,2004,91(10):1253-1258.

[2] NDUKA C C,SUPER P A,MONSON J R,et al. Cause and prevention of electrosurgical injuries in laparoscopy [J]. J Am Coll Surg,1994,179(2):161-170.

[3] BIRNS M T. Inadvertent instrumental perforation of the colon during laparoscopy:nonsurgical repair [J]. Gastrointest Endosc,1989,35(1):54-56.

[4] BISHOFF J T,ALLAF M E,KIRKELS W,et al. Laparoscopic bowel injury:incidence and clinical presentation [J]. J Urol,1999,161(3):887-890.

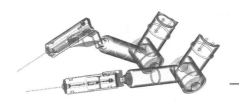

第十四章

结直肠癌术后常见并发症的诊治

结直肠癌作为最常见的消化道恶性肿瘤之一,其发病率正逐年升高。现如今,放疗、化疗、免疫治疗等辅助治疗手段的快速革新使得结直肠癌患者的 5 年生存甚至无瘤、带瘤长期生存成为可能,但手术切除肿瘤及相关病灶仍是目前结直肠癌治疗的主要处理措施;即便肿瘤局部复发,能否再次手术也仍是优先考虑的处理措施。近年来,结直肠癌的手术治疗在手术理念、手术方式、器械技术等多个方面均取得了重要进展。围绕术后并发症和手术根治效果等层面的循证医学议题已成为外科医师学术研讨和临床研究的两大核心问题。术后并发症侧重关注患者术后近期的手术安全性和有效性问题,而手术根治效果则主要关注患者的局部复发、远处转移等中远期结局,本章将对结直肠癌术后近期可能出现的常见并发症做一总结。

结直肠癌术后局部并发症主要包括切口感染、吻合口漏、吻合口狭窄等吻合口相关并发症,以及腹腔感染和出血、输尿管损伤、肠梗阻等并发症;全身并发症主要包括肺部感染和下肢深静脉血栓形成等。术后并发症可加重患者术后不适并延长患者住院时间,严重者甚至危及患者生命,造成严重不良后果。因此,正确全面认识结直肠癌术后并发症的病因,采取各项措施防患于未然,及早发现并发症并采取措施有效处理,有利于患者术后顺利恢复,也符合加速康复外科的理念。

一、切口感染

手术切口感染是我国医院获得性感染中最常见的感染之一,一旦发生,不仅增加患者住院时间和医疗费用,也给患者的身心造成痛苦,严重影响患者转归。

(一)病因

医源性因素主要是指影响切口清洁的相关因素,包括术前未做好充分肠道准备和未严格无菌操作程序,术中操作粗暴导致人为增大医源性损伤范围和程度、长时间牵拉压迫切口致使切口局部缺血、切口异物残留(包括坏死组织、缝线、死腔等)等。全身因素包括:与年龄有关的免疫功能退化;动脉硬化使局部血供不足;糖尿病引起的高糖环境、糖代谢异常、血管病变、营养不良、免疫力低下等;肥胖导致的脂肪液化、难以缝合消灭死腔和血液循环差等。

(二)诊断

依据 2001 年卫生部发布的《医院感染诊断

《标准》中切口感染诊断标准进行诊断。具备下列条件之一即可诊断。

1. 切口有红、肿、热、痛等或有脓性分泌物。

2. 从深部切口引流或穿刺抽到脓液。

3. 自然裂开或由外科医师打开的切口,有脓性分泌物或有发热,体温≥38℃,局部有疼痛或压痛。

4. 再次手术探查、经组织病理学或影像学检查发现涉及深部切口脓肿或其他感染证据。

5. 临床诊断基础上,细菌培养阳性。

(三) 防治

切口感染通常于术后3天左右出现,早期及时发现切口感染并通畅引流是处理切口感染的常用措施。通畅引流一般需要拆除部分或全部皮肤缝合线、打开皮下脂肪层。若存在更深层的感染,则可应用持续冲洗联合负压吸引的方式处理。及时行细菌培养,根据结果选用敏感抗生素,有利于促进切口感染的控制,缩短二次缝合时间。

对于多数结直肠癌患者,可通过采取一定措施,降低手术切口感染风险:积极控制好患者本身基础疾病,增加营养不良患者的术前营养支持;对糖尿病患者严格控制血糖;术前应用抗生素,手术时间较长者术中追加抗生素。

二、吻合口相关并发症

(一) 吻合口漏

吻合口漏是结直肠癌手术的严重并发症,通常指肠吻合口处组织壁缺损而造成消化道内容物的外漏,常发生于术后早期。其发生率为2.4%~15.9%,吻合口漏发生后的病死率达16%。吻合口漏不仅影响患者的术后恢复(严重的吻合口漏需再次手术干预),甚至会影响患者的远期生存效果。对于直肠手术吻合口漏,2010年国际直肠癌研究组(International Study Group of Rectal Cancer,ISREC)定义为:在结肠直肠或结肠肛管吻合区域肠壁完整性的中断、缺损,使腔内外间室连通(包括重建直肠储袋缝合线部位的漏,如J型袋)以及于吻合部位旁出现盆腔脓肿。根据吻合口漏的发生时间分为:早期漏(术后30天内)和迟发漏(术后30天后)。

1. 病因

(1)术前因素。①性别:男性是术后吻合口漏的独立危险因素,男性患者吻合口漏发生率高于女性患者,与男性骨盆狭窄导致手术难度大、手术时间长相关;②ASA分级:ASA分级与吻合口漏的发生密切相关,ASA分级≥Ⅱ或Ⅲ级被认为是吻合口漏的危险因素;③BMI:直肠癌术后吻合口漏与高BMI密切相关,BMI≥30kg/m^{2}显著增加吻合口漏的发生率;④术前合并症:患者术前有糖尿病、肾功能不全、低蛋白血症等合并症,会增加吻合口漏的发生率,糖尿病患者的术后吻合口漏发生率明显高于非糖尿病患者,糖尿病为吻合口漏的独立危险因素;对于肾功能不全的直肠癌患者,特别是在进行急诊手术时,建议谨慎选择一期吻合术;术前低蛋白血症能够反映全身疾病严重程度,可能直接影响吻合口愈合;⑤术前肿瘤治疗:新辅助治疗(长程放化疗及短程放疗)可能增加直肠癌术后吻合口漏的严重程度,并导致愈合时间的延迟;使用抗血管生成靶向药物(如贝伐单抗)的转化治疗,是否会影响正常组织微循环,从而影响吻合口愈合,仍有争议;⑥吸烟和饮酒:吸烟和饮酒被认为是吻合口漏的高危因素,吸烟相关的微血管疾病可能影响结直肠的血供,导致吻合口继发缺血;酗酒可能与营养不良相关,术后易发生心功能不全、免疫抑制及凝血功能不全,是发生吻合口漏的可能机制;⑦术前药物使用:长期应用糖皮质激素,尤其是联用其他免疫抑制药,可能增加吻合口漏风险,虽然尚无证据表明非甾体抗炎药会增加吻合口漏的发生率,但围手术期应慎重使用该类药物;⑧肿瘤状况:肿瘤分期和直径是吻合口漏发生率增加的危险因素,肿瘤分期和直径的增加意味着患者的全身状态通常较差,盆腔内手术操作的困难也增加,研究显示,肿瘤直径≥5cm,吻合口漏的发生率增加4倍;⑨机械性肠道准备和抗生素的使用：机械性肠道准备和抗生素的使用与吻合口漏发生的关系仍有争论，近年来研究认为，机械性肠道准备联合术前口服非肠道吸收性抗生素，可以显著降低吻合口漏的发生率。

（2）术中因素。①手术方式及入路：手术方式及入路应根据术者经验、肿瘤位置、分期和患者身体状况综合决定，众多临床研究及meta分析结果显示，不同的吻合方式（端端吻合、端侧吻合等）对于发生吻合口漏的影响无差别；腹腔镜手术与开腹手术吻合口漏发生率无显著差异；②吻合口与肛缘的距离：对于直肠癌，吻合口与肛缘距离是吻合口漏的重要影响因素，该距离<5cm可将吻合口漏发生风险提高8倍余，多因素分析显示，吻合口距肛门距离是吻合口漏发生的独立危险因素；③预防性肠造口：预防性造口对吻合口漏发生率的影响存在争议，预防性造口可以降低吻合口漏引起的腹膜炎等严重并发症的发生率，也可降低吻合口漏后的再手术率以及吻合口漏相关的病死率；④术中出血量与围手术期输血量：术中出血量与吻合口漏的发生具有相关性，此外，围手术期输血≥400ml被认为是吻合口漏的高危因素；⑤切断直肠使用闭合器数目：腹腔镜手术中使用切割闭合器数目≥3个可将吻合口漏的发生风险提高1.42倍，钉合线之间出现缺损增多，导致吻合口漏发生率增加；⑥其他：保留左结肠动脉，对吻合口漏的发生是否存在影响，仍然存在争议，有文献表明，侧方淋巴结清扫会增加术后吻合口漏发生率。

2. 诊断　吻合口漏诊断方法并不统一。2010年，ISREC提出了目前国际较为公认的吻合口漏分级诊断方法，将直肠吻合口漏分为三级（表14-1）。

3. 防治

（1）术前预防：积极纠正术前高危因素。对于存在吻合口漏风险增加因素（低蛋白水平、糖尿病、贫血、肠梗阻等）的患者要在术前积极改善全身状况；术前可进行机械性肠道准备联合口

表 14-1　ISREC 的吻合口漏分级

分级	临床表现
A级	亚临床吻合口漏，也称作影像学吻合口漏，无临床症状；无须特殊治疗
B级	表现为腹痛、发热、脓性或粪渣样引流物自肛门、引流管或阴道流出（直肠阴道瘘），白细胞及C反应蛋白升高；需保守治疗
C级	表现为腹膜炎、脓毒症及其他B级吻合口漏的临床表现；需二次手术治疗

服非肠道吸收抗生素。

（2）术中预防：①预防性造口，可以减轻，甚至避免中低位直肠癌前切除术后吻合口漏导致的严重腹盆腔感染、脓肿、感染性休克等危及患者生命的状况发生，避免因吻合口漏导致的二次手术；②吻合口血供是确保安全吻合的最重要条件之一，为保证吻合口良好的血供，术中应仔细判断边缘动脉避免损伤，在不能确定吻合口血供良好的情况下，可以考虑应用术中荧光显影（吲哚菁绿）技术协助判断；③吻合口张力，吻合后的乙状结肠应该是几乎贴附于骶前，避免形成"桥样悬空"，才是吻合口无张力的状态，一般认为，亚洲人群的乙状结肠相对较长，术中进行常规游离结肠脾曲并非必要，但无论是否游离结肠脾曲，都应该保证吻合口彻底无张力；④吻合器选择，应根据肠管直径，选择合适的吻合器型号，多数研究认为，圆形吻合器直径与吻合口漏的发生无相关性，横断肿瘤远端直肠的切割闭合器多选择成钉后1.5~1.8mm的高度，尽量避免使用超过2个切割闭合器；⑤引流，多数临床研究或meta分析提示，盆腔引流并不能降低吻合口漏的发生，但是，盆腔引流可以减少盆腔血肿和感染的发生，减轻吻合口漏的临床症状，并有助于治疗吻合口漏，一般将引流管放置于吻合口旁及盆腔的最低处（对于预置肛管引流，其作用尚存在争议，但诸多研究支持预置肛管在预防直肠癌术后吻合口漏的作用，或降低C级漏的发生率）；⑥吻合口缝合加固能否降低吻合口漏的发

生率存在争议,如果操作方便,适当加固缝合是可取的。

（3）直肠癌术后吻合口漏的分级处理原则:外科医师应该在遵循基本治疗原则的同时,根据不同等级的吻合口漏,在营养支持治疗及抗感染治疗的基础上,严密观察病情变化,采取个体化治疗策略。对于接受新辅助放疗及术后需要接受辅助治疗的吻合口漏患者,建议采取更为积极的干预措施。①A 级吻合口漏,无须特殊外科干预,但要在保证引流通畅的前提下,给予全身营养支持治疗以及强有力的抗感染治疗。②B 级吻合口漏,对于吻合口漏较小的患者,可以经过介入途径进行双向灌洗、负压吸引以保持吻合口漏周围无粪便聚集。具有通畅引流或吻合口漏出物较少的患者,可以试行内镜下治疗,使用覆膜支架对漏口进行封闭。但是,对于距离肛门<3cm 的吻合口漏,覆膜支架对肛管刺激强烈,患者常不能耐受;对于吻合口漏直径>1cm 者,覆膜支架难以达到促进愈合目的。对考虑愈合时间较长或治疗无效的 B 级吻合口漏患者,应积极考虑外科手术干预。③C 级吻合口漏,有明显腹膜炎或出现休克的患者,首选治疗应该是手术,建议尽早行近端肠管造口或拆除吻合口行永久性结肠造口,术中充分冲洗,尽可能清除腹腔内污染物,同时充分引流。

（二）吻合口狭窄

结直肠吻合术后狭窄的发生率为 3%~30%,而其中仅约 5% 的患者会出现相应的症状。吻合口狭窄的定义为肠腔慢性变窄或肠内容物阻塞,导致手术切除后完全或部分阻塞的临床体征或症状。如果不给予恰当治疗,狭窄可能导致肠道功能不佳、频繁排便、大小便失禁,并最终可致永久性造口。

1. 病因　吻合口狭窄可由多种因素引起,三种常见原因包括吻合口漏或炎症、局部缺血和存在张力的吻合口痉挛。总体来说,影响吻合口狭窄的因素可分为三大类:医源性因素、患者因素和疾病因素(表 14-2)。

表 14-2　影响吻合口狭窄的可能因素

医源性因素	患者因素	疾病因素
肠道血供差	BMI	炎症性肠病
吻合口张力	ASA 评分	远处转移
围手术期缺氧状态	年龄	放疗
围手术期心肺复苏	抽烟	损害控制手术
术中失血量	营养状况	急诊/腹膜炎
手术时间	饮酒	使用非甾体抗炎药
吻合器使用不当	糖尿病	吻合口漏

2. 诊断　关于吻合口狭窄,目前尚无统一定义。Luchtefeld 等认为出现肠内容物慢性通过障碍和梗阻症状时即可诊断;而 Fasth 等认为吻合口直径<12mm 为吻合口狭窄。吻合口狭窄通常发生在术后 2~12 个月。其症状包括便秘或水样腹泻、便不尽、腹痛、腹胀等。怀疑吻合口狭窄时,必须首先排除肿瘤局部复发,包括检测 CEA 水平,腹部增强 CT 和 MRI 等,对于 CEA 升高患者,必要时行 PET/CT 和结肠镜活检病理检查。

3. 防治

（1）非手术治疗:①球囊扩张和内镜治疗。对于早期狭窄,通常可以使用乙状结肠镜棉签拭子来治疗,狭窄部位往往最多可穿过三个棉签,将棉签轻轻牵引拉伸,这种重复的拉伸作用最终能使得直径 23mm 的内镜穿过狭窄部位。多数情况下,内镜球囊扩张术仍然是目前吻合口狭窄治疗的一线治疗方式。内镜扩张术的优势在于其简便性和有效性。患者一般需要使用 2~3 个依次增大的球囊进行序贯扩张治疗,从而达到长期稳定的扩张效果。目前,球囊扩张后的复发率为 30%~88%。尽管内镜球囊扩张术通畅有效,但是当存在多处狭窄或完全阻塞、狭窄周围存在瘘管、狭窄周围炎症、近期手术后狭窄或狭窄成角时,球囊扩张不再适合。对于因缺血引起的广泛、迟发型狭窄,由于在狭窄周围存在不可扩张的纤维结缔组织,此时球囊扩张也难以起效。②置放支架。通常情况下,如临床上发生吻合口狭窄,可能会首选球囊扩张或保守治疗。如果以上措施失败,就考虑手术干预。目前,自膨式金属支架(self-expandable metallic stent,SEMS)已用于治疗吻合口狭窄。在一项研究中,SEMS被证明具有 70%~90% 的成功率。尽管支架放置后的移位仍然是 SEMS 置入术有待解决的问题,但短期内支架放置能够缓解狭窄产生的一系列症状,降低球囊扩张的频次,甚至能够避免再次手术。

(2)手术治疗:对于内镜治疗失败的吻合口狭窄患者,应考虑再次手术治疗。具有临床症状的吻合口狭窄中约 30% 严重到需要手术矫正。吻合口狭窄是再次手术的最常见指征,占再次手术原因的 40%~50%。外科手术的适应证包括:内镜治疗禁忌证(范围广、长、新鲜、缺血性的吻合口狭窄),多次内镜治疗无效,以及其他原因需要造口。

成功的吻合口修整能为患者提供无症状的生活质量,避免永久性造口。由于既往腹部手术导致盆腔一定范围的慢性炎症和纤维化,通常需要进行广泛的粘连松解和部分肠切除。

三、肠梗阻

肠梗阻是肠道内容物通过障碍的统称,为腹部手术后的常见并发症。结直肠癌手术不仅打破了肠道原有的解剖结构,影响了肠道正常的生理功能,而且手术本身所造成的炎症反应、纤维粘连以及肠道血运不足等,均可能影响重新吻合后的肠道,造成肠道蠕动功能改变、肠腔周径变窄,从而产生一系列肠道内容物通过不畅的临床表现。

(一)病因

按照发病机制的不同,术后肠梗阻可分为麻痹性肠梗阻、炎症性肠梗阻、机械性肠梗阻、血运性肠梗阻、粘连性肠梗阻等类型。

1. **麻痹性肠梗阻**　又称动力性肠梗阻,发生原因包括神经抑制导致的肠壁肌肉功能紊乱。具体原因可包括术中麻醉、术后交感神经兴奋、胃肠道激素与神经递质作用、手术创伤、炎性介质释放等。肠道受自主神经(交感和副交感神经)和肠神经系统共同调节。其中副交感神经系统,包括迷走神经,主要作用是促进胃肠运动,交感神经系统兴奋则可抑制胃肠运动。各种原因导致副交感神经系统受到抑制或交感神经系统兴奋,最终可抑制肠道运动,造成麻痹性肠梗阻。

2. **炎症性肠梗阻**　结直肠癌术后炎症性肠梗阻多发生在术后早期,多由于腹部手术创伤、腹腔内无菌性炎症等原因引起的肠壁水肿及炎性渗出,除外绞窄性因素,形成动力性障碍和机械性梗阻并存的肠梗阻。

3. **机械性肠梗阻**　术后机械性肠梗阻可由内疝、肠扭转、粘连成角、吻合口狭窄或梗阻、引流管跨过肠管表面压迫肠管、吻合肠管管径差异较大产生肠套叠等原因导致。

4. **血运性肠梗阻**　术后血运性肠梗阻常与机械性肠梗阻并存出现,如内疝、肠系膜扭转等原因,造成机械性肠梗阻的同时,伴有肠管血运障碍;也可由急性栓塞、血栓形成、动脉痉挛缺血,甚至动脉夹层等原因引起。

5. **粘连性肠梗阻**　术后粘连性肠梗阻为术后腹腔粘连或肠粘连原因所致。

(二)诊断

不同类型术后肠梗阻,常常伴发出现。肠梗阻一般表现为不同程度的腹痛、腹胀、呕吐等症状。而不同类型肠梗阻的临床表现和体征又因梗阻的严重程度和原因不同而存在一定差异。早期主要表现为肠蠕动减少或消失,无排气和排便。随着病情进展,腹胀及腹痛症状逐渐加重。立卧位腹部 X 线片可见腹腔内大小不一的液气平,以及孤立、突出、胀大、固定的肠袢。

术后机械性肠梗阻的腹部 CT 可见肠壁增厚、扩张,肠系膜水肿,肠腔内积液、积气,梗阻部位上下位置移行等影像学表现。

(三)防治

对于动力性、炎症性或粘连性肠梗阻,梗

阻早期一般均先采用保守治疗,治疗措施包括:①禁食、持续胃肠减压;②维持水、电解质与酸碱平衡;③肠外营养支持;④选择性应用生长抑素;⑤给予肾上腺皮质激素减轻炎症反应;⑥抗感染。保守治疗过程中有体温持续异常,腹痛、腹胀进行性加重,出现肠坏死、腹膜炎征象时进行手术治疗。对于机械性或血运性肠梗阻,针对病因、对症治疗等保守治疗无效时,则尽早采取更为积极的手术治疗进行干预。

四、腹腔感染

(一)病因

导致腹腔感染的原因众多,肠道吻合时,肠腔内细菌在操作过程中难免进入腹腔,此为导致腹腔感染的重要因素;吻合口无论是手工吻合还是器械吻合,均难以保证细菌不从吻合口渗漏进腹腔;而在营养状况不佳或菌群失调时的肠道细菌移位也可引起细菌进入腹腔。另外,吻合口漏及手术切口感染等因素也是结直肠癌根治术后腹腔感染发生的独立危险因素。

(二)诊断

术后30天内发生的、与手术有关的腹腔内器官或腔隙感染,并具有下述3条之一即可作出临床诊断:①腹腔引流液或穿刺液有脓液;②再次手术探查并经组织病理学或影像学检查发现涉及腹腔器官或腔隙感染的证据;③由临床医师诊断的腹腔器官或腔隙感染,腹腔引流液或穿刺液细菌培养阳性。

(三)防治

在Clavien-Dindo分级标准中,腹腔感染分级为Ⅱ类,即首选需要药物治疗的术后并发症。而形成腹腔脓肿,或者吻合口漏导致的腹腔感染则分级为Ⅲ类,即需要手术、内镜或放射介入治疗的术后并发症。

(姚宏伟)

参考文献

[1] PLATELL C, BARWOOD N, DORFMANN G, et al. The incidence of anastomotic leaks in patients undergoing colorectal surgery [J]. Colorectal Dis, 2007, 9(1): 71-79.

[2] YE L, HUANG M, HUANG Y, et al. Risk factors of postoperative low anterior resection syndrome for colorectal cancer: A meta-analysis [J]. Asian J Surg, 2022, 45(1): 39-50.

[3] CONTANT C M E, HOP W C J, SANT H P V T, et al. Mechanical bowel preparation for elective colorectal surgery: a multicentre randomised trial [J]. Lancet, 2008, 370(9605): 2112-2117.

[4] MRAK K, URANITSCH S, PEDROSS F, et al. Diverting ileostomy versus no diversion after low anterior resection for rectal cancer: A prospective, randomized, multicenter trial [J]. Surgery, 2015: S0039606015009411.

[5] PARK J S, CHOI G S, KIM S H, et al. Multicenter analysis of risk factors for anastomotic leakage after laparoscopic rectal cancer excision [J]. Annals of Surgery, 2013, 257(4): 665-671.